161 Anaesthesiologie und Intensivmedizin
Anaesthesiology and Intensive Care Medicine

vormals „Anaesthesiologie und Wiederbelebung"
begründet von R. Frey, F. Kern und O. Mayrhofer

Deutscher Anaesthesiekongreß 1982

Freie Vorträge

2.–6. Oktober 1982 in Wiesbaden

Herausgegeben von J. Schara

Mit 236 Abbildungen und 107 Tabellen

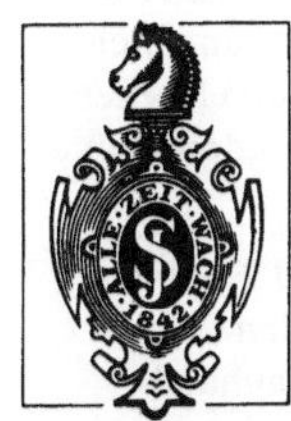

Spinger-Verlag
Berlin Heidelberg New York Tokyo 1984

Dr. med. Joachim Schara
Direktor des Instituts für Anästhesie am Klinikum Barmen,
Kliniken der Stadt Wuppertal,
Heusnerstraße 40, 5600 Wuppertal 2

ISBN-13:978-3-540-12977-6 e-ISBN-13:978-3-642-69430-1
DOI: 10.1007/978-3-642-69430-1

CIP-Kurztitelaufnahme der Deutschen Bibliothek
Deutscher Anaesthesiekongreß 1982 Freie Vorträge, 2.–6. Oktober 1982 in Wiesbaden. Hrsg. von J. Schara
– Berlin Heidelberg New York Tokyo: Springer
(Anaesthesiologie und Intensivmedizin; 161)
ISBN-13:978-3-540-12977-6

NE: Schara, Joachim (Hrsg.)

Satz: Elsner & Behrens GmbH, Oftersheim

2119/3140-543210

Vorwort

Der vorliegende Band enthält diejenigen „freien Vorträge“, die vom Wissenschaftlichen Komitee für den Jahreskongreß 1982 (DAC ’82) der Deutschen Gesellschaft für Anästhesiologie und Intensivmedizin zum Vortrag ausgewählt wurden.

Die Auswahl erfolgte an Hand der zur Anmeldung eingereichten Abstracts, auf denen für das Komitee Autor und Klinik zuvor unkenntlich gemacht wurden, um so die Anonymität des Anmelders zu wahren. Annahmen zum Vortrag erfolgten auf Mehrheitsbeschluß. Maßgebend für das Komitee war dabei der wissenschaftliche Wert der Anmeldung sowie das Faktum, daß sich die Mitteilung auch zum Vortrag eignete. Wichtige Arbeiten, die sich mit komplizierten Apparaturen oder mit komplexen Fragestellungen beschäftigten oder die komplexe Ergebnisse zum Inhalt hatten, also Themen, die sich einem *Zuschauer* besser nahebringen lassen als einem *Zuhörer*, wurden auf die wissenschaftliche Ausstellung verwiesen. Einige wenige Vortragende wurden gebeten, ihre Arbeit sowohl mündlich vorzutragen als auch innerhalb der wissenschaftlichen Ausstellung darzustellen. Das war als Auszeichnung gedacht für besonders eindrucksvolle Arbeitsberichte.

Zu diesem Kongreß DAC ’82 wurden vom Wissenschaftlichen Komitee sehr viele der eingesandten Vortragsanmeldungen nicht angenommen. Ein häufiger Grund zur Ablehnung war die Einsendung eines Abstracts, aus dem wegen zu kurzer, dem behandelten Thema nicht angemessener Darstellung oder mangels konkret dargelegter Forschungsergebnisse sich das Komitee kein eindeutiges Bild vom wissenschaftlichen Wert der Anmeldung machen konnte.

Denn das Komitee hatte sich das Ziel gesetzt, die Langeweile aus den Sitzungen für freie Vorträge herauszuhalten. Dort sollte nur dargelegt werden, was neu und substantiell ist, und schon die Darstellung sollte Qualität zeigen. Ein weiterer Grund für die harte Auswahl war der Beschluß des Wissenschaftlichen Komitees, jedem Vortragenden 10 min Redezeit zuzubilligen und für jeden Vortrag 10 min Diskussionszeit vorzusehen. Zu Vorsitzenden wurden junge Wissenschaftler des akademischen Mittelbaus bestellt, die selber noch aktiv im betreffenden Gebiet forschen und die sich nicht scheuen, auch kritische Fragen zu stellen. Denn kritisch und substantiell jeden Vortrag nachfragen zu lassen, das war ebenfalls Plan des Wissenschaftlichen Komitees. Viele Vorträge erschließen sich dem mit dem Thema nicht so vertrauten Zuhörer erst durch die Diskussion, und auch der Vortragende findet oft erst durch die Diskussion neue Ansätze für seine weitere Arbeit. Eine Reihe junger Kollegen hat sich gerade in der Diskussion bei diesem Kongreß erstaunlich profilieren können.

Kongreßsitzungen mit freien Vorträgen, ebenso auch die wissenschaftlichen Ausstellungen, dienen der Weiterentwicklung unserer Wissenschaft und der Förderung unserer jungen Wissenschaftler. Mittelmaß und Langeweile sind tödlich.

Wuppertal, im August 1984 J. Schara

Inhaltsverzeichnis

Referentenverzeichnis

Abel, M., Dr. med., Universitätskinderklinik Freiburg, Institut für Anästhesiologie der Universität Freiburg, Mathildenstraße 78, 7800 Freiburg

Adt, M., Dr. med., Institut für Anästhesiologie der Ludwig-Maximilians-Universität München, Klinikum Großhadern, Marchioninistraße 15, 8000 München 70

Altemeyer, K.-H., Dr. med., Zentrum für Anästhesiologie der Universität Ulm, Steinhövelstraße 9, 7900 Ulm

Berlin, J., Dr. med., Abt. f. Anästhesiologie und Schmerztherapie des Kreiskrankenhauses Schnaittach, 8563 Schnaittach

Brandt, L., Dr. med., Abt. für Anästhesiologie der Chir. Universitätsklinik Hamburg-Eppendorf, Martinistraße 52, 2000 Hamburg 20

Dietrich, W., Dr. med., Institut für Anästhesiologie, Deutsches Herzzentrum München, Lothstraße 11, 8000 München 2

Eisler, K., Dr. med., Institut für Anästhesiologie der Techn. Universität München, Chir. Klinik u. Poliklinik, Ismaninger Straße 22, 8000 München 80

Göb, E., Dr. med., Institut für Anästhesiologie, Deutsches Herzzentrum München, Lothstraße 11, 8000 München 2

Große Ophoff, B., Institut für Anästhesiologie der Universität zu Köln, Jos.-Stelzmann-Straße 9, 5000 Köln 41

Grund, K. E., Dr. med., Chirurgische Universitätsklinik Mainz, Langenbeckstraße 1, 6500 Mainz 1

Harrfeldt, H.-P., Priv.-Doz. Dr. med., Berufsgenossenschaftliche Krankenanstalten Bergmannsheil, Universitätsklinikum Bochum, Hunscheidtstraße 1, 4630 Bochum

Hartung, H.-J., Dr. med., Institut für Anästhesiologie und Reanimation an der Fakultät für klinische Medizin Mannheim der Universität Heidelberg, Postfach 23, 6800 Mannheim 1

Heinemeyer, G., Dr. med., Institut für klinische Pharmakologie, Klinikum Steglitz, Hindenburgdamm 30, 1000 Berlin 45

Hirlinger, W. K., Dr. med., Zentrum für Anästhesiologie der Universität Ulm, Prittwitzstraße 43, 7900 Ulm

Hoffmann, P., Dr. med., Abteilung für Anästhesiologie 1 der Städt. Kliniken Dortmund, Beurhausstraße 40, 4600 Dortmund 1

Kamp, H.-D., Dr. med., Institut für Anästhesiologie der Universität Erlangen-Nürnberg, Maximillansplatz 1, 8520 Erlangen

Klaschik, E., Priv.-Doz. Dr. med., Institut für Anästhesiologie der Universität zu Köln, Jos.-Stelzmann-Straße 9, 5000 Köln 41

Klimm, J., Dr. med., Institut für Anästhesiologie und Reanimation, Schmerzambulanz, Klinikum Mannheim, Theodor-Kutzer-Ufer 1, 6800 Mannheim

Koßmann, B., Dr. med., Zentrum für Anästhesiologie der Universität Ulm, Prittwitzstraße 43, 7900 Ulm

Kühn, K., Dr. med., Abt. Anästhesie III der Med. Hochschule Hannover im Zentrum Anästhesie, Karl-Wiechert-Allee 9, 3000 Hannover 61

Lanz, E., Priv.-Doz. Dr. med., Institut für Anästhesiologie der Johannes-Gutenberg-Universität Mainz, Langenbeckstraße 1, 6500 Mainz

Lehmann, K. A., Dr. med., Dr. rer. nat., Abt. für Anästhesiologie der Med. Fakultät der Rhein.-Westf. Technischen Hochschule Aachen, Goethestraße 27–29, 5100 Aachen

Leicher, A., cand. med., Institut für Anästhesiologie der Johannes-Gutenberg-Universität Mainz, Langenbeckstraße 1, 6500 Mainz

Lindner, K. H., Dr. med., Zentrum für Anästhesiologie der Universität Ulm, Steinhövelstraße 9, 7900 Ulm

Link, J., Dr. med., Ass.-Prof., Institut für Anästhesiologie und operative Intensivmedizin Klinikum Steglitz, FU Berlin, Hindenburgdamm 30, 1000 Berlin 45

Madler, C., Dr. med., Institut für Anästhesiologie der Ludwig-Maximillians-Universität München, Klinikum Großhadern, Marchioninistraße 15, 8000 München 70

Meßelken, M., Dr. med., Institut für Anästhesiologie und operative Intensivmedizin, Klinikum am Eichert, 7320 Göppingen

Meuret, G. H., Dr. med., Institut für Anästhesiologie der Universität Freiburg, Hugstetter Straße 55, 7800 Freiburg

Mitzkat, K., Dr. med., Institut für Anästhesiologie und Orthopädische Klinik der Universität Tübingen, Calwer Straße 7, 7400 Tübingen

Osswald, P.-M., Dr. rer. nat., Dr. med., Institut für Anästhesiologie und Reanimation, Städt. Krankenanstalten, Theodor-Kutzer-Ufer 1, 6800 Mannheim

Peters, J., Dr. med., Abt. f. experimentelle Anästhesiologie des Instituts für Anästhesiologie der Universität Düsseldorf, Moorenstraße 5, 4000 Düsseldorf

Petruschke, H., Dr. med., Institut für Anästhesiologie, Zweckverband Stadt- und Kreiskrankenhaus, Portastraße 9, 4950 Minden/Westf.

Radke, J., Dr. med., Zentrum für Anästhesiologie der Universität Göttingen, Robert-Koch-Straße, 3400 Göttingen

Reinhart, K., Dr. med., Klinik für Anästhesiologie und operative Intensivmedizin, Klinikum Steglitz der FU Berlin, Hindenburgdamm 30, 1000 Berlin 45

Reitz, M., Dr. rer. nat., Institut für Physiologische Chemie, Univer-Universität Mainz, Duesbergweg, 6500 Mainz

Renz, D., Dr. med., Anästhesieabteilung, Universitätskrankenhaus Hamburg-Eppendorf, Martinistraße 52, 2000 Hamburg 20

Rothhammer, A., Dr. med., Institut für Anästhesiologie und Chir. Klinik der Universität Würzburg, Josef-Schneider-Straße 2, 8700 Würzburg

Rothe, K. F., Priv.-Doz. Dr. med., Zentralinstitut für Anästhesie der Universität Tübingen, Calwer Straße 7, 7400 Tübingen

Ruppert, M., Dr. med., Zentrum für Anästhesiologie, Uhlandstraße 7, 6990 Bad Mergentheim

Russ, W., Abt. für Anästhesiologie und operative Intensivmedizin am Klinikum der Justus-Liebig-Universität Gießen, Klinikstraße 29, 6300 Gießen

Rust, M., Dr. med., Institut für Anästhesiologie der Technischen Universität München, Ismaninger Straße 22, 8000 München 80

Salomon, F., Dr. med., Abt. für Anästhesiologie und operative Intensivmedizin am Klinikum der Justus-Liebig-Universität Gießen, Klinikstraße 29, 6300 Gießen

Schmucker, P., Dr. med., Institut für Anästhesiologie der Ludwig-Maximillians-Universität München, Klinikum Großhadern, Marchioninistraße 15, 8000 München 70

Scholler, K. L., Prof. Dr. med., Anästhesiologisches Institut der Kliniken der Universität Freiburg, Hugstetter Straße 55, 7800 Freiburg/Breisgau

Seeling, W., Dr. med., Zentrum für Anästhesiologie der Universitäskliniken Ulm, Steinhövelstraße 9, 7900 Ulm

Seitz, W., Dr. med., Institut für Anästhesiologie, Abt. I, Med. Hochschule Hannover, Karl-Wiechert-Allee 9, 3000 Hannover 61

Späth, P., Dr. med., Institut für Anästhesiologie, Deutsches Herzzentrum München, Lothstraße 11, 8000 München 2

Stehle, R., Dr. med., Anästhesieabteilung Kreiskrankenhaus Aalen, 7080 Aalen

Stokke, T., Dr. med., Zentrum der Anästhesiologie der Universität Göttingen, Robert-Koch-Straße 40, 3400 Göttingen

Tolksdorf, W., Priv.-Doz. Dr. med., Institut für Anästhesiologie und Reanimation, Klinikum Mannheim, Theodor-Kutzer-Ufer, 6800 Mannheim 1

Tryba, M., Dr. med., Institut für Anästhesiologie der Med. Hochschule Hannover, Abt. IV, Podbielskistraße 380, 3000 Hannover

Turner, E., Dr. med., Zentrum für Anästhesiologie der Med. Einrichtungen der Universität Göttingen, Robert-Koch-Straße 40, 3400 Göttingen

Vogel, W. M., Prof. Dr. med., Institut für Anästhesiologie der Universitätskliniken Freiburg, Hugstetter Straße 55, 7800 Freiburg

Wollinsky, K. H., Dr. med., Zentrum für Anästhesiologie der Universität Ulm, Prittwitzstraße 43, 7900 Ulm

Zinck, B., Dr. med., Zentrale Anästhesieabteilung des Landkreises Unterallgäu, Kreiskrankenhaus Memmingen, Buxacher Straße 16, 8940 Memmingen

Auswertung der präoperativen Untersuchungsbefunde einer Anästhesieambulanz bei 1532 chirurgischen Patienten

K.-H. Altemeyer, E. Heinz und F. W. Ahnefeld

Einleitung

Es ist allgemein verständlich und für den Operateur eigentlich selbstverständlich, daß zur Operation alle notwendigen Voruntersuchungen abgeschlossen sein müssen. Daß die gleichen Voraussetzungen für die sichere Durchführung einer Anästhesie erfüllt sein sollten, ist oft schon weniger verständlich, denn es kommt immer wieder zu kontroversen Diskussionen, wenn nach ausgiebiger chirurgischer Vordiagnostik die Operation dann so schnell wie möglich erfolgen soll, ohne daß der Anästhesist die Möglichkeit hatte, seine notwendigen Voruntersuchungen durchzuführen. Einen Weg, dieses Problem vor allen Dingen in Hinblick auf den betroffenen Patienten sinnvoll zu lösen, sehen wir in der Einrichtung einer Anästhesieambulanz. Nachdem die Patienten vom Hausarzt in die verschiedenen chirurgischen Spezialsprechstunden überwiesen worden sind und dort eine Operationsindikation gestellt worden ist, sollte die direkte Überweisung in eine Anästhesieambulanz erfolgen. Dort können dann die entsprechenden Voruntersuchungen und evtl. mögliche weitere therapeutische Maßnahmen direkt oder in Verbindung mit dem Hausarzt durchgeführt werden. Durch dieses Vorgehen kann die Aufnahme zur Operation kurzfristig erfolgen, alle notwendigen Voruntersuchungen liegen bei der stationären Aufnahme vor und den Patienten wird eine unnötig lange Wartezeit präoperativ erspart. Erste günstige Erfahrungen sind bei uns in den Bereichen Urologie, Frauenklinik, HNO- und Augenklinik gemacht worden [1]. Im Bereich der Chirurgie ist die Anästhesieambulanz seit Anfang 1981 in Betrieb, nach den üblichen Anlaufschwierigkeiten erfolgte ab Februar 1981 eine systematische Erfassung aller Patienten. Die Auswertung von Februar 1981 bis Dezember 1981 wird hiermit mitgeteilt. Die Zusammenfassung der Zahlen erfolgte dabei unter folgenden Gesichtspunkten:

1. Wieviele Patienten durchliefen die Ambulanz?
2. Wie verteilen sich die Patienten auf die verschiedenen Abteilungen?
3. Welchen Risikogruppen ließen sich die Patienten der verschiedenen Abteilungen zuordnen?
4. Wie häufig fanden wir pathologische Werte im Rahmen eines Standarduntersuchungsprogramms?
5. Wie häufig fanden wir pathologische Werte bei den Patienten, die eine *unauffällige* Anamnese und einen *unauffälligen* klinischen Untersuchungsbefund hatten?

Lassen sich aus diesen Ergebnissen Rückschlüsse ziehen, in welchem Umfang ein Standarduntersuchungsprogramm sinnvoll ist?

Tabelle 1. Prämedikationen in der Anästhesieambulanz

Gesamtzahl der Prämedikationen	1532	[%]
Allgemeinchirurgie	235	15,3
Traumatologie	799	52,2
Plastische Chirurgie	479	31,3
Gefäßchirurgie	18	1,2

Tabelle 2. Risikogruppen bei Patienten aus der Allgemeinchirurgie

Allgemeinchirurgie	235 Patienten (15,3%)	
davon		[%]
Risikogruppe I	90	38,8
Risikogruppe II	118	50,2
Risikogruppe III	24	10,2
Risikogruppe IV	3	1,3

Tabelle 3. Risikogruppen bei Patienten aus der Traumatologie

Traumatologie	799 Patienten (52,2%)	
davon		[%]
Risikogruppe I	515	64,5
Risikogruppe II	237	29,6
Risikogruppe III	44	5,5
Risikogruppe IV	3	0,4

Patientengut und Ergebnisse

1532 Patienten durchliefen von Februar bis Dezember 1981 die Anästhesieambulanz (Tabelle 1). Die Gesamtzahl der durchgeführten Anästhesien lag in diesem Bereich für das Jahr 1981 bei 7896, so daß in diesem Anlaufzeitraum näherungsweise 20% aller Patienten in der Ambulanz erfaßt wurden. 235 (15,3%) entfielen davon auf die Abteilung für Allgemeinchirurgie, 799 (52,2%) auf den Bereich Traumatologie, 479 (31,3%) auf den Bereich plastische Chirurgie und 18 (1,2%) auf den Bereich Gefäßchirurgie. Patienten mit Gefäßerkrankungen gehören naturgemäß zum größten Teil zu den Risikopatienten, bei denen eine ausführliche präoperative Diagnostik stationär erfolgen muß, so daß es nicht verwunderlich ist, daß diese Zahl so niedrig ist. Diese Gruppe soll bei den weiteren Diskussionen wegen der geringen Zahl nicht weiter berücksichtigt werden.

Bei der Einteilung der Patienten der Allgemeinchirurgie in die verschiedenen Risikogruppen (Tabelle 2) ergab sich folgendes Bild: 38,8% entfielen auf die Risikogruppe I, 50,2% auf die Risikogruppe II, 10,2% auf die Risikogruppe III und 1,3% auf die Risikogruppe IV.

Tabelle 4. Risikogruppen bei Patienten aus der Plastischen Chirurgie

Plastische Chirurgie	479 Patienten (31,3%)	
davon		[%]
Risikogruppe I	298	62,2
Risikogruppe II	162	33,8
Risikogruppe III	16	3,4
Risikogruppe IV	3	0,6

Tabelle 5. Untersuchungsprogramm bei allen Patienten

1. Anamnese
2. Klinische Untersuchung
3. EKG
4. Thoraxröntgen
5. Laboruntersuchungen
   - Natrium, Kalium
   - SGPT, γ-GT
   - Kreatinin
   - Gesamteiweiß
   - Blutzucker
   - Kleines Blutbild
   - Quick, PTT

Im Bereich der Traumatologie (Tabelle 3) lagen die Schwerpunkte bei den Risikogruppen wegen des jüngeren Patientenguts entsprechend anders: 64,5% waren in die Gruppe I, 29,6% in die Gruppe II, 5,5% in die Gruppe III und nur 0,4% in die Gruppe IV einzuordnen.

Ein ähnliches Bild zeigten die Patienten der plastischen Chirurgie (Tabelle 4): 62,2% gehörten zur Risikogruppe I, 33,8% zur Risikogruppe II, 3,4% zur Risikogruppe III und 0,6% zur Risikogruppe IV.

Folgendes Untersuchungsprogramm wurde bei allen Patienten durchgeführt:

Anamnese, klinische Untersuchung, EKG, Thoraxröntgen und Laboruntersuchungen, die folgende Größen umfaßten (Tabelle 5): Natrium, Kalium, SGPT, γ-GT, Kreatinin, Gesamteiweiß, Blutzucker, kleines Blutbild und die Gerinnungsfaktoren Quick und PTT.

Pathologische Veränderungen im Rahmen der Laboruntersuchungen fanden wir bei 684 Patienten, d. h. in 44,8% der Fälle (Tabelle 6). An erster Stelle lag mit 11,5% die γ-GT, etwa in gleicher Höhe pathologisch verändert war das EKG mit 9,5% und der Thoraxröntgenbefund mit 8,6%. Eine zweite Gruppe mit pathologischen Befunden zwischen 3–4% war die SGPT mit 4,4%, der Hämatokrit mit 3,9% und der Blutzucker mit 2,8%. Das Kalium war in 1,8% der Fälle pathologisch verändert. Unter 1% lagen die pathologischen Werte für das Gesamteiweiß, das Kreatinin, den Quick und die PTT, das Natrium war in keinem Fall außerhalb des Normbereichs.

Von besonderem Interesse für uns war die Gruppe der Patienten, die aufgrund ihrer Anamnese und ihres klinischen Untersuchungsbefundes keinerlei Hinweise auf pathologische Veränderungen bot (Tabelle 7). Die Gesamtzahl lag bei 830, also etwas über die Hälfte des gesam-

Tabelle 6. Pathologische Befunde bei Voruntersuchungen im Rahmen der Anästhesieambulanz

Gesamtzahl der Patienten	1532	[%]
Anzahl der pathologischen Befunde	684	44,8
EKG	145	9,5
Thoraxröntgen	132	8,6
γ-GT	176	11,5
SGPT	67	4,4
Hämatokrit	60	3,9
Blutzucker	41	2,8
Kalium	28	1,8
Gesamteiweiß	13	0,8
Kreatinin	11	0,7
Quick	8	0,5
PTT	3	0,2
Natrium	0	0,0

Tabelle 7. Pathologische Befunde bei Patienten mit unauffälliger Anamnese und normalem klinischen Befund

Unauffällige Anamnese und normaler klinischer Befund 830 Patienten			[%]
davon	Pathologische Werte	203	24,5
	γ-GT	102	12,3
	EKG	23	2,8
	Hämatokrit	22	2,7
	Thoraxröntgen	12	0,6

ten Patientenkollektivs. Pathologische Laborbefunde hatten in dieser Gruppe 203 Patienten, das sind 24,5%. An erster Stelle lag auch hier mit 12,3% die γ-GT, gefolgt vom EKG mit 2,8%, dem Hämatokrit mit 2,7% und dem Thoraxröntgenbefund mit 0,6%.

Diskussion

Obwohl unsere Patienten zum größten Teil den Risikogruppen I und II zuzuordnen waren, fanden wir bei etwa der Hälfte der Patienten pathologische Werte. Das beweist einmal mehr, wie wichtig und unerläßlich eine gründliche präoperative Bestandsaufnahme auch bei Patienten mit geringem Narkoserisiko ist. Dabei ist es zweitrangig, ob der Hausarzt oder der Anästhesist die Laboruntersuchungen durchführt. Die Narkosefähigkeit festzustellen ist jedoch nach unserer Ansicht *allein* Aufgabe des Anästhesisten, da nur er die Ergebnisse der Laboruntersuchungen, den klinischen Befund und das Risiko der bevorstehenden Narkose als auch die Operation miteinander verbinden kann, um so das individuelle Narkoserisiko des Patienten abzuschätzen. Eine weitere wesentliche Frage betrifft den Umfang der Voruntersuchungen. Eine ausführliche, auch leistungsbezogene Anamnese als auch eine gründliche klinische Untersuchung sind unerläßlich und erfordern keine weitere Diskussion. Das heißt aber auf der anderen Seite, daß den Anästhesisten ausreichend Zeit zur Verfügung stehen muß, um diese Voruntersuchungen durchführen zu können. Anamnesebögen allein, eine Untersuchung darüber läuft gerade bei uns, werden vom Patienten oft lückenhaft ausgefüllt, selbst vorangegangene Operationen werden nicht selten verschwiegen. Nach Abschluß der Anamnese und der klinischen Untersuchung bleibt nun weiter zu fragen, in welchem Umfang Laboruntersuchungen erfolgen sollen? Kann man ein festes Schema empfehlen oder soll man ein individuelles Vorgehen nach Anamnese und klinischem Untersuchungsbefund bevorzugen?

Es kann kein Zweifel daran bestehen, daß der erfahrene Arzt durch sorgfältige Anamnese und klinische Befunderhebung in weiten Bereichen Vorerkrankungen ausschließen oder vermuten kann. Besser wäre es, diesen Weg zu gehen, um dann *gezielt* entsprechend ausgewählte Voruntersuchungen zu veranlassen. Dagegen spricht jedoch:

1. Trotz des zeitlichen Aufwandes in der Ambulanz von ungefähr 20 min pro Patient sind in einem zwar kleinen Prozentsatz Risikofaktoren nachweisbar, die im perioperativen Verlauf eine Rolle spielen und Komplikationen hervorrufen können und die letztlich auch eine rechtliche Relevanz erlangen.
2. Trotz wiederholter Forderungen werden allein aus Zeitgründen Anamnese und klinischer Befund *nicht* den Erfordernissen entsprechend erhoben. Im Rahmen der Spezialisierung verläßt sich allzu leicht eine Fachdisziplin auf die andere, und die operative Seite drängt, sobald die Indikation zur Operation aufgrund der Diagnostik feststeht. Schließlich müssen in vielen Anästhesieabteilungen junge, gerade in diesem Bereich noch unerfahrene Kollegen auch diese Aufgabe durchführen.
   Aus diesen Gründen sollte man an einem festgelegten Untersuchungsschema festhalten, das folgende Punkte umfaßt: EKG, Thoraxröntgen, kleines Blutbild mit Thrombozyten, die Leberwerte γ-GT und SGPT, Kalium, Kreatinin, das Gesamteiweiß und den Blutzucker.
   Zu diskutieren wäre aufgrund unserer Untersuchungen, ob man ohne anamnestische oder klinische Hinweise nicht auf den Gerinnungsstatus verzichten kann, eine Ausnahme wären nur Voruntersuchungen im Rahmen von rückenmarksnahen Leitungsanästhesien.
   Bei kritischer Wertung unserer Befunde muß man feststellen, daß es sich bei der geringen Zahl der Patienten nur um eine vorläufige Bilanz handeln kann. Dennoch bleibt aufgrund dieser Erhebung erkennbar, daß in einem zwar zahlenmäßig geringen Prozentsatz durch die Laboruntersuchungen Risiken erkannt werden, die für eine Narkose durchaus von Bedeutung sein können. Eine endgültige Empfehlung über den Umfang von Laboruntersuchungen ist aufgrund dieser geringen Zahlen noch nicht möglich, dazu ist die Aufarbeitung eines größeren Patientenkollektivs erforderlich.

Literatur

1. Dick W, Ahnefeld FW, Fricke M, Knoche E, Milewski P, Traub E (1978) Die Anästhesieambulanz, Erfahrungen mit einer neuen Organisationsform der pränarkotischen Untersuchung und Beatmung. Anaesthesist 27:450–458

Midazolam zur intramuskulären Prämedikation und zur intravenösen Narkoseeinleitung: Ein klinischer Erfahrungsbericht

J. Radke, O. Hilfiker und E. Turner

Einleitung

Benzodiazepine haben in der anästhesiologischen Praxis ihren festen Platz als Sedativa. Ihre Verwendung zur routinemäßigen intravenösen Narkoseeinleitung ist jedoch bis heute aus verschiedenen Gründen nicht allgemein üblich.

Das neue, wasserlösliche Benzodiazepin Midazolam verursacht im Vergleich zu Diazepam eine wesentlich geringere Venenreizung und hat eine Halbwertzeit von 2 h (Diazepam: Halbwertzeit 24 h). Die Metaboliten von Midazolam besitzen eine sehr geringe pharmakologische Aktivität. Midazolam ist deshalb und wegen der gering ausgeprägten kardiovaskulären und respiratorischen Nebeneffekte von verschiedenen Autoren auch zur intravenösen Narkoseeinleitung empfohlen worden [1, 2, 4].

Ziel dieser klinischen Untersuchung war es, die Eignung von Midazolam zur intramuskulären Prämedikation und intravenösen Narkoseeinleitung in der täglichen Anästhesiepraxis zu prüfen.

Methodik

Bisher 90 klinisch gesunde Patienten (ASA-Einteilung Grad I–II) wurden in die Studie einbezogen. Weitere Einzelheiten sowie Angaben zur Operationsart und Narkoseform sind den Tabellen 1 und 2 zu entnehmen. Die Patienten waren darüber informiert und einverstanden, ein noch nicht im Handel befindliches Medikament zu erhalten.

Tabelle 1. Angaben zum körperlichen Befund der Patienten (n = 90)

Geschlecht	51 weiblich, 39 männlich
Größe (Durchschnitt)	173 cm (Bereich 154–187 cm)
Gewicht (Durchschnitt)	77,5 kg (48–98 kg)
Alter (Durchschnitt)	34 Jahre (18–64 Jahre)
ASA-Grad	I–II

Tabelle 2. Angaben zur Operationsart und Narkoseform der Patienten

	Halothan	Neuroleptanalgesie
Allgemeine Chirurgie	9	16
Orthopädie	5	9
Hals-Nasen-Ohren	5	14
Gynäkologie	6	18
Zahn-Mund-Kiefer	3	5
Gesamt	28	62

Intramuskuläre Prämedikation

Die Patienten erhielten am Vorabend 5–10 mg Nitrazepam oral. 0,5 h vor Narkosebeginn erhielten sie auf der Station die i.m.-Spritze, in der 0,5 mg Atropin und 0,10 mg/kg KG Midazolam enthalten waren. Bei der Ankunft der Patienten im OP wurden durch Selbsteinschätzung und Fremdeinschätzung durch den Anästhesisten die Auswirkungen der Prämedikation beurteilt. Der Grad der Sedierung und Anxiolyse wurde nach einer 4-Punkte-Skala eingeschätzt:

1. sehr schläfrig,
2. schläfrig, jedoch ansprechbar,
3. wach, aber ruhig,
4. sehr wach, Zeichen der Erregung.

Mögliche Auswirkungen auf Atmung, Herzfrequenz und Blutdruck wurden erfaßt. Die Atemtätigkeit wurde anhand der Thoraxbewegungen beurteilt, die Herzfrequenz wurde über einen EKG-Monitor registriert und der Blutdruck wurde mit Hilfe einer Blutdruckmanschette gemessen.

Intravenöse Narkoseeinleitung

Nachdem alle zur Narkoseeinleitung üblichen Maßnahmen durchgeführt waren, erhielten die Patienten zunächst 0,1 oder 0,2 mg Fentanyl sowie 1–2 mg Pancuronium i.v. je nach Gewicht. Nach 1 min erhielten die Patienten dann 0,20 mg/kg KG Midazolam i.v. innerhalb 30 s. Die Injektion erfolgte über eine Braunüle, über die auch die anderen Medikamente gegeben wurden.

Während der Injektion wurde nach Schmerzen an der Injektionsstelle gefragt. Festgehalten wurde der Zeitraum zwischen dem Ende der intravenösen Injektion von Midazolam und dem spontanen Lidschluß sowie dem Verschwinden des Palpebralreflexes. Außerdem wurde auf Apnoe (Atempause $>$ 10 s), Myoklonie und andere exzitatorische Phänomene sowie auf mögliche Abwehrbewegungen bei der Intubation geachtet und dementsprechend registriert.

Nach Erlöschen des Palpebralreflexes erhielten die Patienten 75–100 mg Succinylcholin i.v. und wurden dann intubiert. Während der gesamten Narkoseeinleitung wurde jede Minute der arterielle Blutdruck gemessen sowie die Herzfrequenz notiert. Über die gesamte Narkosedauer wurden die Kreislaufparameter alle 5 min gemessen und registriert. Die Weiterführung der Narkose geschah als Kombinationsnarkose (O_2, N_2O und entweder Fentanyl oder Halothan, Relaxierung). Die Narkosedauer betrug mindestens 45 min und höchstens 2 h. Der Gesamteindruck der Narkoseeinleitung wurde unterteilt in angenehm, ausreichend oder ungenügend.

Postoperative Phase

Nach dem Ende der Narkose wurden die Patienten in den Aufwachraum gebracht und in der Regel 3–4 h überwacht. In dieser Zeit wurde insbesondere auf Nebenwirkungen wie Erbrechen und Übelkeit geachtet. Außerdem wurde der Wachheitsgrad der Patienten ständig überprüft. Die Patienten wurden vor Verlassen des Aufwachraumes noch befragt, wie sie sich subjektiv fühlten.

Am 1. postoperativen Tag wurden die Patienten noch einmal von den Anästhesisten aufgesucht und allgemein nach ihrer Meinung über die Narkoseeinleitung befragt. Ihr Erinnerungsvermögen an bestimmte Vorgänge während der Narkoseeinleitung wurde geprüft. Die Punktionsstelle der i.v.-Kanüle wurde sorgfältig auf Irritationen untersucht.

Ergebnisse

Intramuskuläre Prämedikation

Bei der Beurteilung des Prämedikationseffektes ist bemerkenswert, daß allgemein bei der gleichen Dosierung (0,10 mg/kg KG) die männlichen Patienten besser sediert erschienen als die weiblichen. Im einzelnen ergab sich folgende in Abb. 1 wiedergegebene Verteilung. Obwohl die Variationsbreite des Prämedikationseffektes von Midazolam relativ groß ist, scheint

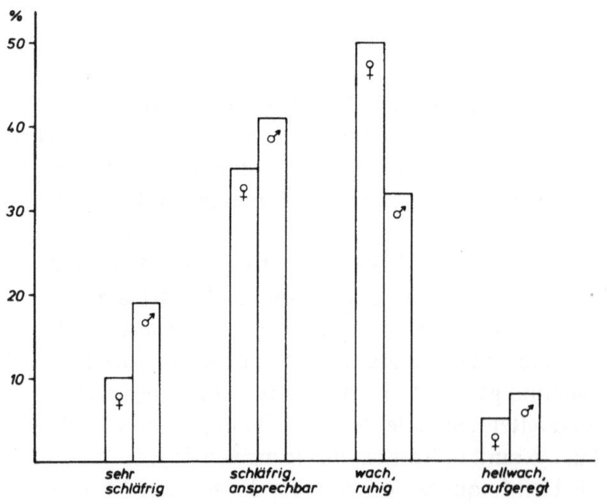

Abb. 1. Intramuskulärer Prämedikationseffekt von Midazolam (0,1 mg/kg KG)

das Maximum der Wirkung 20–30 min nach der i.m.-Injektion erreicht zu sein. Nach etwa 40 min klingt die Wirkung deutlich ab. Die überwiegende Mehrzahl der Patienten befand sich in einem für die Narkoseeinleitung gewünschten Sedierungszustand. Einige Patienten kamen mit bereits geschlossenen Augen in den Vorbereitungsraum. Sie gaben an, sehr müde zu sein, obwohl auch sie nur die entsprechende i.m.-Dosis Midazolam erhalten hatten. Dagegen zeigten insgesamt 4 Patienten auf die i.m.-Dosis praktisch keine Wirkung. Bei keinem dieser Patienten konnte eine gewohnheitsmäßige Einnahme von Benzodiazepinen nachgewiesen werden. Inverse Reaktionen auf die i.m.-Gabe von Midazolam wurden in keinem Fall beobachtet. Die Verabreichung der i.m.-Spritze empfand keiner der Patienten als schmerzhaft.

Intravenöse Narkoseeinleitung

Obwohl die Injektionszeit von Midazolam bei allen Patienten 30 s betrug, variierte die Einschlafzeit erheblich. Hierbei gab es jedoch keinen erkennbaren geschlechtsspezifischen Unterschied. Der Zeitraum zwischen dem Ende der Injektion bis zum spontanen Lidschluß betrug im Mittel 23 s. Dabei hatten etwa 20% der Patienten die Augen schon bei der Ankunft im Vorbereitungsraum geschlossen (Tabelle 3).

Andererseits gab es 9 Patienten, die erst nach mehr als 2 min einzuschlafen begannen. Bis zum Erlöschen des Palpebralreflexes vergingen durchschnittlich 49 s in einem Bereich von 15–180 s. Die nach klinischen Kriterien beurteilte Apnoe, zumindest jedoch eine deutliche Verminderung der Atemtätigkeit, zeigte sich bei 74% aller Patienten und erforderte eine Maskenbeatmung. Obwohl die meisten Patienten die Maskenbeatmung durchaus tolerierten, reagierten immerhin 34% mit mehr oder weniger ausgeprägten Abwehrbewegungen auf den ersten Intubationsversuch. Bei 2 Patienten konnte selbst die Nachinjektion von Midazolam (0,10 mg/kg KG) nicht den für eine Intubation notwendigen Schlafzustand hervorrufen. Allgemein war eine Nachinjektion von Midazolam in den Fällen notwendig, in denen vor Beginn der eigentlichen Narkoseeinleitung nur 0,1 mg Fentanyl gegeben worden war.

Injektionsschmerzen während der i.v.-Gabe von Midazolam hatten 2 Patienten. Bei diesen Patienten lag die Kanüle in einer sehr kleinen Vene des Handrückens. Sie wurden deshalb postoperativ besonders eingehend auf Venenirritationen untersucht.

Die von uns gemessenen Kreislaufparameter veränderten sich unter der intravenösen Gabe von Midazolam nur unwesentlich. Selbst bei den Patienten, die mit Abwehrbewegungen bei dem Intubationsversuch reagierten, kam es nicht zu einem erheblichen Anstieg von Herz-

Tabelle 3. Intravenöse Narkoseeinleitung mit Midazolam

0,1– 0,2 mg Fentanyl i.v.
1,0– 2,0 mg Pancuronium i.v.
75 –100 mg Succinylcholin i.v.
0,2 mg/kg KG Midazolam i.v.

Lidschluß durchschnittlich nach 23 s (schon vorher bis nach 90 s)
Erlöschen des Palpebralreflexes durchschnittlich nach 49 s (15–180 s)

Apnoe (nach > 10 s)	74%
Abwehrbewegungen bei Intubation	34%
„Versager“	2%

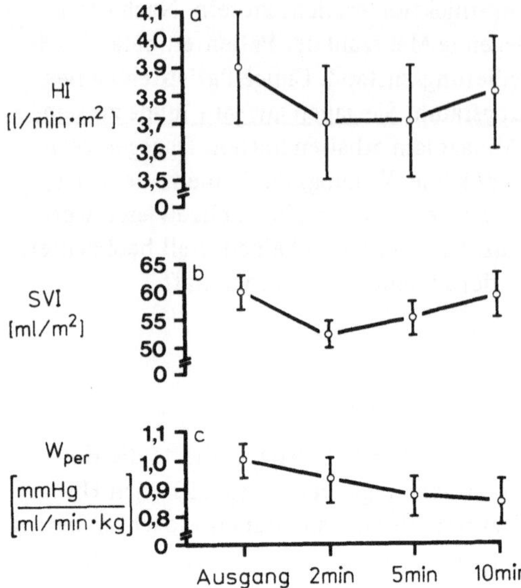

Abb. 2a–c. Verhalten des Herzindex (*HI*) (**a**), des Schlagvolumenindex (*SVI*) (**b**) und des peripheren Gesamtwiderstandes (W_{per}) (**c**) unter Ausgangsbedingungen und 2 min, 5 min und 10 min nach Midazolamgabe

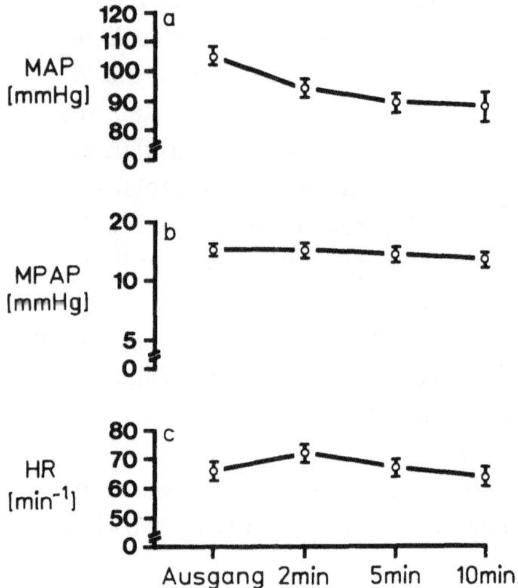

Abb. 3a–c. Verhalten des Mitteldrucks in der Aorta (*MAP*) (**a**), des Mitteldrucks in der A. pulmonalis (*MPAP*) (**b**) und der Herzfrequenz (*HR*) (**c**) unter Ausgangsbedingungen und 2 min, 5 min und 10 min nach Midazolamgabe

frequenz und Blutdruck. Die von uns bei 10 Patienten mittels eines Pulmonaliskatheters gemessenen und errechneten Kreislaufparameter zeigen ebenfalls die kreislaufneutrale Wirkung von Midazolam (Abb. 2 und 3). Es kommt zu keinen signifikanten hämodynamischen Veränderungen.

Postoperative Phase

Das Verhalten der Patienten im Aufwachraum bot keine Besonderheiten. Übelkeit und Erbrechen wurde bei keinem der Patienten beobachtet, selbst bei denen nicht, die dieses als Negativerlebnis nach ihrer letzten Narkose angegeben hatten. Die Patienten fühlten sich nach ihrer eigenen Aussage in der Regel angenehm müde, aber ansprechbar. Allerdings war bei den Patienten, deren Narkosedauer unter 40 min lag, ein verzögertes Aufwachen zu beobachten. Diese Nachschlafphase war unabhängig von der Narkoseart und zeigte sich deutlich bei kurzen operativen Eingriffen. Einige Patienten, die eine Halothannarkose erhalten hatten, klagten über Wundschmerzen.

Sowohl im Aufwachraum als auch am ersten postoperativen Tag konnten die Patienten sehr selten detaillierte Angaben über die Narkoseeinleitung machen. Sie war von der überwiegenden Mehrzahl der Patienten als durchaus angenehm empfunden worden. Speziell auch die Patienten, die bei der Intubation noch mit Abwehrbewegungen reagiert hatten, konnten sich an diesen Vorgang nicht erinnern.

Die Untersuchung der Punktionsstelle der i.v.-Verweilkanüle ergab nur in 2 Fällen eine Phlebitis. Sonst sind auch im weiteren postoperativen Verlauf keine derartigen Komplikationen bekannt geworden.

Diskussion

Die Frage der günstigsten Midazolamdosis zur intramuskulären Prämedikation wird in der Literatur unterschiedlich beantwortet [1, 2, 3, 5].

Bei unseren Patienten hat sich gezeigt, daß trotz gleicher Dosierung in Einzelfällen eine sehr starke Sedierung eingetreten war, andererseits der Effekt manchmal unzureichend erschien. Die Mehrzahl unserer Patienten befand sich jedoch mit der von uns verwendeten Dosis von 0,10 mg/kg KG in Verbindung mit einer oralen Gabe von 5–10 mg Nitrazepam am Vorabend des OP-Tages in einem guten bis ausreichenden Sedierungszustand. Der anxiolytische Effekt war durchaus zufriedenstellend. Die Patienten erlebten die unmittelbare pränarkotische Phase als angenehm und in einem großen Maße befreit von ihren ursprünglichen Ängsten. Bei einigen Patienten trat dann zwar eine mit dem Ausmaß der Sedierung einhergehende geringe Abflachung der Atmung ein, eine ausgeprägte Atemdepression ist jedoch nicht beobachtet worden. Von Bedeutung scheint auch der Zeitpunkt der Applikation der i.m.-Spritze zu sein. Die Narkoseeinleitung sollte 20–40 min nach der i.m.-Prämedikation erfolgen. Als Erleichterung für die Arbeit auf der Station empfand das Personal die Tatsache, daß Midazolam nicht der Betäubungsmittelverordnung unterliegt.

Bei der von uns angewandten Form der Narkoseeinleitung ersetzt Midazolam das sonst übliche Einleitungsnarkotikum (Methohexital oder Etomidate). Unsere Erfahrungen mit Midazolam zur i.v.-Narkoseeinleitung müssen deshalb in diesem Rahmen gesehen werden. Eine Narkoseeinleitung mit Midazolam ohne vorherige Gabe von Fentanyl ist unzweckmäßig. Nur durch die vorherige i.v.-Gabe von 0,1 oder besser 0,2 mg Fentanyl ist es möglich, mit der Dosis von 0,2 mg/kg KG Midazolam eine für die Intubation ausreichende Schlaftiefe in angemessener Zeit zu erreichen. Dennoch sind auch bei diesem Verfahren die Zeiten für den Lidschluß bzw. das Erlöschen des Palpebralreflexes relativ lange. Sie bedeuten für den an

„Barbiturateinleitungszeiten“ gewöhnten Anästhesisten auf jeden Fall eine Umstellung, eine Geduldsprobe gewissermaßen.

Das Erlöschen des Palpebralreflexes unter Midazolam ist absolut kein sicheres Zeichen für die Intubationsbereitschaft des Patienten. Wird der Intubationsversuch zu früh unternommen, so reagieren viele Patienten mit Abwehrbewegungen. Blutdruckanstiege und Herzfrequenzbeschleunigungen treten dagegen kaum auf. Dem Anästhesisten kann bei der Anwendung von Midazolam als i.v.-Einleitungsnarkotikum deshalb nur Geduld empfohlen werden, da durch Zuwarten eine bessere Schlaftiefe erreicht wird. Dabei können jedoch Wartezeiten bis zu 3 min notwendig werden. Die routinemäßige Anwendung von Midazolam als alleiniges Einleitungsnarkotikum muß deshalb kritisch gesehen werden. Zweifellos bietet es jedoch Vorteile bei solchen Patienten, bei denen z. B. Barbiturate zur Narkoseeinleitung kontraindiziert sind.

Von einigen Autoren wurde die große Variationsbreite der Einschlafzeiten unter Midazolam auf unterschiedliche Injektionsgeschwindigkeiten bzw. unterschiedliche Plasmaproteinwerte der Patienten zurückgeführt [2, 6, 8]. Weitere Untersuchungen müssen zeigen, ob diese Vermutungen sich bestätigen lassen.

Der naheliegende Schluß jedoch, zur i.v.-Narkoseeinleitung höhere Dosen von Midazolam zu nehmen, führt zu einer wesentlich verlängerten Nachschlafzeit in der postoperativen Phase, besonders wenn es sich um kurze Eingriffe handelt. Für solche kurzen operativen Eingriffe unter 90 min ist deshalb Midazolam nicht geeignet.

In Übereinstimmung mit anderen Autoren [7, 9] weisen auch die von uns klinisch beobachteten bzw. gemessenen Kreislaufparameter unter dem Einfluß der i.v.-Gabe von Midazolam keine signifikanten Veränderungen auf. Der geringe Blutdruckabfall ist auf vaskuläre Reaktionen zurückzuführen und deshalb gut therapierbar.

So gut Midazolam für die i.m.-Prämedikation geeignet erscheint, um so mehr sind allerdings für die Anwendung als i.v.-Einleitungsnarkotikum Vorbehalte zu machen, die seinen Einsatz in der täglichen Praxis ungewiß erscheinen lassen [1, 2]. Aufgrund unserer Erfahrungen halten wir es für sinnvoll, Midazolam dort einzusetzen, wo bisher andere Benzodiazepinderivate benutzt worden sind oder wegen ihrer pharmakologischen Eigenschaften nicht eingesetzt werden konnten.

Zusammenfassung

Midazolam, ein neues, wasserlösliches Benzodiazepin, wurde an bisher 90 Patienten klinisch untersucht hinsichtlich seiner Eignung zur intramuskulären Prämedikation und zur intravenösen Narkoseeinleitung. Es zeigte sich, daß Midazolam in einer Dosierung von 0,10 mg/kg KG intramuskulär bis auf wenige Ausnahmen eine ausreichende Sedierung hervorruft. Die intravenöse Dosis zur Narkoseeinleitung ist mit 0,20 mg/kg KG offensichtlich in vielen Fällen nicht ausreichend. Erst in Kombination mit 0,15–0,20 mg Fentanyl ist die angegebene intravenöse Midazolamdosis in der Lage, eine adäquate Narkoseeinleitung zu ermöglichen. Allerdings sind auch hier gewisse Vorbehalte zu machen. Wesentliche kardiovaskuläre und respiratorische Nebenwirkungen wurden nicht beobachtet. Venenirritationen traten erheblich weniger auf als nach Diazepamgabe. Auf weitere klinische Beobachtungen wird eingegangen. Der routinemäßige Einsatz von Midazolam zur intramuskulären Prämedikation wird befürwortet, zur intravenösen Narkoseeinleitung allerdings kritisch beurteilt.

Literatur

1. Baber R, Hobbes A, Munro JA et al. (1982) Midazolam as an intravenous induction agent for general anaesthesia. A clinical trial. Anaesth Intensive Care 10:29
2. Gamble JA, Kawar P, Dundes JW, Moore J, Briggs LP (1981) Evaluation of midazolam as an intravenous induction agent. Anaesthesia 36:868
3. Hack G, Stöckel H (1981) Benzodiazepine zur Prämedikation und bei Regional- und Allgemeinanaesthesie. Anaesth Intensivther Notfallmed 16:128
4. Jensen S, Schou-Olesen A, Hüttel MS (1982) Use of Midazolam as an induction agent: Comparison with Thiopentone. Br J Anaesth 54:605
5. Kanto J, Sjovall S, Vuori A (1982) Effect of different kinds of premedication on the induction properties of Midazolam. Br J Anaesth 54:507
6. Lauven PM, Stoeckel H, Schwilden H (1982) Ein pharmakokinetisch begründetes Infusionsmodell für Midazolam. Anaesthesist 31:15
7. Müller H, Schleussner E, Stoyanov M, Kling D, Hempelmann G (1981) Hämodynamische Wirkungen und Charakteristika der Narkoseeinleitung mit Midazolam. Arzneimittelforsch 31 (II):2227
8. Reves JG, Newfield P, Smith LR (1981) Influence of serum protein, serum albumin concentration and dose on midazolam anaesthesia induction times. Can Anaesth Soc J 28:556
9. Samuelson PN, Reves JG, Kouchoukos NT, Smith LR, Dole KM (1981) Hemodynamic response to anaesthetic induction with midazolam or diazepam in patients with ischemic heart disease. Anaesth analg (Cleve) 60:802

Kurznarkose mit Alfentanil und Etomidat

P. Hoffmann und B. Schockenhoff

Einleitung

Durch die ständig zunehmende Zahl ambulanter Operationen und den häufig geäußerten Wunsch der Patienten, auch sehr kurze Eingriffe in Allgemeinanästhesie vornehmen zu lassen, sieht sich der Anästhesist in zunehmendem Maße mit den Problemen der Kurznarkose konfrontiert. Es gelten bei der Vorbereitung und Durchführung von Anästhesien für kurzdauernde Operationen, v. a. auch im ambulanten Bereich, die gleichen Grundsätze wie bei Anästhesien im stationären Bereich, nämlich bei einem Höchstmaß an Sicherheit für den Patienten gute Voraussetzungen zur Durchführung des operativen Eingriffs für den Chirurgen zu ermöglichen.

Das Anästhesierisiko übersteigt in der Mehrzahl solcher Fälle das Operationsrisiko nicht unerheblich. Die Sorgfaltspflicht des Anästhesisten verlangt oft trotz begrenzter personeller, räumlicher und zeitlicher Gegebenheiten vor Beginn der Operation Wartezeiten bis zum Erreichen eines operationsfähigen Zustandes und nach der Narkose ein Verbleiben unter der Obhut des Anästhesisten, bis eine risikolose Entlassungsfähigkeit gewährleistet sein kann.

Für Anästhesiemittel und Anästhesieverfahren im Bereich der Kurznarkose müssen daher folgende Forderungen aufgestellt werden:

- sichere und einfache Handhabung,
- rascher Wirkungseintritt und ausreichende Narkosetiefe innerhalb kurzer Zeit,

Tabelle 1. Kombinationen zur intravenösen Kurznarkose

Hypnotikum, Sedativum, Tranquilizer	Analgetikum
Thiopental (5 mg/kg KG)	Fentanyl (0,0025 mg/kg KG)
Methohexital (1,5 mg/kg KG)	Pentazocin (0,75 mg/kg KG)
Etomidat (0,3 mg/kg KG)	Tilidin (1 mg/kg KG)
Diazepam (0,25 mg/kg KG)	Piritramid (0,02 mg/kg KG)
Flunitrazepam (0,025 mg/kg KG)	Alfentanil (0,025 mg/kg KG)
(Lorazepam)	Buprenorphin (0,004 mg/kg KG)
(Lormethazepam)	
(Midazolam)	(Ketamin 2 mg/kg KG)
(Diprivan)	

Tabelle 2. Patientendaten von 42 Patienten

Durchschnittsalter	44 Jahre (22–75 Jahre)
Durchschnittsgewicht	68 kg (49–92 kg)

Tabelle 3. Durchgeführte Operationen bei 42 Patienten

Schulterluxation, Reposition	3
Unterarmreposition, Spickung	4
Weichteiltumorexstirpation	6
Ender-Sorg-Nagelung	4
Metallentfernung nach Osteosynthese	8
Osteomyelitis, Wechseln von Antibiotikaketten	15
Fremdkörperentfernung	2

– schnelle An- und Abflutung sowie völlige Reversibilität durch kurze biologische Halbwertzeit der verwendeten Anästhetika sowie durch Abbau zu unwirksamen Metaboliten
– keine unangenehmen Neben- oder Nachwirkungen
– rasche Wiederkehr der Straßenfähigkeit

Es gibt derzeit praktisch kein Anästhesieverfahren, das allen diesen Forderungen entspricht, einige Formen der intravenösen Kurznarkose kommen der Verwirklichung aber oft recht nahe. Wie Tabelle 1 zeigt, wird meist ein Analgetikum mit einer hypnotisch oder sedierend wirkenden Substanz kombiniert.

Wir verwendeten aus der großen Zahl der zur Verfügung stehenden Medikamente wegen der günstigen pharmakokinetischen und pharmakodynamischen Eigenschaften das neue Opiatanalgetikum Alfentanil und das bereits bekannte und bewährte Ultrakurzhypnotikum Etomidat zur Kurznarkose, wobei eine assistierende Maskenbeatmung mit einem Lachgas-Sauerstoff-Gemisch im Verhältnis 2 : 1 durchgeführt wurde.

Aus einer Gesamtzahl von über 100 durchgeführten Anästhesien wurden in unserer Studie 42 unfallchirurgische Patienten im intra- und postoperativen Verhalten untersucht, wobei der Schwerpunkt auf die generell risikobelastete frühpostoperative Phase gelegt wurde. Die Daten der von uns untersuchten Patienten gehen aus der Tabelle 2 hervor. Hinsichtlich ihrer Vorerkrankungen und ihres präanästhesiologischen Status gehörten alle Patienten den ASA-Gruppen I und II an.

Die durchgeführten Operationen gehen aus der Tabelle 3 hervor. Die durchschnittliche Operationsdauer betrug 13 min, mit einer Schwankungsbreite zwischen 8 und 21 min.

Methodik

Wie Tabelle 4 zu entnehmen ist, hatten alle Patienten 30–45 min vor Anästhesiebeginn 0,01 mg/kg KG Atropin i.m. erhalten. Danach wurde zu Anästhesiebeginn 0,025 mg/kg KG Alfentanil langsam über mindestens 30 s intravenös injiziert. Nach einer Wartezeit von 1–2 min gaben wir 0,3 mg/kg KG Etomidat langsam über 30 s i.v. Die Patienten schliefen in der Regel

Tabelle 4. Methodik der Alfentanil-Etomidat-Kurznarkose

Prämedikation:	30–45 min vor Op-Beginn Atropin 0,01 mg/kg KG i.m.
Einleitung:	Alfentanil (R 39 209) 0,025 mg/kg KG i.v. → 2 min Wartezeit Etomidat 0,3 mg/kg KG i.v. N_2O/O_2 4 : 2 l/min Sofortiger Op-Beginn
Repetitionsdosen:	1/3 der Ausgangsdosis

ruhig ein, ohne erkennbare Atemdepression und ohne Auftreten von Myokloni, und wurden über die Narkosemaske mit 2 l O_2 und 4 l N_2O assistierend beatmet. Gleichzeitig konnte mit der Operation begonnen werden.

Je nach operationsbedingten Erfordernissen wurden Nachinjektionen notwendig, bei Etomidat im Durchschnitt nach 4–6 min und bei Alfentanil nach 8–12 min. Die Nachinjektionnen erfolgten jeweils in einer Dosis von 30% der Initialdosierung. Nach Beendigung der Operation wurden alle Patienten noch etwa 2 min mit einem Sauerstoff-Luft-Gemisch über die Maske beatmet.

Ergebnisse

Mit der von uns verwendeten Kombination von Alfentanil mit Etomidat ließen sich in allen Fällen sichere und komplikationslose Anästhesien durchführen. Unmittelbar nach Anästhesieeinleitung sahen wir die auch von anderen Autoren beschriebenen Blutdruckabfälle um etwa 10% unter den Ausgangswert sowie Senkungen der Herzfrequenz um 12–20%, wobei allerdings keine bedrohlichen Bradykardien ausgelöst oder therapeutische Maßnahmen nötig wurden.

Mit der häufig beschriebenen Thoraxrigidität hatten wir keine Probleme, wenn frühzeitig mit der assistierenden Beatmung begonnen wurde. Sie trat bei uns in 6–8% der Fälle auf, machte aber in keinem Fall eine Relaxierung und Intubation erforderlich.

Der Schwerpunkt unserer Studie bildete die Untersuchung des postoperativen Verhaltens des Herz-Kreislauf-Systems und der Atmung, wobei wir innerhalb enger Zeitspannen in den beiden Stunden nach der Operation Kreislaufparameter und Blutgasanalysen untersuchten (Abb. 1).

Das Verhalten des systolischen und diastolischen Blutdruckes geht aus den Abb. 2 und 3 hervor. Beide Werte liegen im postoperativen Verlauf zunächst noch geringfügig unter dem Ausgangswert, um sich später dem vor Anästhesiebeginn gemessenen Wert wieder anzunähern. Auch die Herzfrequenz (Abb. 4) liegt postoperativ um etwa 10% unter dem Ausgangswert und bleibt in der gesamten Untersuchungsspanne um diesen Prozentsatz erniedrigt. Aufgrund der gleichsinnigen Veränderungen von systolischem Blutdruck und Herzfrequenz zeigt das „ratepressureproduct" (RPP) im postoperativen Verlauf eine Senkung um etwa 20% (Abb. 5).

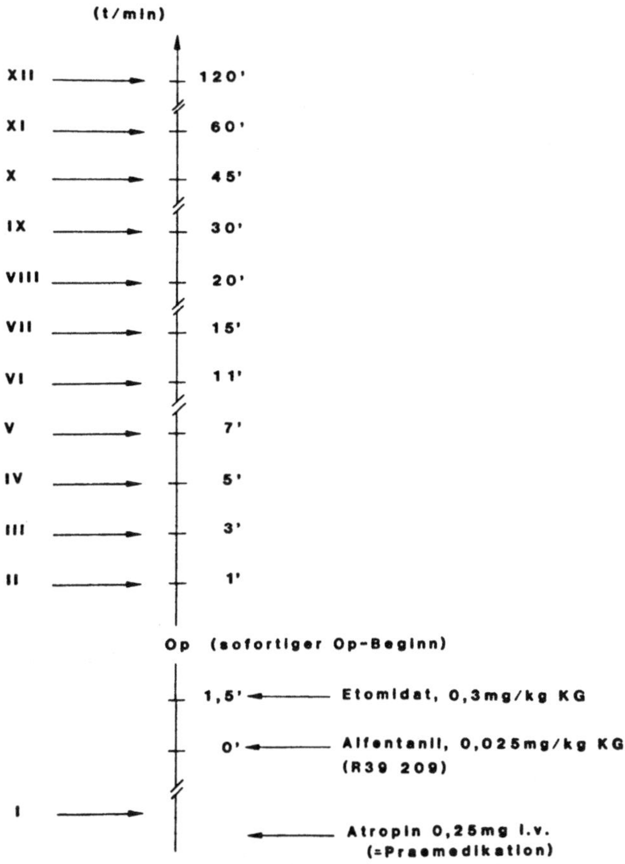

Abb. 1. Untersuchungsablauf

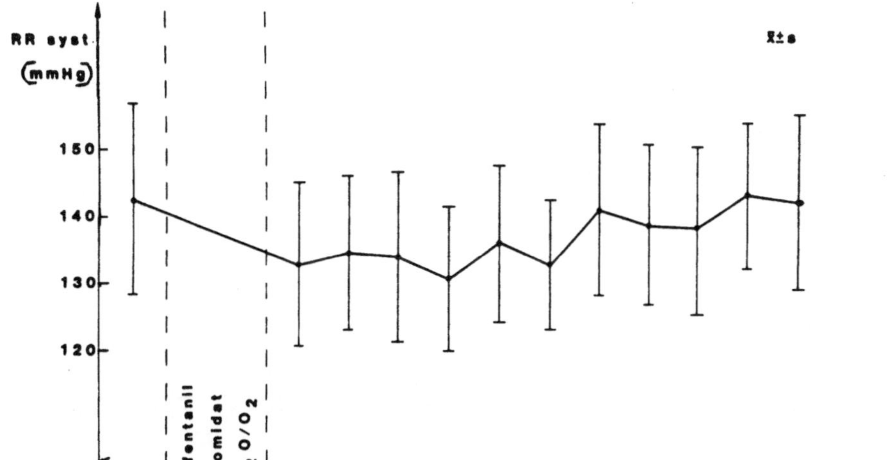

Abb. 2. Verhalten des systologischen Blutdruckes (RR_{syst})

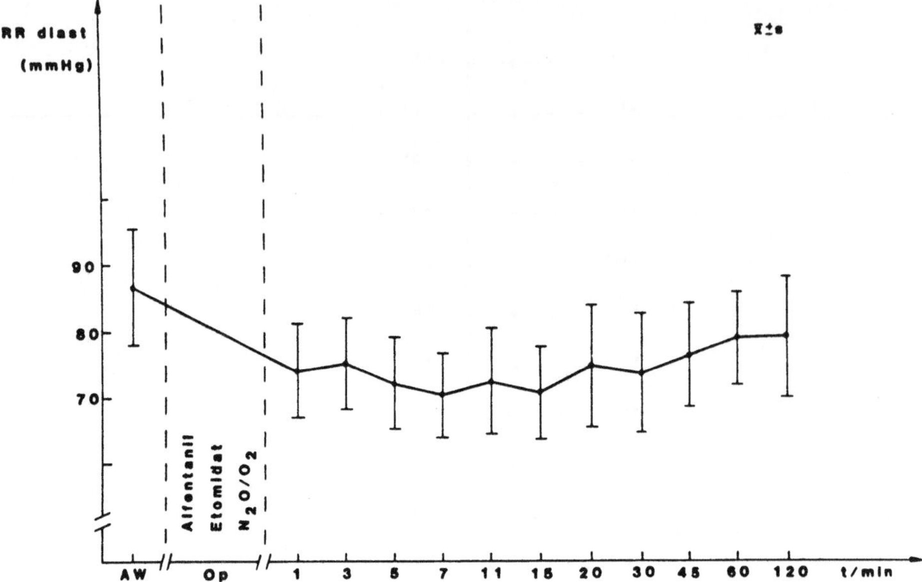

Abb. 3. Verhalten des diastolischen Blutdruckes (RR_{diast})

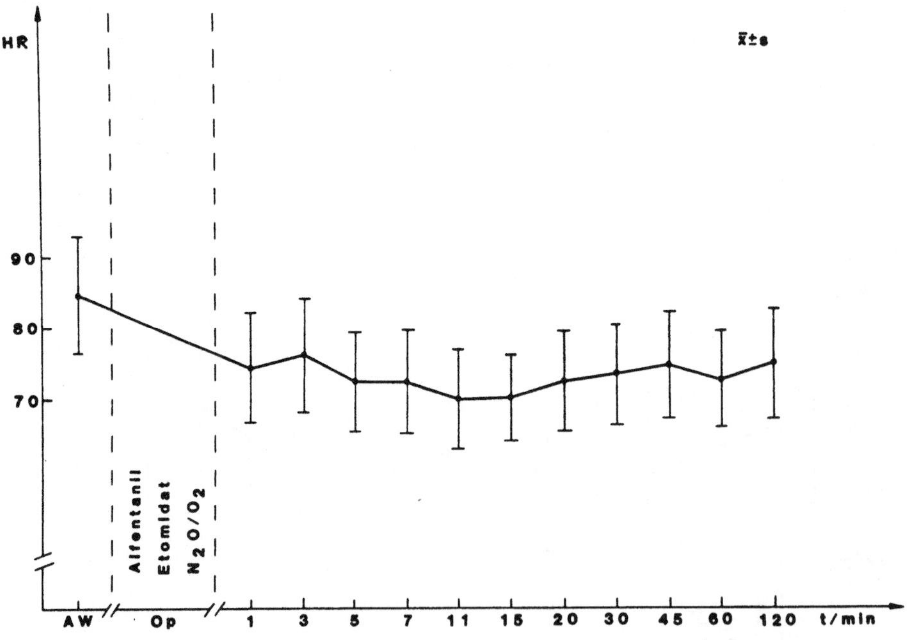

Abb. 4. Verhalten der Herzfrequenz (*HR*)

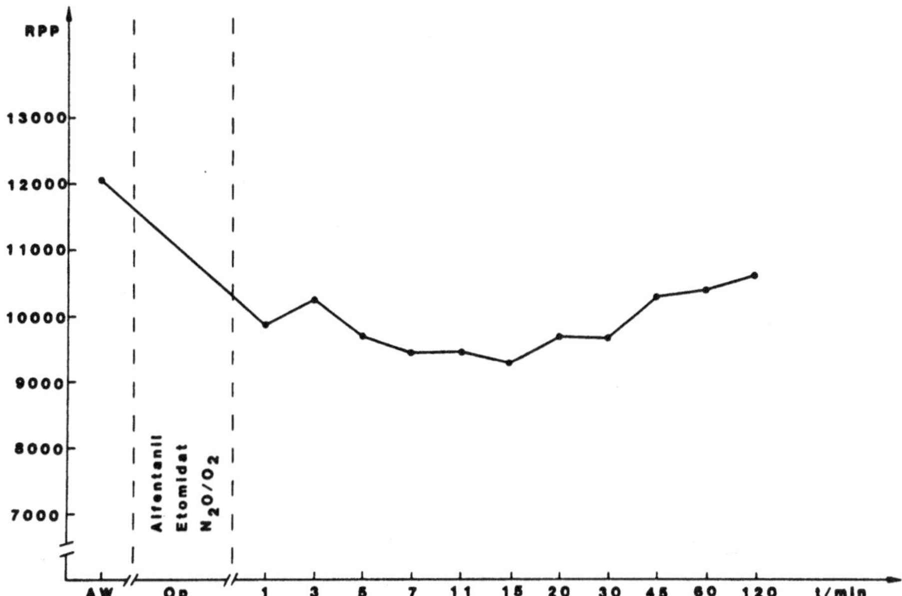

Abb. 5. Verhalten des „ratepressureproduct" (*RPP*)

Im arteriellen Sauerstoffpartialdruck zeigt sich (Abb. 6) in der frühen postoperativen Phase eine Erhöhung von 10–15% über den Ausgangswert vor Anästhesiebeginn, was zunächst durch die vorausgegangene assistierende Beatmung mit 33% Sauerstoff zu erklären ist. Auch im weiteren postoperativen Verlauf bis zur 120. min bleibt der arterielle Sauerstoffpartialdruck aber höher als der präanästhesiologische Wert.

In ähnlicher Weise verlaufen die Veränderungen des arteriellen CO_2-Partialdruckes (Abb. 7). Zunächst sind auch hier die beiden ersten postoperativen Werte durch die vorausgegangene assistierende Beatmung noch erniedrigt. Im weiteren postoperativen Verlauf zeigt sich dann ein Verbleiben innerhalb des physiologischen Bereiches zwischen 35 und 38 mmHg.

Auch im Verhalten des Bikarbonatspiegels (Abb. 8) ist ein Verbleiben im physiologischen Bereich erkennbar mit einer leichten Tendenz zur Alkalose. Ähnliches ist auch der Abb. 9 zu entnehmen, die das Verhalten des Base excess zeigt. Auch hier ist eine Veränderung aus dem leicht sauren Bereich vor Anästhesiebeginn in den leicht alkalischen Bereich postoperativ feststellbar.

Da wir bei der höherdosierten Anwendung von Alfentanil anläßlich länger dauernder Operationen Blutzuckeranstiege sahen, ist in Abb. 10 das Verhalten des Blutzuckerspiegels dargestellt. Es kommt zunächst unmittelbar postoperativ zu einem leichten Anstieg, dem sich nach 120 min ein leichter Abfall anschließt, wobei allerdings die Meßwerte sämtlich im physiologischen Bereich bleiben.

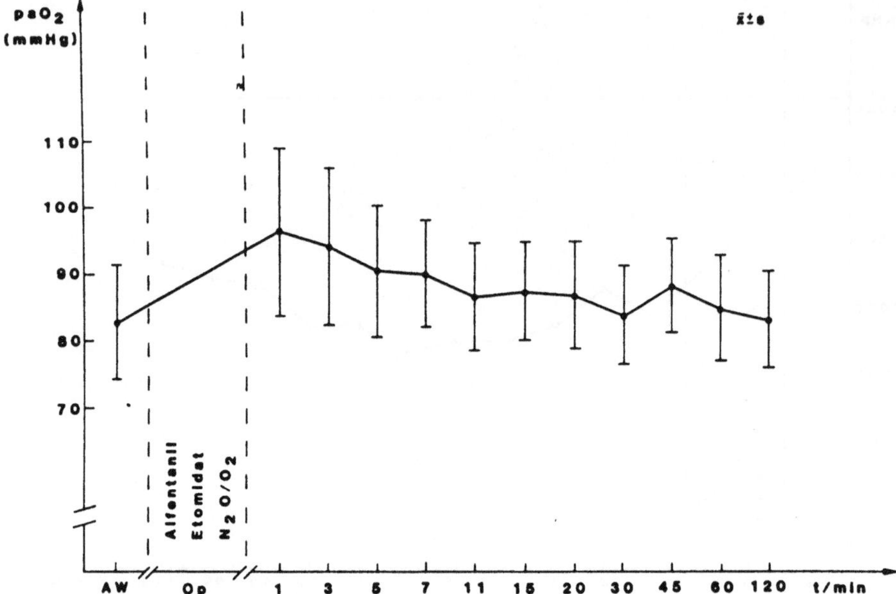

Abb. 6. Verhalten des P_aO_2

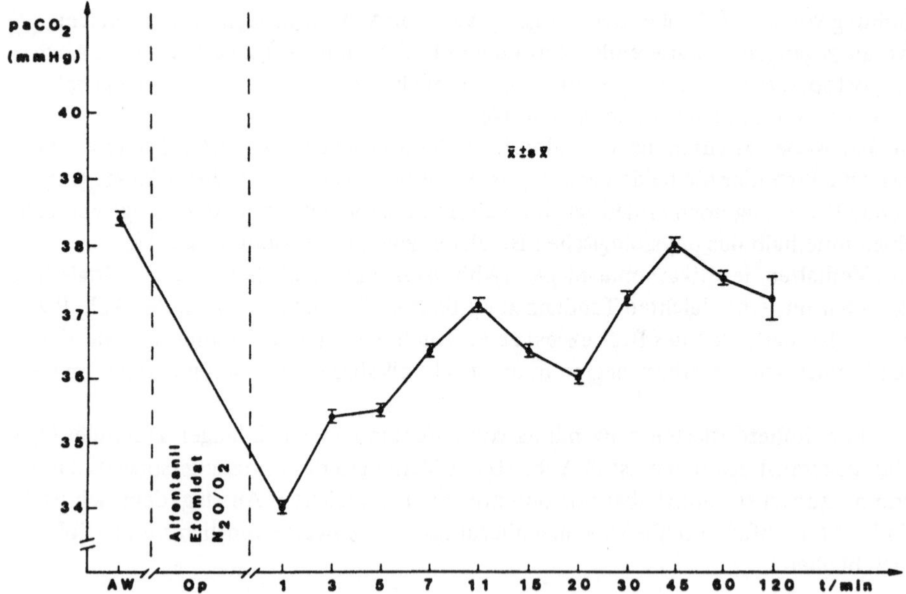

Abb. 7. Verhalten des P_aCO_2

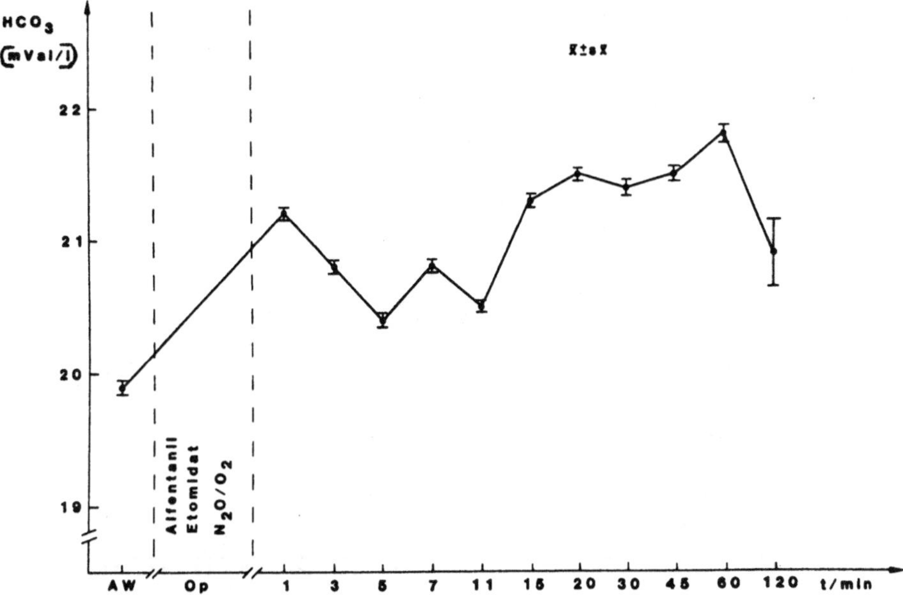

Abb. 8. Verhalten des Standardbikarbonat (HCO_3^-)

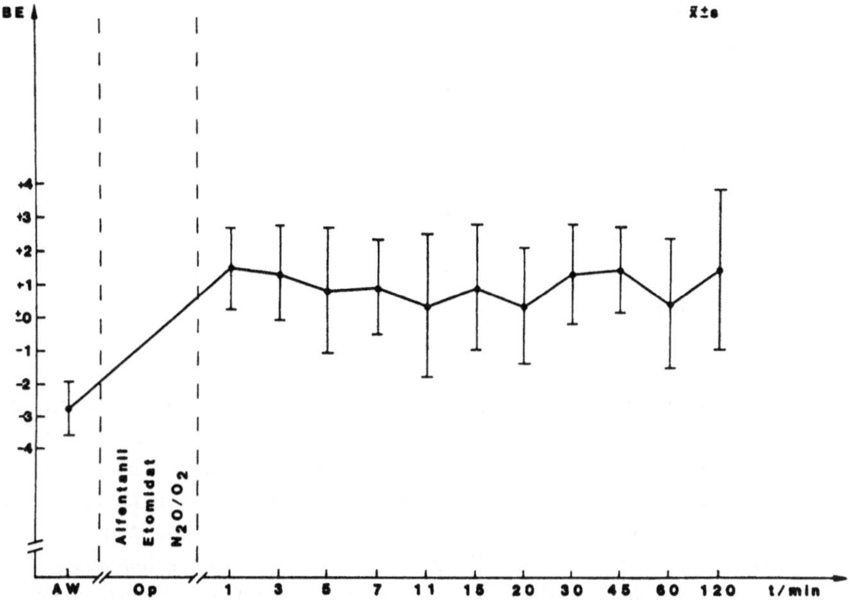

Abb. 9. Verhalten des Base excess (*BE*)

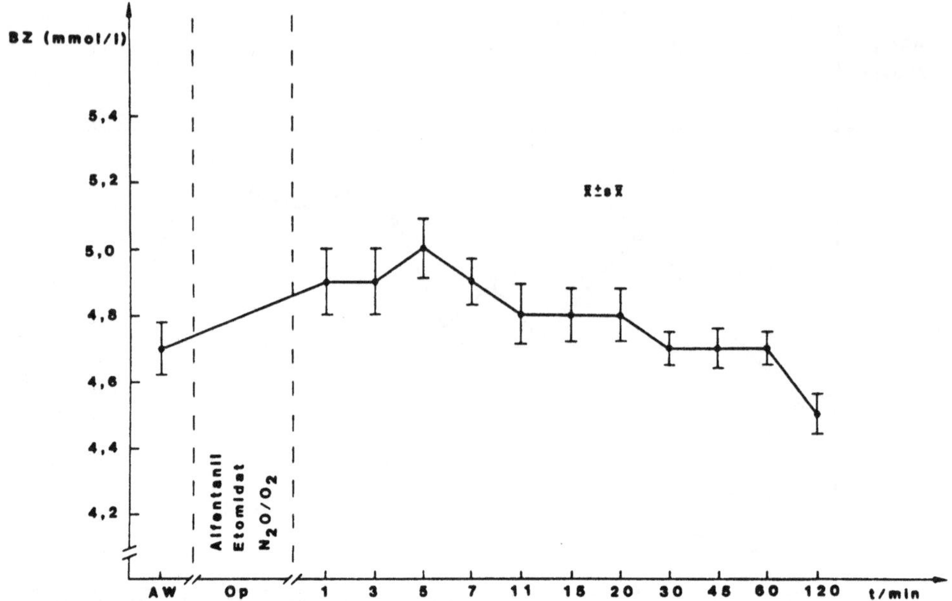

Abb. 10. Verhalten des Blutzuckerspiegels (*BZ*)

Tabelle 5. Nebenwirkungen bei 100 Patienten (in %)

Thoraxwandrigidität		6
Myokloni	lokalisiert	4
	generalisiert	2
Übelkeit		5
Erbrechen		2
Venenschmerz, -reizung		3
Postoperative Atemdepression		–

Zusammenfassung

Zusammenfassend läßt sich über die Anästhesie mit der kombinierten Anwendung von Alfentanil und Etomidat sagen, daß sowohl im Kreislaufverhalten wie auch hinsichtlich der Atemfunktion postoperativ eine ausgesprochene Stabilität gewährleistet ist. Die Aufwachphase war bei unseren Patienten unkompliziert und angenehm. Alle Patienten erwachten innerhalb weniger Minuten nach Operationsende und waren völlig wach und kooperativ, ohne aber über Schmerzen oder Mißempfindungen zu klagen. Postoperative Übelkeit und Erbrechen traten bei dieser Patientengruppe nur bei 7% auf. Die Nebenwirkungen gehen aus der Tabelle 5 hervor. Eine postoperative Atemdepression, die eine erneute Beatmung erforderlich gemacht hätte, trat in keinem Fall auf. Für uns stellen sich die Vorteile der beschriebenen Alfentanil-Etomidat-Anästhesie in sicherer Analgesie, kurzer Wirkdauer, hoher Kreislaufstabilität, kaum vegetativen Nebenreaktionen, geringen, zeitlich begrenzten Nebenwirkungen (Atemdepression) und raschem postoperativen Erwachen dar.

Intraoperativer Hypertonus bei Cholezystektomien unter verschiedenen Anästhesieverfahren

J. Link, S. Schlagenhaufer, K. Reinhart, S. Piepenbrock und T. Kersting

Einleitung

Systematische Untersuchungen über intraoperative Blutdruckanstiege und hypertensive Krisen sind selten publiziert worden. Überwiegend liegen Fallberichte über Neuroleptanalgesien vor, in denen dieses Problem beschrieben wird [2, 4]. Es wird ausgeführt, daß es in manchen Fällen trotz hoher Dosierung von Fentanyl und Droperidol (DHB) nicht gelingt, eine einmal aufgetretene Blutdruck- und Frequenzsteigerung zu normalisieren. In einer jüngst publizierten Arbeit [1] wurde festgestellt, daß es während einer Neuroleptanalgesie (NLA) in 51% der Fälle zu Blutdruckanstiegen von mehr als 25% vom Ausgangswert kam. Allerdings waren in diese Untersuchung Patienten mit sehr verschiedenen Operationen einbezogen. In der gleichen Arbeit konnte eine Korrelation zwischen Fentanylspiegeln einerseits sowie Blutdruckverhalten, Noradrenalin- und Adrenalinspiegeln andererseits nicht gefunden werden.

Ausgehend von eigenen Beobachtungen über mit Fentanyl und DHB nicht kontrollierbare Blutdruckanstiege während einer NLA haben wir deshalb untersucht, ob Blutdruckanstiege während einer NLA häufiger sind als während einer Halothannarkose.

Methodik

Um den Einfluß unterschiedlicher Operationsverfahren auf das Kreislaufverhalten auszuschliessen, haben wir aus unserer Datenbank [3] alle Patienten herausgesucht (Abb. 1), bei denen ausschließlich eine Cholezystektomie durchgeführt wurde. Die gefundenen Datensätze der Patienten wurden über ein Interface (Abb. 2) an das Programmsystem SPSS übergeben. Nach Kontrolle der Daten wurden diese um einige Variablen, die nicht routinemäßig erfaßt worden waren (z. B. Fentanyl- oder DHB-Dosis bis zum Hautschnitt), ergänzt und analysiert. Bei dieser Analyse dient der höchste, während der Anästhesie gemessene systolische Blutdruckwert als Trenner. Als statistische Tests wurden der Mann-Whitney-U-Test oder der χ^2-Test mit der Korrektur nach Yates benutzt. Als maximale Irrtumswahrscheinlichkeit wurde 5% zugelassen.

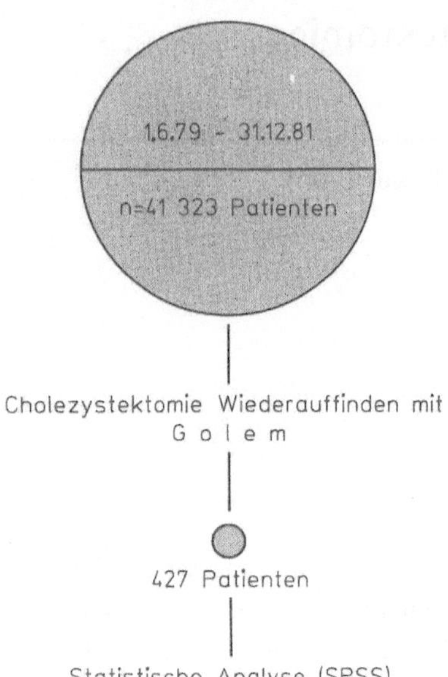

Abb. 1. Patienten aus unserer Datenbank, bei denen eine Cholezystektomie durchgeführt wurde

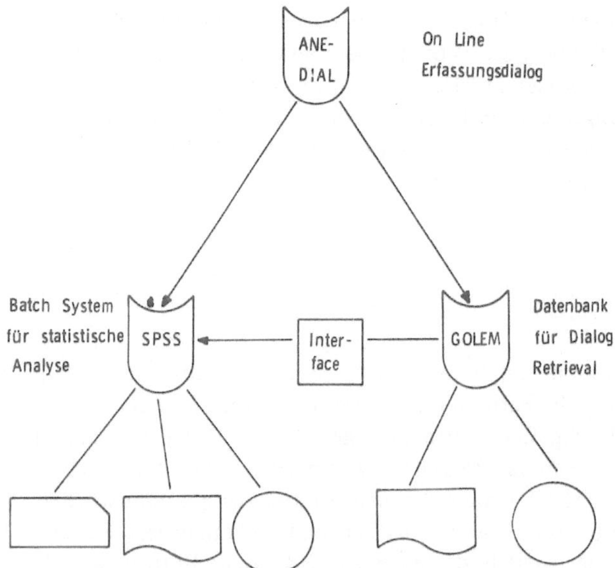

Abb. 2. Übergabe der Datensätze der Patienten über ein Interface an das Programmsystem SPSS

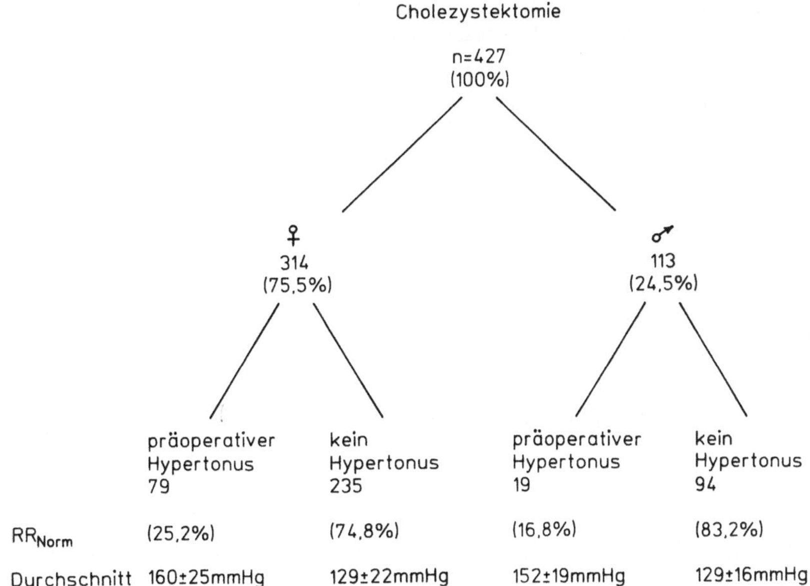

Abb. 3. Aufschlüsselung der cholezystektomierten Patienten nach Geschlecht und Vorhandensein oder Fehlen eines Hypertonus

Ergebnisse

Im Zeitraum vom 1.6.1979–31.12.1981 sind 427 Patienten cholezystektomiert (Abb. 3) und für diese Operation 5 Anästhesieverfahren angewandt worden. 75% der Patienten waren weiblich, von denen wiederum 25% einen präoperativen Hypertonus aufwiesen. Um ausreichend große, homogene Gruppen zu vergleichen, bezieht sich die folgende Auswertung nur auf Frauen, die präoperativ normotone Blutdruckwerte aufwiesen. Verglichen werden NLA und Halothannarkose.

Anästhesieverfahren

Beim untersuchten Kollektiv wurden sowohl die Halothannarkose wie auch die NLA mit Thiopental eingeleitet. Die Dosierung der Einzelsubstanzen ist aus der Tabelle 1 zu entnehmen. Halothan wurde in der entsprechenden Gruppe in einer Konzentration von 0,5–0,9 Vol% gegeben. Bis auf 15 Patienten der NLA-Gruppe, die Pancuronium bekamen, wurden alle Patienten mit Alloferin relaxiert. Die Alloferindosis war in beiden Gruppen gleich, ebenso wie die Antagonisierung mit Pyridostigmin (Tabelle 2) annähernd gleich häufig war. Bei 47,8% der NLA-Patienten wurde mit Naloxon antagonisiert. Während der Narkose wurde im halbgeschlossenen System bei einem Frischgasflow von 1 l O_2 und 2 l N_2O beatmet.

Tabelle 1. Dosierung (in mg) der verschiedenen Anästhesiemedikamente bei der Chblezystektomie von Patientinnen unter NLA und Halothannarkose

	Präoperativer Normotonus		Präoperativer Hypertonus	
	NLA	Halothan-narkose	NLA	Halothan-narkose
Thiopental	226 ± 65	317 ± 70	230 ± 64	375 ± 125
Fentanyl (gesamt)	0,66 ± 0,17	–	0,67 ± 0,15	–
DHB (gesamt)	7,9 ± 2,7	–	8,4 ± 3,0	–
Fentanyl (vor Schnitt)	0,47 ± 0,11	–	0,45 ± 0,14	–
DHB (vor Schnitt)	7,1 ± 2,5	–	7,2 ± 2,7	–
Alloferin	11,9 ± 2,9	11,3 ± 2,9	13,0 ± 2,8	11,4 ± 2,6
Pancuronium	5,5 ± 1,8	–	5,6 ± 1,1	–
Succinylcholin	79 ± 20	90 ± 21	83 ± 17	85 ± 17

Tabelle 2. Mestinon- (Pyridostigminbromid-) und Naloxondosierung zur Antagonisierung bei der Cholezystektomie normotoner Patientinnen unter NLA und Halothannarkose

	NLA		Halothannarkose
Mestinon	48,2% (Durchschnitt 5,8 ± 1,8 mg)	ns	38,2% (Durchschnitt 5,8 ± 1,7 mg)
Naloxon	47,8% (Durchschnitt 96,3 ± 52,5 μg)		–

ns = nichtsignifikant

Gruppenvergleich

Bezüglich Gewicht (Tabelle 3), Größe und Dauer der Anästhesie besteht kein signifikanter Unterschied zwischen den Gruppen. Eine Differenz ergibt sich beim Alter. Die „Halothanpatientinnen" sind jünger.

Blutdruckverhalten

Bei der Grobanalyse des Blutdruckverhaltens (Abb. 4) stellt sich heraus, daß in der Gruppe der Normotonikerinnen die präoperativen und die niedrigsten während der Anästhesie gemessenen Blutdruckwerte in beiden Anästhesiegruppen gleich sind. Bei den höchsten während der Anästhesie gemessenen Werte dagegen ergibt sich ein hochsignifikanter Unterschied zuungunsten der NLA. Die Aufschlüsselung nach Häufigkeit (Abb. 5) und Grad des Blutdruckanstieges, gemessen in Prozent vom Normwert, macht deutlich, daß starke Blutdruckanstiege während der NLA häufiger sind als während der Halothannarkose. Dies wird durch die weitere Analyse bestätigt (Tabelle 4). Hypertone Krisen, definiert als Blutdruckwerte höher als

Tabelle 3. Vergleich der Untergruppen (präoperativ Hypertonus und Normotonus, NLA und Halothannarkose) bezüglich Alter, Gewicht, Größe und Dauer der Anästhesie bei den Patientinnen

	Präoperativer Hypertonus		Präoperativer Normotonus	
	NLA	Halothannarkose	NLA	Halothannarkose
Alter (Jahre)	64,3 ± 13	60,4 ± 10	54,4 ± 17	45 ± 14*
Gewicht (kg)	70,3 ± 13	68,9 ± 11	64,9 ± 12	67,1 ± 14
Größe (cm)	161,7 ± 6	162,1 ± 8	161,7 ± 6	162,1 ± 7
Dauer (h)	1,79 ± 0,5	1,56 ± 0,5	1,65 ± 0,5	1,75 ± 0,6

* p < 0,001 (U-Test)

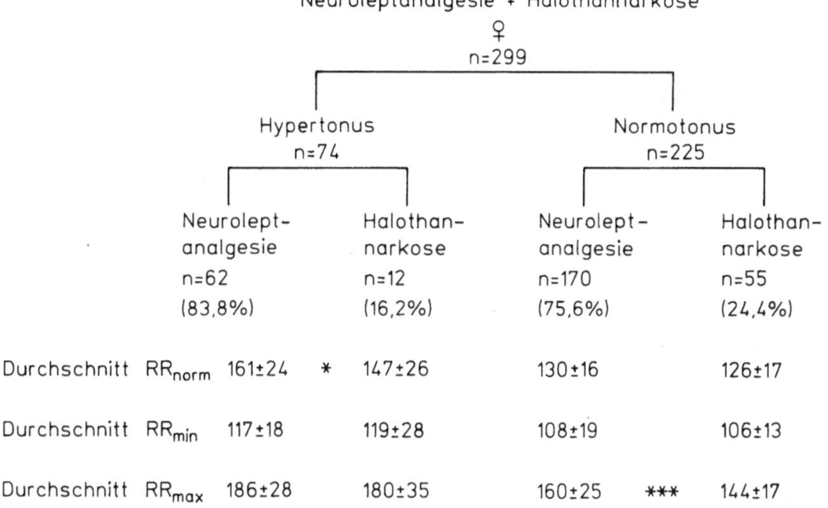

Abb. 4. Blutdruckverhalten bei normotonen und hypertonen Cholezystektomiepatientinnen während einer Neuroleptanalgesie und einer Halothannarkose

200 mmHg, treten nur unter NLA auf. Blutdruckwerte über 170 mmHg sind ebenfalls während der NLA hochsignifikant häufiger. Blutdruckanstiege um mehr als 25% treten in 45% der Fälle während der NLA, in 34,5% der Fälle während der Halothannarkose auf. Bezüglich Hypotension gibt es keinen Unterschied zwischen beiden Verfahren.

Um herauszufinden, ob zwischen den Blutdruckanstiegen einerseits und den verabreichten Dosierungen von Fentanyl oder DHB andererseits eine Beziehung besteht, haben wir eine Korrelationsanalyse durchgeführt. Nach dieser Analyse stehen die Blutdruckanstiege während der NLA in keiner Beziehung zur verabreichten Dosis der beiden Substanzen (Tabelle 5 u. 6).

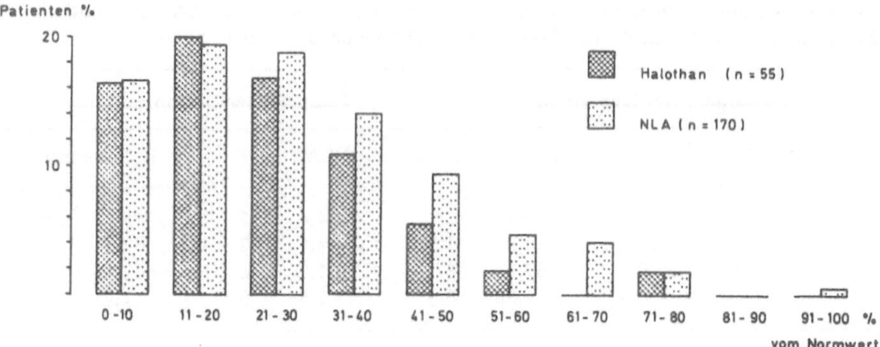

Abb. 5. Häufigkeit und Grad des systolischen Blutdruckanstieges, gemessen in % vom Normwert, während einer Halothannarkose und einer NLA bei normotonen Patientinnen. Maximaler intraoperativer Blutdruck unterhalb Normwert bei 27,3% der Halothannarkosen und 10,6% der Neuroleptanalgesien

Tabelle 4. Blutdruckänderungen während der Cholezystektomie weiblicher normotoner Patientinnen unter NLA und Halothannarkose

	NLA		Halothannarkose	
n	170		55	225
Hypertension > 200 mmHg	19 (11,2%)	*	∅	19 (8,4%)
Intraoperativ RR ≥ 170 mmHg	63 (31,7%)	**	7 (12,7%)	70 (31,1%)
Hypertension > 25% von RR Norm	76 (45%)	ns	19 (34,5%)	95 (42,4%)
Hypertension < 80 mmHg	4 (2,4%)	ns	∅	4 (1,8%)
Hypertension > 30% von RR Norm	31 (18,2%)	ns	6 (10,9%)	37 (16,4%)

* $p < 0,021$; ** $p < 0,002$; ns = nichtsignifikant

Tabelle 5. Korrelation Fentanyldosis (vor Schnitt) gegen Blutdrucksteigerung (in % des Normwertes) bei normotonen Cholezystektomiepatientinnen. y Blutdruckanstieg in %, x Dosis in mg

y = 27,6 – 4,5 x
r = 0,03
n = 170

Tabelle 6. Korrelation Fentanyldosis (Gesamt) gegen Blutdrucksteigerung (in % des Normwertes) bei normotonen Cholezystektomiepatientinnen. y Blutdruckanstieg in %, x Dosis in mg

y	=	21,1 + 6,7 x
r	=	0,06
n	=	170

Das gilt sowohl für die Dosis bis zum Hautschnitt wie auch für die Gesamtdosis. Die Korrelationskoeffizienten waren in allen Fällen größer als x–0,06 und kleiner als 0,14. Die Regressionsgleichungen für Fentanyl werden stellvertretend gezeigt. Die Befunde über mangelnde Korrelation stehen im Einklang mit den Ergebnissen der Autoren [1], die keine Korrelation zwischen den Fentanylspiegeln und den Katecholaminspiegeln finden konnten. Das geschilderte Kreislaufverhalten führt dazu, daß in 31% der NLA im Verlauf ein volatiles Anästhetikum zugegeben wird.

Diskussion

Blutdruckanstiege, die weder mit Fentanyl noch mit DHB zu kontrollieren waren, sind beschrieben worden [1, 2]. Als Ursache wird eine ungenügende vegetative Blockade durch die zur NLA verwendeten Substanzen diskutiert. Nach unseren Ergebnissen – hypertensive Krisen in 11,2% der NLA – ist die Inzidenz eines intraoperativen Hypertonus während einer NLA zu hoch. Da die von uns angewandte Dosierung der NLA-Substanzen im üblichen Rahmen liegt, andererseits während der Halothannarkose gleichermaßen exzessive Blutdruckwerte nicht aufgetreten sind, neigen wir zu dem Schluß, daß die NLA bei Oberbauchoperation nicht das optimale Verfahren ist. Die Auffassung [2], daß unvorhersehbare, Fentanyl- und *DHB*-Dosis unabhängige Blutdruckanstiege ein Charakteristikum der NLA sind, wird durch unsere Korrelationsanalyse gestützt, nach der zwischen DHB- und Fentanyldosierung einerseits und Blutdruckanstieg andererseits kein Zusammenhang besteht.

Wenn in 31% der NLA ein volatiles Anästhetikum zugegeben werden muß, stellt sich die Frage, ob man nicht a priori ein dampfförmiges Anästhetikum nehmen soll.

Literatur

1. Ehehalt V, Rupp D (1982) Adrenerge Kreislaufreaktionen bei Neuroleptanalgesien. Anaesthesist 31: 77–81
2. Kirchner E (1980) NLA für große Bauchoperationen? In: Weis KH, Cunitz G (Hrsg) 25 Jahre DGAI. Springer, Berlin Heidelberg New York
3. Link J, Kleist HJ (1981) Das Dokumentations- und Informationssystem des Instituts für Anaesthesiologie im Klinikum Steglitz der FU Berlin. Springer, Berlin Heidelberg New York (Anaesthesiologie und Intensivmedizin, Bd 141)
4. Radnay PA, Keenan RL, Forbat AF et al. (1974) Clinical Anesthesia Conference. Hypertension during anesthesia and surgery should not be ignored. N Y State I Med 74:2193–2196

Die fiberoptische Intubation: Indikationen, Techniken, Resultate

D. Renz, M. Blendl, L. Brandt, H.-C. Müchler und H. Pokar

Einleitung

Bei ausgeprägten anatomischen Hindernissen kann die endotracheale Intubation sehr schwierig und gefährlich sein. Die hauptsächlichen Gefahren sind Verletzungen und die Hypoxie. Führen keine der gängigen Intubationstechniken zum Erfolg, muß tracheotomiert oder auf eine Intubationsnarkose verzichtet werden.

Um diese Schwierigkeiten und Komplikationen zu vermeiden, verwenden wir für solche Fälle das Fiberbronchoskop. Es wird nach entsprechender Schleimhautanästhesie am *wachen, spontan atmenden* Patienten transnasal oder transoral *unter Sicht* in die Trachea eingeführt. Anschließend dient das Bronchoskop als „*innere Führungsschiene*“, über die der Tubus vorgeschoben wird.

Indikationen

In Tabelle 1 sind unsere Indikationen für diese Intubationstechnik zusammengestellt.

Tabelle 1. Indikationen für die fiberoptische Intubation. Gesamtzahl der Fälle 127

Eingeschränkte Kieferbeweglichkeit
- Kieferklemme (n = 16)
- Intermaxilläre Fixation (n = 3)

Eingeschränkte Beweglichkeit der Halswirbelsäule
- HWS-Fraktur und -Luxation (n = 7)
- Bechterew (n = 3)

Anomalien im Gesichtsbereich
- Akromegalie (n = 35)
- Kieferanomalien (n = 5)
- Zustand nach kieferchirurgischen Eingriffen (n = 12)
  (z. B. Neckdissection, Unterkieferresektion)

Anamnestisch bekannte Intubationsschwierigkeiten (n = 10)

Erfolgslose konventionelle Intubationsversuche (n = 5)

Plazierung eines Doppellumentubus (n = 31)

Es handelte sich in der Regel um Patienten, bei denen wegen anatomischer und mechanischer Hindernisse bzw. Anomalien im Kiefer-, Halswirbelsäulen- und Gesichtsbereich, Intubationsschwierigkeiten *vorhersehbar* waren.

Patienten, bei denen Intubationsprobleme aus der Anamnese früherer Narkosen bekannt waren, wurden ebenfalls primär fiberoptisch intubiert.

Traten während einer Narkoseeinleitung *unerwartete* Intubationsschwierigkeiten auf, haben wir die Intubationsversuche frühzeitig zugunsten der fiberoptischen Technik abgebrochen. Außerdem verwenden wir das Fiberbronchoskop, um Doppellumentuben endobronchial zu plazieren.

Technik

Die geplante fiberoptische Intubation wird am wachen, sedativ und vagolytisch jedoch ausreichend prämedizierten Patienten durchgeführt.

Selbstverständlich muß der Anästhesist die Handhabung des Bronchoskops nach den allgemeinen Regeln der Endoskopietechnik beherrschen, um diese Intubationstechnik erfolgreich durchführen zu können.

Wir bevorzugen den *transnasalen* Zugang, weil das Bronchoskop über den natürlichen C-Bogen zwischen Naseneingang und Hypopharynx leichter in die Trachea eingeführt werden kann (Abb. 1). Bei einigen Patienten ist dieser Zugang aufgrund des bei ihnen vorliegenden Hindernisses sowieso die einzige Intubationsmöglichkeit. Außerdem wird der nasotracheale Tubus postoperativ besser toleriert.

Zunächst wird die Nasenpassage mit 0,5–1,0 ml 10%igem Lidocain ausgesprüht. Bis zum vollen Wirkungseintritt der Schleimhautanästhesie kann der Patient über eine Maske präoxygeniert werden (Abb. 2).

Ein passender und gut gleitend gemachter Tubus wird über das Bronchoskop geschoben und am Steuerungsteil fixiert. Der freie Teil des Bronchoskops wird unter Sicht über den unteren Nasengang bis in den Hypopharynx vorgeschoben und dort der Larynxeingang aufgesucht. Wenn sichtbehindernde Schleimansammlungen nicht abgesaugt werden müssen, kann über den Absaugkanal des Bronchoskops Sauerstoff insuffliert werden.

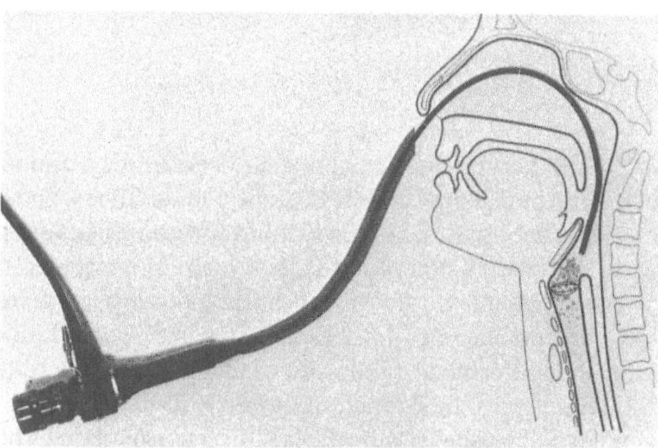

Abb. 1. Schleimhautanästhesie des Hypopharynx und der Stimmbänder

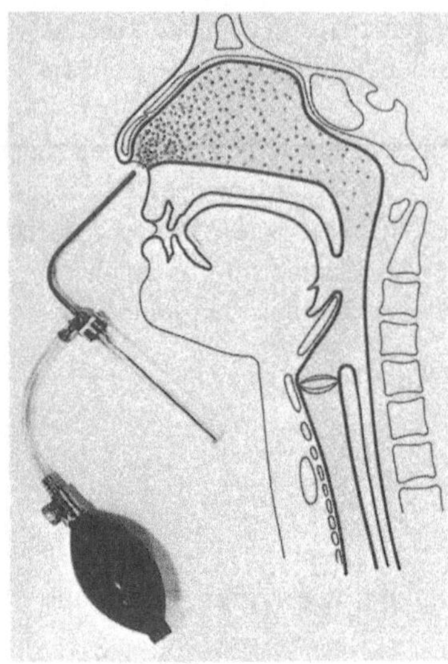

Abb. 2. Schleimhautanästhesie der Nasenpassage

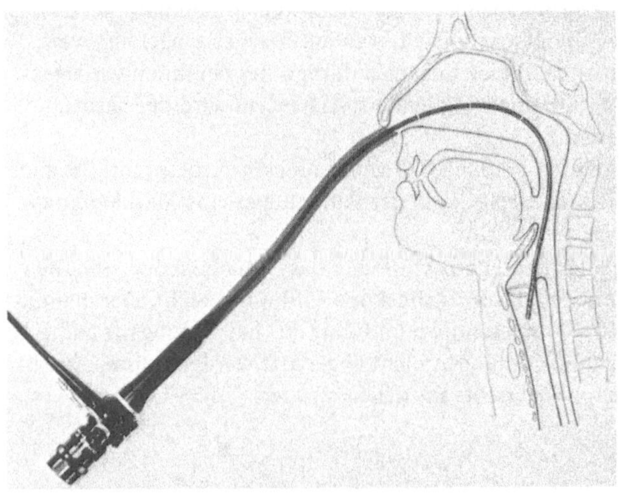

Abb. 3. Schleimhautanästhesie des Larynx und der Trachea

Ist der Larynxeingang eingestellt, werden die Stimmbänder mit 2–4 ml 4%igem Lidocain über den Absaugkanal gezielt betäubt und das überschüssige Lidocain wieder abgesaugt. Es empfiehlt sich in dieser Phase behutsam vorzugehen und den Wirkungseintritt der Lokalanästhesie abzuwarten, damit der Patient nicht unnötig belästigt wird (Abb. 1).

Anschließend wird das Bronchoskop durch die Stimmbänder vorgeschoben und der Larynx einschließlich der Trachea mit 2–4 ml 4%igem Lidocain über den Absaugkanal betäubt, wobei das überschüssige Lidocain wieder abgesaugt wird (Abb. 3).

Danach wird die Bronchoskopspitze bis in das untere Drittel der Trachea eingeführt und dann der Tubus über das Bronchoskop vorgeschoben (Abb. 4). Bevor der Tubus durch die

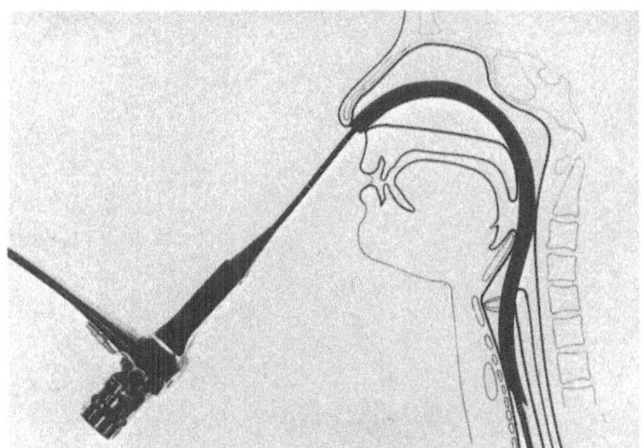

Abb. 4. Nasotracheale fiberoptische Tubusplazierung

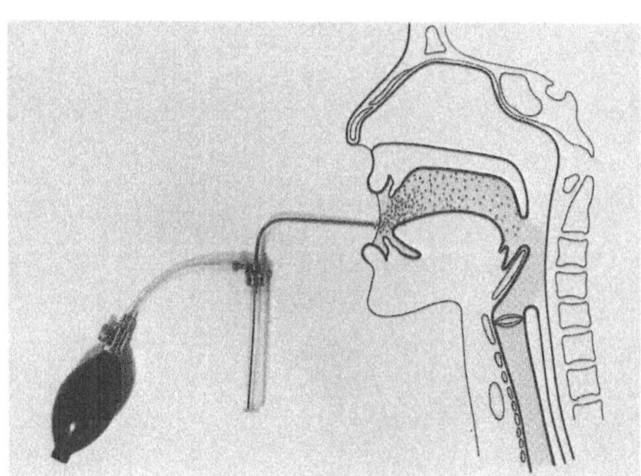

Abb. 5. Schleimhautanästhesie der Oropharyngealregion

Nase eingeführt wird, leiten wir die Narkose z. B. mit 50–100 mg Ketamin ein, damit der Patient das Vorschieben des Tubus besser toleriert. Bis zum vollen Wirkungseintritt des Narkotikums kann über den Absaugkanal des Bronchoskops Sauerstoff insuffliert werden.

Muß der Tubus z. B. aus operationstechnischen Gründen (transsphenoidale Hypophysektomie bei Akromegalie) orotracheal plaziert werden, wird die soeben beschriebene Intubationstechnik *transoral* durchgeführt (Abb. 5–8).

Eine spezielle Indikation für die Verwendung des Fiberbronchoskops ist die endobronchiale Plazierung eines neuen Doppellumentubus (Bronchocath, Fa. Mallinckroth). Dieser Tubus hat im Gegensatz zum herkömmlichen Doppellumentubus nach Carlenz keinen Carinasporn.

Die einfache und sichere Handhabung dieses Tubus ist jedoch eingeschränkt, weil wegen des fehlenden Carinasporns die endobronchiale Plazierung erschwert ist und deshalb die Lagekontrolle sehr zeitaufwendig sein kann.

Deshalb plazieren wir diesen Tubus nach folgender Technik (Abb. 9a–d):

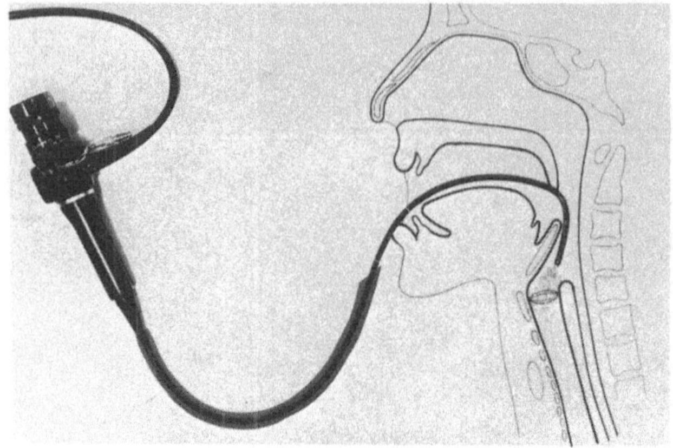

Abb. 6. Schleimhautanästhesie der Stimmbänder

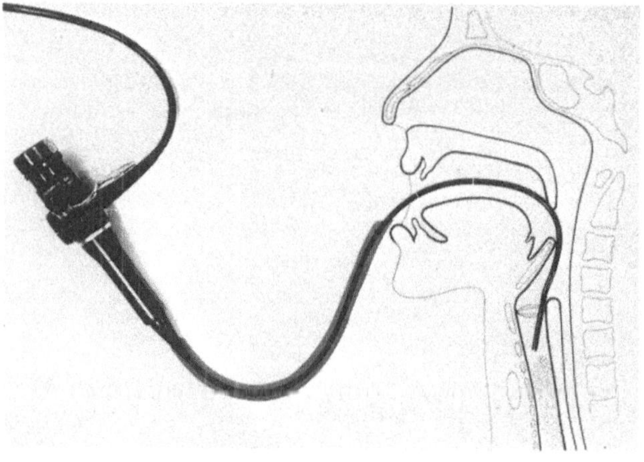

Abb. 7. Schleimhautanästhesie des Larynx und der Trachea

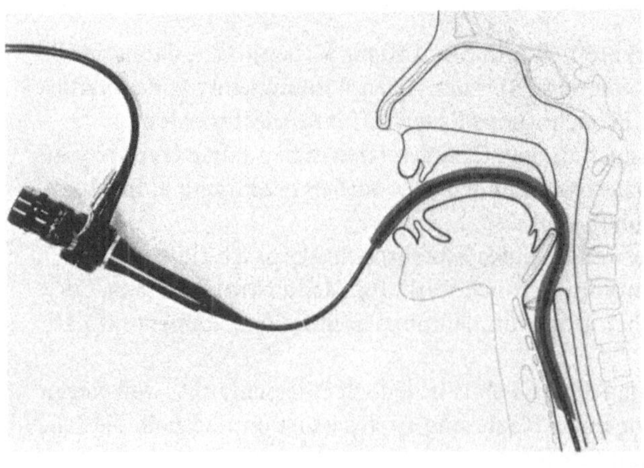

Abb. 8. Orotracheale fiberoptische Tubusplazierung

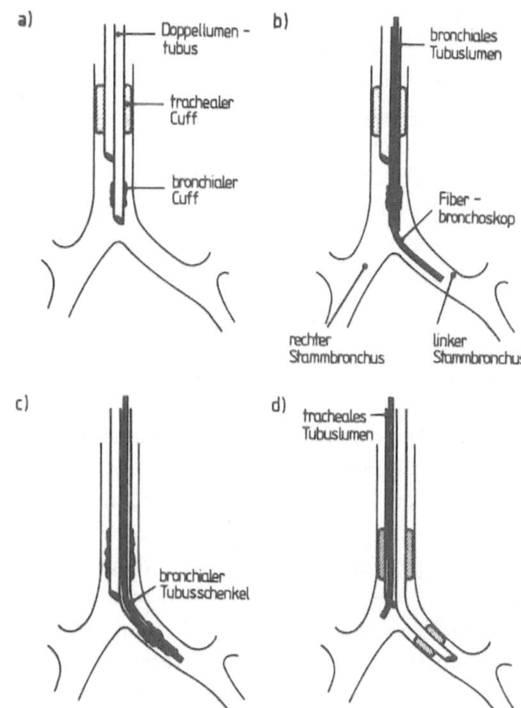

Abb. 9a–d. Fiberoptische Plazierung und Lagekontrolle eines Doppellumentubus

Nach Narkoseeinleitung wird der Tubus zunächst nur bis in die Trachea eingeführt und der tracheale Cuff geblockt.

Über das tracheale Tubuslumen wird beatmet, und über das bronchiale Lumen wird das Fiberbronchoskop (Olympus BF Typ 3C4 oder 3C3R, Durchmesser 3,6 mm) bis in den linken Stammbronchus eingeführt. Der tracheale Cuff wird entblockt, und der Tubus über die „innere Führungsschiene" des Bronchoskops vorgeschoben.

Der bronchiale Cuff wird geblockt, das Bronchoskop entfernt und über das bronchiale Tubuslumen weiterbeatmet.

Anschließend wird das Bronchoskop über das tracheale Tubuslumen eingeführt, um die Tubuslage zu kontrollieren bzw. unter Sicht zu korrigieren.

Der Tubus liegt richtig, wenn die gesamte Zirkumferenz des rechten Stammbronchusabgangs zu überblicken ist. Bei zu tiefer Tubuslage erkennt man die Carina, bzw. die distale Öffnung des trachealen Tubuslumens ist von der medialen Wand des linken Stammbronchus bedeckt. Bei zu hoher Tubuslage bildet der bronchiale Cuff eine Blockerhernie aus, die den rechten Stammbronchusabgang einengt.

Resultate

Bisher haben wir 127 Patienten mit Hilfe des Fiberbronchoskops intubiert. In 51 Fällen wählten wir den transnasalen, in 45 Fällen den transoralen Zugang, und in 31 Fällen wurde ein Doppellumentubus gelegt.

In jedem Fall konnte die Intubation mit Erfolg durchgeführt werden. Zwischenfälle bzw. nennenswerte Komplikationen traten nicht auf. Die Zeit von Beginn der Oberflächenanästhesie bis zum Intubationsende betrug im Mittel 10,5 min (minimal 5 min, maximal 16 min).

Bei enger Nasenpassage wurde in 4 Fällen durch das Bronchoskop die Schleimhaut verletzt und die Sicht durch Blut behindert. Deshalb verwenden wir mittlerweile ein Gerät mit nur 4,9 mm Außendurchmesser (Olympus BF Typ 4B2), das leichter und schonender durch die Nase eingeführt werden kann und trotzdem eine genügende Führungsstabilität für den Intubationsvorgang besitzt. Dieses Bronchoskop hat den weiteren Vorteil, daß auch kleine Tubusgrößen bis zu einem inneren Durchmesser von 6 mm verwendet werden können.

Da auch kleine Blutungen sehr störend sind, empfehlen wir folgendes: Treten während einer Narkoseeinleitung Intubationsprobleme auf, sollten die konventionellen Intubationsversuche abgebrochen werden, bevor Schleimhautblutungen das fiberoptische Vorgehen unnötig erschweren.

Ebenfalls um sichtbehindernde Blutungen zu vermeiden, muß das Bronchoskop wenigstens 55 cm lang sein, um die Trachea mit der Bronchoskopspitze zu erreichen, ohne dabei gleichzeitig den Tubus in die Nase einführen zu müssen.

Deshalb sind die nur 40 cm langen sog. Intubationsfiberskope hierfür ungeeignet.

Bei einigen Patienten trat während der Schleimhautanästhesie eine Hypersalivation auf, wodurch das fiberoptische Vorgehen erschwert wurde. Mit einer erhöhten Atropindosierung zur Prämedikation konnte dieses Problem weitgehend beseitigt werden. Da jedoch mit störenden Schleimansammlungen im Bereich der oberen Atemwege immer gerechnet werden muß, sind nur Bronchoskope mit einem leistungsstarken Absaugkanal (Durchmesser mindestens 2 mm) zu empfehlen. Nach unseren Erfahrungen bietet die fiberoptische Intubationstechnik folgende Vorteile:

- kein nennenswertes *Sicherheitsrisiko*, da die Fiberskopie, als die entscheidende Voraussetzung für diese Intubationstechnik, am wachen Patienten in Lokalanästhesie durchgeführt wird;
- geringe *Verletzungsgefahr;*
- maximale *Erfolgsrate* bei vergleichsweise geringem *Zeitaufwand;*
- einfache Plazierung von *Spezialtuben,* sowie deren absolut sichere Lagekontrolle bzw. Korrektur. Eine röntgenologische Lagekontrolle entfällt grundsätzlich;
- einfache und leicht erlernbare *Technik.*

Änderungen der EEG-Ativität nach Lachgasanästhesie: Die postinhalatorische Hyperaktivität

L. Brandt und H. Pokar

Einleitung

Wenige Jahre nach Einführung des Elektroenzephalogramms in die klinische Praxis durch Berger anfangs der 30er Jahre [2] empfahlen Gibbs et al. [10] es als brauchbare Methode zur Überwachung und Einschätzung der Narkosetiefe.

Erste Untersuchungen über die Beeinflussung des EEG durch Lachgas wurden 1941 von Derbyshire et al. [8] gemacht. Umfassendere Untersuchungen legten 1949 Faulconer u. Bickford [9] vor. Viele Arbeiten sind seither zu diesem Thema erschienen [1, 3–7, 10–19]. Mit der Zahl der Untersuchungen stieg auch die Zahl der Widersprüche.

Fest steht folgendes: Bereits in niedrigen Konzentrationen von 25–30% des Inspirationsgemisches führt Lachgas zu einem zunehmenden Verlust der α-Aktivität und zu einer Reduktion der Leistung des EEG im Sinne niedervoltiger und hochfrequenter, d. h. im β-Bereich liegender Hirnstromwellen. Der totale Verlust des α-Rhythmus geht nicht unbedingt mit einer Bewußtseinseinschränkung einher.

Möglicherweise spezifische durch Lachgas verursachte EEG-Phänomene, eine sog. „fast oscillatory activity“ beschrieben 1981 Yamamura et al. [19].

Auf einen weiteren, sehr interessanten Aspekt machten bereits 1961 Henrie et al. [12] aufmerksam. Sie beobachteten nach Beendigung der Lachgasinhalation im EEG überschießende Leistungsanstiege, die sie als „overswing“ bezeichneten.

Problematik

Der „overswing“ scheint das elektroenzephalographische Korrelat für ein Phänomen zu sein, das wir alle täglich beobachten: Nach Kombinationsnarkosen werden die Patienten etwa 1–2 min nach Beendigung der Lachgasinhalation übergangslos wach und reagieren motorisch und hämodynamisch überschießend.

Im Rahmen einer Untersuchung über EEG-Veränderungen bei Inhalation unterschiedlicher Lachgaskonzentrationen [3, 4] untersuchten wir auch das Phänomen des „overswing“, das wir im folgenden als „postinhalatorische Hyperaktivität“ bezeichnen.

Methodik

Wir führten unsere Untersuchungen mit 10 Versuchspersonen durch. Nach Ableitung eines Ruhe-EEG über 10 min atmeten diese Probanden 15 min lang ein Gemisch aus Sauerstoff und einem Lacngasanteil von 33, 50 oder 66% ein. Nach Beendigung der Lachgasinhalation wurde die EEG-Registrierung so lange fortgesetzt, bis nach subjektiver Einschätzung der Probanden und nach dem EEG-Befund die Ausganssituation wieder erreicht war.

Nach dem internationalen 10/20-System wählten wir für das EEG die Ableitepunkte F3/P3 (frontal/parietal) als longitudinale und die Ableitepunkte Cz/C3 (zentraler Vertex/zentral) als transversale Ableitung.

Ermittelt wurde einmal die elektrische Gesamtaktivität des EEG, zum anderen wurden Powerspektren der beiden EEG-Ableitungen in 30-s-Epochen erstellt. Die Frequenzbreite betrug 0–32 Hz, verwendet wurde ein High-pass-Filter oder eine Zeitkonstante von 0,3.

Auf die zusätzlich erfaßten hämodynamischen und respiratorischen Parameter soll hier nicht eingegangen werden.

Ergebnisse

In Abhängigkeit von der inspiratorischen Lachgaskonzentration kam es konstant 1–2 min nach Beendigung der Lachgasinhalation bei allen Probanden zu einer *mehr* oder weniger ausgeprägten postinhalatorischen Hyperaktivität im EEG. Die Gesamtaktivität steigerte sich bis zum Mehrfachen der Ausgangsaktivität und fiel erst wieder nach 10–30 min auf das ursprüngliche Niveau ab.

Die Abb. 1a zeigt das Verhalten der EEG-Gesamtaktivität vor, während und nach Inhalation von 33% Lachgas in Sauerstoff. Die Ausgangsaktivität wurde mit 100% festgesetzt und zeigte spontane Schwankungen von ± 17% (horizontal schraffierte Fläche). Während der Inhalation sinkt die Gesamtaktivität auf durchschnittlich 50% der Ausgangsaktivität ab. 2 min nach Inhalationsende hat die EEG-Aktivität wieder ihr Ausgangsniveau erreicht. Einige Probanden zeigen eine postinhalatorische Hyperaktivität von bis zu 150% der Ausgangsaktivität.

Ausgeprägter sind die Phänomene während und nach Inhalation von 50% Lachgas in Sauerstoff (Abb. 1b). Ausgehend von einer Ruheaktivität von 100 ± 18% beträgt die Depression während der Inhalation durchschnittlich 32 ± 17%, die postinhalatorische Hyperaktivität erreicht bei einem Probanden einen Wert von 330%.

66% Lachgas wurden von keinem Probanden über die gesamte Distanz von 15 min eingeatmet. Alle Versuche mußten zwischen der 5. und 14. min wegen starker Exzitation der Probanden unterbrochen werden. Die Abb. 1c zeigt das Verhalten der Gesamtaktivität in Einzelmessungen. Die Pfeile in der linken oberen Bildhälfte markieren die unterschiedlichen Zeitpunkte der Beendigung der Lachgasinhalation. Die Ruheaktivität sinkt während der Inhalation z. T. auf weniger als 5% ab, die postinhalatorische Hyperaktivität betrug bei einem Probanden mehr als 700%!

Die Abb. 2a–c zeigen, welche Frequenzbereiche des EEG dieses Phänomen der postinhalatorischen Hyperaktivität verursachen. Den Powerspektren auf der linken Seite sind die jeweiligen Originalregistrierungen (rechte Bildseite) zugeordnet.

In Abb. 2a ist das Ruhe-EEG vor Inhalationsbeginn ein nahezu reines α-EEG. Mit Beginn der Lachgasatmung wird der α-Rhythmus deutlich schwächer, um fast unmittelbar nach Be-

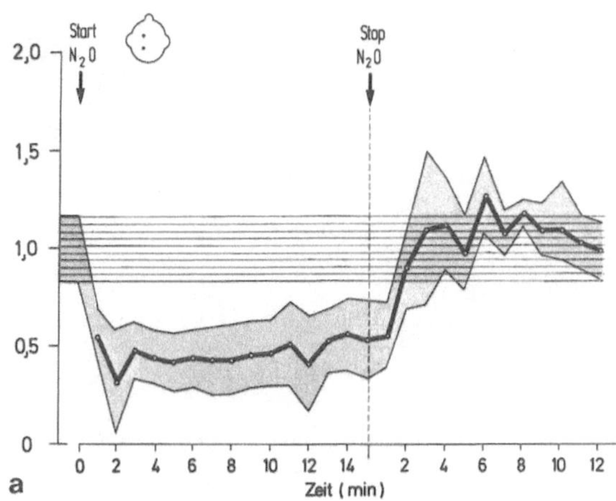

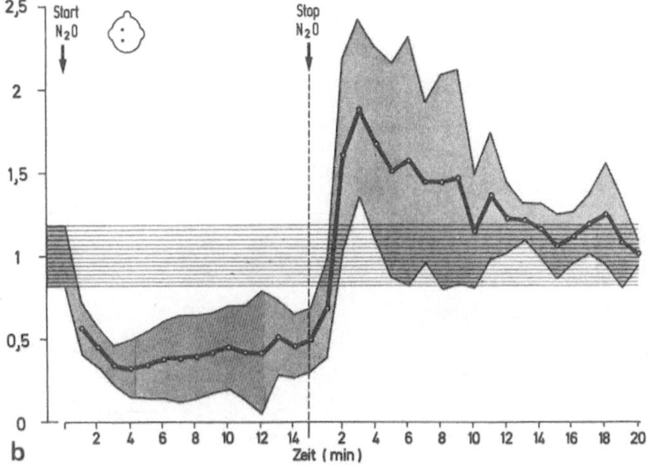

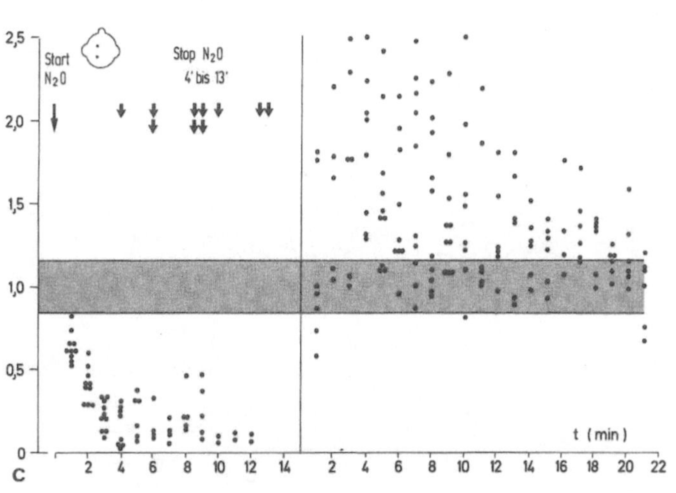

Abb. 1a–c. $FIN_2O = 0{,}33$ Relative Änderung der EEG-Gesamtleistung ($\mu V^2/s \cdot 10^{-3}$) bei 10 Probanden ($\bar{x} \pm S$); Registrierter Frequenzbereich 0–32 Hz. Zeitkonstante 0,3; **a** Verhalten der EEG-Gesamtaktivität vor, während und nach Inhalation von 33% Lachgas in Sauerstoff über 15 min. *Ordinate:* Ausgangsaktivität 1 ± 17% (*horizontal schraffierter Bereich)*. **b** Verhalten der EEG-Gesamtaktivität vor, während und nach Inhalation von 50% Lachgas in Sauerstoff über 15 min. *Ordinate:* Ausgangsaktivität 1 ± 18% (*horizontal schraffierter Bereich*. **c** Verhalten der EEG-Gesamtaktivität vor, während und nach Inhalation von 66% Lachgas in Sauerstoff. Der unterschiedliche Abbruch der Inhalation ist mit *Pfeilen* markiert. Darstellung in Einzelmeßpunkten, da die schwankende Anzahl der Meßdaten zu unterschiedlichen Versuchszeitpunkten eine statistische Verlaufsaussage nicht zuließ.

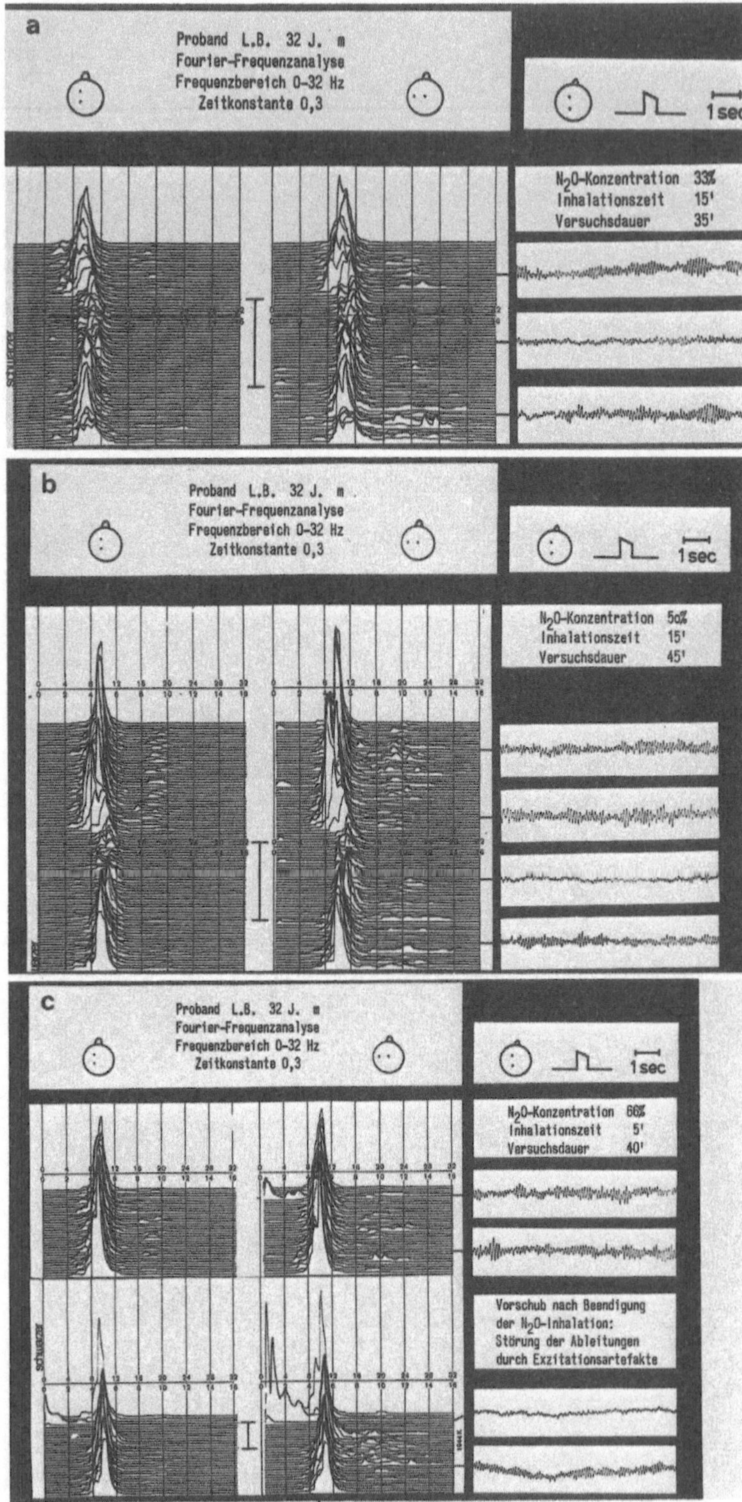
a
Proband L.B. 32 J. m
Fourier-Frequenzanalyse
Frequenzbereich 0-32 Hz
Zeitkonstante 0,3
1 sec
N2O-Konzentration 33%
Inhalationszeit 15'
Versuchsdauer 35'
b
Proband L.B. 32 J. m
Fourier-Frequenzanalyse
Frequenzbereich 0-32 Hz
Zeitkonstante 0,3
1 sec
N2O-Konzentration 50%
Inhalationszeit 15'
Versuchsdauer 45'
c
Proband L.B. 32 J. m
Fourier-Frequenzanalyse
Frequenzbereich 0-32 Hz
Zeitkonstante 0,3
1 sec
N2O-Konzentration 66%
Inhalationszeit 5'
Versuchsdauer 40'
Vorschub nach Beendigung
der N2O-Inhalation:
Störung der Ableitungen
durch Exzitationsartefakte

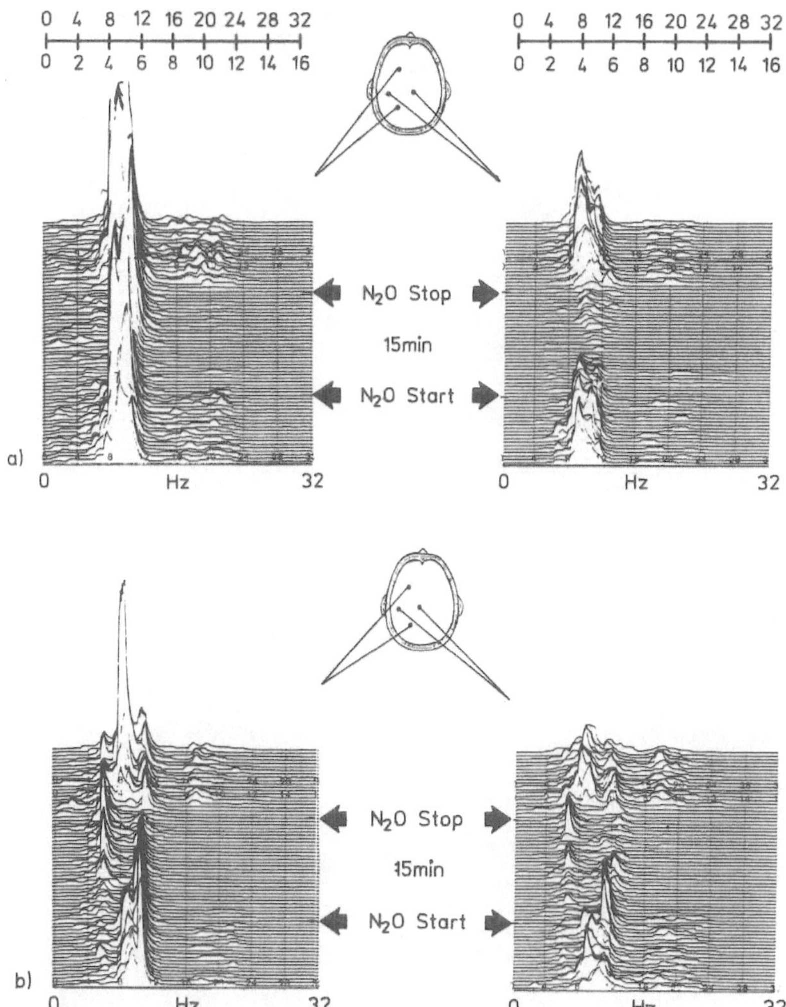

Abb. 3a, b. Powerspektren zweier Probanden vor, während und nach Inhalation von 33% Lachgas in Sauerstoff. Einzelheiten s. Text.

◀ **Abb. 2a.** Powerspektrum und Original-EEG eines Probanden vor, während und nach Inhalation von 33% Lachgas. Die senkrechte Strecke zwischen den beiden Powerspektren gibt den Zeitabschnitt der Lachgasinhalation an. Einzelheiten s. Text. **b** Powerspektrum und Original-EEG eines Probanden vor, während und nach Inhalation von 50% Lachgas in Sauerstoff. Die senkrechte Strecke zwischen den beiden Powerspektren gibt den Zeitabschnitt der Lachgasinhalation an. Einzelheiten s. Text. **c** Powerspektrum und Original-EEG eines Probanden vor, während und nach Inhalation von 66% Lachgas in Sauerstoff. Nach 5 min (*senkrechte Strecke* zwischen den beiden Powerspektren) muß die Lachgasinhalation unterbrochen werden. Gleichzeitig wird die Registrierung durch exzitationsbedingte Artefakte gestört, kann aber wenig später fortgesetzt werden

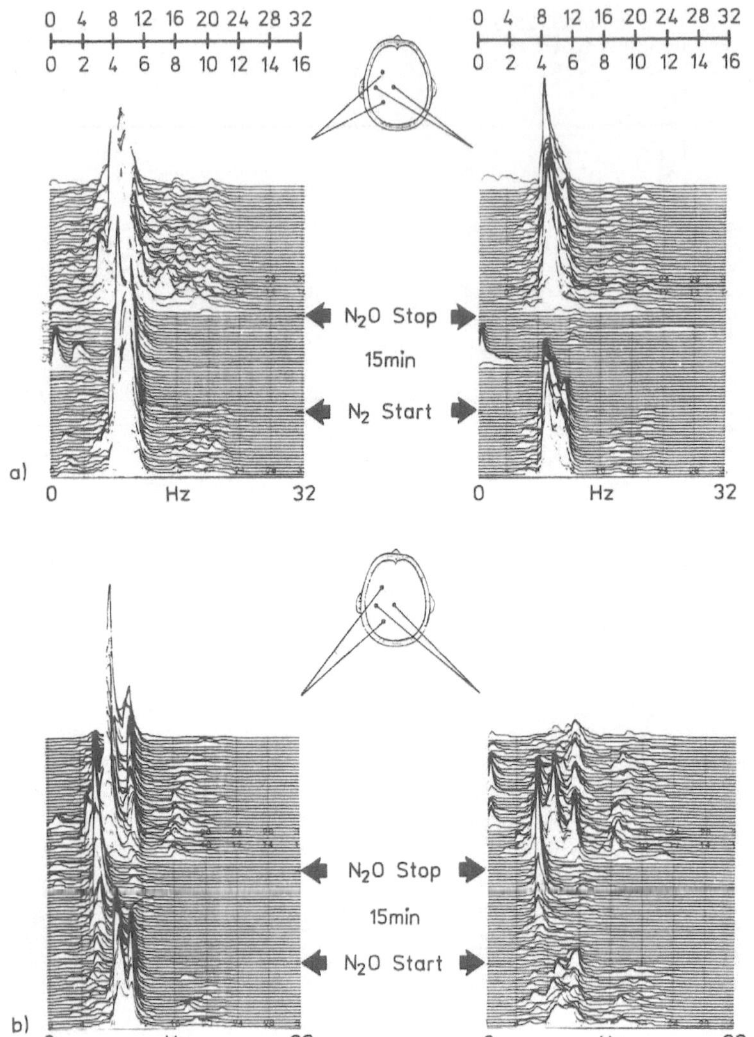

Abb. 4a, b. Powerspektren zweier Probanden vor, während und nach Inhalation von 50% Lachgas in Sauerstoff. Einzelheiten s. Text

endigung der Inhalation überschießend wieder aufzutreten, allerdings nun mit einer gewissen Mitbeteiligung der Prä-α-Wellen, d. h. des oberen θ-Bereiches zwischen 7 und 8 Hz, die im Ausgangs-EEG nicht vorhanden waren.

Deutlicher wird diese Mitbeteiligung der θ-Wellen an der postinhalatorischen Hyperaktivität nach Inhalation von 50% Lachgas in Sauerstoff (Abb. 2b).

Bei der Beatmung mit 66% Lachgas muß die Registrierung nach 5 min wegen starker exzitationsbedingter Artefakte unterbrochen werden, kann aber nach kurzer Zeit wieder aufgenommen werden (Abb. 2c). Trotz der relativ kurzen Inhalationszeit tritt auch hier die postinhalatorische Hyperaktivität im α- und im oberen θ-Bereich auf.

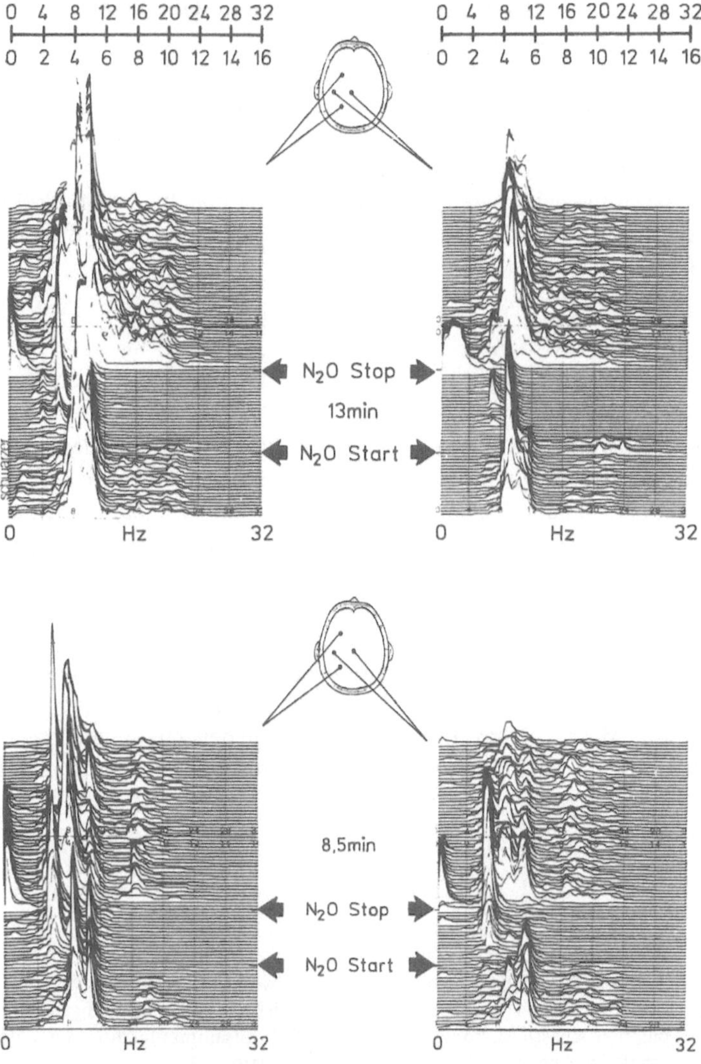

Abb. 5a, b. Powerspektren zweier Probanden vor, während und nach Inhalation von 66% Lachgas in Sauerstoff. Der Proband K. F. (**a**) erreicht nach 13 min, der Proband H. R. (**b**) bereits nach 8 min das Exzitationsstadium. Weitere Einzelheiten s. Text

Auf gleiche Lachgaskonzentrationen gibt es deutliche interindividuelle Reaktionsunterschiede in bezug auf die Änderung der dominierenden EEG-Frequenz während der Inhalation. Unabhängig von diesen Unterschieden ist die postinhalatorische Hyperaktivität sehr uniform, wie die Powerspektren zweier Probanden in den Abb. 3a, b–5a, b zeigen.

Das Ausgangs-EEG ist immer ein fast reines α-EEG mit zusätzlicher geringer Aktivität im β-Bereich. Während aber die Powerspektren des Probanden K. F. bei Inhalation von 33% und 50% Lachgas lediglich einen deutlichen Verlust der α- und der β-Wellen zeigen, treten bei dem Probanden H. R. bereits bei Inhalation von 33% Lachgas Aktivitäten im θ-Bereich auf (Abb. 3b). Die postinhalatorische Hyperaktivität äußert sich bei beiden Probanden in einer starken Aktivierung des oberen θ- und des unteren α-Bereiches, aber auch in einem auffällig verstärkten Wiedereinsetzen der β-Aktivität.

Akzentuiert sind die Verhältnisse unter 50% Lachgas (Abb. 4a, b). Während der Inhalation findet sich bei dem Probanden H. R. eine massive Zunahme der θ-Aktivität (Abb. 4b). Diese Aktivitätssteigerung im θ-Bereich tritt bei Inhalation von 66% Lachgas auch bei dem Probanden K. F. (Abb. 5a) auf.

Nach Inhalation von 66% Lachgas findet man bei beiden Probanden eine globale Aktivitätszunahme im Bereich von 4–24 Hz, allerdings auch hier die stärkste Aktivitätszunahme im Bereich von 6–10 Hz.

Schlußfolgerungen

Die postnarkotische Hyperaktivität korreliert sehr gut mit dem Verhalten des Probanden bzw. des Patienten nach der Narkose. Etwa 2 min nach Abstellen des Lachgases wird er plötzlich wach, in dem darauffolgenden Erregungszustand scheint er auch eine ausreichende Spontanatmung zu haben. Dieses Phänomen ist auch nach einer Neuroleptanästhesie mit einem Fentanylüberhang deutlich. Erst nach dem Abklingen der hyperaktiven Phase macht sich der Überhang bemerkbar, und der zunächst schon atemsuffizient erscheinende Patient muß weiter beatmet werden.

Aber auch andere postnarkotische Phänomene beobachtet man im zeitlichen Zusammenhang mit dem „overswing“, so hypertone Kreislaufreaktionen mit peripherer Vasokonstriktion und Muskelzittern. In welchem ursächlichen Zusammenhang der „overswing“ mit diesen klinischen Phänomenen steht, muß durch weitere Untersuchungen geklärt werden.

Literatur

1. Backman LE, Löfström B, Widen L (1964) Electro-encephalography in Halothane anaesthesia. Acta Anaesthesiol Scand 8:115–130
2. Berger H (1929) Über das E.E.G. des Menschen. Arch Psychol (Frankf) 87:527
3. Brandt L, Beck H, Janzen R, Pokar H (1981) EEG-Veränderungen durch Lachgas. 17. Zentraleurpäischer Anästhesiekongreß Berlin, G 18.2, Zusammenfassungen der Vorträge, Deutsche Gesellschaft für Anästhesiologie und Intensivmedizin
4. Brandt L, Fina M, Pokar H (1982) Changes of electroencephalographic power-spectra during Nitrous Oxide anaesthesia. 6th European Congress of Anaesthesiology London, No. 696, Vol. of summaries. Academic Press, London
5. Brazier MAB (1964) The effect of drugs on the electroencephalogram of man. Clin Pharmacol Ther 5:102–116
6. Clark DL, Rosner BS (1973) Neurophysiologic effects of general anesthetics. Anesthesiology 38: 564–582
7. Courtin RF, Bickford RG, Faulconer A (1950) The classification and significance of electro-encephalographic patterns produced by nitrous oxide-ether anesthesia during surgical operations. Staff Meetings Mayo Clin 25:197–210
8. Derbyshire AJ, Murphy FJ, Corrigan KE, Lobdell L (1941) Some observations on the effect of nitrous oxide upon the electroencephalogram in man. Am J Physiol 133:261
9. Faulconer A, Pender JW, Bickford RG (1949) The influence of partial pressure of nitrous oxide on the depth of anesthesia and the Electro-Encephalogram in man. Anesthesiology 10:601–609
10. Gibbs FA, Gibbs EL, Lennox WG (1937) Effects on the electro-encephalogram of certain drugs which influence nervous activity. Arch Intern Med 60:154–166

11. Grabow L (1981) Hirnfunktionen unter dem Einfluß der Allgemeinen Anästhesie. Fischer, Stuttgart New York
12. Henrie JR, Parkhouse J, Bickford RG (1961) Alteration of human consciousness by nitrous oxide as assessed by electroencephalography and psychological tests. Anesthesiology 22:247–259
13. Malkin M, Eisenberg D (1963) Correlation between clinical and electroencephalographic findings during the first stage of nitrous oxide anesthesia. J Oral Surg 21:16–23
14. Martin JT, Faulconer A, Bickford RG (1959) Electroencephalography in anesthesiology. Anesthesiology 20:359–376
15. Payne JP, Ingram GS (1979) Anaesthetics and the EEG. Anaesthesia Rounds No. 13. ICI Ltd.
16. Pearcy WC, Knott JR, Byurstrom RO (1957) Studies on nitrous oxide, Meperidine and Levallorphan with unipolar electroencephalography. Anesthesiology 18:310–315
17. Pichlmayr I, Lips U (1980) Halothane-Effekte im Elektroencephalogramm. Anaesthesist 29:530–538
18. Takeshita H, Sakabe T, Kuromoto T (1976) Cerebral oxygen consumption studies related to the electroencephalogram during anesthesia. Proceedings of the VI World Congress Anaesthesiology 90–97
19. Yamamura T, Fukuda M, Takeya H, Goto Y, Furukawa K (1981) Fast oscillatory EEG activity induced by analgesic concentrations of nitrous oxide in man. Anesth Analg (Cleve) 60:283–288

Der Einfluß von Etomidat in hypnotischer Dosis auf das visuell evozierte Potential (VEP)

W. Russ und V. Lüben

Einleitung

Die Ableitung evozierter Potentiale über Skalpelektroden ist eine nichtinvasive Methode, um objektive Aussagen über die Funktion des zentralen und peripheren Nervensystems machen zu können. Branston u. Symon [3] konnten in Ischämieversuchen einen Amplitudenverlust evozierter Potentiale mit einem zerebralen Blutfluß von 12–18 ml/100 g/min und einem Kaliumausstrom in den Extrazellularraum korrelieren.

Die Anwendung visuell evozierter Potentiale hat sich in der ophthalmologischen und neurologischen Diagnostik etabliert. Stichworte sind hier Retrobulbärneuritis, Läsion des N. opticus im Rahmen der multiplen Sklerose, objektive Messung des Visus und Refraktion. Als besonders effektiv hat sich in diesem Bereich die Inversion eines geometrischen Musters als Stimulus erwiesen, die sog. Schachbrettmusterinversion. Bei Untersuchungen an narkotisierten oder komatösen Patienten müssen blitzevozierte Potentiale abgeleitet werden. Diese sind mit einer größeren intra- und interindividuellen Variabilität behaftet als schachbrettmusterevozierte Potentiale.

Neben diesen klassischen Anwendungsgebieten findet die Verwendung evozierter Potentiale im anästhesiologisch-operativen Bereich sowie in der Psychopharmakologie zunehmende Verbreitung. Feinsod [7] und Allen u. Starr [1] haben 1976 bzw. 1977 visuell evozierte Potentiale intraoperativ zum Monitoring der Funktion des N. opticus bei frontalen Aneurysmen und Hypophysentumoren eingesetzt.

Die zentrale Wirkung von Medikamenten und Drogen kann gut mit Hilfe visuell evozierter Potentiale objektiviert werden. Parameter sind Latenz- und Amplitudenveränderungen.

Der Gebrauch visuell evozierter Potentiale als Monitor der Integrität des visuellen Systems wird durch die Beeinträchtigung dieser Potentiale durch zentral wirkende Pharmaka erschwert. Die Tabelle 1 zeigt eine Zusammenstellung der Wirkungen verschiedener Pharmaka auf das visuell evozierte Potential (VEP).

Über den Einfluß der Neuroleptanalgesie auf das VEP liegen eigene Untersuchungen vor. Es konnte eine Latenzzunahme für die einzelnen Peaks um 10–15% festgestellt werden. Es kam dabei zu keiner signifikanten Amplitudenveränderung, da diese intraindividuellen Schwankungen unterliegt. Latenzveränderungen und Untersuchungen der Antworten nach 250 ms scheinen eher Parameter für das Studium pharmakodynamischer Effekte von Narkotika zu sein. Das soll am Beispiel von Etomidat zunächst in hypnotischer Dosis dargestellt werden.

Tabelle 1. Wirkungen verschiedener Anästhetika auf das visuelle evozierte Potential (VEP) ↑ Latenzzunahme, – keine Veränderung, ↓ Abschwächung, ? nicht untersucht. [2, 4–6, 10, 11]

	Latenz	Amplitude	Nachantwort
Thiopental (Ciganek 1961)	↑	–	↓
N_2O (Domino 1967)	–	↑	?
Promethazin (Corssen 1964)	–	↓	?
Diazepam (Bergamasco 1967)	–	↓	?
Halothan (Uhl 1980)	↑	–	–
Neuroleptanalgesie (Russ 1982)	↑	–	–

Material und Methodik

Untersucht wurden 20 neurologisch gesunde Patienten im Steadystate einer modifizierten Neuroleptanalgesie. VEP wurden über Skalpelektroden bipolar zwischen den Punkten Oz und Cz mit einem Mastoid als Referenz abgeleitet. Stimuliert wurde binokular mit einer Frequenz von 1,1 s mit Blitzen (630 nm) durch geschlossene Augenlider. Die Analysenzeit betrug 500 ms nach Reizbeginn bei einer Reizdauer von 5 μs. Die evozierten Potentiale wurden nach 100 Mittelungen aufgezeichnet. VEP wurden unter NLA-Bedingungen (≙ Ausgangswert) sowie zu unterschiedlichen Zeiten nach Injektion von Etomidat (0,3 mg/kg KG) abgeleitet.

Ergebnisse

Es kommt zu einer Latenzzunahme von n_2 und p_2, die bis zur 10. min nach Injektionsende nachweisbar ist. Die Abb. 1 zeigt den zeitlichen Verlauf.

Die Nachantwort, d. h. Antworten, die später als 250 ms nach Reizbeginn auftreten, wird durch Etomidat bis zur 3.–5. min nach Injektionsende stark abgeschwächt bzw. aufgehoben und in den darauf folgenden Minuten wieder aufgebaut (Abb. 2).

Wird Etomidat in höherer Dosis und über einen längeren Zeitraum, etwa zur Sedierung beatmeter Patienten auf der Intensivstation, benutzt, so zeigen sich folgende Veränderungen: Die Latzenzzunahme für n_2 bleibt während des gesamten Anwendungszeitraumes bestehen, weiter findet sich eine kontinuierliche Abschwächung der Nachantwort.

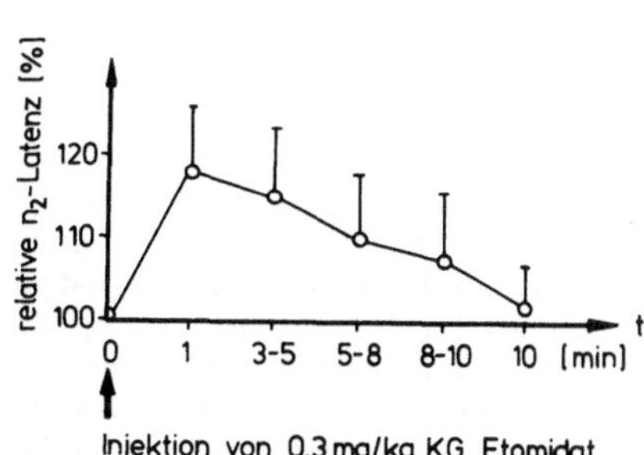

Abb. 1. Relative Latenzzunahme von n_2 bis zur 10. min nach Injektion von Etomidat. Aufgetragen ist $\bar{x} \pm SD$

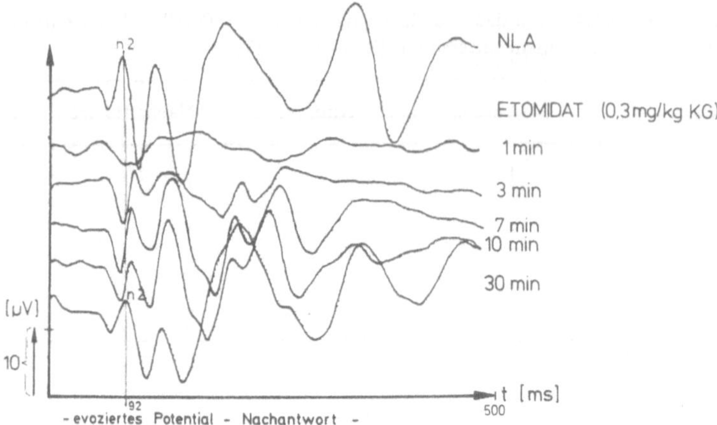

Abb. 2. Visuell evozierte Potentiale eines 60jährigen Patienten. Die Unterdrückung der Nachantwort ist bis zur 3. min nach Injektionsende ausgeprägt

Diskussion

Die Wirkung von Etomidat ist im Hinblick auf VEP-Veränderungen mit der Wirkung von Barbituraten vergleichbar. Eine Beeinträchtigung von Latenz und Afterdischarge des visuell evozierten Potentials – als Summenpotential exzitatorischer und inhibitorischer postsynaptischer Potentiale – erlaubt Rückschlüsse auf den Angriffspunkt von Etomidat. Die Latenzzunahme bis zur 8.–10. min entspricht der mittels des Narkogramms [9] und des Medians des Powerspektrums [11] gewonnenen pharmakodynamischen Wirkung von Etomidat. Somit scheint die n_2- und p_2-Latenz ein brauchbarer Parameter für derartige Untersuchungen zu sein.

Die Ableitung von visuell evozierten Potentialen erlaubt also, den zentralen Effekt von Medikamenten nachzuweisen und so Medikamente zu vergleichen. Zweitens ist ein – wenn auch unter bestimmten Vorbehalten – Einsatz visuell evozierter Potentiale als intraoperatives Monitoring der Funktion des N. opticus denkbar, eine dritte Anwendungsmöglichkeit besteht unserer Meinung nach in der Verlaufsbeobachtung von Schädel-Hirn-Traumatisierten, bei denen sich Veränderungen evozierter Potentiale mit dem klinischen Verlauf korrelieren lassen [8]. Hierzu muß der Einfluß von zentral wirksamen Medikamenten jedoch bekannt sein, um diese als mögliche Störfaktoren zu erkennen und zu bewerten können.

Literatur

1. Allen A, Starr A (1977) Sensory evoked potentials in the operating room. Neurology 27:358ff.
2. Bergamasco B (1967) Modification of cortical responsiveness in humans induced by drugs acting on the central nervous system. Electroencephalogr Clin Neurophysiol 23:186
3. Branston NM, Symon L (1980) Cortical EP, blood flow and potassium changes in experimental ischaemia. In: Barber C (ed) Evoked potentials. MTP Press, Lancaster, p 529
4. Ciganek L (1961) Die elektroencephalographische Lichtreizantwort der menschlichen Hirnrinde. Verlag der Slowakischen Akademie der Wissenschaften, Bratislava
5. Corssen G, Domino EF (1964) Visually evoked responses in man: a method for monitoring cerebral effects of preanesthetic medication. Anesthesiology 25:330

6. Domino EF (1967) Effects of preanesthetic and anesthetic drugs on visually evoked responses. Anesthesiology 28:184
7. Feinsod M (1976) Monitoring optic nerve function during craniotomy. J Neurosurg 44:29
8. Greenberg RP, Martin DJ, Becker OP, Miller JD (1976) Evaluation of brain function in severe human head trauma with multimodality evoked potentials. J Neurosurg 47:150
9. Kugler JA, Doenicke A, Laub M (1977) The EEG after Etomidat. In: Doenicke A (ed) Etomidate. Springer, Berlin Heidelberg New York (Anaesthesiologie und Wiederbelebung, Bd 106)
10. Russ W, Lüben V, Hempelmann G (1982) Der Einfluß der Neuroleptanalgesie auf das visuelle evozierte Potential (VEP) des Menschen. Anaesthesist 31:575
11. Schwilden H, Stoeckel H (1980) Untersuchungen über verschiedene EEG-Parameter als Indikation des Narkosezustandes. Anaest Intensivther Notfallmed 15:279
12. Uhl RR, Squires KC, Bruce DL, Starr A (1980) Effect of halothane anesthesia on the human cortical visual evoked response. Anesthesiology 53:273

Der Einfluß des Anästhesieverfahrens auf kortikale somatosensorische evozierte Potentiale (Tibialis-SEP) bei Wirbelsäulenoperationen

K. Mitzkat, U. Zimmermann, V. Hempel und K. F. Rothe

Einleitung

In den letzten 20 Jahren hat sich die operativ korrigierende Skolioseoperation sowohl von dorsal [4] als auch von ventral [2] als anerkanntes Operationsverfahren weltweit durchgesetzt. Dank technischer Fortschritte und zunehmender Erfahrung der auf diesem Gebiet tätigen Zentren sind auch die Probleme von seiten der Anästhesiologie und der Nachbehandlung weitgehend als beherrscht anzusehen.

Dabei beinhaltet aber trotz aller Fortschritte die distrahierende, korrigierende Skolioseoperation immer noch das Risiko einer Rückenmarkschädigung [5].

Intraoperativ prüft deshalb der Operateur nach der Distraktion die Funktionstüchtigkeit der distal der Fusionsstrecke liegenden motorischen Bahnen durch den sog. Aufwachtest (Wake-up-Test nach Vauzelle et al. [9]). Für die Motilitätsprüfung muß der intubierte und beatmete Patient ansprechbar sein und auf Anruf reagieren können. Der Test hat aber den Nachteil, daß er einmal zeitraubend ist und insofern riskant, als das plötzliche Aufwachen aus der Narkose von Unruhezuständen mit ungezielten störenden Bewegungen des Patienten begleitet sein kann, zum anderen, daß der Test wegen Muskelrelaxanzienüberhang, oder unerwartet langsamem Aufwachen aus der Narkose, manchmal erst über eine halbe Stunde nach Distraktion eine Prüfung der Motorik erlaubt, somit der möglicherweise gesetzte spinale Schaden erst nach einer erheblichen Zeitlatenz beurteilt werden kann.

Die Möglichkeit, mit Hilfe somatosensorischer evozierter Potentiale (in unserem Falle Tibialis-SEP) eine objektive Kontrolle der Rückenmarkfunktion zu erhalten, erschien daher als Ersatz des Aufwachtestes von hohem klinischem Interesse. Die prinzipielle Möglichkeit wurde tierexperimentell bei Kaninchen unter Barbituratnarkose von Mitzkat u. Bartels [6] untersucht.

Bei klinischen Versuchen zum Einsatz der Methode zeigte sich jedoch, daß die Potentiale unter der Narkose stark gedämpft oder ausgelöscht wurden. Diese Beobachtung war der Anlaß, die Wirkung zweier prinzipiell verschiedener Narkosemethoden, der Halothannarkose und einer Valium-Fentanyl-Kombinationsnarkose auf die somatosensorischen evozierten Potentiale (Tibialis-SEP) zu untersuchen.

Auch Narkosen mit der Kombination Ketanest-Lachgas wurden untersucht, sie zeigten jedoch so wechselnde Ergebnisse, daß sie im folgenden nicht berücksichtigt wurden.

Methodik

Bei 18 Patienten im Alter von 13–69 Jahren wurden über eine rechts-postzentrale Kopfhautableitung mit Hilfe eines Myographen (Mod. DA I (R) der Fa. Tönnies, Freiburg i. B) durch elektrische Reizung des N. tibialis hinter dem linken Innenknöchel (Oberflächenreizung, kontralateral) zunächst im Wachzustand, dann ca. 15 min nach Einleitung der jeweiligen Narkose, erneut die Tibialis-SEP durch supramaximale Reizung ausgelöst und verglichen.

Die Narkosen wurden als Halothannarkosen mit Brevimytal eingeleitet und nach Intubation unter Relaxation mit Pancuronium, zur Intubation auch Succinylcholin, mit einem Gasgemisch aus Lachgas/Sauerstoff und 0,5–1,5 Vol% Halothan unterhalten.

Die Patienten der anderen Gruppe wurden ebenfalls mit Pancuronium und Succinylcholin relaxiert. Sie erhielten zur Einleitung 15–20 mg Diazepam oder 40 mg Brevimytal sowie 0,1–0,5 mg Fentanyl. Die Beatmung erfolgte unter kapnographischer Kontrolle in beiden Gruppen kontrolliert mit einem Gemisch aus 2/3 Lachgas und 1/3 Sauerstoff im halbgeschlossenen System.

Ergebnisse

Während in der Gruppe mit Halothannarkose von 10 Patienten nach 30 min einer klinisch üblichen Narkose nur 2 Patienten noch Tibalis-SEP erkennbar waren, wies die Gruppe mit Fentanyl-Benzodiazepin-Kombinationsnarkose in 6 von 8 Fällen deutlich erkennbare Tibialis-SEP auf. Nach Weglassen des Lachgases ließen sich in dieser Gruppe in allen Fällen deutliche Tibalis-SEP nachweisen, während das Weglassen des Lachgases in der Halothangruppe keine Änderung brachte (Abb. 1–3).

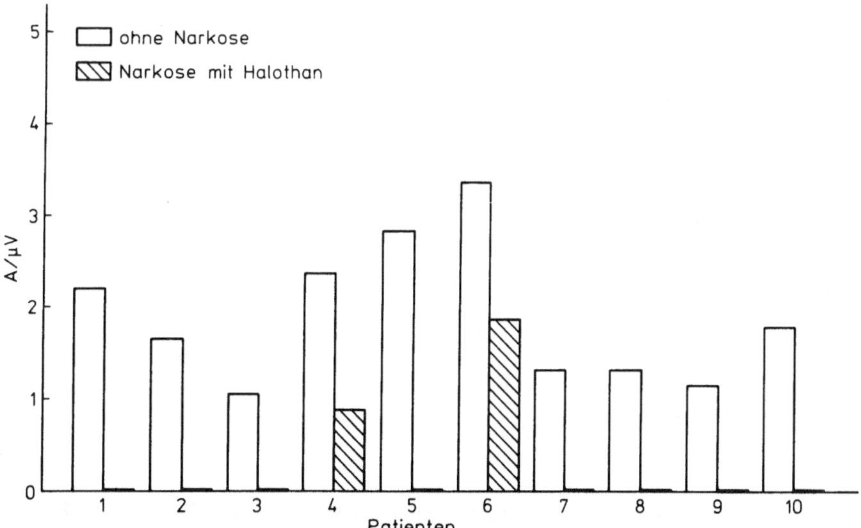

Abb. 1. In nur 2 von 10 Fällen ließ sich ein amplitudengemindertes Tibialis-SEP unter Halothannarkose nachweisen

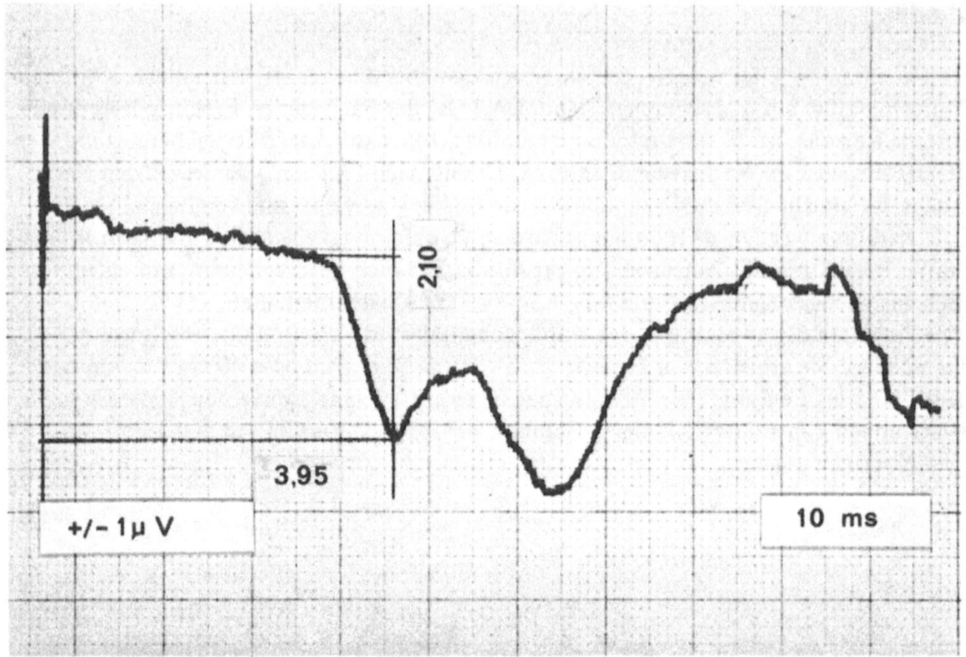

Abb. 2. Amplitudengemindertes, aber noch deutlich reproduzierbares Tibialis-SEP unter Fentanylnarkose

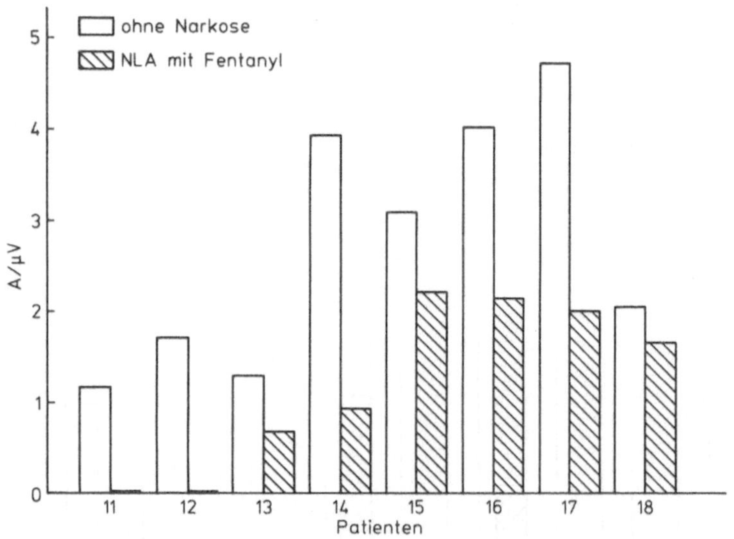

Abb. 3. Nachweisbares, wenn auch amplitudenhöhengemindertes Tibialis-SEP unter Fentanylnarkose in 6 von 8 Fällen

Diskussion

Unter den Faktoren, die die SEP beeinflussen, kommt neben der Elektrodenlage und der Temperatur (Auskühlung reduziert die periphere Nervenleitgeschwindigkeit) der Narkose (Art, Tiefe) eine große Bedeutung zu, wie Clark u. Rosner [1] 1973 in einer Übersicht über die neurophysiologische Wirkung der Narkosemittel dargestellt haben. Engler et al. [3] weisen daher auch auf die Schwierigkeiten der SEP-Beurteilung unter Halothan-Lachgas-Narkose hin. Symon u. Wang [7] berichten über eine Verlängerung der „central conduction time" (CCT) unter Halothan, wobei sie unter CCT die Zeit zwischen der N 13/14-Welle in Höhe von C 2 und der N 20-Welle über der somatosensorischen Rinde, gemessen gegen einen frontal gelegenen Referenzpunkt nach Reizung des N. medianus, verstehen.

In der vorliegenden Untersuchung zeigt sich, das Halothannarkosen die Tibialis-SEP nach Reizung am N. tibialis praktisch auslöschen. Dies läßt sich durch die unspezifisch, die Übertragung von Impulsen an Synapsen hemmende, Wirkung von Inhalationsnarkosemitteln, die völlig unselektiv wirken, erklären [8].

Beim Einsatz von Opiaten dagegen, die selektiv auf die Schmerzbahnen wirken, indem sie an spinalen und zerebralen Rezeptoren angreifen, erwartet man, daß andere als die Schmerzbahnen nicht beeinflußt werden.

Allerdings ist dieser Unterschied beim Vergleich von Halothannarkose und Fentanylkombinationsnarkose nicht so deutlich, weil das Lachgas als unspezifisch wirkendes Inhalationsnarkosemittel in beiden Fällen eingesetzt wird und zusätzlich die Rolle des verwendeten Benzodiazepins nicht hinreichend geklärt ist.

Aus praktischen Gründen empfiehlt es sich, nach unseren Erfahrungen bei distrahierenden Skolioseoperationen anstelle einer Halothannarkose eine Fentanylkombinationsnarkose durchzuführen: Auch wenn man sich anstelle der Tibialis-SEP-Ableitung auf den konventionellen Aufwachtest verlassen will – hierfür spricht die in unseren Untersuchungen nicht ganz zuverlässige SEP-Ableitung auch unter Fentanylkombinationsnarkose – hat man unter Fentanylkombinationsnarkose kaum mit Exzitationszuständen während des Aufwachtestes zu rechnen, während sie bei Halothannarkosen beobachtet werden.

In der klinischen Praxis der Anästhesie bei Skolioseoperationen mit Distraktion empfiehlt es sich, sofern die Möglichkeit zur SEP-Kontrolle besteht, nach unseren Erfahrungen folgendermaßen vorzugehen: Es wird eine Fentanylkombinationsnarkose durchgeführt, und nach der Distraktion werden die vorher gemessenen SEP kontrolliert. Unter der Distraktionsphase erfolgt die regelmäßige Kontrolle der Tibialis-SEP, wobei wir diese gemessenen SEP aber noch nicht als endgültiges Kriterium einer intakten Spinalfunktion ansetzen, sondern weiterhin zur endgültigen forensischen Absicherung den Aufwachtest durchführen.

Literatur

1. Clark DL, Rosner BS (1973) Neurophysiological effects of general anesthetics. Anesthesiology 38: 564
2. Dwyer AF (1973) Experience of anterior correction of scoliosis. Clin Orthop 93:191
3. Engler GL, Spielholz NI, Bernhard WN, Danziger N, Merkin H, Wolff T (1978) Somatosensory evoked potentials during Harrington instrumentation for scoliosis. J Bone Joint Surg [Am] 60:528
4. Harrington PR (1962) Treatment of scoliosis. Correction and internal fixation by spine intrumentation. J Bone Joint Surg [Am] 44:591

5. Macewen GD, Bunnell WP, Stiram K (1975) Acute neurological complications in the treatment of scoliosis (A report of the Scoliosis Research Society). J Bone Joint Surg [Am] 57:404
6. Mitzkat K, Bartels M (1982) Evozierte Potentiale bei Skolioseoperationen – klinische und experimentelle Untersuchung. In: Meznik F, Böhler W (Hrsg) Die Skoliose. Med. Lit. Verlagsgesellschaft, Uelzen, S 228–231
7. Symon L, Wang ADJ (in press) The sue of evoked potentials in neurosurgical practice. In: Heuser D, McDowall G, Hempel V (eds) Controlled hypotension in neuroanaesthesia, Elsevier, North Holland, Amsterdam
8. Trudell JR (1980) Biophysical concepts in molecular mechanisms of anaesthesia. In: Fink R (ed) Molecular mechanisms of anaesthesia. Raven, Neq York, p 261–270
9. Vauzelle C, Stagnara P, Jouvinroux P (1973) Emotional monitoring of spinal cord activity during spinal surgery. J Bone Joint Surg [Am] 55:441

Vergleichende Untersuchung über den Effekt der Prämedikation mit Chloralhydrat, Rohypnol und Taractan bei Kindern

W. K. Hirlinger, W. Dick und M. Becker

Einleitung

Um das psychische Trauma einer Operation möglichst gering zu halten, Narkoseeinleitung und -durchführung leichter, sowie den postoperativen Verlauf komplikationsärmer zu gestalten, wird vielerorts bei Kindern routinemäßig eine Prämedikation durchgeführt. Dazu steht u. a. Taractan (Chlorprothixen) zur Verfügung Taractan muß zeitgerecht, d. h. mindestens 1 h vor Narkosebeginn verabreicht werden, eine Prämisse, die nicht in jedem Fall gewährleistet werden kann. Ferner hat Taractan eine Wirkungsdauer von ca. 4–8 h, die bei ambulanten Eingriffen nicht unbedingt erwünscht ist. Ziel unserer Untersuchung war es daher, den Prämedikationseffekt von Taractan mit dem von Chloralhydrat, einem Medikament mit kurzer Ansprechzeit und Wirkungsdauer, sowie mit dem Effekt von Rohypnol als Medikament mit mittlerer Wirkungsdauer zu vergleichen.

Methode

120 Kinder im Alter bis zu 10 Jahren, bei denen eine Adenotomie vorgenommen werden sollte, wurden randomisiert 3 Prämedikationsgruppen zugeteilt. Es erhielten zur Prämedikation die Kinder der Gruppe 1 Chloralhydrat als Rectiole in einer Dosierung von 1 Rectiole 10 kg KG (Tabelle 1) 15 min vor Narkoseeinleitung, die Kinder der Gruppe 2 Rohypnol in einer Dosierung von 0,02 mg/kg KG i.m. 1 h vor Narkoseeinleitung, die Kinder der Gruppe 3 Taractan in einer Dosierung von 1 mg/kg KG i.m. 1 h vor Narkoseeinleitung. Alle Kinder gehörten der Risikogruppe 1 an. Die Beurteilung des Prämedikationseffektes erfolgte nach einem von Lindgren et al. [2] angegebenen Punkteschema (Tabelle 2). Beurteilt wurde das

Tabelle 1. 3 Gruppen unterschiedlicher Prämedikation bei Kindern

		Dosierung
Gruppe 1:	Chloralhydratrectiole	1 Rectiole/10 kg KG
Gruppe 2:	Rohypnol	0,02 mg/kg KG i.m.
Gruppe 3.	Taractan	1 mg/kg KG i.m.

Tabelle 2. Beurteilung des Prämedikationseffekts nach dem Punkteschema von Lindgren et al. [2]

	Punkte
A. Verhalten bei Übernahme in den Operationssaal	
Schreiend oder strampelnd	0
Ängstlich	1
Ruhig	2
Schläfrig	3
Schlafend	4
B. Reaktion auf Venenpunktion	
Schreiend oder strampelnd	0
Jammernd	1
Hand wegziehend	2
Keine Reaktion	3
Bewertung	
0–1 Punkte: Schlecht	
2–3 Punkte: Ausreichend	
4–5 Punkte: Gut	
6–7 Punkte: Ausgezeichnet	

Verhalten der Kinder bei Übernahme in den Operationssaal und die Reaktion auf die Venenpunktion mit einer 23er Butterfly-Kanüle. Weiterhin dokumentierten wir das Verhalten 1 h nach Operationsende. Der Beurteiler wußte nicht, welche Prämedikation das Kind erhalten hatte.

Die Narkoseeinleitung erfolgte nach Venenpunktion mit einer Butterfly-Kanüle G 23 mit 2 mg/kg KG Ketanest i.v. Atropin wurde danach in einer Dosierung von 0,01 mg/kg KG appliziert. Nach Relaxierung mit Succinylcholin (2 mg/kg KG) und Intubation wurde die Narkose mit Halothan und einem Lachgas-Sauerstoff-Gemisch aufrechterhalten. Nach Beendigung des Eingriffes erfolgte die Extubation bei ausreichender Spontanatmung und nach Vorhandensein der Schutzreflexe.

Ergebnisse

Die Altersverteilung der Kinder zeigte in der Chloralhydratgruppe einen Gipfel bei 4 4/12 Jahren (Tabelle 3), in der Rohypnolgruppe bei 4 Jahren und in der Taractangruppe bei 4 6/12 Jahren. Die Zeitdauer zwischen Prämedikation und Narkoseeinleitung betrug im Mittel in der Chloralhydratgruppe 33,5 min, in der Rohypnolgruppe 54 min und in der Taractangruppe 69 min. Anästhesie- und Operationsdauer waren in allen 3 Gruppen vergleichbar. Die Bewertung des Prämedikationseffektes nach dem Punkteschema zeigt Tabelle 4. In dieser Tabelle sind die Kinder in der Altersgruppe 1–5 Jahre und 6–10 Jahre aufgeschlüsselt. Die Beurteilung Prämedikationseffekte „schlecht“ fand sich bei Kindern bis zu 5 Jahren 16mal nach Rohypnolprämedikation, 6mal nach Choralhydratprämedikation und bei keinem der

Tabelle 3. Altersverteilung, Prämedikationsdauer bis zur Narkoseeinleitung, Anästhesiedauer und Operationsdauer der Kinder der 3 Gruppen

	Altersverteilung (Jahre)	Durchschnittliche Zeitdauer zwischen Prämedikation und Narkoseeinleitung (min)	Anästhesiedauer (min)	Operationsdauer (min)
Chloralhydrat	$4\frac{4}{12}\left(1\frac{6}{12}-10\right)$	33,5 (Bereich 10–90)	41	18
Rohypnol	4 (1–10)	54 (Bereich 10–120)	40	17
Taractan	$4\frac{6}{12}\left(1\frac{3}{12}-10\right)$	69 (Bereich 10–195)	42	17

Tabelle 4. Beurteilung des Prämedikationseffektes

Bewertung		Chloralhydrat (n = 40)	Rohypnol (n = 40)	Taractan (n = 40)
Schlecht	1– 5 Jahre	6	16	0
	6–10 Jahre	0	0	3
Ausreichend	1– 5 Jahre	6	6	12
	6–10 Jahre	2	3	3
Gut	1– 5 Jahre	21	12	12
	6–10 Jahre	5	2	5
Ausgezeichnet	1– 5 Jahre	0	1	3
	6–10 Jahre	0	0	2

Kinder, welche mit Taractan prämediziert waren. In der Altersgruppe 6–10 Jahren erhielten die Bewertung „schlechter Prämedikationseffekt" 3 mit Taractan prämedizierte Kinder. Die Bewertung „gut" war am häufigsten nach Chloralhydratprämedikation, das Urteil „ausgezeichnet" war 1mal nach Rohypnolprämedikation und 5mal nach Taractanprämedikation zu finden.

Die Mittelwerte und Standardabweichungen der erreichten Punktzahl für die einzelnen Prämedikationsgruppen und Altersgruppen zeigt Abb. 1. Im Alter bis zu 5 Jahren war Taractan dem Chloralhydrat etwas überlegen, im Alter von 6–10 Jahren war Chloralhydrat den beiden anderen Medikamenten überlegen. Berücksichtigt man das Verhalten der Kinder 1 h nach Operationsende, so zeigt sich (Tabelle 5), daß die Kinder in der Chloralhydrat- und Rohypnolgruppe häufiger schrieen als in der Taractangruppe, in der 68% der Kinder schliefen. Es konnte nur eine schwache Korrelation zwischen erreichter Punktezahl und Zeitdauer zwischen Prämedikation und Narkoseeinleitung für die 3 Gruppen gefunden werden (Abb.2).

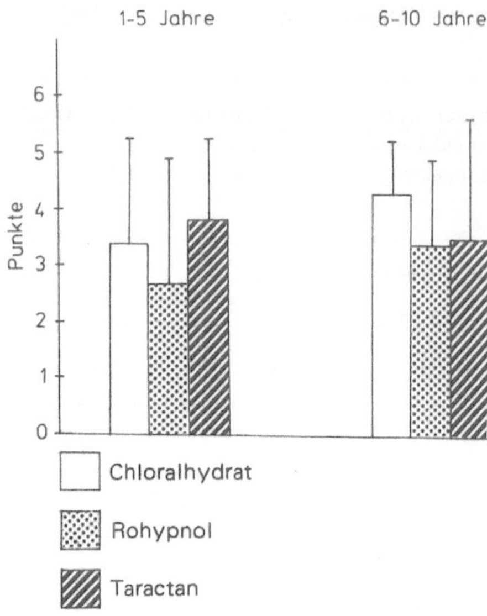

Abb. 1. Mittelwerte und Standardabweichungen der erreichten Punktezahl für die Prämedikationsgruppen aufgeteilt nach Altersgruppen. Beurteilung: 0–1 Punkte: schlecht; 2–3 Punkte: ausreichend; 4–5 Punkte: gut; 6–7 Punkte: ausgezeichnet

Tabelle 5. Beurteilung der Kinder 1 h nach Operationsende

Verhalten	Chloralhydrat (n = 33) In % (Absolutzahl)	Rohypnol (n = 36) In % (Absolutzahl)	Taractan (n = 37) In % (Absolutzahl)
Schreiend	21 (7)	39 (14)	3 (1)
Ängstlich	0	8 (3)	0
Ruhig	52 (17)	25 (9)	16 (6)
Schläfrig	15 (5)	17 (6)	13 (5)
Schlafend	12 (4)	11 (4)	68 (25)

Diskussion

Entscheidend für die Beurteilung des Prämedikationseffektes eines Medikamentes sind nicht nur seine pharmakodynamischen Wirkungen per se, sondern v. a. die Effekte, die der Anästhesiest mit der Prämedikation zu erreichen sucht. Unsere Anforderungen an eine Prämedikation für Kinder ist, insbesondere bei Narkoseeinleitung ein angstfreies Kind vorzufinden, bei dem mit wenig Mühe eine Venenpunktion mit einer Butterfly-Kanüle durchgeführt werden kann. Weiterhin sollte das Kind die ersten Stunden postoperativ schlafend verbringen. Wenden wir nun diese Kriterien auf die 3 von uns untersuchten Medikamente an, so schneidet Rohypnol am schlechtesten ab. Dies steht im Gegensatz zu Ergebnissen anderer Untersucher, welche Rohypnol, allerdings bei älteren Kindern und Erwachsenen, zur Prämedikation verwendeten [3, 5]. Gute Prämedikationsergebnisse erhielten wir nach Taractanprämedikation v. a. bei Kindern von 1–5 Jahren. Nahezu ein Viertel der Kinder im Alter von 6–10 Jahren war nach Taractan als „schlecht“ prämediziert beurteilt worden. Denkbar wäre, daß

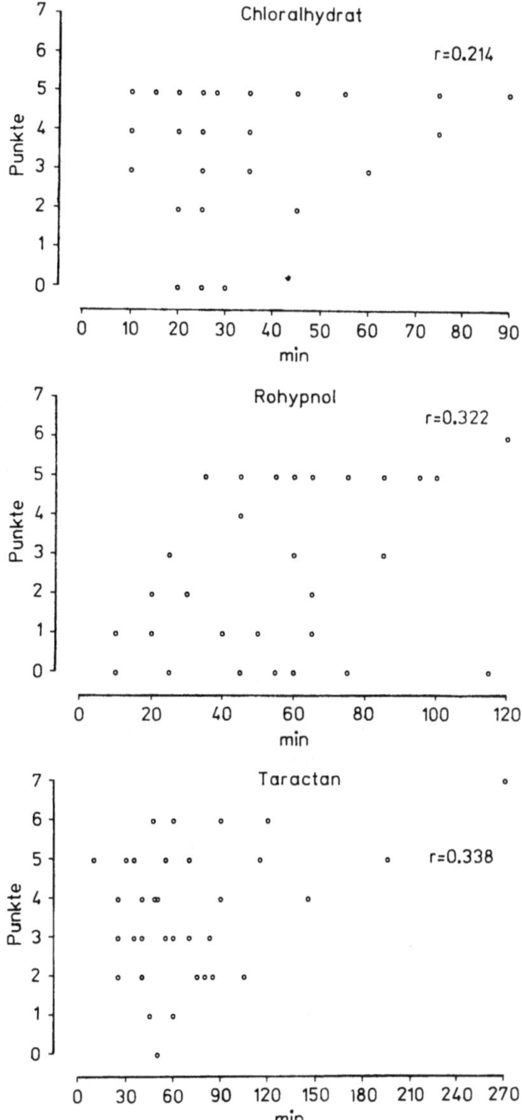

Abb. 2. Korrelation zwischen Prämedikation und Punktezahl und Zeitdauer zwischen Prämedikation und Venenpunktion bei Chloralhydrat, Rohypnol und Taractan

gewisse Nebenwirkungen des Taractan, wie Schmerzen bei und nach der intramuskulären Injektion, Übelkeit oder eine Hypotension, zu dieser nachhaltigen Reaktion geführt haben [1, 6]. Als positiv bewerten wir den langanhaltenden postoperativen Schlaf nach Taractan bei stationär behandelten Kindern. Bei ambulant behandelten Kindern ist diese Wirkung jedoch unerwünscht. Bei Kindern im Alter von 6–10 Jahren hatten wir bei Prämedikation mit Chloralhydratrectiolen gute Ergebnisse. Ein Vorteil dieser Prämedikationsart ist die kurze Ansprechzeit, im Durchschnitt nach 10–15 min [4], und die rektale Applikationsart. Folgende Schlußfolgerungen ziehen wir aus dieser Untersuchung:

1. Rohypnol ist zur Prämedikation bei Kindern wenig geeignet.
2. Chloralhydrat zeigt gute Prämedikationsergebnisse, v. a. bei Kindern im Alter von 6–10 Jahren. Infolge kurzen Wirkungseintritts kann es bei geringer Zeitspanne zwischen Prämedikation und Narkoseeinleitung verwendet werden. Der postoperativ sedierende Effekt ist kürzer und geringer als bei Taractan. Dies ist ein Vorteil bei ambulant durchgeführten Eingriffen.
3. Taractan hat bei Kindern im Alter von 1–5 Jahren einen guten Prämedikationseffekt, zumal die Beurteilung „schlecht" nie vorhanden war. Summiert man gut und ausgezeichnet, so ist Taractan jedoch mit Chloralhydrat vergleichbar. Im postoperativen Verlauf sind die Kinder nach Taractanprämedikation wesentlich ruhiger. Diese starke postoperative Sedierung kann bei ambulaten Eingriffen von Nachteil sein.

Ergänzend sei angemerkt, daß die medikamentöse Prämedikation nur eine unterstützende Maßnahme der anästhesiologischen Betreuung von Kindern darstellt. Weitere Faktoren, wie die Vorbereitung des Kindes auf die Operation durch die Eltern, der Umgang des Anästhesisten und medizinischen Assistenzpersonals mit den Kindern sowie das Narkoseeinleitungsverfahren selbst, sind von mindestens ebenso großer Bedeutung.

Literatur

1. Bauer-Miettinen U, Horazdovsky-Nabak R (1975) Chlorprothixen als Prämedikation bei Kindern: Orale contra intramuskuläre Verabreichung. Anaesthesist 24:354
2. Lindgren L, Saavuivaara L, Himberg JJ (1979) Comparison of i.m. pethidine, diazepam and flunitrazepam as premedicants in children undergoing otolarnygological surgery. Br J Anaesth 51:321
3. McGowan WAW, Dundee JW, Clarke RSJ, Howard PJ (1980) Comparison of the subjective effects and plasma concentrations following oral and i.m. administration of flunitrazepam in patients. Br J Anaesth 52:447
4. Püschl H (1961) Die Chloralhydrat-Rectiole, das erste stabile Chloralhydrat-Mikroklysma. Dtsch Med J 12:683
5. Richardson FJ, Manfold MLM (1979) Comparison of flunitrazepam and diazepam for oral premedication in older children. Br J Anaesth 51:313
6. Root B, Loveland JP (1971) A comparative evaluation of chlorprothixene and secobarbital for pediatric premedication. J Clin Pharmacol 11:56

Die Kombinationsnarkose Enfluran-Fentanyl in der Kinderanästhesie

K. Kühn, J. Hausdörfer und K. F. Rothe

Einleitung

Einerseits haben wir heute hochwirksame sichere Mononarkotika zur Verfügung, andererseits wird in der Praxis die Kombinationsnarkose Enfluran-Fentanyl mehr oder weniger häufig angewandt. Ist die Kombination zweier hochpotenter Narkotika sinnvoll, sicher und nützlich oder verbirgt sich hinter ihr nur die Unsicherheit des Anästhesisten, ein Mononarkotikum ausreichend beherrschen zu können?

Patientengut und Methodik

Insgesamt wurden 38 Patienten anästhesiert, eingeteilt in 2 Gruppen. Die eine, 20 Patienten, erhielt die Kombinationsnarkose Enfluran-Fentanyl, die zweite, 18 Patienten, eine reine Enflurannarkose. Das Alter der Patienten aus der Enfluran-Fentanyl-Gruppe (Gruppe I) lag zwischen 2 Monaten und 10 Jahren. Das Alter der Patienten aus der Enflurangruppe (Gruppe II) lag zwischen 1 Monat und 10 Jahren (Abb. 1 u. 2). In der ersten Gruppe befanden sich 16 Jungen, in der zweiten Gruppe 12, entsprechend 4 Mädchen in der ersten und 6 in

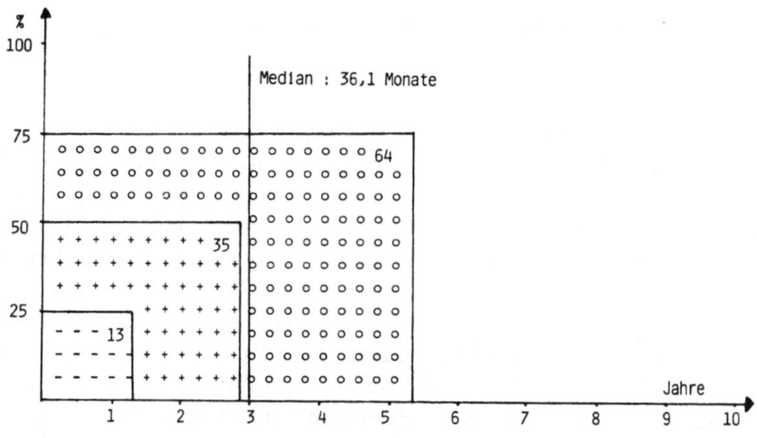

Abb. 1. Altersverteilung bei der Kombinationsnarkose

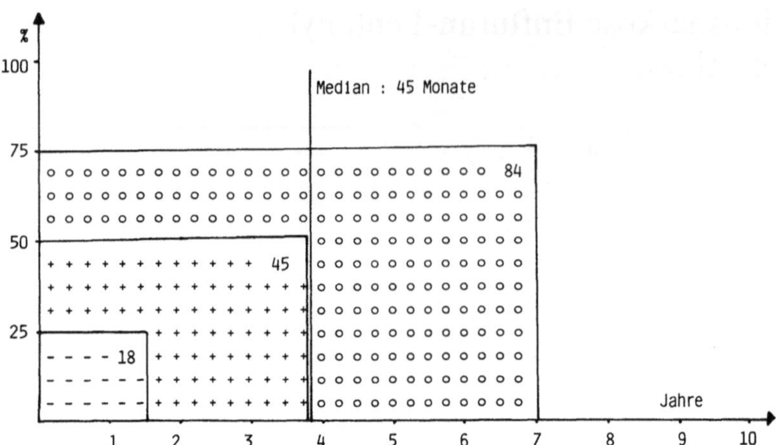

Abb. 2. Altersverteilung bei der Enflurannarkose

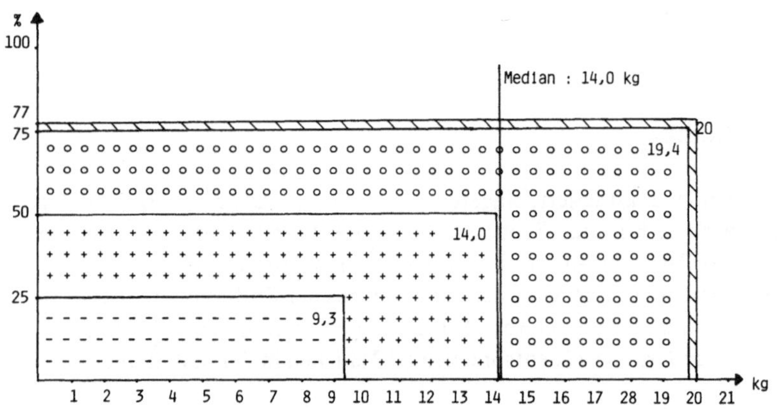

Abb. 3. Gewichtsverteilung bei der Kombinationsnarkose

der zweiten. Auch in der Gewichtsverteilung (Abb. 3 u. 4) zeigten sich in beiden Gruppen keinerlei relevanten Unterschiede. Die Operationsindikationen sind der Tabelle 1 zu entnehmen. Die Prämedikation in beiden Gruppen war die gleiche. Entsprechend dem Modus unserer Klinik erhielten Säuglinge bis zu einem Alter von 1 Jahr keine Prämedikation. Kinder bis zu einem Gewicht von 20 kg, bzw. einem Alter von 4 Jahren erhielten eine Rectiole Chloralhydrat, das entspricht 0,6 g. Kinder bis zum Schulalter erhielten ein Suppositorium Allional, das entspricht 50 mg Aprobarbital und 110 mg Phenazon. Ältere Kinder erhielten eine i.m.-Prämedikation in der Dosierung Dolantin 1 mg/kg KG, Atosil 1 mg/kg KG und Atropin 0,02 mg/kg KG. Die Einleitung der Narkose war für beide Gruppen ebenfalls standardisiert. Sie erfolgte im halboffenen Kuhn-System mit einem Sauerstoff-Lachgas-Gemisch von 2:4. Die initiale Einstellung des Enfluranvapors betrug 4,0 Vol.-%: Nach Erlöschen des Lidreflexes nach 2 min wurde ein Venenzugang gelegt und das Kind relaxiert, intubiert und beatmet.

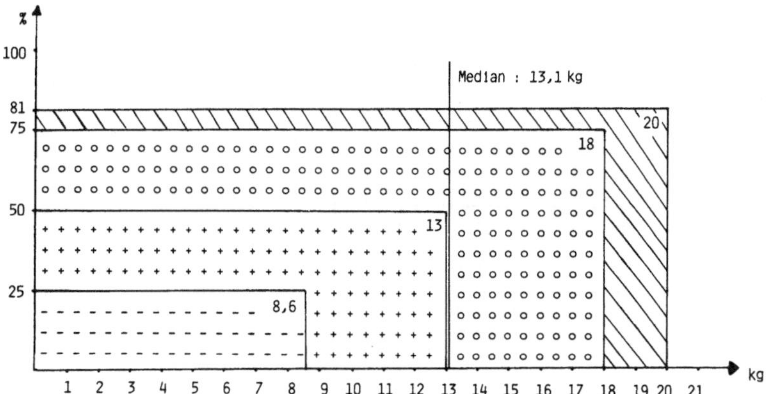

Abb. 4. Gewichtsverteilung bei der Enflurannarkose

Tabelle 1. Operationsindikation

1. Herniotomie	8. BCG-Abszeß
2. Hodenverlagerung	9. Hämangiomentfernung
3. Hydrozele	10. Fädenentfernung
4. Zirkumzision	11. Lymphangiom
5. Skrotalhernie	12. Zystoskopie
6. Ureterneuimplanation	13. a.p.-Rückverlagerung
7. Ösophagusbougierung	

Nach der Intubation erhielten alle Kinder der Gruppe I Fentanyl in der Dosierung 0,003 mg/kg KG. Die Narkose wurde fortgeführt mit einer standardisierten Einstellung des Enfluranvapors von 1 Vol% für Gruppe I und 2,5 Vol.-% für Gruppe II. Die Gaskonzentration wurde mittels Massenspektrometer MG 1100 der Fa. Perkin Elmar während der gesamten Narkose und postoperativ im Aufwachraum bis zur Verlegung des Patienten kontinuierlich überwacht. Die Gasabnahmestelle befand sich während der Intubation am Tubus direkt hinter dem Ansatzkonus. Die Blutabnahme zur Bestimmung des Enflurangehaltes und des Fentanylspiegels im Blut erfolgte jeweils zum gleichen Zeitpunkt, 5 min nach Extubation im Aufwachraum. Zu demselben Zeitpunkt erfolgte auch die kapilläre Blutabnahme zur Blutgasanalyse. Mittels des Massenspektrometers wurde der CO_2-Gehalt in der Ausatemluft der Patienten nach der Extubation bis zur Verlegung auf die Normalstation kontinuierlich gemessen. Die Bestimmung des Enfluranspiegels erfolgte gaschromatographisch, die des Fentanylspiegels mit dem Radioimmunassayverfahren. Sobald die Kinder so wach waren, daß sie die fremde Umgebung im Aufwachraum nicht mehr tolerierten, d. h. zu weinen anfingen und unruhig wurden, erfolgte die Verlegung auf die Station. Die Bestimmung der Blutgasanalysen erfolgte mit dem Corning-Blutgasanalysator 168.

Schmerzäußerungen, Augenaufschlag, Abwehrbewegungen sowie Schreien und Weinen wurde von dem jeweiligen Anästhesisten exakt vermerkt, so daß neben den Laborparametern genaue zeitliche Aufzeichnungen über die Aufwachphase der Kinder dem Narkoseprotokoll entnommen werden konnten.

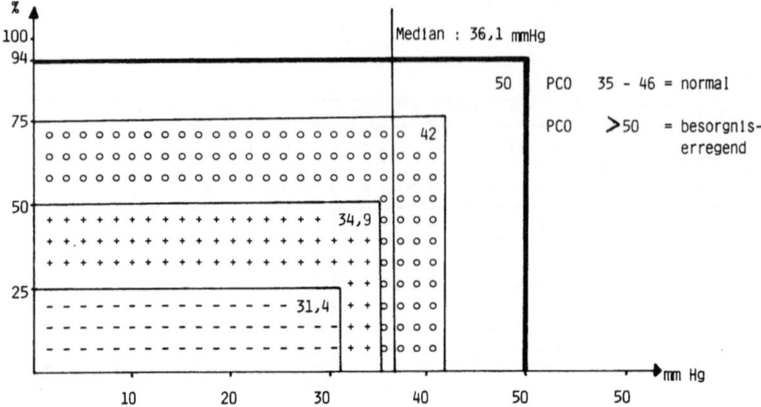

Abb. 5. pCO_2 (nach Extubation) bestimmt durch kapilläre Blutgasanalyse bei der Kombinationsnarkose. pCO_2 35–46 mmHg normal, pCO_2 > 50 mmHg besorgniserregend

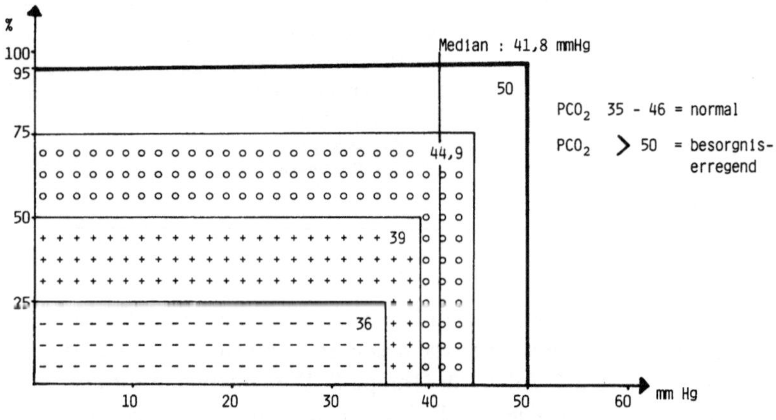

Abb. 6. pCO_2 (nach Extubation) bestimmt durch kapilläre Blutgasanalyse bei der Enflurannarkose. pCO_2 35–46 mmHg normal, pCO_2 > 50 mmHg besorgniserregend

Ergebnisse

Signifikante Unterschiede des pCO_2-Partialdruckes zwischen den beiden Gruppen gibt es nicht (Abb. 5 u. 6). In beiden Gruppen liegen jeweils 94 bzw. 95% der Ergebnisse für die Blutgasanalyse unmittelbar nach Extubation in einem klinisch sicheren Bereich. Der Sauerstoffpartialdruck liegt immer über 65 mmHg.

Der postoperative Enflurangehalt im Blut zeigt, wie zu erwarten, einen signifikanten Unterschied zwischen beiden Gruppen. Von der Gesamtsumme aus Gruppe I liegen mehr als 90% der Fälle in einem Bereich von 10 mg/100 ml Plasma. Im Gegensatz dazu befinden sich die Blutspiegel bei reinen Enflurannarkosen zu über 90% in dem Bereich zwischen 10 und 20 mg/100 ml. Die Fentanylspiegel liegen in einem Bereich zwischen 0,6 und 6,6 μg/ml.

Diskussion

Die Kombination verschiedener Medikamente zur Durchführung einer Narkose ist als solche nichts Neues. Schon 1862 führte Harley ein Gemisch aus Alkohol, Chloroform und Äther ein [4], welches seinerzeit lebhaft diskutiert wurde.

Im Gegensatz zum Erwachsenen müssen bei Kindern wesentlich höhere minimale alveoläre Konzentrationen (MAC) volatiler Anästhetika gewählt werden, andererseits führt die relativ geringe analgetische Potenz des Enflurans dazu, daß hohe Konzentrationen von diesem Narkotikum am Vapor eingestellt bleiben müssen, um eine ausreichende Narkosetiefe zu erreichen. Dies kann zu einer unnötigen potentiellen renalen und kardialen Belastung führen.

Barr et al. [1] konnten 1974 die nephrotoxische Wirkung nach Enflurannarkosen bei Ratten nachweisen. Finsterer u. Rothfritz schreiben 1981 [3], daß die Gefahr der Nephrotoxizität nach Enflurannarkosen gering zu sein scheint, obwohl es unter ungünstigen Konstellationen, z. B. hohe Enflurandosierungen bei adipösen und enzyminduzierten Patienten mit Azidose bei evtl. hinzukommender Hypoxie, sehr wohl zur Nephrotoxizität kommen kann. In der Kinderanästhesie treffen 2 der genannten ungünstigen Konstellationen häufig zusammen: 1. Hohe Enflurandosierungen sind notwendig, und 2. die kleinen Patienten sind heute zu einem großen Teil adipös. Beer u. Beer [4] und Peter et al. [5] konnten 1973 zeigen, daß die kardiale Organbelastung bei Enfluran eine Dosis-Wirkungs-Beziehung hat. Die negativ intrope Wirkung wird erst bei Dosierungen ab 2 Vol.-% Enfluran deutlich.

Die bisher angeführten Überlegungen führten uns dazu, eine Narkoseart zu suchen, die die Vorteile der volatilen Anästhetika in der Kinderanästhesie beibehält und die eventuellen Nebenwirkungen stark in den Hintergrund drängt. Aufgrund seiner hohen analgetischen Potenz verwenden wir Fentanyl, dessen atemdepressive Wirkung jedoch berücksichtigt werden muß. Daher wurde von uns eine vergleichsweise niedrige Dosierung von 0,003 mg/kg KG für alle kindlichen Altersstufen gewählt. Sie entspricht damit der von Steward 1979 [6] empfohlenen Dosis. In unserer Untersuchung unterscheiden sich beide Gruppen nur in deutlich unterschiedlichen Enfluranspiegeln nach Extubation. Unter Berücksichtigung des klinischen Bildes kann man feststellen, daß die Kinder beider Gruppen gleich wach waren, egal ob der Enfluranspiegel 10 mg/100 ml Plasma in Gruppe I oder 25 mg/100 ml Plasma in Gruppe II beträgt. Die verwendete Fentanyldosis ist ausreichend, um eine sichere Analgesie bei niedriger Enfluraneinstellung zu gewährleisten. Auf der anderen Seite ist eine Atemdepression nach Abschluß der Narkose nicht zu erwarten.

Ist also eine Kombinationsnarkose vom Enfluran-Fentanyl-Typ sinnvoll?

Wir meinen ja, denn 1. wird durch die niedrige Einstellung am Enfluranverdampfer von 1 Vol.-%, die Einstellung liegt damit immer deutlich unter MAC 1, eine Organbelastung auch bei einer evtl. Hypoxie sicher vermieden, 2. wird postoperativ durch das nachwirkende stark wirksame Analgetikum der Verbrauch von Analgetika gesenkt, ohne daß es zur Atemdepression kommt, und 3. können im Sinne einer ausgeglichenen Anästhesie durch die Kombination volatiles Anästhetikum-Fentanyl Streßspitzen sicher abgefangen werden [7].

Literatur

1. Barr GA (1974) A comparision of the renal effects and metabolism of Enflurane and Mathoxyflurane in Fischer 344 rats. J Pharmacol Exp Ther 188:257–265
2. Beer D, Beer R (1974) Die Beeinflussung der Myocardkontraktilität und Hämodynamik durch Ethrane beim Hund. Springer Berlin Heidelberg New York (Anaesthesiologie und Wiederbelebung, Bd 84, S 94–101)
3. Finsterer U, Rothfritz F (1981) Wirkung von Inhalationsanästhetika auf die Nierenfunktion. Anaesthesiol Intensivmed 22:219–229
4. Lee AF, Atkinson RS (1978) Synopsis der Anästhesie. Fischer, Stuttgart, S 26
5. Peter K, Dittmann K, Sponner E (1974) Untersuchung zur Analyse des großen Kreislaufs und des Koronarkreislaufs am Hund unter Ethranenarkose. Springer, Berlin Heidelberg New York (Anästhesiologie und Wiederbelebung, Bd 84, S 102–114)
6. Steward DJ (1979) Manual of pediatric anesthesia. Churchill Livingstone, New York London, p 281
7. Tammisto T, Aromaa U (1982) The role of Halothane and Fentanyl in the production of balanced anaesthesia, Acta Anaesthesiol Scand 26:225–230

Die prä- und intraoperative Medikation beim Phäochromozytom im Kindesalter

M. Abel, F. Schindera und M. Birmelin

Einleitung

Das Phäochromozytom gilt als seltene, komplikationsreiche Ursache eines Bluthochdruckes im Kindesalter. Seit der Erstbeschreibung durch Marchetti im Jahre 1904 [6] sank die Mortalität dieser katecholaminproduzierenden Tumorerkrankung auf etwa 10% [3] durch eine wesentlich verbesserte interdisziplinäre Zusammenarbeit auf diagnostisch-therapeutischem Gebiet [3, 5]. Für die anästhesiologische Betreuung dieser Patienten ist ein übersichtliches, sicheres antihypertensives Therapieschema zur Beherrschung der adrenergen Phäochromozytomwirkungen vor der kurativen Tumorentfernung besonders wichtig:

1. Aufhebung der katecholaminvermittelten Vasokonstriktion
2. Ausgleich des relativen intravasalen Volumenmangels
3. Beherrschung hypertensiver Krisen
4. Vermeidung von Tachykardien und Arrhythmien

Patienten und Methodik

In den Jahren 1976–1982 betreuten wir 15 Phäochromozytompatienten, darunter 6 Kinder im Alter bis zu 16 Jahren (Abb. 1). Die bei ihrer prä- und intraoperativen anästhesiologischen Betreuung gemachten Erfahrungen werden dargestellt. Dabei soll besonders die Medikation und die benötigten Dosierungen bei diesen kindlichen Patienten erläutert werden. Ein kasuistisches Beispiel soll diese anästhesiologische Aufgabenstellung im gesamten klinischen Krankheitsgeschen nochmals verdeutlichen.

Bereits während der Auswertung der anästhesiologisch-pädiatrischen Befunde fiel das gehäufte Vorkommen extraadrenaler und multipler Tumorlokalisationen bei jungen Patienten auf [4, 5]. Die daraus resultierenden, längeren Operations- und Anästhesiezeiten bei kindlichen Phäochromozytomen veranlaßten uns zu der vorliegenden Arbeit (Abb. 1 u. 2).

Kasuistik

Der 15jährige Patient litt Wochen vor der Diagnosestellung unter Kopfschmerzen, Schweißausbrüchen und Gewichtsverlust. Wiederholt gemessene Blutdruckspitzenwerte lagen um 180/100 mmHg. Die umfangreiche Diagnostik (klinisch-chemische Labordaten mit Kate-

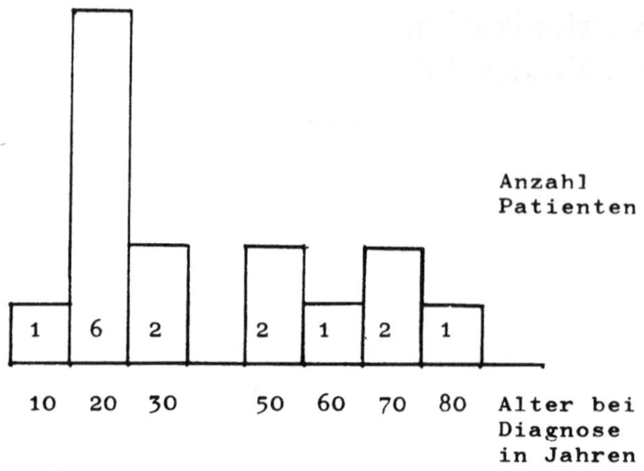

Abb. 1. Altersverteilung der anästhesiologisch betreuten Phäochromozytompatienten (Universitätsklinik Freiburg 1976–1982)

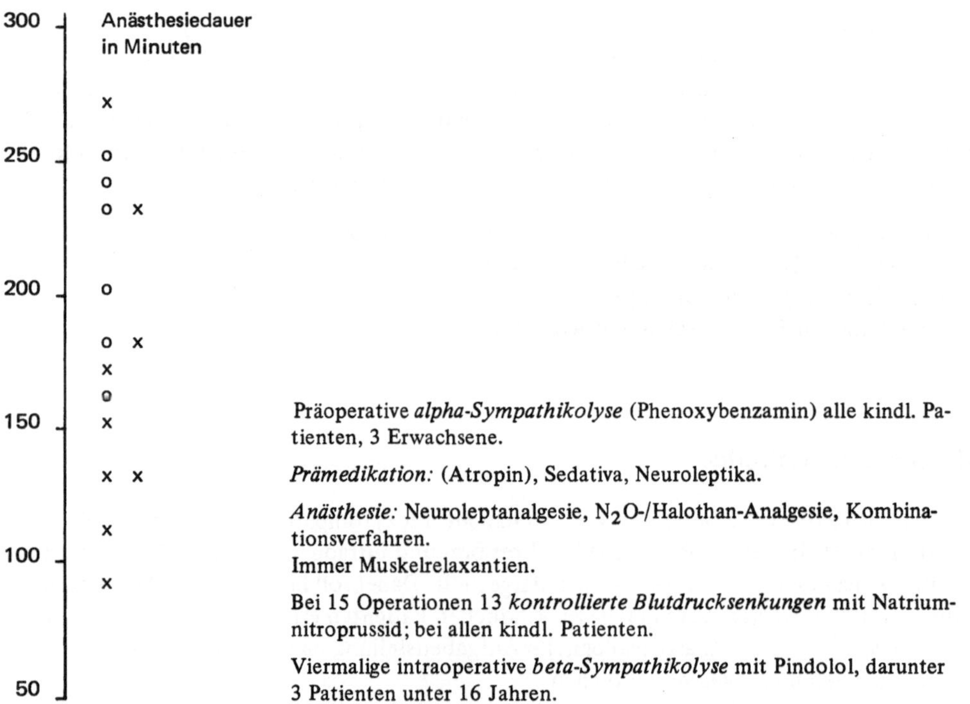

Präoperative *alpha-Sympathikolyse* (Phenoxybenzamin) alle kindl. Patienten, 3 Erwachsene.

Prämedikation: (Atropin), Sedativa, Neuroleptika.

Anästhesie: Neuroleptanalgesie, N_2O-/Halothan-Analgesie, Kombinationsverfahren.
Immer Muskelrelaxantien.

Bei 15 Operationen 13 *kontrollierte Blutdrucksenkungen* mit Natriumnitroprussid; bei allen kindl. Patienten.

Viermalige intraoperative *beta-Sympathikolyse* mit Pindolol, darunter 3 Patienten unter 16 Jahren.

Abb. 2. Anästhesiedauer (x Erwachsene, o Patienten im Kindesalter) und Angaben zur prä- und intraoperativen anästhesiologischen Medikation (Universitätsklinik Freiburg 1976–1982, 15 Patienten)

cholamin- und Katecholaminmetabolitenmuster im Urin, Röntgen-, Ultraschall-, CT- u. a. Untersuchungen) bestätigte den Verdacht auf ein sowohl Adrenalin als auch Noradrenalin sezernierendes, extraadrenales, rechts paraaortales, abdominelles Phäochromozytom. Eine 10tägige, in ansteigenden Dosierungen vorgenommene Phenoxybenzaminbehandlung (zu-

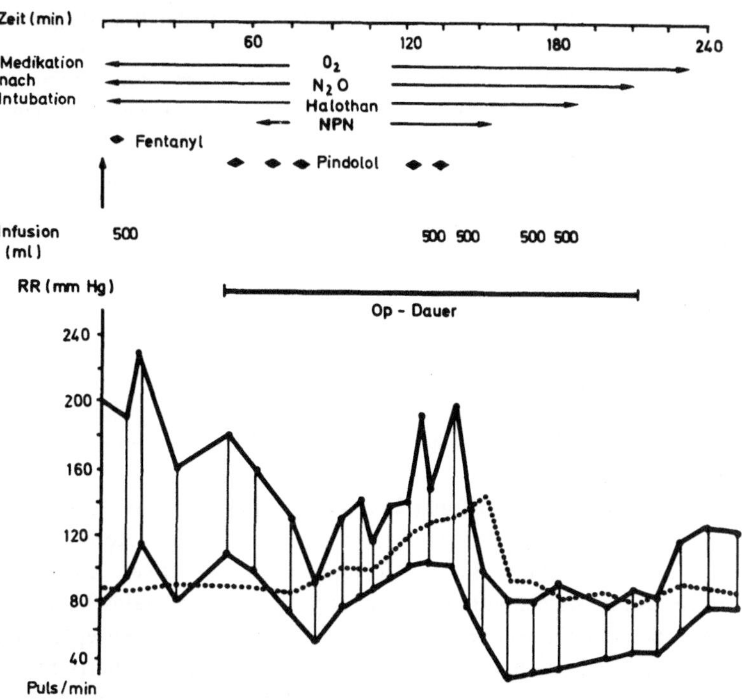

Abb. 3. Anästhesieverlauf bei der Exstirpation eines rechtsseitig paraaortalen, abdominellen Phäochromozytoms (Pat. F. M., 15 Jahre, männlich)

nächst 3mal 5 mg Dibenzyran tgl. oral, gesteigert auf 3mal 15 mg tgl. mußte durch perfusorgesteuerte Clonidindosen in den ersten beiden Behandlungstagen (0,25 mg/tgl. Catapresan) ergänzt werden. Orthostatische Beschwerden traten während der Phenoxybenzaminaufsättigung nicht auf, das Körpergewicht erhöhte sich in diesem Zeitraum um 2,1 kg. In Allgemeinanästhesie und kontrollierter Blutdrucksenkung (Nitroprussid-Natrium 2 µg/kg KG/min) wurde ein 7 cm messender, kugeliger Tumor rechts paraaortal unter der Nierenvene dargestellt und entfernt. Durch wiederholte Pindololgaben (5mal 0,1 mg Visken) waren tachykarde Herzrhythmusphasen ohne Auftreten tachyarrhythmischer Komplikationen beherrschbar (Abb. 3).

Der postoperative Verlauf war komplikationsfrei und bisher ohne Rezidiv.

Ergebnisse

Verglichen mit erwachsenen Phäochromozytompatienten traten im Kindesalter vermehrt seltene Tumorlokalisationen auf (unter 6 kindlichen Phäochromozytomen 3 extraadrenale sowie ein multipler, intraabdomineller Tumorbefund; bei 9 erwachsenen Patienten nur ein extraadrenaler, intraabdomineller Tumor).

Tabelle 1. Prä- und intraoperative Medikation mit benötigten Dosierungen bei kindlichen Phäochromocytompatienten

Präoperative α-Sympathikolyse:	Phenoxybenzamin (Dibenzyran) 0,6–4,0 mg/kg KG/tgl
Intraoperative Vasodilatation:	Nitroprussid-Natrium (Nipruss, Nipride) 1,2–4,8 μg/kg KG/min
Intraoperative β-Sympathikolyse:	Pindolol (Visken) bis 0,15 μg/kg KG/min

Die Häufung extraadrenaler und offenbar operativ schwieriger anzugehender Tumoren führte zu einer deutlich längeren Anästhesiedauer bei den jungen Phäochromozytompatienten (Abb. 2).

Nach komplikationsfreier Tumorentfernung bei allen Patienten im Kindesalter sehen wir in der präoperativen Blutdruckstabilisierung mit dem α-Rezeptorenblocker Phenoxybenzamin (Dibenzyran) und der nachfolgenden intraoperativen, kontrollierten Blutdrucksenkung mit Nitroprussid-Natrium (Nipruss, Nipride) ein geeignetes Therapiekonzept (Tabelle 1). Intraoperative Sinustachykardien konnten durch den β-Rezeptorenblocker Pindolol (Visken) ohne weitere komplizierende Herzrhythmusstörungen beherrscht werden.

Quantifizierbare anästhesiologische Vorteile der Neuroleptanalgesie gegenüber einer Narkoseführung mit volatilen Anästhetika in Kombination mit Morphinderivaten waren bei den Patienten im Kindesalter nicht erkennbar.

Schlußfolgerung und Diskussion

Zur sicheren, interdisziplinären Betreuung des kindlichen Phäochromozytompatienten ist ein antiadrenerges und antihypertensives Therapiekonzept geeignet [2, 3].

Diese Forderung erfüllte die angewandte präoperative α-Sympathikolyse mit Phenoxybenzamin, kombiniert mit einer intraoperativen Nitroprussid-Natrium-vermittelten, kontrollierten Blutdrucksenkung. Im Einzelfall sollte eine intraoperative Gabe von Pindolol zur β-Sympathikolyse ergänzt werden.

Bei langsamer, überwachter Phenoxybenzamindosissteigerung (8stündliche Blutdruckkontrollen, tägliche Prüfung der Kreislaufregulation durch den Schellong-Test) sind präoperative, orthostatische Komplikationen vermeidbar [4, 5]. Zur Vermeidung einer zu starken α-Sympathikolyse bei Narkosebeginn sollte die letzte Phenoxybenzamingabe mindestens 24 h vor Narkoseeinleitung erfolgen.

Brauchbare Hinweise auf den präoperativen Flüssigkeitshaushalt des Patienten, der unbedingt ausgeglichen sein sollte, geben Schellong-Test, präoperativer Körpergewichtsverlauf und klinisch-hämatologische Laborwerte.

Besonders bei jungen Patienten erwies sich die nur beim Auftreten tachykarder Herzrhythmusphasen angewandte intraoperative β-Sympathikolyse als erforderlich (von 6 Patienten im Kindesalter benötigten 3 diese Zusatzmedikation; dagegen nur einer der 9 erwachsenen Patienten). Dagegen waren trotz der recht hohen benötigten Nitroprussid-Natrium-Konzentrationen weder klinische noch blutgasanalytische Zeichen einer Nitroprussid-Natium-vermittelten Cyanidüberladung feststellbar [7].

Abschließend möchten wir uns für die Anwendung eines standardisierten, vergleichbaren therapeutischen Vorgehens beim kindlichen Phäochromozytom zusammen mit anderen Autoren einsetzen [2, 5]; nur so ist eine weitere Senkung der perioperativen Mortalität und ein weiterer Erfahrungsvergleich möglich.

Zusammenfassung

Unter 15 anästhesiologisch betreuten Phäochromozytompatienten befanden sich 6 Kinder im Alter bis 16 Jahren. In dieser Altersgruppe war das Phäochromozytom, verglichen mit den erwachsenen Patienten, durch ein häufigeres Vorkommen extraadrenaler Tumorlokalisationen mit langen Anästhesie- und Operationszeiten gekennzeichnet.

Zur Vermeidung katecholaminbedingter, perioperativer Komplikationen wurde bei den Patienten im Kindesalter eine präoperative α-Sympathikolyse mit Phenoxybenzamin und eine intraoperative kontrollierte Blutdrucksenkung mit Nitroprussid-Natrium (NPN) durchgeführt. Tachykarde Herzrhythmusphasen waren durch eine zusätzliche intraoperative β-Sympathikolyse mit Pindolol ohne Komplikationen beherrschbar.

Wie an einem kasuistischen Beispiel dargestellt wurde, sehen wir in der obengenannten Medikation ein sicheres, übersichtliches, antiadrenerges und antihypertensives Therapiekonzept für die anästhesiologisch-pädiatrische Betreuung des Phäochromozytoms im Kindesalter.

Literatur

1. Cordes U, Braun B, Georgi M, Kümmerle F, Lenner V, Margin E, Philipp T, Beyer J (1979) Wertigkeit moderner Verfahren zur Lokalisation von Phäochromoxytomen. Klin Wochenschr. 57:1207
2. Ellis D, Gartner CJ (1980) The intraoperative medical management of childhood Pheochromocytoma. J Pediatr Surg 15:655
3. Graham JB (1951) Pheochromocytoma and hypertension. Int Surg (Abstr) 92:105
4. Hume DH (1960) Pheochromocytoma in the adult and in the child. Am J Surg 99:458
5. Louis C, Diekmann L, Brisse B, Müller K-L (1975) Beitrag zum Phäochromocytom im Kindesalter. Z Kinderheilkd 119:197
6. Marchetti G (1904) Beitrag zur Kenntnis der pathologischen Anatomie der Nebenniere. Virchows Arch [Pathol Anat] 177:227
7. Pasch T, Hoppelshäuser G, Schulz V (1981) Toxizität von Natriumnitroprussid und Nitroglycerin bei intraoperativer Anwendung zur kontrollierten Hypotension. Beitrag 17. Zentraleuropäischer Anästhesiekongreß, Berlin 1981
8. Schindera F, Rau W, Reinwein H (1980) Lokalisation eines extraadrenalen Phäochromocytoms mit Nebennierenarterienstenose. Klin Paediatr 192:545

Buprenorphin sublingual versus Pentazocin i. m. in der postoperativen Schmerztherapie

W. Tolksdorf, J. Bangert und R. Schmidt

Einleitung

Die Problematik der postoperativen Schmerztherapie umfaßt im wesentlichen 2 Aspekte:

1. Auswahl geeigneter Methoden bzw. Pharmaka,
2. Applikationsart.

Die Aufstellung in Tabelle 1 in Anlehnung an eine 1981 erschienene Aufstellung von Dick [1] macht deutlich, daß die patientengesteuerte Analgesie in ihrer Effizienz der intermittierenden i.v.-Injektion und der kontinuierlichen Infusion von Analgetika gleichzusetzen ist. Die sog. Demand-Analgesie erfordert jedoch einen großen gerätetechnischen Aufwand, d. h. auch hohe Kosten; die intermittierende i.v.-Injektion oder die kontinuierliche Infusion bedarf intensiver Patientenüberwachung und -betreuung. Nicht selten erschweren organisatorische Probleme eine adäquate Anwendung dieser Methoden, v. a. wenn die verwendeten Analgetika BTM-pflichtig sind.

Buprenorphin, seit kurzem in injizierbarer Form als Temgesic im Handel, liegt nun als Sublingualtablette à 0,2 mg Wirkstoff Buprenorphin vor. Bisherige Untersuchungen, sowohl im Tier- als auch im Menschenversuch, haben gezeigt, daß bei Verabreichung von Buprenorphinsublingualtabletten gute analgetische Wirkungen über lange Zeiträume, wie dies ja charakteristisch für diese Substanz ist, erzielt werden.

Buprenorphin sublingual wäre sowohl wegen der fehlenden BTM-Pflicht als auch wegen der einfachen Handhabung, sowohl durch Personal als auch durch den Patienten selbst, eine Bereicherung des Methodenspektrums zur postoperativen Schmerztherapie.

Tabelle 1. Applikationsart verwendeter Medikamente der postoperativen Schmerztherapie

Applikationsart	Effekt
1. Ruf nach Analgesie	Mäßig
2. Patientengesteuerte Analgesie[a]	Gut
3. Intermittierende i.v.-Injektion	Gut
4. Kontinuierliche Infusion	Gut
5. Intramuskuläre Injektion in regelmäßigen Zeitabständen	Zufriedenstellend

[a] Der Patient injiziert sich selbst bei Bedarf das Analgetikum. Hierfür sind inzwischen sichere Geräte im Handel.

Tabelle 2. Zeitlicher Ablauf der Untersuchung

T_1:	Unmittelbar nach der Operation im Aufwachraum: Patient schmerzfrei (anhaltende Spinalanästhesie), Kanülierung der A. dorsalis pedis, Blutentnahme für Plasmakortisol (PC) Respiratorische Parameter (RP) (p_aO_2, p_aCO_2, pH), Messung der Kreislaufparameter (KP) (RR_{syst}, RR_{dia}, HF)
T_2:	Patient klagt über Schmerzen: Schmerzmessung (VAS), Messung von PC, RP, KP, dann Applikation von Buprenorphin sublingual (0,4 mg) oder Pentazocin i.m. (30 mg), randomisiert
$T_3 - T_x$:	10., 20., 30., 60., 120., 180., 240. min usw. Messung von VAS, PC, RP, KP und Bestimmung der Nebenwirkungen

Wenn der Patient ein zweites Analgetikum verlangte und erhielt, fiel er aus der Untersuchung heraus

Untersuchungsbeginn: 8–11 Uhr,
Untersuchungsende: 20 Uhr

Statistik:	Die Verläufe aller Meßparameter innerhalb der Gruppen wurden mit dem Wilcoxon-Test auf Signifikanz geprüft ($p \leq 0{,}05$). Die Ausgangswerte wurden mit dem U-Test verglichen

Untersuchungsgang

In der folgenden Untersuchung sollte die analgetische Wirkung der Wirkungseintritt und die Wirkungsdauer von Buprenorphin sublingual in der frühen postoperativen Phase geprüft werden.

Zugleich wurden als Streßparameter das Plasmakortisol, als Kreislaufparameter Blutdruck und Herzfrequenz, als respiratorische Parameter die arteriellen Blutgase und als Nebenwirkungen Neusea, Erbrechen und Sedation gemessen.

Die Messung der Analgesie erfolgte mit einer 10 cm langen vertikalen visuellen Analogskala (VAS) durch den Patienten, die Nebenwirkungen und die Sedation wurden durch den Untersucher beurteilt.

Das Patientengut war standardisiert: Alle 38 männlichen und weiblichen Patienten erhielten eine Totalendoprothese des Hüftgelenks in Spinalanästhesie ohne Prämedikation und ohne Psychopharmaka während oder nach der Anästhesie.

Wenn die Patienten im Aufwachraum über Schmerzen klagten, erhielten sie entweder 0,4 mg Buprenorphin sublingual oder 30 mg Pentazocin i.m.

Der Versuchsaufbau ist in Tabelle 2 dargestellt.

Tabelle 3. Zeitpunkte der Ausfälle aus der Studie. *B* Buprenorphingruppe, *P* Pentazocingruppe

	30.	60.	120.	180.	240.	300.	360.	420.	480	540.	min
B	0	0	8	1	2	1	0	1	0	3	
P	0	1	2	10	1	2	0	0	1	2	

Ergebnisse und Diskussion

Zwischen der Buprenorphin- (n = 18) (B) und der Pentazocingruppe (n = 20) (P) bestanden keine Unterschiede hinsichtlich Alter, Geschlecht, Gewicht und Körpergröße

Die Zeitpunkte der Ausfälle aus der Studie zeigt die Tabelle 3.

Es kann sowohl aufgrund der Pharmakokinetik von Buprenorphin sublingual als auch der Angaben auf der VAS angenommen werden, daß die Vielzahl der Ausfälle zwischen der 60. und 120. min auf der noch nicht eingesetzten analgetischen Wirkung von Buprenorphin zurückgeführt werden können. Die vergleichsweise geringe Zahl der Ausfälle bis zur 480. min können als Hinweis darauf gesehen werden, daß die Wirkungsdauer annähernd 8 h beträgt.

Eine signifikante Schmerzreduktion ist nach Buprenorphin 120 und 180 min nach der Applikation feststellbar. Fehlende statistische Signifikanzen zu späteren Meßzeitpunkten können auf die geringe verbleibende Patientenzahl zurückgeführt werden.

Nach Pentazocin kommt es 20, 30 und 60 min nach der Applikation zur signifikanten Schmerzreduktion.

Dies kann u. a. durch einen schnelleren Wirkungseintritt erklärt werden. Der Ausfall von 10 Patienten zwischen 120 und 180 min nach der Applikation muß anhand der vorliegenden Daten über Pentazocin als Zeichen des Wirkungsendes interpretiert werden.

Eine 50%ige Schmerzreduktion wurde in beiden Gruppen prozentual annähernd gleichermaßen erreicht, die zugehörigen Meßzeitpunkte weisen ebenfalls auf den späteren Wirkungseintritt und die längere Wirkungsdauer von Buprenorphin hin.

Die Plasmakortisolkonzentration in der Buprenorphingruppe weist einen signifikanten Anstieg vom Meßzeitpunkt T_1 zum Meßzeitpunkt T_2 auf. Dies kann u. a. durch den Schmerz erklärt werden. Danach jedoch bleibt die Konzentration konstant.

In der Pentazocingruppe steigt die Plasmakortisolkonzentration ebenfalls signifikant von T_1 zu T_2, steigt jedoch dann weiter an.

Buprenorphin scheint zu einer besseren Dämpfung der endokrinen Streßreaktion zu führen.

Nebenwirkungen

In keiner Gruppe kommt es zu signifikanten Änderungen von Blutdruck und Herzfrequenz.

Soweit anhand der gemessenen Parameter beurteilbar ist, müssen beide Substanzen als kardiozirkulatorisch sicher angesehen werden.

Signifikante Abfälle des p_aO_2 wurden nach Pentazocin an 2 Meßzeitpunkten, nach Buprenorphin an keinem Meßzeitpunkt festgestellt.

Signifikante Anstiege des p_aO_2 wurden nach Pentazocin an 3 Meßzeitpunkten festgestellt. Ebenfalls an 3 Meßzeitpunkten fiel der p_aCO_2 signifikant.

Der p_aCO_2-Anstieg nach Pentazocin kann auf die atemdepressive Wirkung der Substanz zurückgeführt werden, der Abfall dieses Parameters in der frühen Phase nach Buprenorphin auf eine schmerzbedingte Hyperventilation.

Beide Substanzen führten gleichermaßen zu unterschiedlichen Sedationsstadien.

Übelkeit und Erbrechen waren in beiden Gruppen selten.

Schlußfolgerungen

Buprenorphin sublingual kann nicht zur Behandlung akuter postoperativer Schmerzen empfohlen werden, da der Wirkungseintritt zwischen der 60. und 120. min nach Applikation erfolgt. Dies gilt auch für die i.m.-Applikation von Pentazocin. Es ist nicht notwendig, daß Patienten bis 30 min nach der Injektion unter Schmerzen leiden. Bei Schmerzeintritt muß ein wirksames Analgetikum intravenös verabreicht werden.

Buprenorphin sublingual scheint jedoch ein potentes, leicht handhabbares Analgetikum für die spätere postoperative Phase zu sein: Es weist einen starken analgetischen Effekt auf, unterdrückt wirksam die endokrine Streßantwort auf Schmerz und weist geringe kardiozirkulatorische, respiratorische und andere Nebenwirkungen, auch im Vergleich zu Pentazocin, auf.

Folgende Vorschläge für die Anwendung von Buprenorphin sublingual in der postoperativen Phase können gemacht werden:

1. Wenn der Patient Schmerzen angibt, intravenöse Injektion eines Analgetikums. 1–2 h vor zu erwartendem Wirkungsende Buprenorphin sublingual im Abstand von 6 h.
2. Bei Anwendung der Spinalanästhesie Buprenorphin sublingual nach Anlegen der Anästhesie. Verabreichungsintervall 6–8 h.

Die Wirksamkeit dieser Managements muß in weiteren Studien geklärt werden.

Literatur

1. Dick W (1981) Möglichkeiten und Grenzen der postoperativen Schmerzbekämpfung. Anaesthesiol Intensivmed 2:38

Steigerungen der postoperativen Sauerstoffaufnahme und ihre Gefahren*

E. Turner, O. Hilfiker und U. Braun

Einleitung

Bei der Auslösung postoperativer Komplikationen nach größeren abdominalchirurgischen Eingriffen kommt der sympathoadrenergen Stimulation in der frühen Aufwachphase eine besondere Bedeutung zu. Neben der Belastung des Herz-Kreislauf-Systems durch Hypertension und Tachykardie kommt es nicht selten zu extremen Steigerungen der Sauerstoffaufnahme, z. B. durch Muskelzittern oder postoperative Erhöhung der Körpertemperatur sowie durch die Katecholaminwirkung selbst. Um diese Reaktionen näher zu quantifizieren und mögliche Gefahren aufzuzeigen, wurde eine Untersuchung an 12 allgemeinchirurgischen Patienten durchgeführt. Eine Untersuchung an 10 koronarchirurgischen Patienten war vorausgegangen [3] und hatte ergeben, daß offensichtlich das Ende der Lachgasanalgesie die pathogenen Reaktionen der Aufwachphase einleitete. Der intraoperativ häufig beobachteten Hypothermie schien eine Auslöserfunktion zuzukommen.

Material und Methoden

Bei 12 allgemeinchirurgischen Patienten, die sich größeren Laparotomien unterziehen mußten, wurde nach der Narkoseeinleitung (Pancuronium 2 mg i.v., Fentanyl 0,2–0,5 mg i.v., Etomidat 0,2 mg/kg KG i.v., Succinylcholin 1 mg/kg KG i.v., Intubation und Beatmung mit 60% N_2O in Sauerstoff, Pancuronium 0,1 mg/kg KG i.v., Fentanylinfusion 7–10 μg/kg KG/h i.v., Droperidal (DHB) 0,2 mg/kg KG i.v.) die A. radialis (Argyle medicut) und die A. pulmonalis (Edwards, 7 f, Thermodilutionskatheter, No. 93 a, 131) katheterisiert. 10 min vor Op-Beginn, nach Peritonealinzision, nach 1 h Operationszeit, am Ende der Operation in N_2O-Analgesie sowie innerhalb der ersten 30 min nach Ende der N_2O-Analgesie und jede weitere Stunde wurden folgende Parameter gemessen:

- arterielle und pulmonalvenöse Blutgase (IL 413),
- Herzzeitvolumen (Fischer HZV Computer),
- Laktat (arteriell) sowie
- Elektrolyte, Hb und Hämatokrit.

* Unterstützt durch die Deutsche Forschungsgemeinschaft, SFB 89, Kardiologie Göttingen

Präoperativ, intraoperativ und postoperativ wurde über den Beobachtungszeitraum Urin gesammelt und die Kortisolausscheidung radioimmunologisch bestimmt. Die Registrierung des Blutdrucks und des EKG erfolgte kontinuierlich (Hellige 8-Kanal-Schreiber, Statham DB 23). Folgende Temperaturen wurden gemessen und an den Meßpunkten aufgeschrieben: Rektal-, Ösophagus- und Hauttemperaturen am rechten Zeigefinger und im Bereich der rechten Mamille.

Zusätzlich wurde die postoperative Sauerstoffaufnahme aus den Atemgasen gemessen [2]. Die Dosierung der Muskelrelaxanzien und des Fentanyl erfolgte so, daß nach Ende der N_2O-Analgesie kein wesentlicher Überhang zu erwarten war. Die Patienten wurden alle nasotracheal intubiert und in der Aufwachphase bis zum Ende der Untersuchung nachbeatmet (Benett MAI). Die postoperative Analgesie erfolgte nach Bedarf mit Piritramid 5–10 mg i.v. Hypertensive Reaktionen wurden bei einem systolischen Druck von über 180 mmHg mit Nitroglycerininfusionen oder intraoperativ mit zusätzlicher DHB-Medikation behandelt. Postoperativ wurden die Patienten zusätzlich mit Diazepam 2,5–7,5 mg i.v. bei Bedarf sediert.

8 Patienten (Gruppe I) wurden bei noch niedriger Rektaltemperatur im Bett ausgeleitet. 4 Patienten (Gruppe II) wurden in N_2O-Analgesie ins Bett gelegt und mit Wärmedecken auf eine normale Rektaltemperatur gebracht. Dann erst wurde die N_2O-Analgesie beendet. Die übrige postoperative und intraoperative Behandlung war in beiden Gruppen identisch.

Ergebnisse

Die Abb. 1 zeigt beispielhaft das Verhalten einer 70jährigen Patientin der Gruppe I nach Hemikolektomie. Die Steigerung der postoperativen Sauerstoffaufnahme beträgt das 6fach des tabellarisch ermittelten Grundumsatzes. Die stündliche Urinkortisolausscheidung sowie das

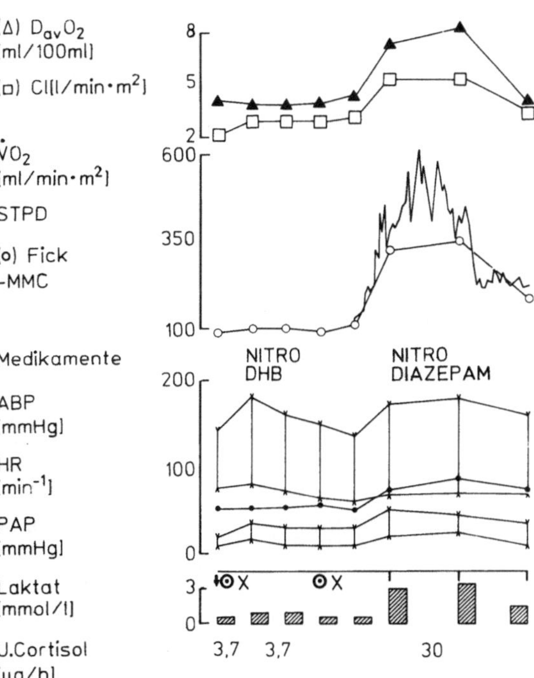

Abb. 1. Arteriogemischtvenöse Sauerstoffgehaltsdifferenz (*$D_{av}O_2$*), Herzindex (*CI*), Sauerstoffverbrauch (*$\dot{V}O_2$*), nach dem Fickschen Prinzip errechnet und aus den Atemgasen gemessen (*MMC*), arterieller Blutdruck (*ABP*), Herzfrequenz (*HR*), pulmonalarterieller Druck (*PAP*), arterieller Laktatspiegel (*Laktate*) und stündliche Urinkortisolausscheidung (*U' Cortisol*) bei einer Patientin während und nach Hemikolektomie. Nach Narkoseausleitung (*X*) kommt es zu Muskelzittern. Die Sauerstoffaufnahme steigt auf das 6fache des Wertes in Narkose. Die $D_{av}O_2$ und der Herzindex werden etwa verdoppelt. Das Laktat steigt auf das 3fache des Ausgangswertes an. Die Urinkortisolausscheidung verzehnfacht sich

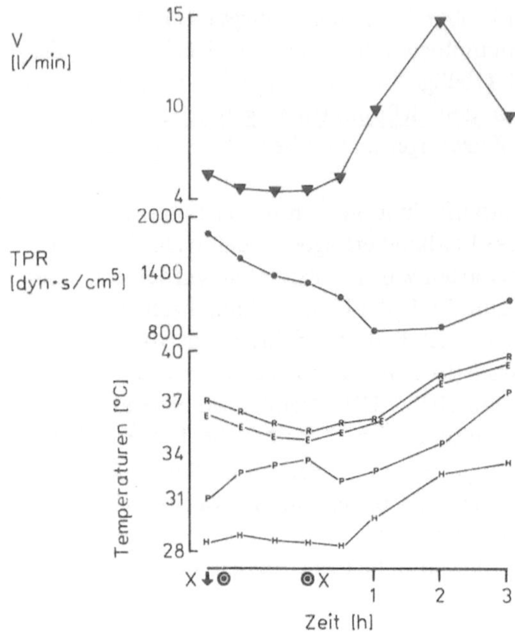

Abb. 2. Notwendiges Atemminutenvolumen ($\dot{V}$), totaler peripherer Widerstand (*TPR*) und Temperaturen (*R* rektal, *E* ösophagenal, *P* pektoral, *H* Hand) bei derselben Patientin wie in Abb. 1. Am Ende der Operation (⊚) besteht eine deutliche Hypothermie

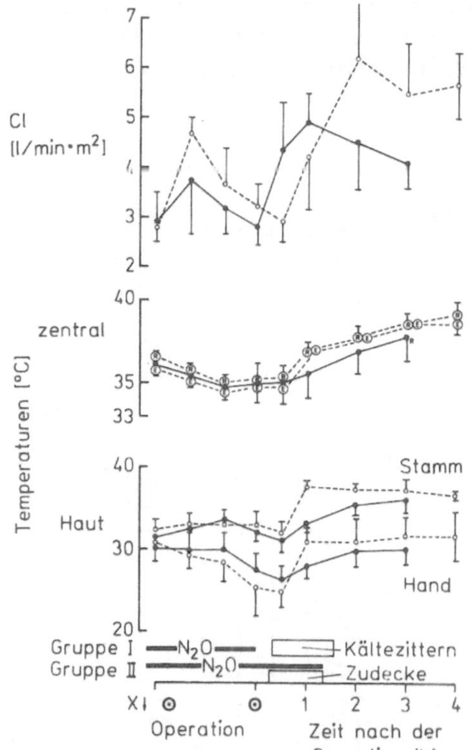

Abb. 3. Herzindex (*CI*) und Temperaturen bei 2 Gruppen von Patienten (●——● Gruppe I, ○– – –○ Gruppe II). Bei Gruppe II wurden die Temperaturen vor Ende der N_2O-Analgesie normalisiert. Muskelzittern trat nicht auf. Der Herzindex nach Ende der N_2O-Analgesie war deutlich höher. *R* Rektaltemperatur, *E* Ösophagealtemperatur

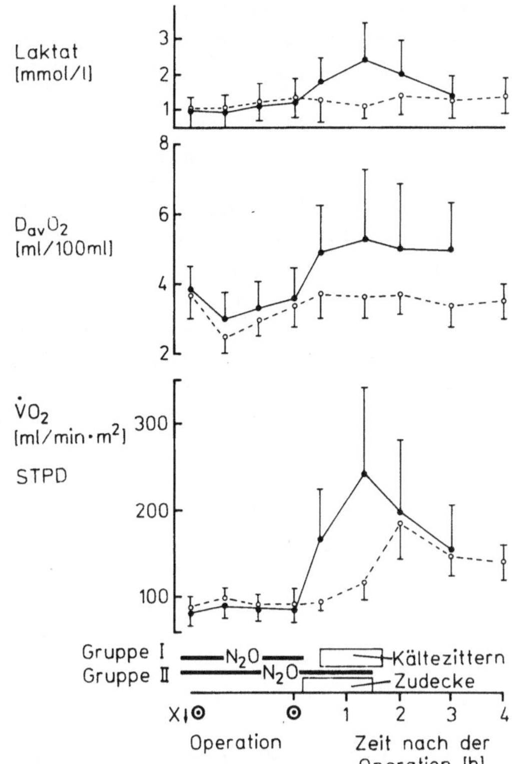

Abb. 4. Laktatspiegel (*Laktat*), arteriogemischt-venöse Sauerstoffgehaltsdifferenz ($D_{av}O_2$) und Sauerstoffverbrauch ($\dot{V}O_2$) bei denselben Patienten wie in Abb. 3. Durch die Normalisierung der Temperatur vor der Narkoseausleitung verläuft die Aufwachphase mit niedrigerem Sauerstoffverbrauch, niedrigerer $D_{av}O_2$ und niedrigerer Laktatproduktion

Laktat steigen postoperativ auf die höchsten Werte an. Ebenfalls wurden postoperativ eine Steigerung des pulmonalarteriellen Drucks, der Herzfrequenz und des Blutdrucks beobachtet, die zur therapeutischen Intervention zwangen.

Die Abb. 2 zeigt das Atemminutenvolumen, das zur Konstanthaltung des exspiratorischen pCO_2 bei dieser Patientin notwendig war. Es beträgt postoperativ das 3fache des Ausgangswertes. Im unteren Teil der Abbildung sind die Temperaturen dargestellt, die deutlich hypotherme Werte zeigen.

Die Abb. 3 und 4 zeigen den Herzindex, die Temperaturen, die Sauerstoffaufnahme, die $D_{av}O_2$ und das Laktat der Patienten, die hypotherm ausgeleitet wurden (Gruppe I), und der Patienten, die erst wieder erwärmt und dann ausgeleitet wurden (Gruppe II). Es ergeben sich deutliche Unterschiede bei allen Parametern. Der Sauerstoffverbrauch, die $D_{av}O_2$, die Laktatproduktion, der mittlere arterielle Druck und die Urinkortisolspiegel (Tabelle 1) sind in der Gruppe I deutlich höher als in der Gruppe II.

Tabelle 1. Kortisol im Urin und arterieller Mitteldruck (MAP) bei beiden Gruppen. Im Gegensatz zum Muskelzittern fällt bei der passiven Wiedererwärmung der arterielle Mitteldruck leicht ab. Die postoperative Kortisolausscheidung ist bei der passiven Wiedererwärmung im Bereich der intraoperativen Werte, steigt jedoch bei Muskelzittern auf das 10fache an.

	Kortisol im Urin [μg/h]			
	Präoperativ	Intraoperativ	Wiedererwärmung	Wach
Gruppe I	3,1 ± 1,2	3,5 ± 2,1		20,1 ± 9,4
Gruppe II	6,6 ± 4	6,3 ± 5	2,1 ± 1,2	9,1 ± 4
	MAP [mmHg]			
	Präoperativ	Intraoperativ	Zittern Wiedererwärmung	Wach
Gruppe I	87 ± 9	105 ± 14	113 ± 11	97 ± 18
Gruppe II	97 ± 13	127 ± 22	79 ± 20	95 ± 33

Diskussion

Postoperative Steigerungen des Sauerstoffverbrauchs sind z. T. durch thermoregulatorische Vorgänge bedingt, die während der Anästhesie unterdrückt werden. Die Gefahren der postoperativen Steigerung der Sauerstoffaufnahme liegen in der Belastung des Herz- und Kreislaufsystems durch ein hohes Herzzeitvolumen, erhöhten systolischen Blutdruck und erhöhte Herzfrequenz. Darüber hinaus kann durch Erhöhung der $D_{av}O_2$ und venöse Entsättigung bei intrapulmonalem Shunt eine arterielle Hypoxämie auftreten [1]. Der ventilatorische Bedarf wird möglicherweise bei Patienten mit Störungen der Atmung nicht gedeckt, so daß die Gefahr einer Hyperkapnie besteht.

Bei Muskelzittern kommt es zu einem anaeroben Muskelstoffwechsel mit Laktatproduktion und Azidose. Es erscheint daher sinnvoll, das Muskelzittern zu unterdrücken. Als nebenwirkungsarme Methode bietet sich die Fortsetzung der Lachgasanalgesie an, bis eine Normothermie erreicht ist. Weitere Untersuchungen sind jedoch noch notwendig, um an größeren Patientenkollektiven die Wirksamkeit dieser Methode nachzuweisen. Sie werden z. Z. durchgeführt.

Literatur

1. Bay J, Nunn JF, Prys-Roberts C (1968) Factors influencing arterial pO_2 during recovery from anaesthesia. Brit J Anaesth 40:398
2. Braun U, Turner E, Freiboth K (1982) Ein Verfahren zur Bestimmung von O_2-Aufnahme und CO_2-Abgabe aus den Atemgasen beim beatmeten Patienten. Anaesthesist 31:307
3. Turner E, Braun U, Leitz K-H, Hilfiker O (1982) Überwachung der Gesamtsauerstoffaufnahme bei coronarchirurgischen Eingriffen Anaesthesist 31:280

CO_2-Antwort nach Fentanyl und Alfentanil

K. A. Lehmann, M. L. Neubauer, F. Mainka und D. Daub

Die für den Anästhesisten wichtigste Nebenwirkung der starken Analgetika ist ohne Zweifel eine zentral vermittelte Atemdepression. Nach dem derzeitigen Wissen wird die Reaktivität bulbärer Chemorezeptoren gegenüber Anstiegen des arteriellen pCO_2 bzw. gegenüber einem Abfall des Gewebe-pH unter Opiaten dergestalt vermindert, daß der physiologische Atemantrieb durch Hyperkapnie oder Azidose unterdrückt ist und das Gefühl der „Atemnot" verschwindet.

Zur Quantifizierung derartiger Effekte lassen sich Veränderungen der arteriellen Blutgase, des Atemminutenvolumens oder die sog. CO_2-Stimulationstests verwenden. Während die Aussagen der erstgenannten Methoden durch eine Reihe zentraler und peripherer Kompensationsmechanismen beeinflußt werden, spiegeln letztere im wesentlichen den Aktivitätszustand des Atemzentrums am Boden des 4. Ventrikels wider. Sie eignen sich infolgedessen weniger gut für klinische Verlaufsbeobachtungen als für grundsätzlichere Aussagen, etwa beim Vergleich verschiedener Pharmaka. Manche Mißverständnisse hinsichtlich der Gefahren einer intraoperativen Opiatanwendung resultieren aus einer unzureichenden Methodenkritik [1].

CO_2-Antwortkurven lassen sich z. B. dadurch erhalten, daß bei Rückatmung aus einem geschlossenen Kreissystem kontinuierlich der endexspiratorische pCO_2 (als annäherndes Maß für den arteriellen CO_2-Partialdruck) und das Atemminutenvolumen (V_E) gemessen werden. Innerhalb gewisser Bereiche findet man eine lineare Beziehung zwischen beiden Größen, die auf die Stimulation der bulbären Chemorezeptoren zurückzuführen ist (Abb. 1). Die Steigung

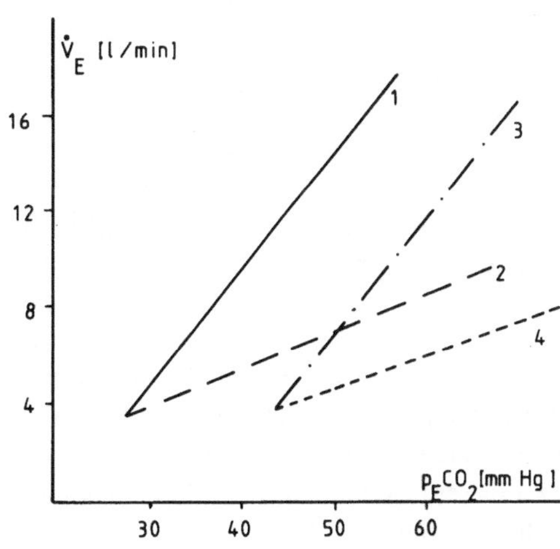

Abb. 1. Lineare Beziehung zwischen dem endexspiratorischen pCO_2 (p_ECO_2) und dem Atemminutenvolumen ($\dot{V}_E$)

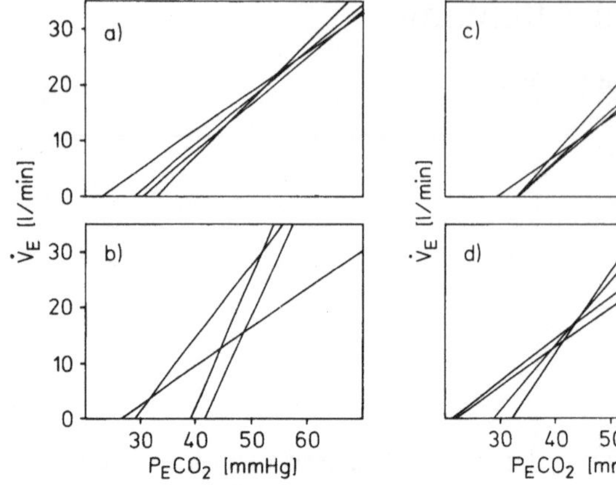

Abb. 2a–d. Individuelle Variabilität der CO_2-Antwortkurven von 4 jungen unbehandelten Probanden, gemessen im Abstand von 14 Tagen unter identischen Bedingungen

FENTANYL

ALFENTANIL

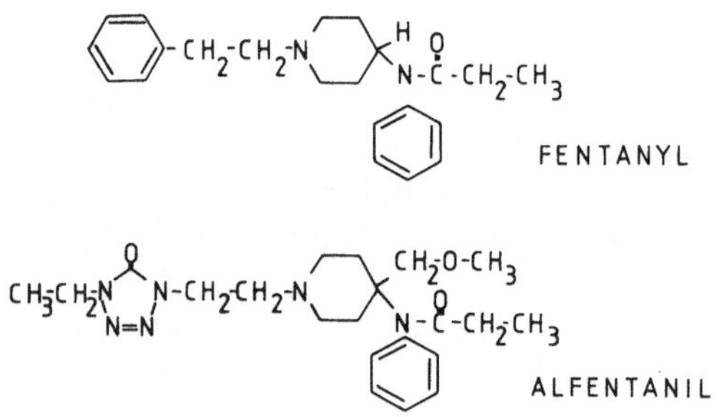

Abb. 3. Strukturformel von Fentanyl und Alfentanil

der Geraden wird als Maß für die Empfindlichkeit des Atemzentrums gegenüber pCO_2-Anstiegen interpretiert, während die Lage ein Maß für die Ansprechschwelle darstellt.

Unter Opiaten findet man nun entweder Abflachungen (d. h. eine Steigerung des arteriellen CO_2-Gehalts wird durch geringere Zunahmen des Atemminutenvolumens beantwortet) oder Rechtsverschiebungen, bei denen die CO_2-Schwellenkonzentration bis zum Ansprechen der Stimulationsmechanismen erhöht ist. In der Praxis kommen jedoch fast immer Kombinationsformen vor. Die Interpretation von Veränderungen der CO_2-Antwortkurven wird außerordentlich erschwert, wenn man sich die individuelle Variabilität vor Augen hält (Abb. 2). Wie Abb. 2 am Beispiel von 4 jungen unbehandelten Probanden zeigt, unterscheiden sich die im Abstand von 14 Tagen unter identischen Bedingungen gemessenen Kurven sowohl intra- als auch interindividuell oft beträchtlich. Nur unter diesen kritischen Vorbehalten dürfen die Aussagen unserer Vergleichsstudie von Fentanyl und Alfentanil diskutiert werden.

Alfentanil stellt ein neues kurzwirksames Opioid aus der Fentanylfamilie dar (Abb. 3). Seine analgetische Potenz beträgt etwa 1/3–1/4 der von Fentanyl, was sich durch Dosissteigerung aber kompensieren läßt [3]. Ob die zentrale Atemdämpfung nach Alfentanil auch in analgetisch äquipotenter Dosierung kürzer als nach Fentanyl ausfällt, sollte in der vorliegenden Untersuchung überprüft werden.

Zu diesem Zweck wurden 20 gesunde, nüchterne Probanden beiderlei Geschlechts (11 männlich, 9 weiblich) im Alter von 19–40 Jahren mit Fentanyl 0,004 mg/kg KG i.v. (n = 10)

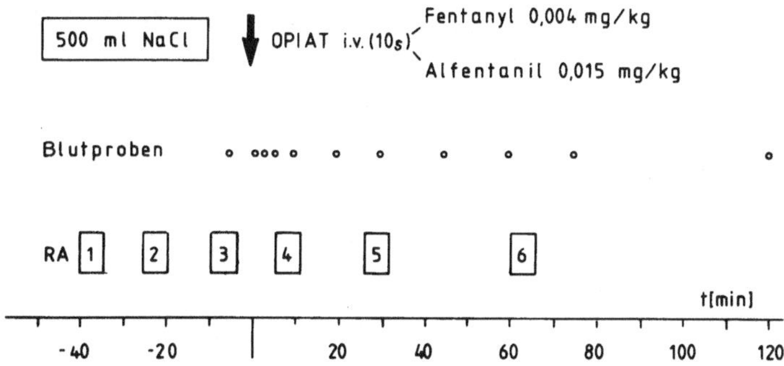

Abb. 4. Behandlung von 20 gesunden, nüchternen Probanden beiderlei Geschlechts (11 männlich, 9 weiblich) im Alter von 19–40 Jahren mit Fentanyl (n = 10) bzw. Alfentanil (n = 10) (*RA* Rückatmung, je 6 min)

bzw. mit Alfentanil 0,015 mg/kg KG i.v. (n = 10) behandelt (Abb. 4). Während einer Basisinfusion mit 500 ml physiologischer Kochsalzlösung vor der Opiatinjektion wurden jeweils 3 Kontroll-CO_2-Antwortkurven bestimmt und gemittelt (liegende Position, 6minütige Rückatmung aus geschlossenem System mit 10 l O_2 ohne CO_2-Absorber, simultane Messung von endexspiratorischem CO_2 und $\dot{V}_E$, Meßwertkorrektur auf BTPS). 5, 30 und 60 min nach der Injektion erfolgten weitere Rückatmungen; zusätzlich wurden kontralateral zum Infusionsarm venöse Blutproben zur Bestimmung der Plasmakonzentrationen von Fentanyl bzw. Alfentanil mittels Radioimmunassay entnommen.

Aus den zwischen 2 und 6 min nach Beginn der jeweiligen Rückatmung bestimmten Meßgrößen ($\dot{V}_E$, p_ECO_2) wurden die Koeffizienten der CO_2-Antwortkurve (Steigung a, Ordinatenabschnitt b) mittels linearer Regressionsanalyse berechnet. Ausgewertet wurden schließlich für jeden Meßzeitpunkt nach Opiatgabe die Verschlechterung der Steigung in % der Kontrolle (% von a) sowie die Verminderung des Atemminutenvolumens bei einer mäßigen Hyperkapnie (endexspiratorischer pCO_2 = 45 mmHg), ebenfalls als Prozentsatz der Kontrollmessung. Wie Abb. 5 zeigt, gehen in diesen Parameter sowohl die Steigung als auch die Rechtsverschiebung der CO_2Antwortkurve ein; er erlaubt also eine umfassendere Beurteilung der Atemfunktion, als das die alleinige Betrachtung der Steigung gestattet.

Vergleicht man die beiden Untersuchungskollektive (Abb. 6), so fällt zunächst der signifikante Unterschied in der Empfindlichkeit des Atemzentrums nach der jeweiligen Injektion auf. Unter Alfentanil wird die Steigung der CO_2-Antwortkurve praktisch nicht gegenüber der Kontrolle verändert, während Fentanyl eine deutliche Abnahme bewirkt, die sich selbst nach 60 min noch nicht vollständig normalisiert hat.

Dennoch findet man auch nach Alfentanil eine deutliche Abnahme des Atemminutenvolumens, die sich 5 min nach der Injektion statistisch nicht signifikant von der Fentanylgruppe unterscheidet und dafür spricht, daß die gewählten Dosen anfänglich in der Tat als etwa äquipotent angesehen werden können. Die Normalisierung des Atemminutenvolumens erfolgt im weiteren Verlauf nach Alfentanil dann jedoch signifikant schneller als nach Fentanyl.

Somit scheint Alfentanil im Hinblick auf die Erholung der Atemregulation ein sichereres Medikament darzustellen als Fentanyl. Dies gilt sowohl für solche Narkosen, bei denen Alfentanil das Fentanyl vollständig ersetzt (etwa bei kurzdauernden, sogar ambulanten Eingriffen), als auch für die Verwendung von Alfentanil als sog. „final drug", d. h. als letztes analgetisches

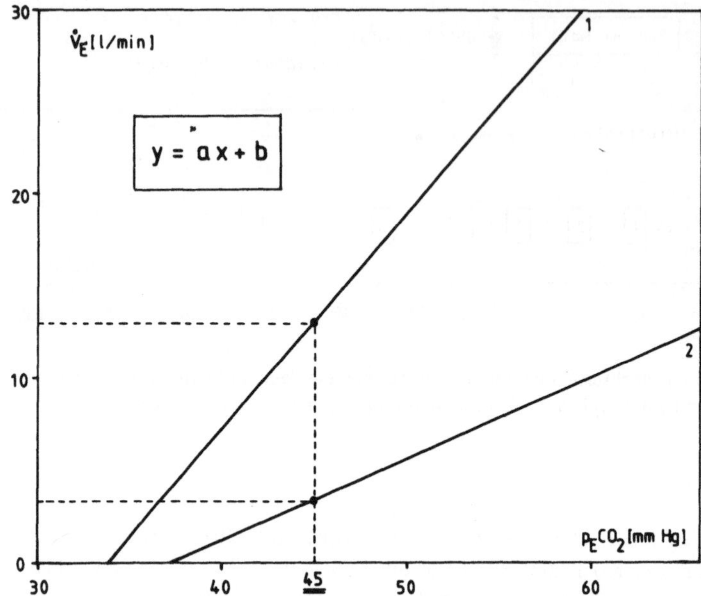

Abb. 5. Vergleich CO_2-Antwortkurve nach Opiatgabe (*1*) und Kontrolle-CO_2-Antwortkurve (*2*) zur Ermittlung von Steigung a und Ordinatenabschnitt b. Gemessen $\dot{V}_E$, p_ECO_2; berechnet a, b; ausgewertet % von a, % von $\dot{V}_E(p_ECO_2 = 45$ mmHg)

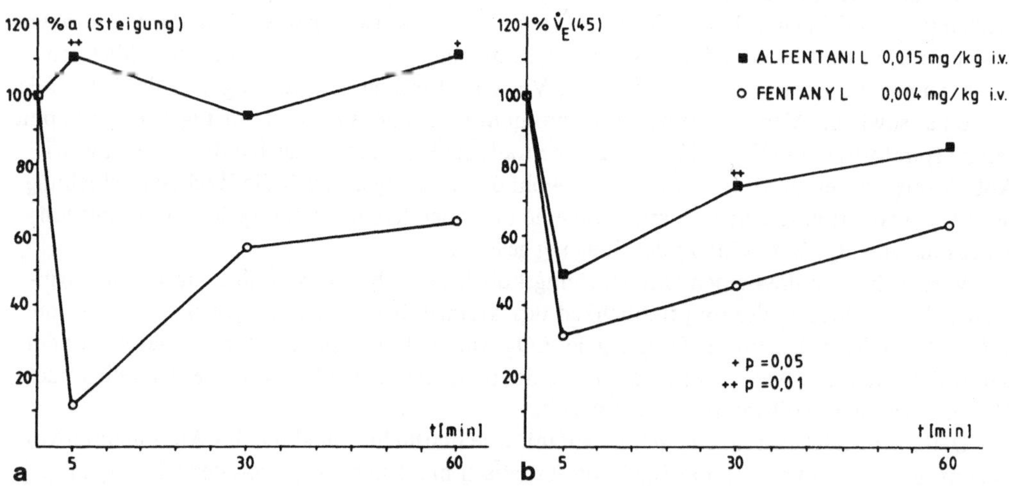

Abb. 6a, b. Verlauf von % von a (Steigung) (**a**) und von % von $\dot{V}_E$ (bei p_ECO_2 = 45 mmHg) (**b**) bei Alfentanil- und Fentanylbehandlung

Tabelle 1. Korrelation Vergleichsparameter (y) zu Plasmakonzentrationen (x) (lineare Regressionsanalyse, $y = a \cdot x + b$, jeweils n = 30)

		a	b	r
Fentanyl	% Steigung	−3,960	55,427	−0,356
	% $\dot{V}_E$ (p_ECO_2 = 45 mmHg)	−3,470	57,039	−0,465
Alfentanil	% Steigung	−0,064	108,527	−0,038
	% $\dot{V}_E$ (p_ECO_2 = 45 mmHg)	−0,589	92,366	−0,732

Supplement im Verlauf von Routineneuroleptanalgesien, wenn Schmerzen kurz vor Operationsende noch medikamentöse Maßnahmen erforderlich machen.

Vom theoretischen Standpunkt erscheinen die vorgelegten Befunde insofern interessant, als sie manche Interpretation von CO_2-Antwortkurven relativieren: Sie zeigen deutlich, daß die Veränderung der Empfindlichkeit des Atemzentrums ohne gleichzeitige Berücksichtigung von Anstiegen der Ansprechschwelle (= Rechtsverschiebung) nur geringe Aussagekraft besitzen. So muß nach unseren Ergebnissen davon ausgegangen werden, daß Alfentanil im wesentlichen über eine derartige Verschiebung der Ansprechschwelle atemdepressiv wirkt. Dies bedeutet aber wiederum, daß die Stimulation der Atmung durch akkumuliertes CO_2 nach Alfentanil mit der normalen Empfindlichkeit erfolgt, wenn die Schwelle einmal überschritten ist, während sich die Empfindlichkeit des Atemzentrums unter Fentanyl nur allmählich erholt.

Diese Feststellung läßt sich auch durch die Beziehung zwischen den Untersuchungsparametern und den jeweiligen Blutkonzentrationen unterstreichen (Tabelle 1): So fällt der Korrelationskoeffizient nur dann ausreichend hoch aus, wenn die Alfentanilkonzentrationen mit der Reduktion des Atemminutenvolumens verglichen werden.

Auch in dieser Hinsicht unterscheidet sich somit Alfentanil vom Fentanyl, bei dem ein Zusammenhang zwischen Plasmaspiegeln und pharmakodynamischen Effekten bisher nicht schlüssig nachgewiesen wurde [2, 4].

Weitere Untersuchungen werden zeigen müssen, ob die hier unter standardisierten Bedingungen erhobenen Befunde auch für eine klinische Anwendung relevant bleiben.

Literatur

1. Lehmann KA (1982) Opiate. 6. Refresher Course der Deutschen Akademie für Anästhesiologische Fortbildung 6:20–62
2. Lehmann KA, Freier I, Daub D (1982) Fentanyl-Pharmakokinetik und postoperative Atemdepression. Anaesthesist 31:111–118
3. Schüttler I, Stoeckel H (1982) Alfentanil (R 39209), ein neues kurzwirksames Opioid. Pharmakokinetik und erste klinische Erfahrungen. Anaesthesist 31:10–14
4. Schüttler I, Stoeckel H (1982) Anwendung von Alfentanil bei Kurzeingriffen. Dosierungsvorschläge und klinische Aspekte. 4. Sertürner Workshop Einbeck, April 1982

Die Atmung nach Neuroleptanästhesien

H.-D. Kamp und G. Strobl

Einleitung

Berichte über postoperative Atemdepressionen nach Opioidanästhesien mit Fentanyl haben den Verdacht auf eine biphasische Atemdepression aufkommen lassen [1]. Eigene Messungen der CO_2-Antwort bis 3,5 h nach Narkoseende konnten jedoch eine solche Wirkung auf die Atmung nicht beweisen, jedoch auch nicht zweifelsfrei widerlegen, zum Teil allerdings deswegen, weil Verlaufsmessungen der CO_2-Antwort nach Narkosen nur äußerst schwierig interpretiert werden können [6]. Klinisch erkennbare Atemstörungen nach Opioidanästhesien treten am ehesten in der ersten halben Stunde nach Narkoseende auf [5]. Ziel der vorliegenden Untersuchung sollte es darum sein:

1. Unabhängig von der CO_2-Antwort durch eine kontinuierliche Registrierung mehrerer atemregulationsabhängiger Größen während einer Zeitdauer von 30 min im Anschluß an eine Opioidanästhesie zusätzliche Erkenntnisse hinsichtlich einer möglichen phasischen Atemdepression nach Einsatz von Fentanyl zu gewinnen und
2. im gleichen Untersuchungsgang Unterschiede zwischen der Standardneuroleptanästhesie und einer Benzodiazepin-(Diazepam-)Fentanyl-Kombination in bezug auf die postoperative Atmung zu quantifizieren.

Außer pharmakokinetisch faßbaren Gründen werden nämlich auch Änderungen in der Vigilanz des Patienten angeschuldigt, überhängende opioidbedingte Atemdepressionen wieder manifest werden zu lassen [9]. Von den verschiedenen Varianten der Neuroleptanästhesie hat insbesondere diejenige mit Ersatz von Dehydrobenzperidol durch Benzodiazepine eine weite Verbreitung gefunden [8]. Eine solche Kombination läßt aber nicht nur, natürlich abhängig von der Dosis, andere Einflüsse auf die postoperative Vigilanz erwarten, sondern auch wegen bekannter eigener atemdepressiver Nebenwirkungen der Benzodiazepine [3] additive oder gar potenzierende Auswirkungen auf die Atmung befürchten, anders als bei der Verwendung von Dehydrobenzperidol [7].

Methodik

Bei insgesamt 40 erwachsenen, intubierten Patienten mit zuvor normal festgestellter Lungenfunktion, die sich einem peripheren Eingriff unterziehen mußten, wurde nach der Operation am Nichtrückatemsystem unter Zufuhr von Lachgas und Sauerstoff im Verhältnis 1 : 1 die

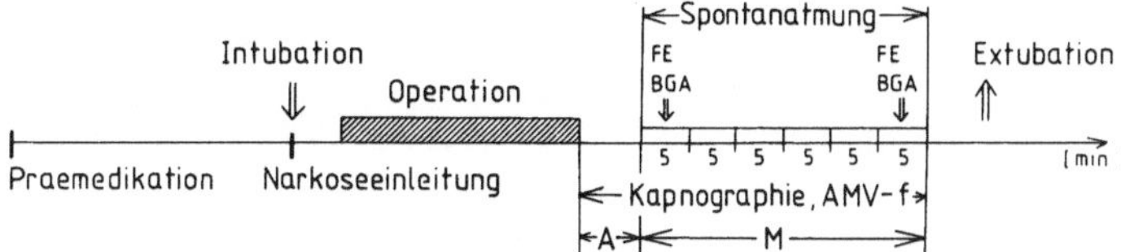

Abb. 1. Schematische Darstellung des Untersuchungsablaufs. *A* Abwarten der Spontanatmung, *M* Meßperiode, *AMV* Atemminutenvolumen, *f* Frequenz, *FE* Serum-Fentanyl-Konzentration, *BGA* Blutgasanalyse

Tabelle 1. Untersuchtes Patientengut und applizierte Medikamente, Alle Werte als $\bar{x} \pm s$

	Opioidanästhesie	
	Fentanyl + Droperidol	Fentanyl + Diazepam
Patientenzahl	20 (14 männlich, 6 weiblich)	20 (13 männlich, 7 weiblich)
Alter (Jahre	36,9 ± 15,2	40,1 ± 16,7
Gewicht (kg)	70,1 ± 11,3	68,6 ± 9,8
Größe (cm)	170,9 ± 9,8	169,4 ± 9,4
Op-Dauer (min)	47 ± 21	51 ± 25
Spontanatembeginn (min)	88 ± 19	91 ± 16
Fentanyl (mg)	0,485 ± 0,08	0,475 ± 0,07
Droperidol (mg)	13,73 ± 2,0	
Diazepam (mg)		9,1 ± 1,4
Alcuronium (mg)	13,2 ± 3,5	13,9 ± 4,7
Hypnomidat (mg)	10,9 ± 4,0	10,3 ± 4,4

Spontanatmung abgewartet und anschließend während einer 30minütigen Spontanatemperiode sowohl mit einem Pneumatochographen (Firma Jäger, Würzburg) Atemminutenvolumen und Frequenz gemessen, als auch mit einem Infrarotmeßgerät (Firma Jäger, Würzburg) der exspiratorische CO_2-Gehalt kontinuierlich registriert. Zusätzlich wurde am Anfang und Ende der Meßperiode jeweils eine arterielle Blutgasanalyse vorgenommen und der Serum-Fentanyl-Spiegel bestimmt (Abb. 1). Eine Patientengruppe mit 20 Patienten wurde nach Prämedikation mit Thalamonal (1–2 ml) und Atropin (0,5 mg) in Anlehnung an das Standardverfahren der Neuroleptanästhesie [4] narkotisiert. Angestrebt wurde eine gewichtsbezogene Dosierung (0,5 mg Fentanyl und 15 mg Dehydrobenzperidol pro 75 kg KG). Repetitionsdosen von Fentanyl und Dehydrobenzperidol wurden nicht gegeben. Nach Schlafinduktion mit Etomidat erfolgte die Intubation unter Succinylcholin mit anschließender mäßiger Lachgas-Sauerstoff-Hyperventilation im Verhältnis von 7 l zu 3 l bei Relaxation mit Alcuronium. Am Ende der Narkose wurde die Relaxanzienwirkung durch Pyridostigmin (5 mg i.v. und 5 mg i.m.) antagonisiert. Die Vergleichsgruppe mit 20 Patienten erhielt nach Prämedikation mit Diazepam (10 mg) und Atropin (0,5 mg) ebenfalls gewichtsbezogen die Kombination von Diazepam und Fentanyl (0,5 mg Fentanyl und 10 mg Diazepam pro 75 kg KG). Diese Diazepamdosis stellt in der von uns angewandten Modifikation der Neuroleptanästhesie [8] einen Höchst-

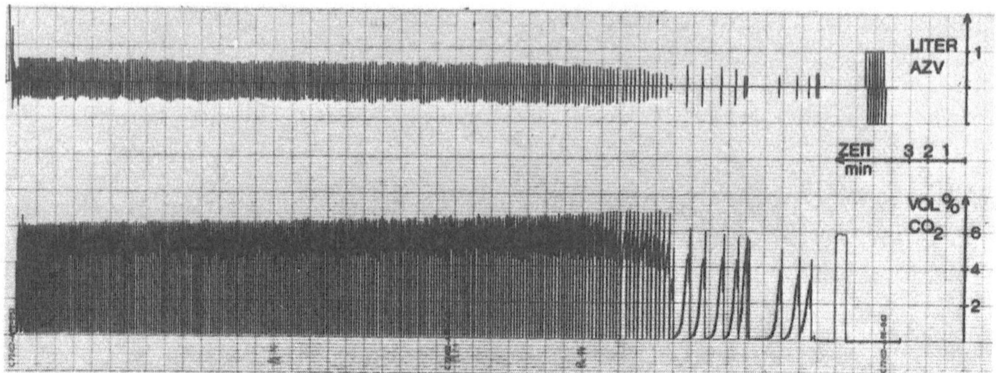

Abb. 2. Registrierung des exspiratorischen CO_2-Gehaltes und der Ventilation bei einem Untersuchungsablauf. *AZV* Atemzeitvolumen

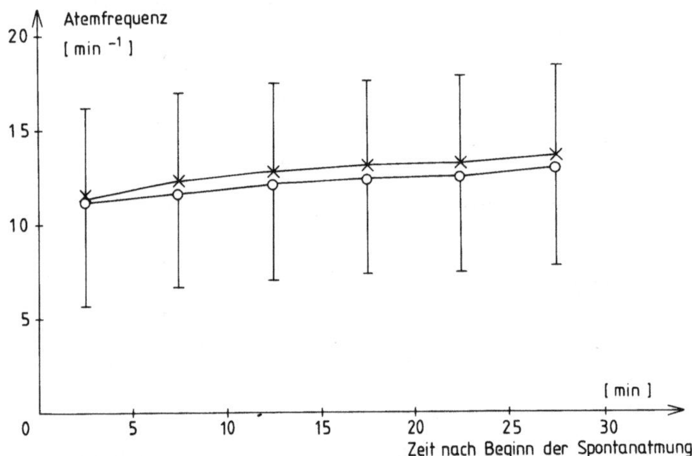

Abb. 3. Atemfrequenz bei Spontanatmung ($\bar{x} \pm s$). x – x Opioidanästhesien mit Diazepam (n = 20), o–o Opioidananästhesien mit Droperidol (n = 20)

wert dar. Der übrige Narkoseablauf war identisch. Die Daten für Alter, Gewicht, Größe, Operationsdauer und -zeit bis zum Beginn der Spontanatmung waren ebenso wie die Fentanyl-Alcuronium- und Hypnomidatdosis in beiden Gruppen vergleichbar (Tabelle 1).

Ergebnisse und Diskussion

Um 2 Gruppen mit je 20 Patienten in der beabsichtigten Weise auswerten zu können, mußten 26 Narkosen mit Dehydrobenzperidol und 27 Narkosen mit Diazepam durchgeführt werden. Beim Umschalten des Lachgas-Sauerstoff-Gemisches auf 1 : 1 am Ende der Operation wurden nämlich 4 Patienten der Dehydrobenzperidolgruppe und 5 Patienten der Diazepamgruppe

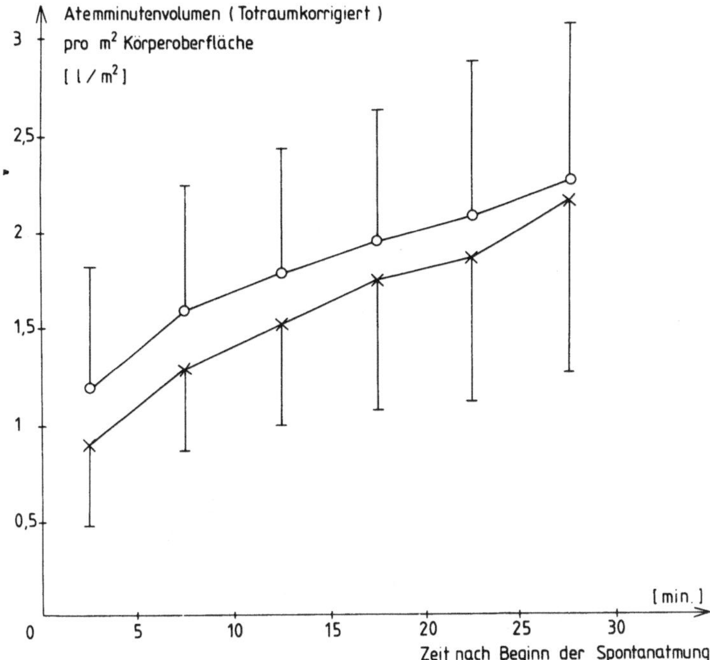

Abb. 4. Atemminutenvolumina bei Spontanatmung (Integration über jeweils 5 min, $\bar{x} \pm s$). x – x Opioidanästhesien mit Diazepam (n = 20), o–o Opioidanästhesien mit Droperidol (n = 20)

wach. Während der Spontanatemperiode erwachten 2 Patienten der Dehydrobenzperidolgruppe und 2 Patienten der Diazepamgruppe. Die restlichen 20 Patienten wurden zur Spontanatmung für die Dauer von 30 min gebracht. Die Abb. 2 zeigt exemplarisch den Ablauf einer solchen Spontanatemperiode mit Registrierung des exspiratorischen CO_2-Gehaltes und einer Pneumotachographie. Der sich einstellende, fast maschinenartig monotone Atemrhythmus wurde in der Diazepamgruppe bei 6 Patienten durch eine kurzfristige Unruhe mit Würgen und bei einem Patienten durch Ausfall von 5 Atemzyklen, verteilt auf 3 kurze Pausen, unterbrochen, bei der Dehydrobenzperidolgruppe bei 7 Patienten durch kurzfristige Unruhe mit Würgen und bei 2 Patienten durch Ausfall von einmal 3 Atemzyklen und von einmal 2 Atemzyklen. Außer gelegentlichen wellenförmigen Bewegungen der Kurve des endexspiratorischen CO_2-Gehaltes bei einigen Patienten und einem Anstieg zweier arterieller CO_2-Partialdrücke, einmal von 37,4 mmHg auf 38,8 mmHg und einmal von 47,3 mmHg auf 48,5 mmHg nach einer Unruheperiode konnte kein Anhalt für eine phasisch ablaufende Atemdepression aus den gemessenen CO_2-Werten abgeleitet werden.

Für beide Gruppen ergab sich im Gesamtkollektiv ein kontinuierlicher Anstieg der Atemfrequenzen ohne signifikanten Unterschied (Abb. 3). Auffällig war die breite Streuung der Einzelwerte. Im Gegensatz zu einer sonst häufig vertretenen Meinung, daß eine Atemdepression am Ende einer Narkose mit einer niedrigen Atemfrequenz verbunden sei [2], zeigte sich keine faßbare Korrelation zwischen Frequenz und parallel gemessenem arteriellem CO_2-Partialdruck.

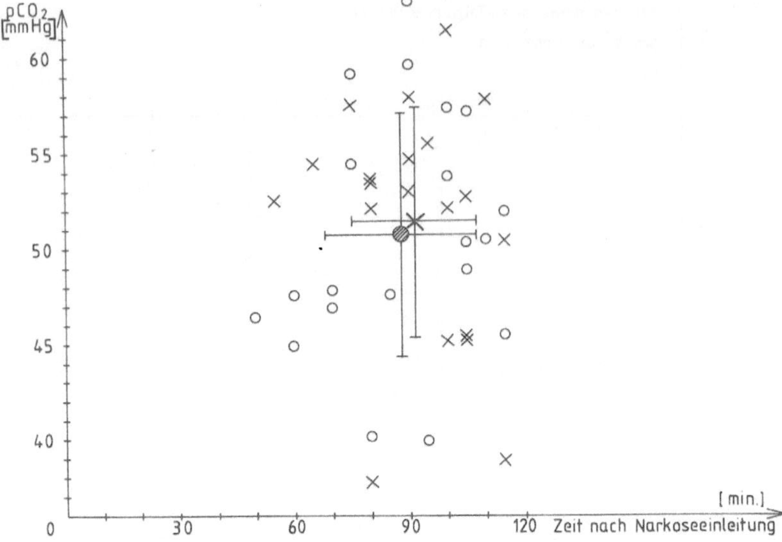

Abb. 5. Arterielle pCO_2-Werte zu Beginn der Spontanatmung. x Opioidanästhesien mit Diazepam, $\bar{x} \pm s$ (n = 20), ○ Opioidanästhesien mit Droperidol, $\bar{x} \pm s$ (n = 20)

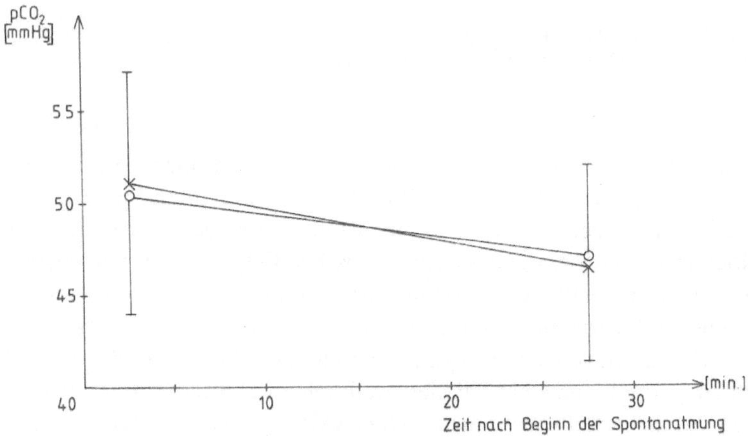

Abb. 6. Arterielle pCO_2-Werte während der Spontanatmung ($\bar{x} \pm s$). x – x Opioidanästhesien mit Diazepam (n = 20) ○–○ Opioidanästhesien mit Droperidol (n = 20)

In aller Regel kam es bei den einzelnen Patienten zu einem kontinuierlichen Anstieg der Atemminutenvolumina. Sekundäre Verringerungen blieben in allen Fällen unter 10% des vorausgegangenen Wertes und konnten somit auch keinen Hinweis auf eine phasisch ablaufende Atemdepression ergeben. Die auf die Körperoberfläche bezogenen, totraumkorrigierten Atemminutenvolumina waren in der Diazepamgruppe durchschnittlich geringer, ohne sich jedoch mit einer statistischen Signifikanz von denen der Dehydrobenzperidolgruppe zu unterscheiden (Abb. 4). Die Mittelwerte des arteriellen CO_2-Partialdruckes als Maß für eine noch

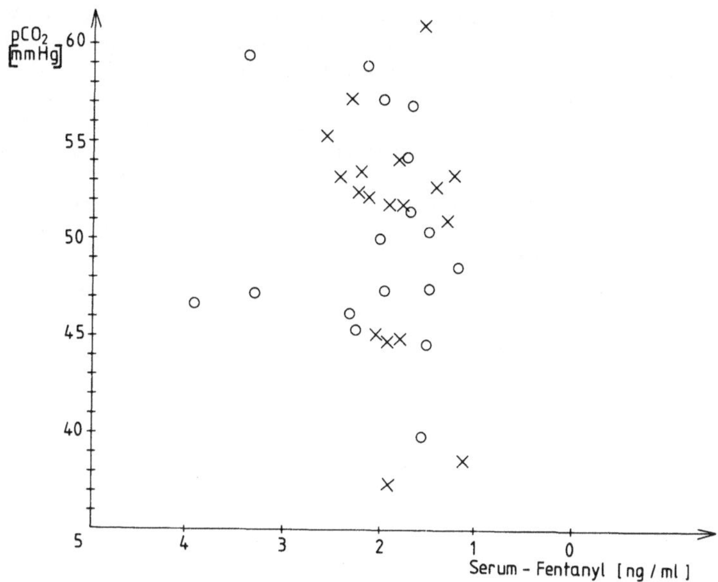

Abb. 7. Arterielle pCO_2-Werte und Serum-Fentanyl-Spiegel zu Beginn der Spontanatmung. x Opioidanästhesien mit Diazepam (n = 18), ○ Opioidanästhesien mit Droperidol (n = 17)

bestehende Atemdepression zu Beginn der Spontanatmung und die Streubreiten waren in beiden Gruppen praktisch identisch (Abb. 5). Auch die Entwicklung der arteriellen CO_2-Partialdrücke während der Spontanatmung als Maß für die Erholung von der Atemdepression ergab keinen statistisch signifikanten Unterschied (Abb. 6). Die Korrelation von Serumfentanylspiegeln und arteriellen CO_2-Partialdrücken widersprach einer engen Serum-Fentanyl-Wirkungsbeziehung (Abb. 7).

Die vorliegenden Ergebnisse zeigen, daß sich nach einmaliger Bolusgabe von Fentanyl zu Beginn einer Opioidanästhesie kein Anhalt für eine biphasisch ablaufende Atemdepression während einer 30minütigen Spontanatemperiode ergibt. Die Modifizierung der Neuroleptanästhesie mit dem Ersatz von Dehydrobenzperidol durch Diazepam scheint zumindestens in der angewandten Dosierung keine größere Gefährdung des Patienten hinsichtlich seiner postoperativen Atmung zu sein.

Literatur

1. Becker LD, Paulson BA, Miller RD, Severinghaus JW, Eger EI (1976) Biphasic respiratory depression after fentanyl-droperidol or fentanyl alone used to supplement nitrous oxide anesthesia. Anesthesiology 44:291–328
2. Foldes FF, Schapira M, Torda TAG, Duncalf D, Shiffman HP (1965) Studies on the specificity of narcotic antagonists. Anesthesiology 26:320–328
3. Forster A, Gardaz J-P, Suter PM, Gemperle M (1980) Respiratory depression by midazolam and diazepam. Anesthesiology 53:494–497
4. Henschel WF (1972) Die Neuroleptanalgesie. In: Frey R, Hügin W, Mayrhofer O (Hrsg) Lehrbuch der Anaesthesiologie, Reanimation und Intensivtherapie. Springer, Berlin Heidelberg New York, S 277

5. Kamp H-D (1982) Opioidrebound und Antagonisierung. In: Ahnefeld FW, Bergmann H, Burri C, Dick W, Doenicke A, Halmagyi M, Hossli G, Rügheimer E (Hrsg) Klinische Anästhesiologie und Intensivtherapie, Bd 24. Springer, Berlin Heidelberg New York, S 63
6. Kamp H-D, Stallenberger R, Winkelmair K (1981) Die CO_2-Antwort nach Neuroleptanästhesie. Vortrag gehalten auf dem Zentraleuropäischen Anästhesiekongreß 15.–19.9.1981 in Berlin
7. Kissil D, Yelnosky J (1968) A comparison of the effects of chlorpromazine and droperidol on the respiratory response to CO_2. Arch Int Pharmacody Ther 172:73–77
8. Rügheimer E (1981) Neuroleptanästhesie. In: Ahnefeld FW, Bergmann H, Burri C, Dick W, Doenicke A, Halmagyi M, Hossli G, Rügheimer E (Hrsg) Klinische Anästhesiologie und Intensivtherapie, Bd 23. Springer, Berlin Heidelberg New York, S 175
9. Schaer M (1981) Der postoperative Fentanyl-Rebound. Vortrag gehalten auf dem Zentraleuropäischen Anästhesiekongreß 15.–19.9.1981 in Berlin

Zur postoperativen thyreotoxischen Krise

M. Rust, T. Zilker und P. Bottermann

Einleitung

Die thyreotoxische Krise stellt eine akute, lebensbedrohliche Verschlechterung einer vorbestehenden Überfunktion der Schilddrüse dar. Die Häufigkeit dieser Erkrankung, bezogen auf die Gesamtzahl beobachteter Hyperthyreosen, wird in der Literatur unterschiedlich mit 0,7–7%, die Letalität der manifesten Krise mit ca. 50% angegeben. Für operative Belange gilt seit langem der Grundsatz, daß operative Eingriffe nur bei euthyreoter Stoffwechsellage vorgenommen werden sollten. Dies findet naturgemäß v. a. bei Schilddrüsenoperationen Beachtung. Der Anteil operierter Hyperthyreosen an der Gesamtzahl der Schilddrüsenoperationen beträgt heute in großen Kliniken etwa 10%, bei einer Operationsletalität von 0,1–0,2%. Anfang der 50er Jahre kam es noch bei 12% der operierten Hyperthyreosen zu einer thyreotoxischen Krise; das Operationsrisiko betrug damals 5–9%.

Bei schilddrüsenfernen Operationen kann eine Hyperthyreose im Rahmen der notwendigen diagnostischen Maßnahmen leicht übersehen oder gar dabei, z. B. durch jodhaltige Medikamente, Desinfizienzien oder Kontrastmittel, induziert werden. Bürgi et al. [6] fanden bei 2916 internen Patienten in 39 Fällen (1,3%) Hyperthyreosen. Bei 26 Patienten wurde die Diagnose allerdings erst nach langen diagnostischen Irrwegen gestellt. Es handelte sich dabei überwiegend um oligosymptomatisch verlaufende Erkrankungen. Wird im Rahmen der präoperativen Diagnostik eine solche Erkrankung übersehen, so werden die Symptome einer möglicherweise postoperativ auftretenden thyreotoxischen Krise leicht anderen postoperativen Komplikationsmöglichkeiten zugeordnet und die notwendige Therapie dieses selten gewordenen Krankheitsbildes verzögert. Dies soll anhand eines typischen Fallberichtes dargelegt werden.

Kasuistik

Bei einer 47jährigen Patientin war eine dringliche Operation notwendig geworden. Präoperativ wurde auf Grund einer Schilddrüsenvergrößerung und einer beschleunigten Pulsfrequenz von 90–100 min der Verdacht auf eine Schilddrüsenerkrankung geäußert. Eine zuvor außerhalb durchgeführte Schilddrüsendiagnostik hatte aber außer dem Befund einer Struma diffusa keine eindeutig pathologischen Laborwerte ergeben. Das Ergebnis einer präoperativ wiederholten Schilddrüsenhormonbestimmung wurde nicht abgewartet. Der Verlauf von Operation und Anästhesie war bis auf eine intraoperativ konstant erhöhte Pulsfrequenz mit Werten um

110–120 Schlägen/min unauffällig. Am zweiten postoperativen Tag kam es zu einer plötzlich einsetzenden Tachyarrhythmie mit Frequenzen bis zu 170 Schlägen/min. Das EKG zeigte eine absolute Arrhythmie mit Vorhofflimmern bei rascher Überleitung. Eine zunehmende kardiale Insuffizienz imponierte mit einer progredienten pulmonalen Stauung und hohen zentralvenösen Druckwerten. Ferner hatte die Patientin 39 °C Fieber. Es zeigte sich eine neurologische Symptomatik zunächst mit Hyperreflexie, dann Adynamie, pseudobulbärer Sprache und Psychosyndrom. Nachdem zuerst die Verdachtsdiagnose einer Bronchopneumonie bzw. einer rezidivierenden Lungenembolie gestellt worden war, konnten wir auf Grund der nun eingegangenen Schilddrüsenhormonwerte sowie des klinischen Bildes die Diagnose einer postoperativen thyreotoxischen Krise stellen. In den nächsten 6 Behandlungstagen kam es trotz der sofort eingeleiteten allgemeinen und speziellen intensivmedizinischen Maßnahmen zu einer weiteren Verschlechterung des klinischen Zustandsbildes mit Pulsfrequenzen um 160 Schlägen/min und einer ausgeprägten psychiatrischen Symptomatik. Erst am 7. postoperativen Tag besserte sich das kardiale und gleichzeitig auch das neurologisch-psychiatrische Zustandsbild. Die Tachyarrhythmie schlug in Sinusrhythmus mit Frequenzen um 100 Schlägen/min um. Die Zeichen der Herzinsuffizienz verschwanden.

Diskussion

Es stellte sich uns die Frage, wie sich ein solcher Fall vermeiden läßt. In erster Linie geht es wohl darum, auch als Anästhesist im Rahmen der perioperativen Tätigkeit an eine Hyperthyreose überhaupt zu denken.

Die Klassifikation der Hyperthyreose ist in Tabelle 1 dargestellt. Zumeist handelt es sich um Hyperthyreosen vom Typ des M. Basedow oder um thyreoidale Autonomien, z. B. Adenome. Adenokarzinome der Schilddrüse, Thyreoiditiden oder eine Hyperthyreosis factitia sind dagegen seltene Krankheitsbilder.

Tabelle 1. Klassifikation der Hyperthyreose

1. *Hyperthyreose vom Typ des M. Basedow („Immunhyperthyreose")*
   mit und ohne Ophthalmopathie und Dermopathie
   - Ohne Struma
   - Mit diffuser Struma
   - Mit nodöser Struma
2. *Thyreoidale Autonomie*
   immer ohne Ophthalmopathie und Dermopathie
   - Diffus
   - Nodulär (autonomes Adenom)
3. *Adenocarzinom der Schilddrüse*
   Primäres Karzinom oder Metastasen (selten!)
4. *Thyreoiditiden*
   z. B. Hashimoto-Thyreoiditis, Thyreoiditis de Quervain
5. *Hyperthyreosis factitia*
   Hormonüberdosierung

Tabelle 2. Symptomatik der Hyperthyreose

Hyperkinesie (Nervosität, leichte Ermüdbarkeit)
Tachykardie (Herzklopfen, Extrasystolie, Vorhofflimmern)
Vermehrtes Schwitzen
Wärmeempfindlichkeit
Appetitsteigerung
Gewichtsabnahme
Häufiger Stuhlgang
Struma, Exophthalmus, Akropachie, prätibiales Myxödem (M. Basedow)

Tabelle 3. Diagnostische Maßnahmen

Test		Beurteilung
1. Screening bei Hyperthyreoseverdacht		
Gesamtthyroxin-(T_4-)Bestimmung und		Normal: Euthyreose
T_3-„in-vitro"-Test		Erhöht: Hyperthyreose
2. Bei fraglichem oder pathologischem Ausfall der Screening-Untersuchungen: Vollständige Diagnostik		
a) Gesamtthyroxin (T_4)		Erhöht
b) Gesamttrijodthyronin (T_3-RIA)		Erhöht
c) TBG		–
d) T_4/TBG-Quotient		Erhöht
e) T_3-„in-vitro"-Test[a]		Erhöht
f) FT_4-Index[a]		Erhöht
g) TRH-Test	TSH vor TRH	Niedrig
	TSH nach TRH	Kein Anstieg (< 1 mE/l)
h) Szintigramm (evtl. mit Suppresion)		
Antikörperbestimmungen		Positiv
3. Kontrolle einer thyreostatischen Therapie		
S. 2.a), b) sowie c), d) oder e), f)		Erhöht, Therapie ungenügend
4. Bei thyreotoxischer Krise		
S. 2.a), b) sowie c), d) oder e), f)		

[a] e) und f) alternativ zu c) und d)

Die Symptome einer Hyperthyreose sind in Tabelle 2 aufgelistet. Die Diagnose eines voll ausgebildeten M. Basedow ist wohl meist leicht zu stellen, problematisch dagegen ist die Diagnostik oligo- oder monosymptomatischer Formen. Es gibt z. B. eine alleinige kardiale Symptomatik mit Tachykardie, Tachyarrhythmien mit Herzinsuffizienz und entsprechenden EKG-Veränderungen, eine gastrointestinale Symptomatik mit Durchfällen und Erbrechen, ein isoliertes Kachexiesyndrom oder eine überwiegend neurozerebrale Symptomatik. Insbesondere die Symptome Abmagerung, Tachykardie über 90 Schläge/min und Vorhofflimmern sowie ein auffälliger Tastbefund der Schilddrüse sollten zu einer Schilddrüsendiagnostik Anlaß geben.

Tabelle 4. Symptome der Thyreotoxischen Krise

1. *Neurologisch-psychiatrische Symptome*
   Verstärkter Tremor, Unruhe, Agitiertheit
   Bewegungsdrang im Wechsel mit apathischen Phasen
   Erregungs- und Verwirrtheitszustände, in fortgeschrittenen Stadien Somnolenz und Koma;; EEG-Veränderungen
2. *Muskuläre Adynamie*
   Allgemeine Schwäche, evtl. Pseudotetraplegie und Pseudobulbärparalyse
3. *Exsikkose und Hyperthermie*
4. *Tachypnoe und Tachykardie (> 150 Schläge/min)*
   Sinustachykardie, Vorhofflimmern
   Extrasystolie, Kammertachykardie
5. *Blutdruckerhöhung*
   Große Blutdruckamplitude (> 60 mmHg)
6. *Profuse Durchfälle*
   Dehydratation, Volumenmangel

Tabelle 5. Mögliche auslösende Ursachen einer thyreotoxischen Krise

1. Exogene diagnostische oder therapeutische Jodbelastung (jodhaltige Röntgenkontrast- und Desinfektionsmittel, Expektoranzien)
2. Interkurrente Infekte oder Traumen
3. Unzureichende oder abgebrochene thyreostatische Behandlung
4. Exazerbation nach Radiojodtherapie
5. Diagnostische TSH Gabe (Stimulation) oder T_3 Gabe (Suppression) zur Szintigraphie
6. Schilddrüsenoperationen bei Hyperthyreose: Unzureichende thyreostatische Vorbehandlung
7. Schilddrüsenferne Operationen bei Hyperthyreose: Unzureichende oder fehlende thyreostatische Vorbereitung

Wie in Tabelle 3 dargestellt, eignet sich die Bestimmung des Gesamtthyroxins T_4 und der T_3- „in-vitro"-Test als Screening-Untersuchung. Sind die Werte erhöht, so empfiehlt sich eine weitergehende Diagnostik, wie sie in der Tabelle 3 unter 2.a)–e) beschrieben ist. Kommt es zu einer unvorhergesehenen thyreotoxischen Krise, so wird man sich aber nur in seltenen Fällen auf aktuelle Laborwerte stützen können. Die Diagnose der thyreotoxischen Krise ergibt sich dann in erster Linie aus der klinischen Symptomatik.

Wie in Tabelle 4 dargestellt, imponiert in solchen Fällen eine neurologisch-psychiatrische Symptomatik, muskuläre Adynamie, Hyperthermie und Exsikkose, Tachypnoe, Tachykardie, Tachyarrhythmie, erhöhter Blutdruck mit großer Amplitude und evtl. profuser Durchfall. Die Diagnose der Krise wird durch die Suche nach möglichen auslösenden Ursachen erleichtert.

Wie in Tabelle 5 dargelegt, ist dabei in erster Linie an eine vorangehende exogene diagnostische oder therapeutische Jodbelastung zu denken. Aber auch interkurrente Infekte oder Traumen, unzureichende oder abgebrochene thyreostatische Behandlung, Exazerbation nach

Tabelle 6. Mögliche Fehlinterpretationen der thyreotoxischen Krise

1. *Andere Komaform*
   Urämisch, hepatisch, diabetisch etc.
2. *Herz-Kreislauf-Komplikationen*
   Tachykarde Rhythmusstörungen, rezidivierende Lungenembolie, Hypokaliämie, Herzinsuffiziens etc.
3. *Postoperativer „fieberhafter" Infekt*
   Pneumonie, Abszeß etc.
4. *Postoperative „reaktive" Psychose*
   „Zerebralsklerose", Alkoholentzugsdelir
5. *Intestinale Erkrankung*
   Durchfälle, Fieber

Radiojodtherapie, diagnostische TSH-Gabe oder T_3-Gabe, Schilddrüsenoperationen bei Hyperthyreose oder schilddrüsenferne Operationen bei Hyperthyreose müssen als auslösende Ursachen in Betracht gezogen werden.

Wie Tabelle 6 zeigt, sind in Zweifelsfällen differentialdiagnostisch andere Krankheitsbilder miteinzubeziehen. Es kann sich dabei um andere Komaformen, um gängige postoperative Herz-Kreislauf-Komplikationen, wie tachykarde Rhythmusstörungen, rezidivierende Lungenembolien, Hypokaliämie, Herzinsuffiziensz, postoperative fieberhafte Infekte, postoperative „reaktive" Psychosen oder intestinale Erkrankungen handeln.

Ist die Verdachtsdiagnose gestellt, so sollten unverzüglich Laborwerte abgenommen und der betreffende Patient auf eine Intensivstation verlegt werden.

Dort werden verschiedene allgemeine sowie spezielle Maßnahmen durchgeführt. Wie aus Tabelle 7 ersichtlich, gehört zu den allgemeinen Maßnahmen eine bilanzierte Infusionstherapie, wobei dem erhöhten Flüssigkeitsbedarf des Patienten Rechnung getragen werden sollte; ferner eine hochkalorische parenterale oder enterale Ernährung; physikalische und medikamentöse Maßnahmen zur Temperatursenkung; Antikoagulation, evtl. als Low-Dose, Heparinisierung zur Verminderung des bei diesem Krankheitsbild erhöhten Thromboserisikos; Antibiotikagabe bei einer zusätzlich bestehenden Infektion.

Zu den speziellen Maßnahmen zählt die Gaben von Thyreostatika, z. B. Favistan, wodurch die Schilddrüsenhormonsynthese gehemmt wird. Die parenterale Jodzufuhr, z. B. Endojodin intravenös, sollte frühestens 1–2 h nach der Blockade der Hormonsynthese durch Thyreostatika erfolgen, da sonst ein Teil des zugeführten Jods noch zur Jodisation herangezogen werden könnte. Kontraindiziert ist dieses Vorgehen bei jodinduzierten Krisen. Uns hat sich als alternative Behandlungsmöglichkeit die Gabe von Lithium bewährt. Lithium blokkiert ebenso wie Jodid die Schilddrüsenhormonfreisetzung, indem es die Hydrolyse des Thyreoglobulins hemmt. Die therapeutischen Serumspiegel sollten etwa 1 mmol/l betragen. Auf eine ausreichende Nierenfunktion ist zu achten. Wegen eines stark erhöhten Kortisolumsatzes und somit eines relativen oder absoluten Mangels an biologisch aktivem Kortison sollte ferner an einer Glukokortikoidzufuhr gedacht werden. Zu den additiven Maßnahmen gehören ferner die Gabe von β-Blockern, z. B. Dociton, und die Digitalisierung. Auch wird in der Literatur die Gabe von Reserpin empfohlen. Zu den erweiterten speziellen Maßnahmen, die vorrangig in endokrinologischen Zentren vorgenommen werden sollten, gehört die Plasmapherese und

Tabelle 7. Therapie der thyreotoxischen Krise

1. *Spezielle Maßnahmen*
   a) *Favistan i.v.*
   2 Amp. = 80 mg initial, dann 160–200 mg/24 h
   b) *Endojodin i.v.*
   1–2 h nach initialer Favistangabe 1 Amp. = 236 mg, dann 800–1000 mg/tgl. (problematisch bei jodinduzierten Hyperthyreosen)
   c) *Lithiumchlorid* (63%ige isotone Lösung zur Infusion)
   Initial 250 ml (37,5 mval) in 6 h, dann 250 ml (37,5 mval) in 24 h, Dauertherapie über 14 Tage unter Lithiumspiegelkontrolle (20–30 mval/24 h): Der Lithiumspiegel im Serum sollte bei 1 mval/l liegen
   Cave: eingeschränkte Nierenfunktion!
   d) *Glukokortikosteroide*
   Hydrocortison Hoechst: 2mal 100 mg/24 h als Infusion, schrittweise Reduzierung bei Besserung des klinischen Bildes
   e) *Digitalisierung* und *β-Rezeptoren-Blockade*
   Z. B. Pindolol (Visken) 0,1 mg/h i.v.
   Monitorkontrolle!
   f) *Reserpin*
   0,5–1 mg i.v. oder i.m.
2. *Weitere mögliche Maßnahmen*
   a) *Plasmapherese* (Hohlfaserplasmapherese)
   b) *Hämoperfusion* (Kohle oder Adsorberharz)
   c) *TGB-Gabe?*
3. *Allgemeine, intensivmedizinische Maßnahmen*
   a) Bilanzierte Infusionstherapie
   b) Parenterale Ernährung, später orale Sondenernährung
   c) Temperatursenkung (physikalisch/medikamentös), evtl. therapeutische Hypothermie
   d) Antikoagulation (minimale Heparinisierung)
   e) Antibiotikagabe bei Sekundärinfektion

die Hämoperfusion. Ziel dieser Maßnahmen ist die Senkung der aktuellen Schilddrüsenhormonspiegel im Blut und Gewebe, da die biologische Halbwertzeit der Schilddrüsenhormone ja mehrere Tage beträgt. Der Einsatz dieser Methoden ist zu erwägen, wenn die alleinige medikamentöse Behandlung nicht innerhalb von 24 h zu einer Stabilisierung geführt hat.

Schlußfolgerung

Wie die vorliegende Kasuistik zeigen sollte, kann eine unerkannte oligosymptomatisch verlaufende Hyperthyreose bei schilddrüsenfernen Operationen zu einer unerwarteten lebensbedrohlichen thyreotoxischen Krise führen. Die Übersicht über Diagnostik und Therapie dieses selten gewordenen Krankheitsbildes sollte dazu dienen, diese postoperative Komplikationsmöglichkeit auch im Rahmen der anästhesiologischen Tätigkeit in Erinnerung zu rufen.

Literatur

1. Althoff PH, Neubauer M, Schöffling K (1980) Klinik und Therapie der hyperthyreoten Krise. Notfallmedizin 6:110
2. Ashkar FS, Katims RB, Smoak WM, Gilson AJ (1970) Thyroid storm treatment with blood exchange and plasmapheresis. JAMA 214:1275
3. Atzpodien W, Beyer J, Schuster CI (1979) Die Behandlung der thyreotoxischen Krise. Intensivmed 16:579
4. Bay V, Engel U (1980) Komplikationen bei Schilddrüsenoperationen. Chirurg 51:91
5. Börner W (1974) Schilddrüsenhormone-Thyreostatika. Med Klin 69:1407
6. Bürgi H, Geiser J, Rösler H, Studer H (1978) Die verkannte Hyperthyreose beim Spitalpatienten. Schweiz Med Wochenschr 108:1257
7. Dobyns BM (1978) Prevention and management of hyperthyroid storm. World J Surg 2:293
8. Dölle W (1973) Nebenwirkungen und Wirkungen der Lithiumtherapie beim Menschen im Bereich des Endokriniums. Internist 14:175
9. Gehring D (1973) Die thyreotoxische Krise. Therapiewoche 50:4899
10. Herrmann J (1978) Neuere Aspekte in der Therapie der thyreotoxischen Krise. Dtsch Med Wochenschr 103:166
11. Kolb E (1975) Vegetative Blockade bei der operativen Behandlung der Basedowstruma. Langenbecks Arch Chir 285:18
12. James ML (1970) Endocrine disease and anaesthesia. Anesthesia 25:232
13. Josef K (1981) Potentielle Hyperthyreosen. Dtsch Aerztebl 78:2279
14. Larsen PR (1982) Thyroid-pituitary interaction. N Engl J Med 306:23
15. Laubinger G (1980) Rationelle Schilddrüsendiagnostik. Intensivmed Prax 2:115
16. Pickart CR, Werder K (1976) Diagnostik und Therapie endokriner Krisen. Intensivbehandlung 1:91
17. Rubenfeld S, Silvermann VE, Welch K, Mellette L, Kohler PO (1979) Variable plasma propanol levels in thyrotoxicosis. N Engl J Med 300:253
18. Saeed-Uz-Zafar M, Miller M, Brenemann G, Mansour J (1971) Observations on the effect of heparin on free and total thyroxin. J Clin Endocrinol 32:633
19. Spatz R, Nagel J, Kollmannsberger A, Kügler J (1975) Das Elektroencephalogramm bei der Hyperthyreose und im thyreotoxischen Koma. Z EEG 6:14
20. Sterlin K (1979) Thyroid hormone action at the cell level. N Engl J Med 300:117, 173

Hämodynamische und respiratorische Wirkung von Buprenorphin und Pethidin

M. Adt, N. Franke, H. Vogel und K. Peter

Einleitung

Zur Analgesie beim Koronarkranken sind vorzugsweise kreislaufneutrale Analgetika geeignet. Aus diesem Grund haben sich zahlreiche klinische und experimentelle Studien [2, 12, 14, 15, 17] mit den Nebenwirkungen der morphinartigen Analgetika auf Kreislauf und Myokard befaßt.

Buprenorphin [2] ist ein neues, synthetisches Opioid, welches auf Grund seiner langen Wirkungsdauer [7] zur postoperativen Analgesie, zur Schmerztherapie während Intensivbehandlung, zur Bekämpfung des Infarktschmerzes [4] und bei Tumorschmerzen [5] Verwendung findet.

Wir haben die Nebenwirkungen von Buprenorphin auf Kreislauf und Blutgase an Koronarkranken untersucht. Zum Vergleich haben wir die Nebenwirkungen von Pethidin, einem stark wirksamen Analgetikum, das in der Anästhesiologie und Intensivtherapie weit verbreitet ist, ebenfalls untersucht. Kardiologen [16, 18] beurteilen die Verwendbarkeit von Pethidin beim Koronarkranken allerdings unterschiedlich.

Methodik

Die Studie wurde an 17 Patienten, die für eine aortokoronare Bypassoperation vorgesehen waren, durchgeführt. Alle hatten eine 2- bis 3-Gefäß-Erkrankung, die Auswurffraktion lag über 60% und der linksventrikuläre enddiastolische Druck (LVEDP) lag unter 13 mmHg. Am Vorabend der Operation wurden die Patienten über die geplante Untersuchung aufgeklärt und gaben dazu ihre schriftliche Einverständniserklärung. Am Operationstag erhielt jeder Patient zur Prämedikation 50 mg Tranxilium i.m. 1 1/2 h vor Narkosebeginn wurde im Narkoseeinleitungsraum in Lokalanästhesie die linke A. radialis mit einer 18-Gauge-Teflonkanüle kanüliert und ein Swan-Ganz--Thermodilutionskatheter über die rechte V. jugularis interna unter Druckkontrolle in eine Pulmonalarterie plaziert. Nach einer Stabilisierungsphase von 15 min wurden die folgenden Kreislaufparameter gemessen bzw. errechnet:

- Herzfrequenz (HR) (min^{-1})
- systolischer, mittlerer, diastolischer arterieller Druck (SAP, MAP, DAP) (mmHg)
- systolischer, mittlerer, diastolischer Pulmonalarteriendruck (PAP_{syst}, PAP_m, PAP_{diast}) (mmHg)

- pulmonalvaskulärer Widerstand (PVR) (U)
- zentralvenöser Druck, pulmonalkapillärer Verschlußdruck (CVP, PCWP) (mmHg)
- Herzindex (CI) ($1/min/m^2$)
- peripherer Gefäßwiderstand (SVR) (U)
- „rate pressure product" (Frequenz-Druck-Produkt) (RPP)
- Blutgase

Unmittelbar danach wurden 100 mg Pethidin oder 0,3 mg Buprenorphin, jeweils gelöst in 10 ml physiologischer Kochsalzlösung, innerhalb von 60 s in den rechten Vorhof injiziert. Die Patienten waren zufällig einer der beiden Untersuchungsgruppen zugeteilt, der untersuchende Arzt und der Patient wußten nicht, welches Medikament verabfolgt wurde. Alle Meßparameter wurden nach 5, 10, 15 und 30 min wieder gemessen. Während der Vorbereitungsphase und des Meßzeitraumes wurden insgesamt 500 ml Vollelektrolytlösung infundiert.

Ergebnisse

In der Buprenorphingruppe ändern sich Herzfrequenz (Abb. 1), Cardiac index (I) (Abb. 2), arterieller Mitteldruck (Abb. 3) und „rate pressure product" (RPP) (Abb. 4) über den Meßzeitraum kaum.

In der Pethidingruppe ergaben sich 2 völlig gegensätzliche Reaktionstypen, so daß wir 2 Untergruppen – Pethidin 1 und Pethidin 2 – unterschieden haben. Von 9 Patienten reagierten 5 wie Pethidin 1 und 4 wie Pethidin 2. Die Herzfrequenz der Pethidin-1-Gruppe bleibt,

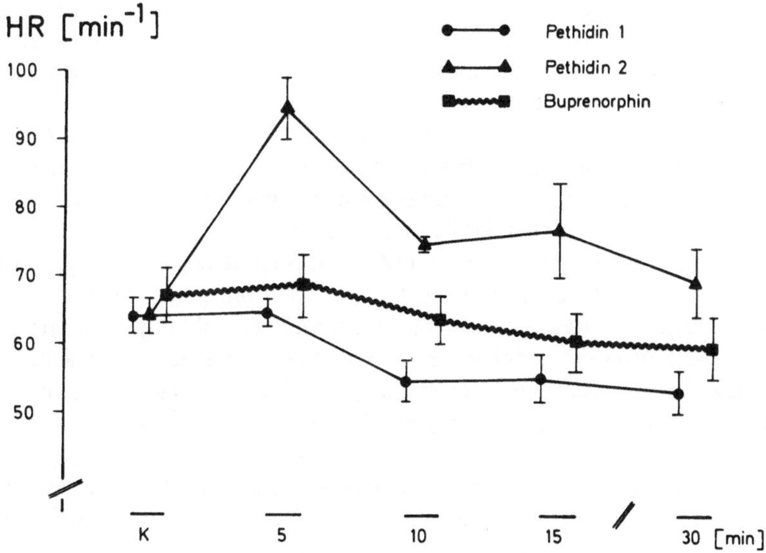

Abb. 1. Veränderungen der Herzfrequenz (*HR*) nach Gabe von 0,3 mg Buprenorphin intravenös (n = 8) und nach Gabe von 100 mg Pethidin intravenös (n = 9) über einen Zeitraum von 30 min. Mittelwerte ± SEM

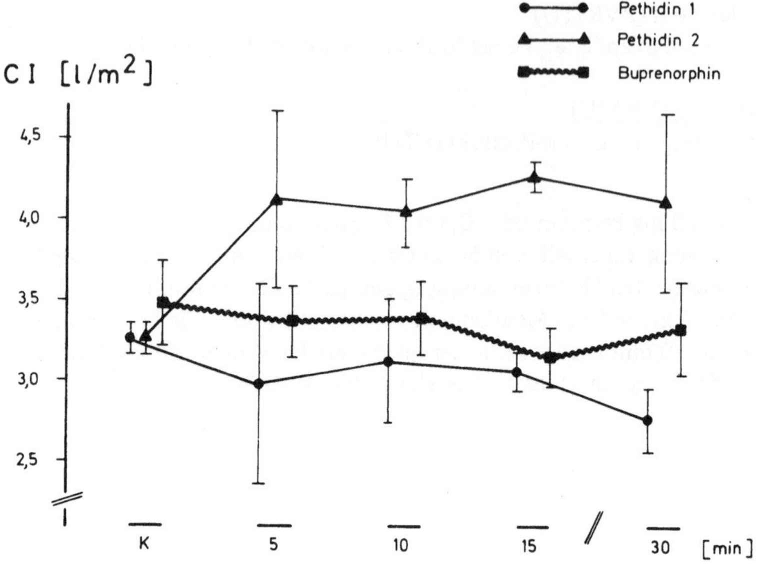

Abb. 2. Beeinflussung des Cardiac index (*CI*). Arzneimitteldosierung und Zahl der Patienten s. Abb. 1

ähnlich wie die der Buprenorphingruppe, gleich bzw. sinkt geringfügig ab. CI, arterieller Mitteldruck und RPP zeigen in der Pethidin-1-Gruppe während des Meßzeitraumes einen allmählichen Abfall und liegen jeweils unter den Werten, die in der Buprenorphingruppe ermittelt wurden. In der Pethidin-2-Gruppe hingegen kommt es schon 5 min nach Injektion zu einem erheblichen Anstieg der Herzfrequenz; der CI steigt ebenfalls deutlich über den Ausgangswert an und bleibt über den ganzen Meßzeitraum erhöht, während Herzfrequenz und RPP zwar nach 10 min wieder abfallen, jedoch ebenfalls nach 30 min noch über dem Ausgangswert liegen. Der arterielle Mitteldruck der Pethidin-2-Gruppe bleibt nahezu unverändert.

Die Veränderungen der pulmonalarteriellen Mitteldrücke sind in Abb. 5 dargestellt. Bei allen Gruppen ist ein geringer bis mittelgradiger Anstieg des pulmonalarteriellen Mitteldrukkes zu sehen, am wenigsten bei der Buprenorphingruppe, etwas mehr bei der Pethidin-1-Gruppe und noch deutlicher bei der Pethidin-2-Gruppe.

Der pulmovaskuläre Widerstand (Abb. 6) zeigt etwa gleichsinnige Anstiege.

In Abb. 7 ist die Beeinflussung der arteriellen Blutgase gezeigt. Hier war eine Unterscheidung in Pethidinuntergruppen nicht erforderlich. Sowohl Buprenorphin als auch Pethidin führen nach intravenöser Injektion zu einer Atemdepression. Diese äußert sich in einem CO_2-Anstieg, der aber nach Buprenorphin langsamer eintritt. Nach Pethidin kommt es zu einem rascheren und ausgeprägteren CO_2-Anstieg. Wahrscheinlich ist deshalb der damit einhergehende Abfall des arteriellen Sauerstoffpartialdruckes in der Pethidingruppe so erheblich, der Ausgangswert wird erst nach 30 min schrittweise wieder erreicht. Demgegenüber zeigt sich nach Buprenorphin eine wesentlich geringere Beeinflussung des arteriellen Sauerstoffpartialdruckes.

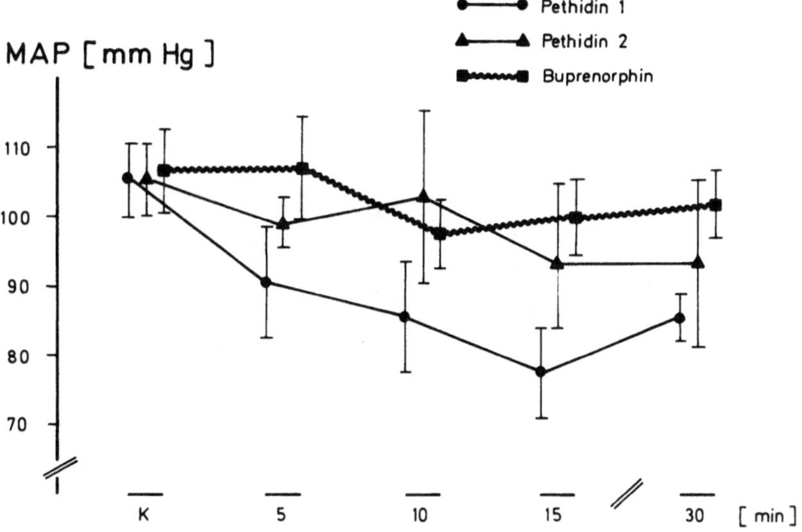

Abb. 3. Verhalten des mittleren arteriellen Druckes (*MAP*). Arzneimitteldosierung und Zahl der Patienten s. Abb. 1

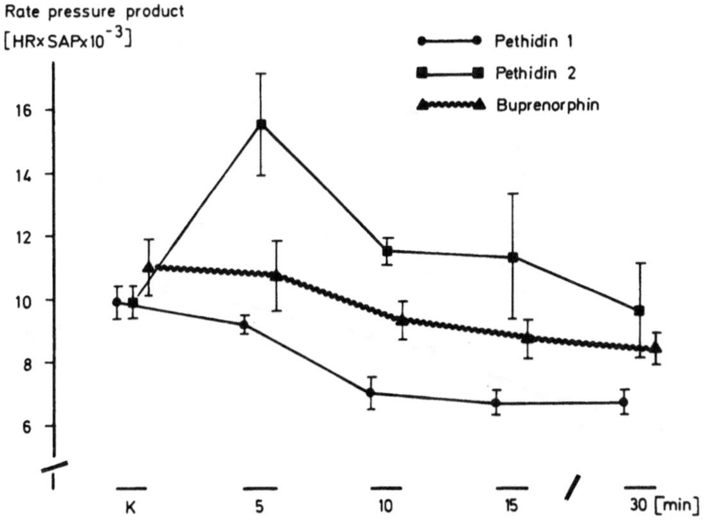

Abb. 4. Veränderungen des „rate pressure product" (*RPP*). Arzneimitteldosierung und Zahl der Patienten s. Abb. 1

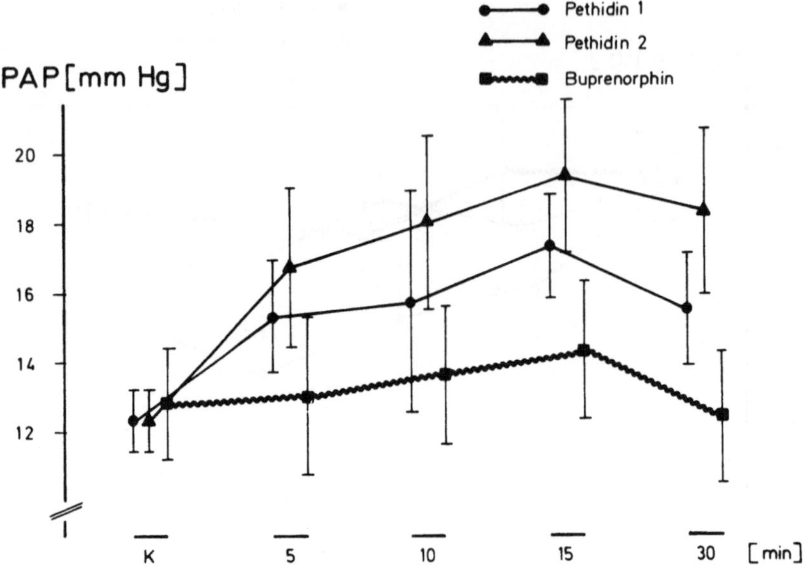

Abb. 5. Veränderungen des pulmonalarteriellen Mitteldruckes (*PAP*). Arzneimitteldosierung und Zahl der Patienten s. Abb. 1

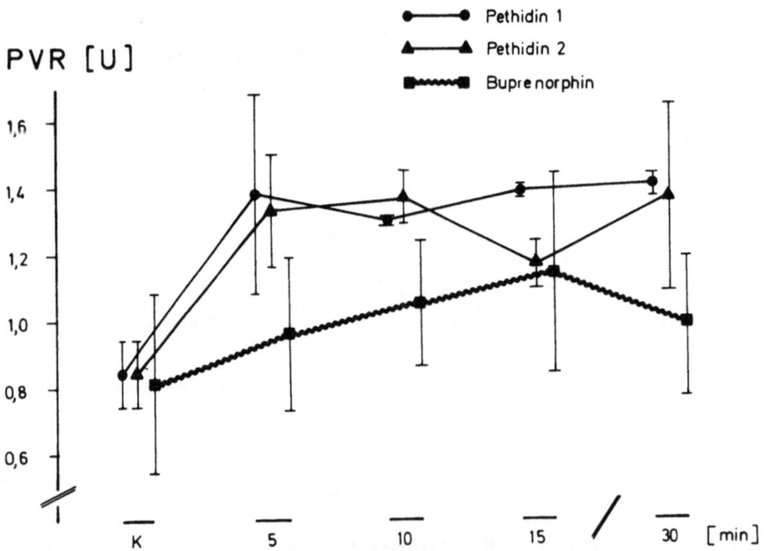

Abb. 6. Veränderungen des pulmonalvaskulären Widerstandes. (*PVR*). Arzneimitteldosierung und Zahl der Patienten s. Abb. 1

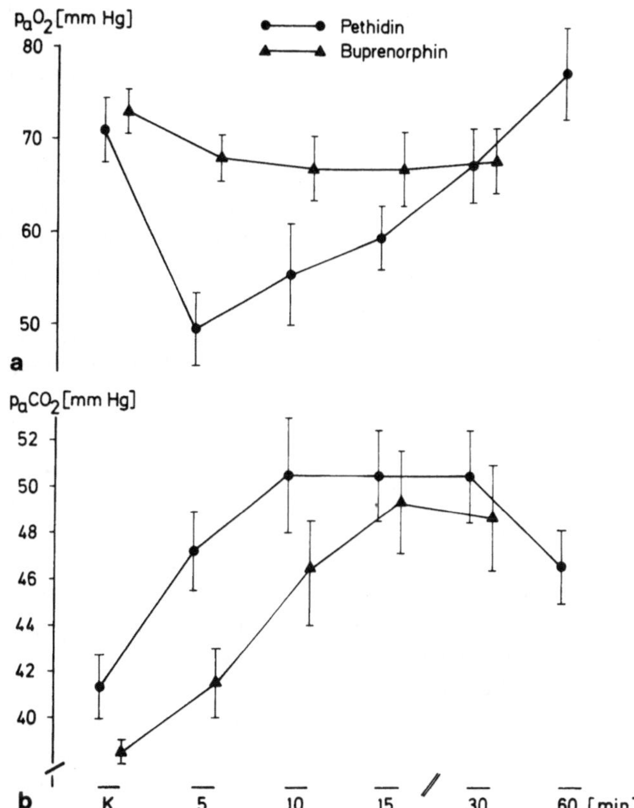

Abb. 7. Veränderungen der arteriellen Blutgase. a Arterieller O_2-Partialdruck (p_aO_2) b arterieller CO_2-Partialdruck (p_aCO_2). Arzneimitteldosierung und Zahl der Patienten s. Abb. 1

Diskussion

Die hier vorgelegten Befunde zeigen, daß die Kreislaufbeeinflussung von Buprenorphin unwesentlich ist, das RPP als Ausdruck des myokardialen Sauerstoffverbrauches sinkt geringfügig ab. In Übereinstimmung mit britischen Autoren [5, 15], welche nach Buprenorphin bei Patienten mit frischem Myokardinfarkt bzw. instabilen Kreislaufverhältnissen statistisch nicht signifikante Änderungen der Kreislaufparameter fanden, erscheint uns Buprenorphin beim Koronarkranken empfehlenswert.

Pethidin wird zwar einerseits von Kardiologen [8, 16] zur Bekämpfung des Infarktschmerzes empfohlen, andere wiederum [12, 17] fanden negativ-inotrope Wirkungen und raten zu zurückhaltender Indikationsstellung. Den Studien, die sich mit den Kreislaufwirkungen von therapeutischen Dosen Pethidin befassen, ist zwar zu entnehmen, daß auch die Voruntersucher teilweise unterschiedliche Reaktionen nach Pethidin i.v. [13] gefunden haben. Diese dürften jedoch als seltenere Spitzenwerte angesehen worden sein und gingen bei der Berechnung von Mittelwerten unter. Einzig Goodman u. Gilman [3] beschrieben unmittelbar nach i.v.-Injektion von Pethidin „einen häufig zu beobachtenden Anstieg der Herzfrequenz, der alarmierend sein kann". Diese Feststellung stimmt gut mit den hier vorgelegten Befunden überein, wenn man bedenkt, daß der hier dokumentierte Anstieg der Herzfrequenz der

Pethidin-2-Gruppe 5 min nach Injektion bereits wieder rückläufig war. Das Maximum dieser Reaktion war in der 1. und 2. min zu beobachten.

Es ist übrigens in keinem Fall vorauszusagen, nach welchem Muster die Kreislaufreaktion eines Patienten, der Pethidin i.v. erhält, ablaufen wird. Es handelte sich aber bei allen Patienten der Pethidin-2-Gruppe um labile Hypertoniker.

Die allen Opioiden eigene atemdepressorische Wirkung entspricht beim Buprenorphin der einer äquianalgetischen Dosis Morphin [11]. Auch nach wiederholten Dosen Buprenorphin ist ein tolerabler CO_2-Anstieg bei unverändertem Shunt im physiologischen Bereich festzustellen [6]. Innerhalb der ersten Stunde nach Injektion von Buprenorphin wurde eine Reduktion des Atemminutenvolumens um 16,5% bei unverändertem arteriellem CO_2-Partialdruck gesehen [6]. Bei den vorliegenden Ergebnissen zeigt sich zwar ein langsamer Anstieg des arteriellen CO_2-Partialdruckes, es kommt jedoch kaum zu einem Abfall des O_2-Partialdruckes. Somit kann man die atemdepressorische Wirkung von Buprenorphin in der hier angewandten Dosierung als milde bezeichnen.

Wie die Auswirkungen von Pethidin auf den Kreislauf, so wird auch seine atemdepressorische Wirkung unterschiedlich beurteilt. Schätzen Goodman u. Gilman [3] die atemdepressorische Wirkung von Pethidin wie die des Morphins ein, so sehen Brackow u. Loddenkemper [1] nach 50 mg Pethidin i.v. zwar eine Abnahme der Atemfrequenz, aber keine Beeinträchtigung des arteriellen pO_2. Vogel u. Burchardi [19] haben nach 75 mg Pethidin i.v. ebenfalls einen Abfall der Atemfrequenz, gekoppelt mit einem CO_2-Anstieg, jedoch keine Beeinträchtigung des arteriellen O_2-Partialdruckes gefunden. Dabei muß man aber beachten, daß diese Autoren ihre Atmungsparameter erst 15 min nach Injektion gemessen haben. In dieser Studie konnte jedoch bewiesen werden, daß die schwerwiegenderen Veränderungen an Kreislauf und Atmung unmittelbar nach Injektion von Pethidin auftreten. Daher wurde das jeweilige Maximum der Reaktion bereits nach 5 min gefunden, welches teilweise nach 15 min noch andauerte, teilweise aber nach 15 min bereits wieder rückläufig war.

Wir würden die atemdepressorische Wirkung von Pethidin im Gegensatz zu den zitierten Autoren als stark ausgeprägt bezeichnen.

Schlußfolgerung

Buprenorphin ist auf Grund seiner geringgradigen Nebenwirkungen auf Kreislauf und Atmung zur Schmerzbekämpfung beim Koronarkranken gut geeignet.

Dagegen sollte Pethidin i.v. wegen seiner uneinheitlichen Kreislaufwirkung, wegen seiner potentiell möglichen Steigerung des myokardialen Sauerstoffverbrauchs und wegen seiner atemdepressorischen Wirkung beim Koronarkranken nur mit größter Vorsicht angewendet werden.

Literatur

1. Barckow D, Loddenkemper R (1978) Wirkung von Pethidin und Pentazocin auf Kreislauf und Atmung von Patienten mit frischem Myokardinfarkt. MMW 120/40 1311–1312
2. De Castro S (1982) Buprenorphine. Ars Medici, Genf (New Drugs Series, 1)
3. Goodman S, Gilman A (1980) The Pharmacological basis of therapeutics, 6th edn. MacMillan, New York; Collier MacMillan Canada, Toronto; Baillière Tindall, London, p 513–517

4. Harcus AW, Ward AE, Smith WD (1979) Methodology of monitored release of a new preparation: Buprenorphine. Br Med J 2:1963
5. Hayes MJ, Fraser AR, Hampton JR (1979) Randomised trial comparing buprenorphine and diamorphine for chest pain in suspected myocardial infarction. Br Med J 2:300
6. Huse K, Stahl HJ, Krämer M (1978) Veränderungen von Kreislauffunktion, Atmung und des Elektroenzephalogramms nach Buprenorphin. Prakt Anaesth 13:489
7. Kamel MM, Geddes JC (1978) A comparison of buprenorphine and pethidine for immediate postoperative pain relief by the i.v. route. Br J Anaesth 50:599
8. Lee G, DeMaria AN, Amsterdam EA, Realyvasquez F, Angel J, Morrison S, Mason DT (1976) Comparative effects of morphine, meperidine and pentozocine one cardiocirculatory dynamics in patients with acute myocardial infarction. Am J Med 60:949
9. McQuay HJ, Bullingham RES, Paterson GMC, Moore RA (1980) Clinical effects of buprenorphine during and after operation. Br J Anaesth 52:1013
10. Nishioka K, Immamura T, Amaha K (1981) Evaluation of analgesic and sedative effects of a new analgesic, buprenorphine comparison of intravenous buprenorphine and pentazocine during the immediate postoperative period (auther's translation) Ars Medici, Genf (New Drugs Series, 1) Masui 30:64–69
11. Orwin JM, Orwin J, Price M (1976) A double blind comparison of buprenorphine and morphine in conscious subjects following administration by the intramuscular route. Acta Anaesthesiol Belg 27:3, 171
12. Patschke D, Eberlein MJ, Hess W, Oser G, Tarnow J, Zimmermann G (1977) Hämodynamik, Koronardurchblutung und myokardialer Sauerstoffverbrauch unter hohen Morphin-, Pethidin-, Fentanyl- und Piritramiddosen. Anaesthsist 26:239
13. Rees HA, Muir AL, MacDonald HR, Lawrie DM, Burton JL, Donald KW (1967) Circulatory effects of pethidine in patients with acute myocardial infarction. Lancet II:863–866
14. Rendig S, Amsterdam EA, Menderson GL, Mason DT (1980) Comparative cardiac contractile actions of six narcotic analgesics: Morphine, Meperidine, Pentazocine, Fentanyl, Methadone and I-α-Acteyl-methadol. J Pharmacol Exp Ther 215/1:259–264
15. Rosenfeld FL, Houston B, Thompson D, Naqui N, Malcolm AD, Williams BT, Coltart DJ (1978) Hemodynamic effects of buprenorphine after heart surgery Br J Anaesth 2:1602
16. Rudolph W, Dirschinger J (1981) Die Sofortbehandlung des akuten Herzinfarkts. Med Klin 76:178–185
17. Strauer BE (1972) Contractile responses to Morphine, Piritramide, Meperidine and Fentanyl: A comparative study of effects on the isolated ventricular myocardium. Anaesthesiology 37/3:304–310
18. Strauer BE (1973) Die Wirkung von Pethidin auf Herzmechanik und Kontraktilität des menschlichen Herzens. Klin Wochenschr 51:1105–1108
19. Vogel W, Burchardi H (1972) Der Einfluß verschiedener Analgetika (Pethidin, Pentazoxin und Piritramid) auf Atmung und Kreislauf. Prakt Anaesth 7/2:69–75

Der Einfluß einer Prämedikation mit Dexamethason auf die alveolärartielle Sauerstoffdruckdifferenz bei koronarchirurgischen Eingriffen

E. Turner, A. Weyland, K. H. Leitz und U. Braun

Einleitung

Die respiratorische Insuffizienz nach Herzoperationen, die unter Verwendung des extrakorporalen Kreislaufs durchgeführt werden, ist ein häufiger Faktor postoperativer Morbidität.

Ätiologisch sind im wesentlichen 4 Ursachen zu nennen:

1. Der chirurgische Eingriff durch mechanische Beeinträchtigung der Atemfunktion
2. Die Herzerkrankung durch Erhöhung des Drucks im kleinen Kreislauf
3. Präexistente Ventilationsstörungen
4. Das sog. Postperfusionssyndrom der Lunge

Während die ersten 3 Faktoren der respiratorischen Insuffizienz in der Regel durch postoperative Nachbeatmung zu beherrschen sind, bietet das sog. Postperfusionssyndrom der Lunge noch einige therapeutische Probleme. Wegen der Irreversibilität des ausgeprägten Syndroms sind prophylaktische Maßnahmen angezeigt, falls ihre Wirksamkeit nachgewiesen werden kann.

Das von Wilson [3] aufgrund tierexperimenteller Befunde [4] für die Prophylaxe des Postperfusionssyndroms empfohlene Methylprednisolon wurde von Enderby et al. [2] und Coffin et al. [1] untersucht und hinsichtlich der pulmonalen Veränderungen nach extrakorporalem Kreislauf als nicht wirksam eingestuft. In der vorliegenden Untersuchung sollte nun geprüft werden, inwieweit Dexamethason in der Lage ist, Lungenveränderungen nach extrakorporalem Kreislauf zu beeinflussen.

Patienten, Material und Methoden

20 Patienten, die sich einer Koronarbypassoperation unterziehen mußten, wurden untersucht. Nach dem Zufallsprinzip erhielten 10 von ihnen eine präoperative orale Dexamethasongabe von 0,5 mg/kg KG am Vorabend der Operation und eine intraoperative intravenöse Dexamethasongabe von 0,4 mg/kg KG ca. 30 min vor Beginn des extrakorporalen Kreislaufs. Bei beiden Gruppen wurde eine modifizierte Neuroleptanästhesie mit Fentanyl (7–10 µg/kg KG/h und 0,15 µg/kg KG Droperidol (DHB) sowie eine Beatmung mit Lachgas und Sauerstoff unter Kontrolle der Blutgase durchgeführt. Die Oxygenierung am extrakorporalen Kreislauf (ECC) erfolgte mit Bently-Bos-10-Bubble-Oxygenatoren. Alle Operationen wurden in milder Hypothermie (28–30 °C Rektaltemperatur) unter Anwendung der kardioplegischen Lösung

Tabelle 1. Parameter der beiden Patientenkollektive

	Mit Dexamethason	Ohne Dexamethason
n	10	10
Alter (Jahre)	57,6 ± 6,3	58,2 ± 6,1
Größe (cm)	173,3 ± 6,3	168,2 ± 5,7
Gewicht (kg)	78,7 ± 6,2	73,9 ± 9,7
ECC-Dauer (min)	86,5 ± 17,9	103,6 ± 40,7
Grafts (n)	2 ± 0,67	2 ± 0,82
Pleurotomie (n)	3	4
Blutverlust (ml)	3300	3600

Tabelle 2. Präoperative Lungenfunktion der beiden Kollektive

	Mit Dexamethason	Ohne Dexamethason
FRC (%/vom Soll)	87 ± 21	90,7 ± 11,7
FEV_{t1}/VC (%)	71,7 ± 7,6	72,4 ± 7,3
VC (% vom Soll)	75,2 ± 7,8	77,5 ± 8,0
$D_{Aa}O_2$ (F_IO_2 = 1)	173,8 ± 58	160,3 ± 48,3

FRC funktionelle Residualkapazität, FEV_t forciertes Exspirationsvolumen, *VC* Vitalkapazität, $D_{Aa}O_2$ alveolärarterielle Sauerstoffdruckdifferenz, F_IO_2 inspiratorische Sauerstofffraktion

nach Bretschneider durchgeführt. Die postoperative Behandlung bestand einheitlich in weiterer kontrollierter Normoventilation mit volumengesteuerten Respiratoren (Bennett MA 1) ohne positiven endexspiratorischen Druck bis zum nächsten Tag.

Tabelle 1 zeigt einige Parameter der Patientenkollektive, die die Vergleichbarkeit der beiden Gruppen belegen.

Tabelle 2 zeigt die präoperative Lungenfunktion der beiden Kollektive, die ebenfalls vergleichbar ist.

Die alveolärarterielle Sauerstoffdruckdifferenz ($D_{Aa}O_2$) wurde wie folgt bestimmt: Der nicht intubierte Patient erhielt über eine dichtschließende Maske 100% Sauerstoff mit einem Flow von 15 l/min aus einem Reservoirbeutel. 20 min danach wurde die arterielle Analyse abgenommen und innerhalb von 5 min bestimmt. Die Bestimmung des pO_2 erfolgte mit Hilfe des IL 413, der mit 2 Eichgasen und zusätzlich mit tonometrierten Blutproben geeicht worden war. Die Berechnung des alveolären pO_2 erfolgte nach der Alveolarluftformel. Am intubierten Patienten wurde mit 100% Sauerstoff beatmet und nach 20 min die arterielle Analyse entnommen. Die $D_{Aa}O_2$ wurde zu folgenden Zeitpunkten bestimmt: präoperativ, postoperativ bei 100% Sauerstoff nach 6 h und nach 20 h. Der zentrale Venendruck, der arterielle Blutdruck und die Herzfrequenz wurden postoperativ blutig bzw. mit dem EKG registriert und aufgeschrieben.

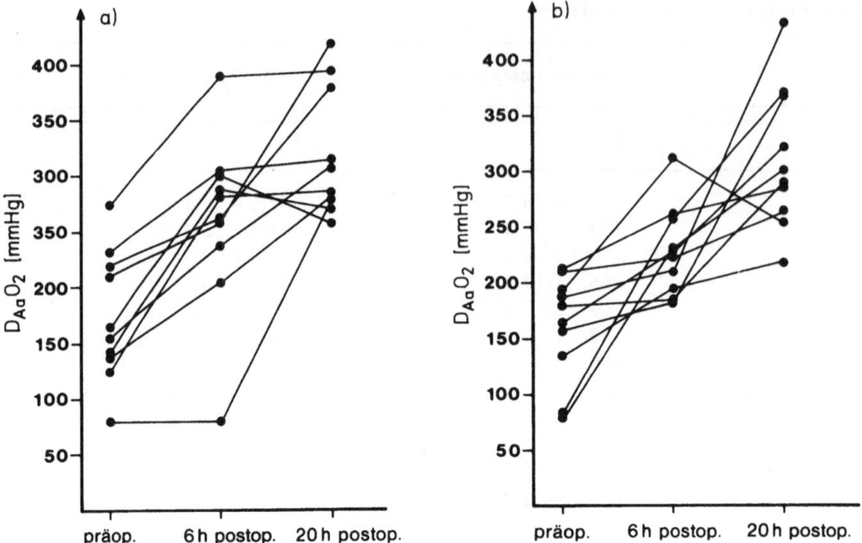

Abb. 1a, b. Verhalten der alveolärarteriellen Sauerstoffdruckdifferenz ($D_{Aa}O_2$) präoperativ und nach 6 und 20 h postoperativ. **a** Gruppe 1 (mit Dexamethason), **b** Gruppe 2 (ohne Dexamethason)

Ergebnisse

Zu keinem Zeitpunkt lag bei den Patienten die klinische Symptomatik des Low-output-Syndroms vor. 6 h nach Ende des extrakorporalen Kreislaufs wurden weder Dopamin noch blutdrucksenkende Drogen, wie z. B. Nitroglycerin, benötigt.

Die Abb. 1 zeigt das Verhalten der $D_{Aa}O_2$ präoperativ und nach 6 und 20 h postoperativ in beiden Gruppen. Wesentliche Unterschiede waren nicht festzustellen. In jedem Fall lag die postoperative $D_{Aa}O_2$ nach 20 h oberhalb des Ausgangswertes. Der mittlere Anstieg der $D_{Aa}O_2$ in Gruppe 1 war von 173,8 ± 58,3 mmHg auf 319,1 ± 57,6 mmHg nach 20 h und in Gruppe 2 von 160,3 ± 48,3 mmHg auf 309,7 ± 64,1 mmHg nach 20 h.

Diskussion

Ein positiver Einfluß von Korticoiden auf die histologisch nachgewiesenen architektonischen Veränderungen der Lungenstrombahn nach extrakorporalem Kreislauf war von Wilson [3] erwartet worden. In Übereinstimmung mit anderen Untersuchern [1, 2] konnten wir keinen positiven Effekt des Dexamethasons auf die $D_{Aa}O_2$ nach Verwendung des extrakorporalen Kreislaufs nachweisen. Genauere Untersuchungen, wie z. B. die der Diffusionskapazität, wären u. U. in der Lage, den Nachweis der Wirksamkeit des Dexamethasons zu erbringen. Wir haben jedoch bewußt den auch klinisch gut reproduzierbaren Parameter $D_{Aa}O_2$ benutzt, um damit klinisch relevante Effekte zu erfassen.

Die Möglichkeit, daß andere Faktoren die Erhöhung der $D_{Aa}O_2$ beeinflussen können, muß in Betracht gezogen werden.

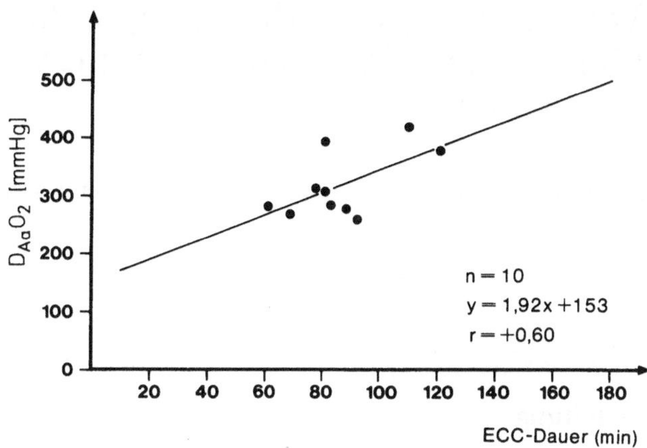

Abb. 2. Abhängigkeit der postoperativen alveolärarteriellen Sauerstoffdruckdifferenz ($D_{Aa}O_2$) nach 20 h in Abhängigkeit von der Dauer des extrakorporalen Kreislaufs (ECC) bei der Gruppe 1 (mit Dexamethason)

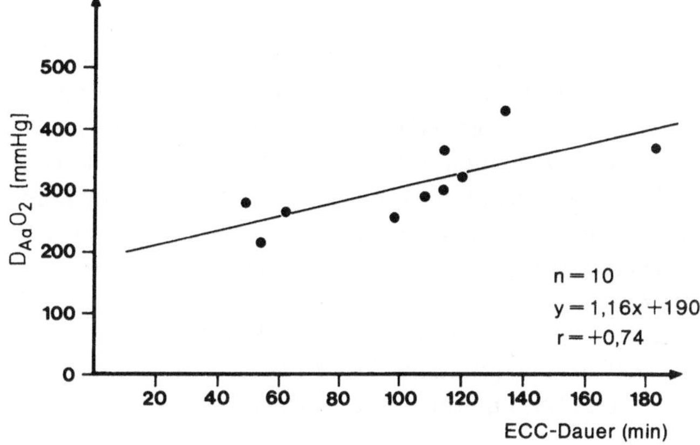

Abb. 3. Abhängigkeit der postoperativen alveolärarteriellen Sauerstoffdruckdifferenz ($D_{Aa}O_2$) nach 20 h in Abhängigkeit von der Dauer des extrakorporalen Kreislaufs (EEC) bei der Gruppe 2 (ohne Dexamethason)

Die Abb. 2 und 3 zeigen jedoch, daß eindeutig eine Korrelation zwischen der postoperativen $D_{Aa}O_2$ nach 20 h und der Dauer des extrakorporalen Kreislaufs besteht. Diese Korrelation konnte durch die Gaben von Dexamethason nicht beeinflußt werden. Unserer Meinung nach ist daher die prophylaktische Gaben von Dexamethason vor Beginn des extrakorporalen Kreislaufs zum Schutz vor postperfusionellen Lungenveränderungen nicht indiziert.

Literatur

1. Coffin LH, Shinozaki T, DeMeules JE, Browdle DA, Deane RS, Morgan JG (1975) Ineffectiveness of Methylprednisolone in the treatment of pulmonary dysfunction after cardiopulmonary bypass. Am J Surg 130:555–559
2. Enderby DH, Boylett A, Parker DJ (1979) Methyl prednisolone and lung function after cardiopulmonary bypass. Thorax 34:720–725
3. Wilson JW (1972) Treatment or prevention of pulmonary cellular damage with pharmacologic doses of corticosteroid. Surg Gynecol Obstet 134:675–681
4. Wilson JW, Ratliff NB, Mikat E, Hackel DB, Young WG, Graham TC (1971) Leukocyte changes in the pulmonary circulation. Chest [Suppl] 59

Transkutanes pCO_2-Monitoring während kardiochirurgischer Eingriffe: Der Einfluß der Hypothermie und extrakorporalen Zirkulation

C. Madler, H. Vogel, N. Franke, E. Kreuzer, K. Peter und H. T. Versmold

Einleitung

Die Messung des transkutanen CO_2-Partialdruckes findet als kontinuierliches und nichtinvasives Monitoring des arteriellen CO_2-Partialdruckes zunehmend Eingang in die perioperative Medizin. Eine der wichtigsten Einflußgrößen auf die Korrelation zwischen transkutanem und arteriellem CO_2-Partialdruck ist die Perfusion der Haut [1]. Bei reduzierter Hautperfusion ist der Abtransport des im Gewebe produzierten CO_2 vermindert und ein erhöhter transkutaner CO_2-Partialdruck ist die Folge. Um eine möglichst gute und konstante Arterialisierung des Kapillarblutes zu gewährleisten, ist die transkutane CO_2-Elektrode beheizt. Bei Low-flow-Schock mit einem Cardiacindex unter 1,5 l/min · m^2 kommt es jedoch trotz Beheizung der Elektrode zu einem Verlust der Korrelationen zwischen arteriellem und transkutanem CO_2-Partialdruck [2, 3]. Eine andere Ursache verminderter peripherer Zirkulation ist die Hypothermie, ein häufiges Zustandsbild gerade nach großen chirurgischen Interventionen [4]. Ziel unserer Untersuchungen war es, den Einfluß systemischer Hypothermie auf das Verhältnis arterieller zu transkutaner CO_2-Partialdrücke zu untersuchen. Als Modell dazu diente uns die induzierte Hypothermie unter extrakorporaler Zirkulation während kardiochirurgischer Eingriffe.

Methodik

Untersuchte Patienten

Die Untersuchung wurde an 21 Patienten mit koronarer Herzkrankheit, die sich einer aortokoronaren Bypassoperation unterzogen, durchgeführt. Alle Patienten hatten präoperativ sowohl eine normale linksventrikuläre Funktion als auch normale Lungenfunktionen. Ihr Alter lag zwischen 41 und 67 Jahren.

Versuchsablauf

Intraoperativ wurde der arterielle CO_2-Partialdruck mit dem Blutgasanalyser 2 von Technicon bestimmt. Die korrespondierenden transkutanen CO_2-Partialdrücke wurden mit der PCM-20-Elektrode von Radiometer gemessen, und zwar bei 37, 41 und 44 °C Elektrodentemperatur. Die Elektrode wurde nach 2-Punkt-Eichung jeweils infraklavikulär plaziert. Ebenfalls registriert wurden Rektaltemperatur, arterieller Mitteldruck sowie die extrakorporale Flowrate. Die Messungen wurden am normothermen Patienten mit einer Rektaltemperatur von 34–36 °C sowie in Hypothermie während extrakorporaler Zirkulation mit Rektaltemperaturen zwischen 28 und 32 °C durchgeführt. Alle Einzelmessungen wurden jeweils im Steadystate vorgenommen. Die extrakorporale Flowrate lag immer über 2,2 l/min · m^2. Der arterielle Mitteldruck lag über 60 mmHg, um einen hämodynamisch bedingten Einfluß auf die Korrelation von transkutanem zu arteriellem CO_2-Partialdruck auszuschließen.

Ergebnisse und Diskussion

Der Einfluß der extrakorporalen Zirkulation

Ein möglicher isolierter Effekt des nicht pulsatilen Blutflusses während extrakorporaler Zirkulation [5] war zunächst Gegenstand unserer Untersuchungen. Ein Vergleich der Regression, die sich für Normothermie und Spontanzirkulation mit derjenigen für Normothermie und extrakorporale Zirkulation ergibt, erlaubt Rückschlüsse auf den Einfluß der extrakorporalen Zirkulation. Beide Regressionen sind in Tabelle 1 gegenübergestellt. Hinsichtlich ihres Korrelationskoeffizienten sind sie vergleichbar. Die Regression für extrakorporale Zirkulation in Normothermie verläuft nur unwesentlich steiler. Im physiologischen Bereich sind beide Regressionen nahezu identisch. Ein durch extrakorporale Zirkulation per se induzierter Einfluß auf das Verhältnis von arteriellem zu transkutanem CO_2-Partialdruck kann somit ausgeschlossen werden.

Der Einfluß der Hypothermie

Unsere Untersuchungen zum Einfluß der Hypothermie auf die Korrelation von transkutanem zu arteriellem CO_2-Partialdruck führten wir bei 3 Elektrodentemperaturen durch. Die ermittelten Regressionen sind in Tabelle 2 zusammengefaßt. Für alle 3 verwendeten Elektrodentemperaturen gilt, daß die für Hypothermie ermittelten Regressionen jeweils steiler verlaufen als diejenigen für Normothermie. So ergibt sich beispielsweise bei 44 °C Elektrodentemperatur für einen arteriellen CO_2-Druck von 40 mmHg in Normothermie ein transkutan gemessener CO_2-Partialdruck von 55 mmHg. Der entsprechende Wert in Hypothermie liegt bei etwa

Tabelle 1. Der Einfluß der extrakorporalen Zirkulation auf das Verhältnis von arteriellem (P_aCO_2) zu transkutanen (P_sCO_2) Kohlensäuredruck am Beispiel 44 °C Elektrodentemperatur. *r* Korrelationskoeffizient, *n* Anzahl der Wertepaare

Elektrodentemperatur	Spontanzirkulation (34–36 °C)	Extrakorporale Zirkulation (34–36 °C)
44 °C	$P_sCO_2 = 1,16 \cdot P_aCO_2 + 15,21$ r = 0,8; n = 28	$P_sCO_2 = 1,24 \cdot P_aCO_2 + 14,95$ r = 0,9; n = 7

Tabelle 2. Der Einfluß der Hypothermie auf die Korrelationen von arteriellem (P_aCO_2) zu transkutanem (P_sCO_2) Kohlensäuredruck. Elektrodentemperaturen. *r* Korrelationskoeffizient, *n* Anzahl der Wertepaare

Elektrodentemperatur	Normothermie (34–36 °C)	Hypothermie (28–32 °C)
44 °C	$P_sCO_2 = P_aCO_2 \cdot 1,16 + 15,21$ r = 0,8; n = 28	$P_sCO_2 = 1,64 \cdot P_aCO_2 + 9,91$ r = 0,08; n = 24
41 °C	$P_sCO_2 = 1,06 \cdot P_aCO_2 + 14,48$ r = 0,97; n = 9	$P_sCO_2 = 1,66 \cdot P_aCO_2 + 12,44$ r = 0,76; n = 9
37 °C	$P_sCO_2 = 0,75 \cdot P_aCO_2 + 21,05$ r = 0,54; n = 15	$P_sCO_2 = 1,08 \cdot P_aCO_2 + 21,05$ r = 0,76; n = 10

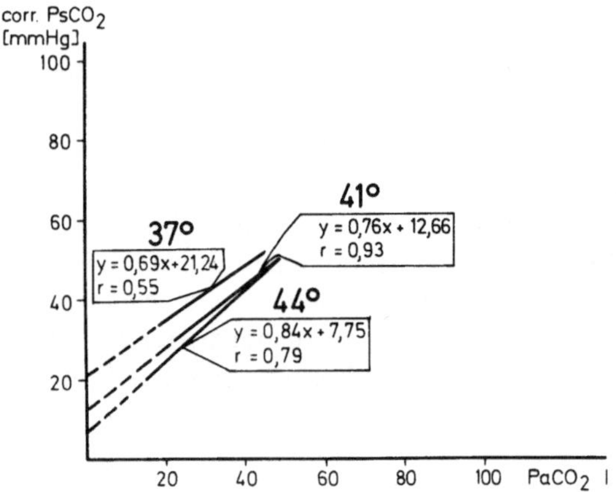

Abb. 1. Temperaturkorrigierte Regressionen für Normothermie (34–36 °C Rektaltemperatur) bei 37, 41 und 44 °C Elektrodentemperatur. In dieser wie in den folgenden Abbildungen sind auf der *Abszisse* die arteriellen CO_2-Partialdrükke ($P_a CO_2$), auf der *Ordinate* die nach Severinghaus korrigierten transkutanen CO_2-Partialdrükke (corr. $P_s CO_2$), jeweils in mmHg angetragen. *r* Korrelationskoeffizient

70 mmHg. Ähnliche Verhältnisse ergeben sich bei 41 °C Elektrodentemperatur. Die für 37 °C Elektrodentemperatur ermittelten Regressionen nehmen den flachsten Verlauf. Hier ist auch der Korrelationskoeffizient für die normotherme Regression nicht ausreichend. Insgesamt zeigt sich die Tendenz, daß die Differenz zwischen Körpertemperatur und Elektrodentemperatur sowohl einen Einfluß auf den Verlauf der Regressionen sowie auf die Korrelationen zu haben scheint. Dies steht im Einklang mit Untersuchungen von Severinghaus [2], der bei Beheizung der Elektrode einen Anstieg des transkutan ermittelten CO_2-Partialdruckes um 4,5% pro Grad Temperaturunterschied zwischen Körper und Elektrodentemperatur fand. Nach Einbeziehung dieses Korrekturfaktors erhält man temperaturkorrigierte Regressionen. In Abb. 1 sind die temperaturkorrigierten Regressionen, die am normothermen Patienten für die 3 verwendeten Elektrodentemperaturen ermittelt wurden, graphisch dargestellt. Für 37 °C Elektrodentemperatur ist der Korrelationskoeffizient nicht ausreichend. Bei 41 und 44 °C Elektrodentemperatur ergeben sich gute Übereinstimmungen zwischen dem ermittelten arteriellen CO_2-Partialdruck und dem korrespondierenden transkutanen Wert. Die in Hypothermie ermittelten temperaturkorrigierten Regressionen sind in Abb. 2 graphisch dargestellt. Auch hier ist der Korrelationskoeffizient bei 37 °C Elektrodentemperatur nicht ausreichend, um vom arteriellen CO_2-Partialdruck auf den transkutanen ausreichende Schlüsse zuzulassen. Vergleicht man die temperaturkorrigierte Regression für Hypothermie und Normothermie

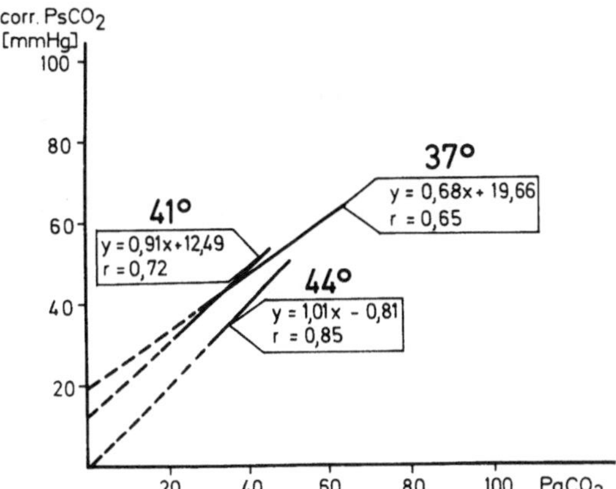

Abb. 2. Temperaturkorrigierte Regressionen für Hypothermie (28–32 °C) bei 37, 41 und 44 °C Elektrodentemperatur. *r* Korrelationskoeffizient

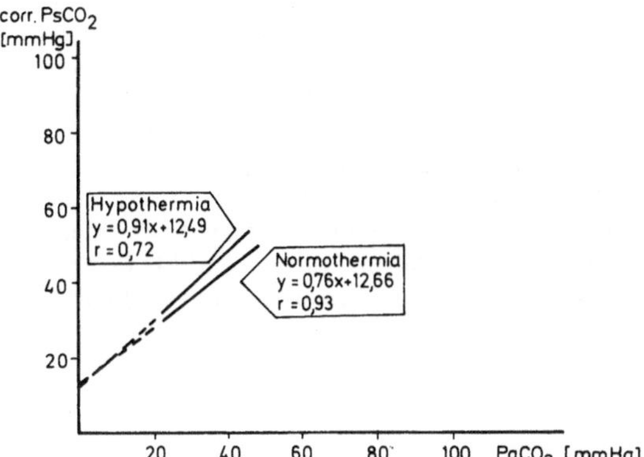

Abb. 3. Vergleich der für Hypothermie und Normothermie ermittelten temperaturkorrigierten Regression bei 41 °C Elektrodentemperatur. Der steilere Verlauf der Regression für Hypothermie ist auf eine verminderte Hautdurchblutung zurückzuführen

bei den Elektrodentemperaturen 41 und 44 °C, so stellt man fest, daß auch nach erfolgter Temperaturkorrektur ein steilerer Verlauf der für Hypothermie erhaltenen Regressionen bestehen bleibt. Die Abb. 3 zeigt die für 41 °C ermittelten Regressionen in Gegenüberstellung. Der nach Temperaturkorrektur verbleibende Nettoeffekt kann durch eine in Hypothermie verminderte Hautzirkulation mit Anreicherung von CO_2 im Gewebe und konsekutiv erhöhtem transkutanem CO_2-Partialdruck erklärt werden.

Zusammenfassende Schlußfolgerungen

Die Untersuchung des Einflusses systemischer Hypothermie auf das Verhältnis von arteriellem zu transkutanem CO_2-Partialdruck am Modell der induzierten Hypothermie unter extrakorporaler Zirkulation führte zu folgenden Ergebnissen:

1. Die besten Korrelationen zwischen arteriellem CO_2-Druck und transkutanem CO_2-Druck fanden sich bei 41 und 44 °C Elektrodentemperatur. Dies galt sowohl für Normothermie (34–36 °C) als auch für Hypothermie (28–32 °C). Die bei 37 °C Elektrodentemperatur ermittelten Korrelationen reichen nicht aus, um vom transkutanen CO_2-Partialdruck sichere Rückschlüsse auf den arteriellen CO_2-Partialdruck zu erhalten.

2. In Hypothermie sieht man den Effekt steilerer Regressionen. Dies ist zum einen bedingt durch den größeren Temperaturunterschied zwischen Körper und Elektrodentemperatur, welcher zu einem relativ höheren transkutanen CO_2-Partialdruck führt. Zum anderen spielt auch eine Verminderung der Hautperfusion in Hypothermie eine Rolle. Sie führt über einen reduzierten CO_2-Abtransport zu höheren transkutanen CO_2-Partialdrücken. Das Ausmaß dieses Effektes wird beim Vergleich der temperaturkorrigierten Regressionen sichtbar.
3. Die extrakorporale Zirkulation per se hat keinen Einfluß auf die transkutanen CO_2-Partialdrücke.

Literatur

1. Plätze J, Letzel H (1982) Simultane Erfassung von Haut-Sublingual- Oesophagial- und Rektaltemperatur bei intubierten Patienten. Anaesthesist 31:396–399
2. Severinghaus JW, Stafford M, Bradley F (1978) tc PCO_2 Elektrode design, calibration and temperature gradient problems. Acta Anaesthesiol Scand [Suppl] 68:118–122
3. Shea MA, Indeglia RA, Dorman FD et al (1976) The biologic response to pumping blood. Trans Am Soc Artif Intern Organs 13:116 ff.
4. Stanley T (1978) Arterial pressure and deltoid muscle gas tensions during cardiopulmonary bypass. Can Anaesth Soc J 25:286–288
5. Tremper KK, Shoemaker WC (1981) Transcutaneous PO_2 and PCO_2 monitoring of addult surgical patients with and without low-flow-shock. Intensive Care Med 7:263–264
6. Vogel F, Heer S, Spannbrucker N (1981) Comparative measurements of cutanous and arterial PCO_2 in patients in low cardiac output. Intensive Care Med 7:258–259

Einfluß der Hämodilution und Hämoseparation auf den Blutverbrauch bei aortokoronaren Venenbypassoperationen

W. Dietrich, E. Göb, A. Barankay, H. P. Mitto und J. A. Richter

Steigende Zahl von Operationen am offenen Herzen und damit verstärkte Nachfrage nach homologen Blutkonserven bei sinkendem Angebot sowie die Gefahren der Hepatitis und des Auftretens von Serumreaktionen machen den sparsamen Gebrauch homologer Blutkonserven zur Notwendigkeit. Um den Fremdblutverbrauch zu reduzieren, werden in der Herzchirurgie verschiedene Techniken angewendet. Neben der heute in den meisten Zentren üblichen, nichtblutigen Füllung des Oxygenators sind dies:

1. Die isovolämische Hämodilution
2. Die Retransfusion des Oxygenatorblutes nach Beendigung der extrakorporalen Zirkulation (EKZ)
3. Aufarbeiten des Oxygenatorblutes zu Erythrozytenkonzentraten
4. Intraoperative Autotransfusion vor Heparinisierung und nach Antagonisierung des Heparins
5. Retransfusion des über die Mediastinaldrainagen postoperativ verlorenen Blutes

Der Wert und Nutzen dieser Verfahren in Hinsicht auf Einsparung von Fremdblut wird in der Literatur nicht ganz einheitlich beurteilt. Die präoperative Hämodilution soll zwischen 18 [4] und 50 [5] % Fremdblut einsparen. Durch kombinierte Verfahren ließen sich Einsparungen bis zu 60% [6] erreichen. Unter extremen Blutsparmaßnahmen konnten in Cleveland 94% aller Patienten ohne Fremdblutgabe operiert und behandelt werden [2]. Die Ergebnisse bei der Retransfusion von postoperativ verlorenem Mediastinaldrainagenblut sind sehr unterschiedlich. Schaff et al. [7] berichteten über eine Fremdbluteinsparung von 50%, während andere Autoren diese Methode als wertlos im Hinblick auf die Fremdbluteinsparung bezeichnen [1]. Ziel unserer retrospektiv durchgeführten Untersuchung war, den Einfluß von Hämodilutions- und Hämoseparationstechniken getrennt und in Kombination bei koronarchirurgischen Eingriffen auf mögliche Fremdbluteinsparungen hin zu untersuchen.

Methode

139 Patienten, die sich im Jahre 1980 einer aortokoronaren Venenbypassoperation unterziehen mußten und die hinsichtlich Alter, Geschlecht, Gewicht und Anzahl der Venenbypasses vergleichbar waren, wurden in unserer Untersuchung aufgenommen. Die extrakorporale Zirkulation wurde nach standardisierter Methode durchgeführt, wobei der Oxygenator mit 1400 ml kristalloider Lösung gefüllt wurde.

Die 139 Patienten wurden 5 Gruppen zugeordnet: Gruppe I (n = 37) bildete die Kontrollgruppe. Nach Beendigung der extrakorporalen Zirkulation und dem Erreichen stabiler Kreislaufverhältnisse wurde den Patienten dieser Gruppe nur homologes Blut als Volumensubstitution zugeführt. In der Gruppe II (n = 26) wurde das nach Beendigung der EKZ im Oxygenator verbliebene Blut den Patienten retransfundiert. Bei den Patienten der Gruppe III (n = 36) führten wir nach Einleitung der Narkose und vor Heparinisierung eine isovolämische Hämodilution durch. Das entnommene Blutvolumen wurde durch Hydroxyäthylstärke und Plasmaproteinfraktion im Volumenverhältnis 1 : 1 ersetzt. Es wurden 10 ml/kg KG Eigenblut entnommen. Durch Plasmaseparation und Auswaschen von Heparin und Zellfragmenten wurden in den Gruppen IV (n = 20) und V (n = 20) aus dem Inhalt des Oxygenators gewaschene Erythrozytenkonzentrate hergestellt[1]. Zusätzlich wurden die Patienten der Gruppe V isovolämisch hämodiluiert.

Patienten mit einer Einschränkung der linksventrikulären Funktion und/oder Hb-Werten < 15 g% wurden den Gruppen II und IV zugeordnet, während Patienten mit unauffälliger Ventrikelfunktion und einem präoperativ hohen Hb-Wert (> 15 g%) den Hämodilutionsgruppen III und V zugeteilt wurden. Die Hämatokrit- und Hb-Werte wurden von der Aufnahme bis zur Entlassung des Patienten an 8 Stationen bestimmt. Die Gabe von autologem und homologem Vollblut, Erythrozytenkonzentrat sowie Fresh-frozen-Plasma wurde registriert. Der Blutverlust 6, 12 und 24 h postoperativ wurde festgehalten (Mittelwerte ± SEM). Signifikanzen wurden mit Hilfe des Student-t-Testes ermittelt.

Ergebnisse

Die Kontrollgruppe erhielt kein autologes Blut. In der Gruppe II wurden 762 ± 61,7 ml Oxygenatorblut retransfundiert. In der Gruppe III wurden präoperativ 747 ± 51,4 ml autologes Blut entnommen. 632 ± 46,7 ml Erythrozytenkonzentrat wurde in der Gruppe IV aus dem Oxygenator gewonnen. 731 ± 54,5 ml Blut wurde den Patienten der Gruppe V vor der extrakorporalen Zirkulation abgenommen und 580 ± 44,6 ml Erythrozytenkonzentrat nach der EKZ aus dem Oxygenator gewonnen und retransfundiert. Die wichtigsten Ergebnisse hinsichtlich Blutverbrauch und Blutverlust sind aus Tabelle 1 ersichtlich.

Sowohl in absoluten Zahlen als auch unter Berücksichtigung von Körpergewicht und Erythrozytenkonzentratgabe fanden sich signifikante bzw. hochsignifikante Unterschiede im Verbrauch homologen Blutes. Der Blutverlust über die Drainagen zeigte nur in der Gruppe II – Rückgabe des Oxygenatorinhaltes – signifikant höhere 12- und 24-h-Werte als in den anderen Gruppen. Die Hb- und Hk-Werte, die präoperativ in den Gruppen III und V – den Gruppen also, in denen hämodiluiert wurde – signifikant über denen der anderen Gruppen lagen, wiesen bei der Entlassung praktisch identische Größen auf.

Ohne Frendblutgabe während der Operation kamen in der Gruppe II 3, in der Gruppe III 20, in der Gruppe IV 5 und in der Gruppe V 12 Patienten aus. Völlig ohne homologe Transfusionen blieben in der Gruppe III 3, in der Gruppe IV 1 und in der Gruppe V 2 Patienten. Die durchschnittliche Aufenthaltsdauer auf der Intensivstation lag zwischen 2,9 und 3,4 Tagen.

---

1 Cell Saver, Hämonetics GmbH, München

Tabelle 1. Verbrauch von homologem Vollblut und Erythrozytenkonzentrat (*EK*), postoperativer Blutverlust, Veränderungen von Hämoglobin (*Hb*) und Hämatokrit (*Hk*) bei 139 koronarchirurgischen Patienten und unterschiedlichen Blutspartechniken. $\bar{x} \pm$ SEM, *p < 0,05, ** p < 0,01 vs. Gruppe 1

Gruppe	I	II	III	IV	V
Blutverbrauch insgesamt (ml)	2716 (± 195)	2096* (± 213)	1291** (± 171)	1225** (± 194)	800** (± 172)
Blut + EK (ml/kg KG)	41,2 (± 2,6)	30,5** (± 2,4)	21,2** (± 2,4)	19,5** (± 2,8)	15,5** (± 2,9)
Blutverlust postoperativ (ml/kg KG)	10,3 (± 0,6)	13,0* (± 1,1)	11,7 (± 1,0)	10,2 (± 1,0)	10,0 (± 1,1)
Hb präoperativ (g%)	14,8 (± 0,3)	14,6 (± 0,3)	15,9** (± 0,2)	14,5 (± 0,3)	15,8* (± 0,3)
Hk präoperativ (%)	42,5 (± 0,9)	42,5 (± 0,7)	45,5 (± 0,6)	41,7 (± 0,9)	45,5 (± 0,8)
Hb, Entlassung (g%)	12,6 (± 0,2)	12,6 (± 0,2)	12,5 (± 0,2)	12,5 (± 0,2)	12,7 (± 0,3)
Hk, Entlassung (%)	37,2 (± 0,7)	37,1 (± 0,5)	37,1 (± 0,5)	37,1 (± 0,5)	37,7 (± 0,8)

Wir sahen keine Komplikationen durch unsere Blutsparverfahren. Insgesamt mußten 3 Patienten wegen starker Blutung rethorakotomiert werden. Diese Patienten zeigten alle ein normales Gerinnungsverhalten.

Diskussion

In Übereinstimmung mit den Angaben aus der Literatur fanden auch wir eine Fremdbluteinsparung durch Hämodilution, die bei 52% lag. Eine Einsparung an Vollblut um 55% gegenüber der Kontrollgruppe brachte bei gleichen präoperativen Hb- und Hk-Werten die Gewinnung von Erythrozytenkonzentrat aus dem Oxygenatorinhalt (Gruppe IV). Die Kombination von präoperativer isovolämischer Hämodilution und Hämoseparation brachte zwar eine weitere Einsparung des Vollblutverbrauchs von 38% (Gruppe V gegen Gruppe III), doch war diese Änderung nicht signifikant. Die größte Bluteinsparung gegenüber der Kontrollgruppe zeigte die Gruppe V. Hier wurden 70% homologes Vollblut weniger gebraucht.

Um eine ausreichende Sauerstoffversorgung des Herzens zu gewährleisten, sollte der Hämatokrit bei Beendigung der extrakorporalen Zirkulation nicht unter 25% liegen. Da ca. 7–10 min nach Beendigung der EKZ durch Hämoseparation ein transfusionsfertiges Erythrozytenkonzentrat mit einem Hämatokrit von 60–65% zur Verfügung steht, kann der Hämatokritwert des Patienten schnell und ohne große Volumenbelastung angehoben werden.

Bei jeder koronaren Herzerkrankung, also bei jedem unserer Patienten, liegt eine relative Kontraindikation zur Hämodilution vor [8]. Der kardial limitierende Faktor der Hämodilution, der koronare Blutfluß [3], ist mit einfachen klinischen Mitteln nicht zu bestimmen. Auf jeden Fall darf die Hämodilution nur unter strenger hämodynamischer und elektrokardiographischer Kontrolle erfolgen. Bei angiographisch gesicherter Einschränkung der regionalen Wandbeweglichkeit (Hypokinesie, Dyskinesie) und/oder EKG-Veränderungen sowie bei Hypertrophie des linken Ventrikels (z. B. koronare Herzerkrankung und zusätzliche Aortenstenose) ist eine Hämodilution kontraindiziert.

Die Rückgabe des Oxygenatorinhaltes hat sich bei uns als wenig nützlich erwiesen. Mit einer Einsparung von 23% gegenüber der Kontrollgruppe hatte die Gruppe II die geringste Fremdbluteinsparung, während sie mit einem postoperativen Blutverlust von 1000 ml oder 13 ml/kg KG signifikant über allen anderen Gruppen lag. Diese erhöhte Blutungsneigung führen wir auf den Heparingehalt des retransfundierten Blutes zurück. Wegen des niedrigen Hämatokrits des im Oxygenator verbliebenen Restblutes ist es nur unter großer Volumenbelastung des frisch operierten Herzens möglich, mit dieser Methode die sauerstofftransportierenden Bestandteile des Blutes schnell zu vermehren. Da auch mit der Dauer der extrakorporalen Zirkulation die Qualität dieses Blutes abnimmt, sollte diese Methode bei einer EKZ-Dauer von über 1 h nicht angewendet werden.

Die Anzahl der mit Hilfe der Herz-Lungen-Maschine durchgeführten Operationen stieg in unserer Klinik von 1979–1981 um 17%. Gleichzeitig sank im gleichen Zeitraum – nachdem die hier geschilderten Einsparverfahren intensiver angewandt wurden – der Verbrauch an homologen Blutkonserven um 31%. Sicher beeinflussen auch andere Faktoren die Aussagekraft dieser Zahlen, doch spiegeln sie gut eine Tendenz wider.

Zusammenfassung

Wir fanden keine wesentliche Bluteinsparung durch Retransfusion des Oxygenatorinhalts nach der EKZ, dagegen eine deutliche Bluteinsparung nach präoperativer isovolämischer Hämodilution. Doch sind der Anwendung der Hämodilution in der Koronarchirurgie Grenzen gesetzt. Eine ebenso deutliche Einsparung erreichten wir durch intraoperative Hämoseparation. Sie kann schnell, unproblematisch und komplikationslos durchgeführt werden. Hinsichtlich der Frembluteinsparung ergänzen sich die beiden Verfahren. Über die erhebliche Verminderung des homologen Blutverbrauchs durch Hämodilution und Hämoseparation kommt es auch zu einem Rückgang der in der Herzchirurgie als Komplikation gefürchteten Hepatitiserkrankungen.

Literatur

1. Bennet JG (1982) Autotransfusion of drained mediastinal blood. Thorac Cardiovasc Surg 30:28
2. Cosgrove DM, Thurer RL, Lytle BW, Gill CG, Peter M, Loop FD (1979) Blood conservation during myocardial revascularisation. Ann Thorac Surg 28:184
3. Hagl S, Heimisch W, Meisner H, Erben R, Baum M, Mendler N (1977) The effect of hemodilution on regional myocardial function in the presence of coronary stenosis. Basic Res Cardiol 72:344
4. Kaplan JA, Canarella C, Jones EL, Kutner MH, Hatcher CR, Dunbar RW (1977) Autologous blood transfusion during cardiac surgery. A re-evaluation of three methods. J Thorac Cardiovasc Surg 74:4
5. Lawson NW, Ochsner JL, Mills NL, Leonhard GL (1974) The use of hemodilution and fresh autologous blood in open heart surgery. Anesth Analg (Cleve 53

6. Moran JM, Babka R, Silberman S, Rice PL, Pifarré R, Sullivan HJ, Montoya A (1978) Immediate centrifugation of oxygenator contents after cardiopulmonary bypass. J Thorac Cardiovasc Surg 76:510
7. Schaff HV, Hauer JM, Bell WR, Gardner TJ, Donahoo JS, Gott VL, Brawley RK (1978) Autotransfusion of shed mediastinal blood after cardiac surgery. J Thorac Cardiovasc Surg 75:632
8. Sunder-Plassmann L, Klövekorn WP, Meßmer K (1976) Präoperative Hämodilution: Grundlagen, Adaptationsmechanismen und Grenzen klinischer Anwendung. Anaesthesist 25

Hämodynamische Wirkung der Anästhesie mit Midazolam-Fentanyl bei Patienten mit koronarer Herzerkrankung: Bolus oder Perfusorapplikation?

E. Göb, A. Barankay, P. Späth und J. A. Richter

Einleitung

Verglichen mit der „High-dose-Fentanyl"-Anästhesie ergibt sich durch die Kombination eines Benzodiazepins mit Fentanyl zur Einleitung und Aufrechterhaltung der Narkose der Vorteil einer gesicherten hypnotischen und amnestischen Wirkung [8, 12, 16, 17, 20]. Zudem wird eine deutliche Verringerung der erforderlichen Fentanyldosis möglich [3, 9].

Midazolam zeichnet sich gegenüber herkömmlichen Benzodiazepinen, wie Diazepam und Flunitrazepam, durch eine deutlich kürzere Wirkungsdauer mit einer β-Plasmahalbwertzeit von 1,5–2 h aus [2, 5, 13]. Da bei der Metabolisierung keine sedativ wirkenden Derivate entstehen, ergibt sich eine gute Steuerbarkeit [10, 13]. Die Wasserlöslichkeit ermöglicht eine schmerzfreie Injektion bei Kompatibilität mit anderen i.v.-Anästhetika. Die Kombination von Midazolam und Fentanyl wurde bereits von mehreren Arbeitsgruppen als geeignetes Anästhesieverfahren auch für Patienten mit Herzklappenvitien oder koronarer Herzerkrankung beschrieben [6, 14, 15, 18].

Hack et al. [6] fanden nach einer Dosis von 0,15 mg/kg KG Midazolam, kombiniert mit 0,007 mg/kg KG Fentanyl, eine Abnahme des mittleren arteriellen Druckes (MAP) um 16%, der Herzfrequenz (HR) um 5% und des Herzindex (CI) um 28%. Schulte-Sasse et al. [15] beschrieben nach Gabe von 0,2 mg/kg KG Midazolam und 0,01 mg/kg KG Fentanyl ein Absinken des MAP um 18%, des CI um 6% bei unveränderter HR. In den Untersuchungen von Stoyanov et al. [18] führte die Gabe von 0,15 mg/kg KG Midazolam und 0,1 mg/kg KG Fentanyl zu einer Abnahme des MAP um 20%, der HR um 11% und des CI um 26%.

Bei Narkoseeinleitung mit 0,2 mg/kg KG Midazolam und 0,01 mg/kg KG Fentanyl haben wir bei Patienten mit koronarer Herzerkrankung (KHE) vereinzelt stärkere Blutdruckabfälle [4] beobachtet (Abb. 1). Diese Veränderungen können durch die Verminderung der Vorbelastung („preload"), des Systemwiderstandes (SVR) und des Herzzeitvolumens (CO) erklärt werden. Über eine Verschiebung einer möglicherweise kritischen O_2-Supply-demand-Ratio können regional bestehende Ischämien ohne Anzeichen einer globalen Myokardischämie verstärkt werden [11]. Ein Blutdruckabfall von 15–20% kann zu einem Anstieg der Laktatextraktion im Koronarsinusblut führen. Diese Veränderungen, als Zeichen einer zunehmenden Myokardischämie, führen nicht notwendigerweise zu registrierbaren Ischämiezeichen im EKG [19].

Ziel des ersten Teils unserer Untersuchung war es, die Veränderungen der Hämodynamik während der Narkoseeinleitung, Intubation und chirurgischen Stimulation mit Midazolam und Fentanyl nach 2maliger Bolus- bzw. Perfusorbolusapplikation zu vergleichen. Es wurde erwartet, daß die Perfusorapplikation die Hämodynamik weniger beeinflussen würde.

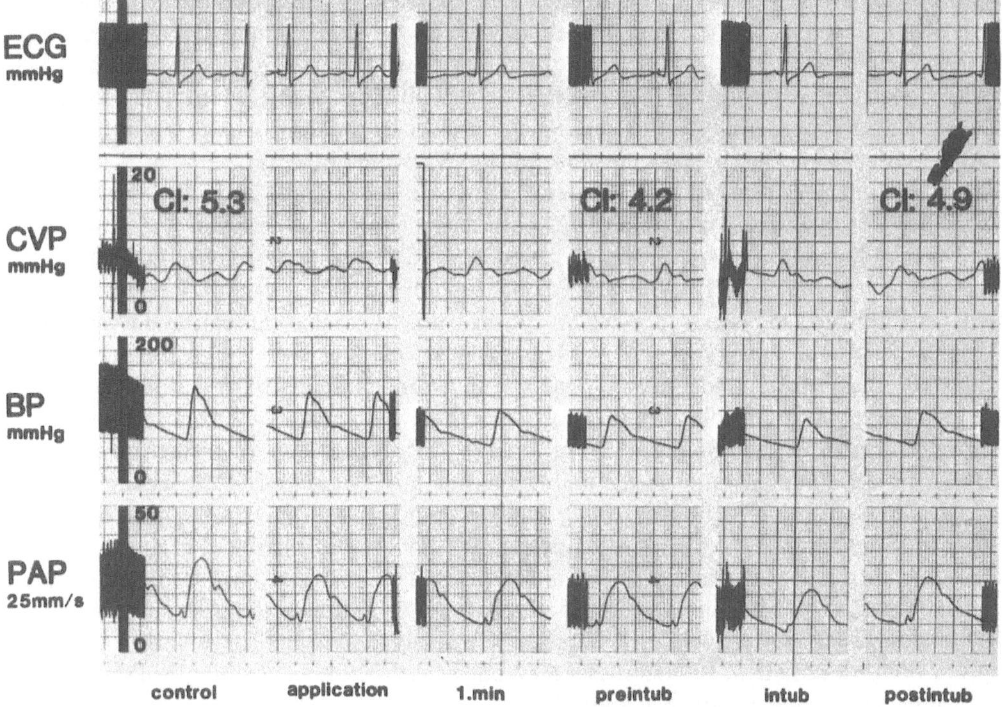

Abb. 1. Originalregistrierung einer Narkoseeinleitung mit einer Bolusapplikation von 0,2 mg/kg KG Midazolam und 10 µg/kg KG Fentanyl. Vom Ausgangswert (*control*) kommt es während 2minütiger Bolusgabe (*application* und *1. min*) bis zum Zeitpunkt vor Intubation (*preintub*) zu einem raschen Abfall des systolischen und diastolischen Blutdruckes (*BP*) bei Verminderung des Herzindex (*CI*) und des Pulmonalarteriendruckes (*PAP*). Unter der Intubation (*intub*) kommt es bis zum Zeitpunkt nach Intubation (*postintub*) zur Normalisierung der registrierten Parameter. *ECG*, Elektrokardiogramm, *CVP* zentralvenöser Druck

Im zweiten Untersuchungsteil wollten wir möglichst konstante Bedingungen der Hämodynamik für die volle Operationsdauer mit einer individuell angepaßten Perfusorapplikation von Midazolam und Fentanyl anstreben. Die notwendige Gesamtdosis dieser Medikamente sollte ermittelt werden.

Material und Methodik

Die vorliegende Untersuchung wurde an 30 KHE-Patienten mit normaler Ventrikelfunktion (Ejection fraction > 40%; Linksventrikulärer enddiastolischer Druck (LVEDP) < 15 mmHg) durchgeführt. Eine präoperativ angesetzte Therapie mit β-Rezeptoren-Blockern bzw. Nitropräparaten wurde bis zum Vorabend der koronarchirurgischen Operation beibehalten.

Mit der schriftlichen Einverständniserklärung der Patienten für die Untersuchung wurden zur Prämedikation 0,2 mg/kg KG Morphin, 0,007 mg/kg KG Atropin und 2 mg/kg KG Nembutal gegeben.

Während der EKG-Überwachung wurden in Lokalanästhesie arterielle und venöse Katheter, einschließlich Swan-Ganz-Thermodilutionskatheter, zur Registrierung der hämodynamischen Parameter eingeführt. Fortlaufend registriert wurden Elektrokardiogramm (EKG), Herzfrequenz (HR), systolischer (SBP), diastolischer (DBP) und mittlerer arterieller Druck (MAP), zentralvenöser Druck (CVP), pulmonalarterieller Druck (PAP), linker Vorhofdruck (LAP), rechter Vorhofdruck (RAP) sowie kapillarer Verschlußdruck (PCWP). Die Messung des Herzzeitvolumens (CO) erfolgte mit der Thermodilutionsmethode. Berechnet wurden Herzindex (CI), Schlagvolumenindex (SVI), pulmonaler (PVR) und peripherer Gefäßwiderstand (SVR), linksventrikulärer Schlagarbeitsindex (LVSWI), „ratepressureproduct" (RPP) und triple index",, (TI) (RPP · PCWP). Anschließend erhielten die jeweils 10 Patienten der Bolus- und der Perfusorbolusgruppe zur Einleitung der Narkose und Intubation 0,2 mg/kg KG Midazolam und 10 µg/kg KG Fentanyl, einmal als Bolus innerhalb 2 min, im anderen Falle als Perfusorinfusion innerhalb 10 min. 3–4 min vor dem Hautschnitt wurde in beiden Gruppen ein zusätzlicher Bolus von 0,2 mg/kg KG Midazolam und 5 µg/kg KG Fentanyl gegeben. Im zweiten Teil der Studie erhielten weitere 10 Patienten – als Perfusorgruppe bezeichnet – nach Einleiten der Narkose und Intubation mit 0,2 mg/kg KG Midazolam und 5 µg/kg KG Fentanyl eine Perfusormischung von 0,6 mg/ml Midazolam und 40 µg/ml Fentanyl zur Aufrechterhaltung der Narkose. Orientiert an der Hämodynamik wurde, beginnend mit einer „loading dose" von etwa 1 ml/min für den Zeitraum von 20 min, die Perfusormischung vor der chirurgischen Intervention gegeben; die weitere Applikation erfolgte kontinuierlich. Mit individueller Dosierung wurde angestrebt, die hämodynamischen Schwankungen in engsten Grenzen zu halten. Das mit dieser Methode erreichte Hämodynamikprofil und der Medikamentenverbrauch wurden analysiert.

Die hämodynamischen Messungen erfolgten zu festgelegten Zeitpunkten. Mittelwerte, Standardabweichungen (SD) und Standardabweichungen vom Mittelwert (SEM) wurden berechnet und die Ergebnisse einer statistischen Signifikanzprüfung mit dem Student-t-Test für gepaarte Stichproben unterzogen.

Ergebnisse

In Abb. 2 werden die Veränderungen der hämodynamischen Parameter während der Einleitung der Narkose und zur Intubation in der Bolusgruppe und in der Perfusorbolusgruppe gezeigt. Vom Kontrollwert fiel in der Bolusgruppe der MAP mit 32% bis zum Zeitpunkt vor Intubation signifikant ab ($p < 0{,}01$); auch der 16%ige Abfall in der Perfusorbolusgruppe war signifikant ($p < 0{,}05$). Diese Veränderungen erfolgten in der Perfusorbolusgruppe langsam über einen Zeitraum von 10 min, in der Bolusgruppe jedoch innerhalb von 2 min. In beiden Gruppen kam es zu keinen signifikanten Veränderungen der Parameter unter der Intubation.

Bei den berechneten hämodynamischen Größen (Abb. 3) fanden wir einen signifikanten ($p < 0{,}01$) Abfall des LVSWI in der Bolusgruppe (–43%) zum Zeitpunkt vor Intubation gegenüber dem Kontrollwert. Auch in der Perfusorbolusgruppe war dieser Abfall des LVSWI mit 31% signifikant ($p < 0{,}05$). Das Absinken des Systemwiderstandes (–36%) war nur in der Bolusgruppe signifikant ($p < 0{,}01$). Das RPP nahm sowohl in der Bolusgruppe (–41%) als auch in der Perfusorbolusgruppe (–25%) hochsignifikant ($p < 0{,}01$) ab. Der TI als weiterer indirekter Parameter des myokardialen Sauerstoffverbrauchs spiegelte ähnliche Verhältnisse wider. In der Bolusgruppe kam es mit 50% zu einem hochsignifikanten ($p < 0{,}01$), in der

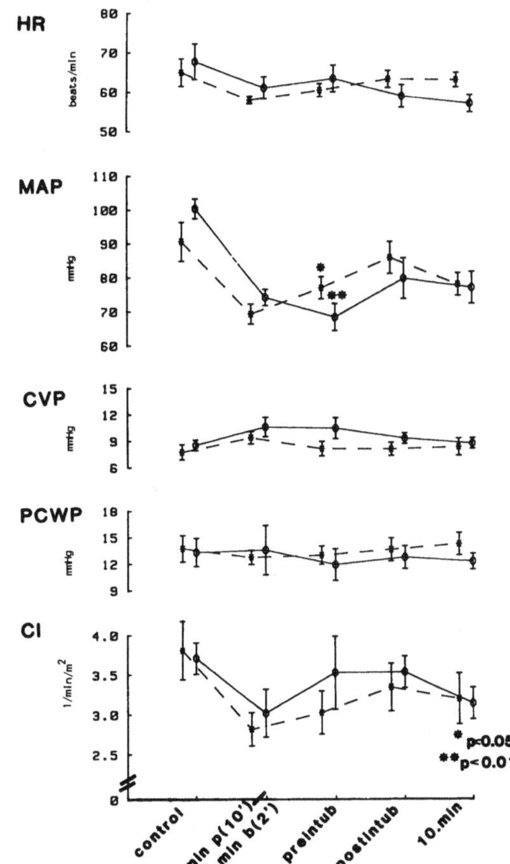

Abb. 2. Veränderungen der registrierten hämodynamischen Parameter (*HR* Herzfrequenz, *MAP* mittlerer arterieller Druck, *CVP* zentralvenöser Druck, *PCWP* kapillarer Verschlußdruck, *CI* Herzindex) in der Bolusgruppe (o---o) und in der Perfusorbolusgruppe (*---*) vom Kontrollwert (*control*) bis 10 min nach erfolgter Medikamentenapplikation (*10. min*) von 0,2 mg/kg KG Midazolam und 10 µg/kg KG Fentanyl. Die Zeitachse ist unterschiedlich: *1. min b (2')* Meßzeitpunkt 1 min nach 2minütiger Bolusapplikation; *1. min p (10')* Meßzeitpunkt 1 min nach 10minütiger Perfusorapplikation; *preintub* vor Intubation; *postintub* nach Intubation

Perfusorbolusgruppe mit 31% zu einem signifikanten ($p < 0,05$) Abfall des TI. Mit Operationsbeginn kam es in beiden Gruppen zu Anstiegen von MAP, SVR, RPP und TI bis zur Sternotomie. Folglich mußte beispielsweise bei 8 von 10 Patienten der Bolusgruppe die Narkose durch Gabe weiterer i.v.-Anästhetika ergänzt werden. Die Therapie mit Vasodilatatoren wurde bei 9 von 10 Patienten nötig.

In der Perfusorgruppe (Abb. 4) gelang es mit Beginn der „loading dose" bis zur Hautinzision, die hämodynamischen Parameter stabil zu halten. Unter der chirurgischen Stimulation kam es nur zu einem leichten Anstieg des MAP, der im Mittel nach Sternotomie um 12 mmHg (+ 16%) höher lag als vor der Hautinzision, sich jedoch vom Kontrollwert nicht signifikant unterschied (+ 7%). Die übrigen gemessenen und berechneten (Abb. 5) hämodynamischen Parameter zeigten eine noch ausgeprägtere Stabilität. Entsprechend kam es auch beim SVI nur zu geringen, klinisch kaum bedeutsamen numerischen Veränderungen (Tabelle 1). Der SBP lag zu keinem Zeitpunkt über 130 mmHg, der für den koronaren Perfusionsdruck bedeutsame DBP im Mittel zu keinem Zeitpunkt unter 60 mmHg (Tabelle 1).

Die quantitative Auswertung des kumulativen Verbrauches von Fentanyl und Midazolam von Anästhesiebeginn bis Operationsende geht aus Abb. 6 hervor. So wurden bis zur Hautinzision im Durchschnitt 1,29 ± 0,11 mg Fentanyl und 27,3 ± 3,34 mg Midazolam appli-

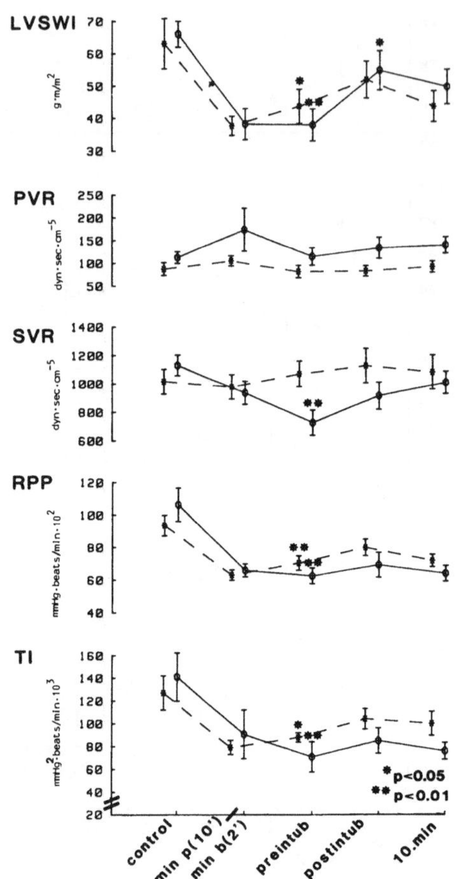

Abb. 3. Veränderungen der berechneten hämodynamischen Parameter (*LVSWI* linksventrikulärer Schlagarbeitsindex, *PVR* pulmonaler Gefäßwiderstand, *SVR* peripherer Gefäßwiderstand, *RPP* „rate pressure product", *TI* „triple index"). Sonstige Abkürzungen wie in Abb. 2

ziert. Für die gesamte Anästhesiedauer wurden 2,8 ± 0,77 mg Fentanyl und 47,8 ± 9,4 mg Midazolam benötigt.

Umgerechnet ergeben sich bei individueller Dosierung in der Perfusorgruppe folgende Zahlen (Tabelle 2): Der mittlere intraoperative Gesamtverbrauch von Fentanyl betrug 41,5 ± 11,9 μg/kg KG, der von Midazolam 0,69 ± 0,16 μg/kg KG. Bei einer mittleren Anästhesiedauer von 5,2 ± 0,6 h ergibt sich für Fentanyl ein mittlerer Verbrauch von 8 μg/kg KG/h, für Midazolam von 0,13 mg/kg KG/h, entsprechend 0,13 ± 0,04 μg/kg KG/min Fentanyl und 2,18 ± 0,51 μg/kg KG/min Midazolam. Die große Diskrepanz von individuellem Maximalverbrauch (13,3 mg/kg KG/h Fentanyl und 0,19 mg/kg KG/h Midazolam) und Minimalverbrauch (5,7 μg/kg KG/h Fentanyl und 0,097 mg/kg KG/h Midazolam) bestätigt den unterschiedlichen Narkotikabedarf einzelner Patienten.

Die Extubation der Patienten erfolgte im Mittel 8 h nach Operationsende. Der intraoperative Vasodilatatorverbrauch war äußerst gering: Nur 4 von 10 Patienten erhielten jeweils 1 mg Isosorbitdinitrat (ISDN), ein Patient benötigte während der extrakorporalen Zirkulation 25 mg Urapidil. Postoperativ war jedoch bei 7 von 10 Patienten eine Blutdrucksenkung mit Nitroprussid-Natrium (NPN) erforderlich.

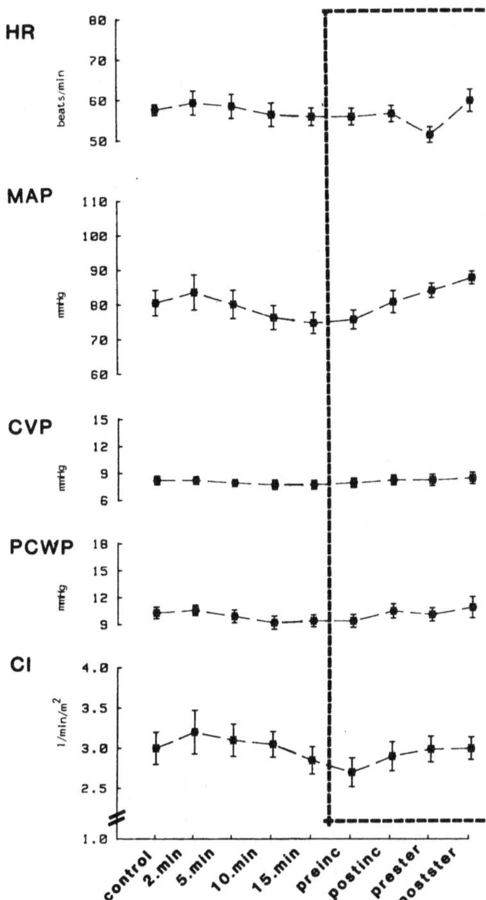

Abb. 4. Veränderungen der registrierten hämodynamischen Parameter (*HR* Herzfrequenz, *MAP* mittlerer arterieller Druck, *CVP* zentralvenöser Druck, *PCWP* kapillarer Verschlußdruck, *CI* Herzindex) in der Perfusorgruppe (•---•) während der „loading phase" (*control, 2., 5. 10.* und *15. min*) und nach chirurgischer Stimulation: *preinc* vor Hautinzision, *postinc* nach Hautinzision, *prester* vor Sternotomie, *postster* nach Sternotomie

Diskussion

Die in der Bolusgruppe nach der Applikation von Midazolam und Fentanyl gemessenen hämodynamischen Veränderungen traten in der Perfusorbolusgruppe in etwas geringerem Ausmaß und zeitlich verzögert ein. In beiden Gruppen kam es zu einer deutlichen Verminderung des durch indirekte Parameter (RPP und TI) gemessenen myokardialen Sauerstoffverbrauchs. Vor allem in der Bolusgruppe führte jedoch der signifikante Abfall des Systemwiderstandes und des arteriellen Blutdruckes über eine Abnahme des koronaren Perfusionsdruckes auch zu einer Verminderung des myokardialen Sauerstoffangebotes [16]. Insofern scheint bei der gewählten Medikamentendosierung, die ein rasches und sicheres Einschlafen der Patienten bewirkte, die Perfusorapplikation das etwas schonendere Einleitungsverfahren zu sein.

Aufgrund der gewonnenen Erfahrungen mit Midazolam-Fentanyl haben wir versucht, im zweiten Teil der Studie in der Perfusorgruppe nach Einleiten der Narkose die Hämodynamik bei variabler und individueller Medikamentendosierung über die gesamte Anästhesiedauer möglichst stabil zu halten. Mit einer „loading dose" und anschließend individueller Dosierung einer konstanten Perfusormischung von Midazolam (0,6 mg/ml) und Fentanyl (0,04 mg/ml) gelang es sowohl in der „loadingphase" als auch während der gesamten Operation, die Hämo-

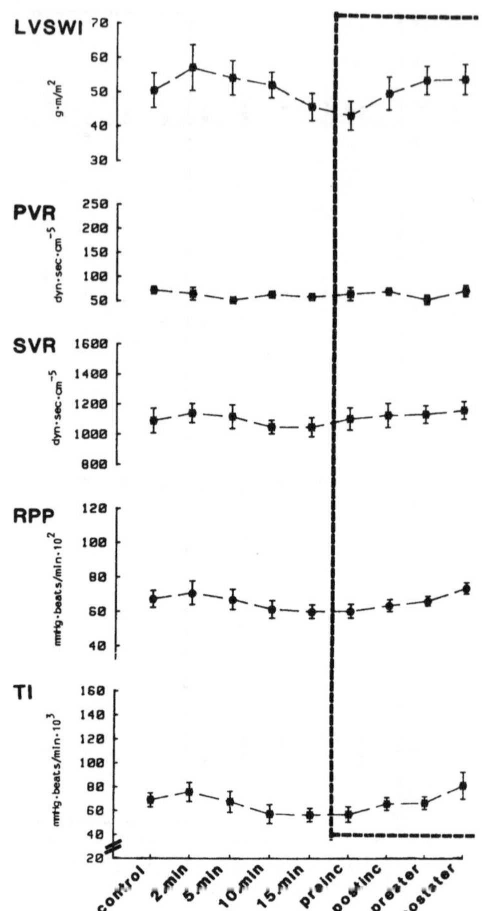

Abb. 5. Veränderungen der berechneten hämodynamischen Parameter (*LVSWI* linksventrikulärer Schlagarbietindex, *PVR* pulmonaler Gefäßwiderstand, *SVR* peripherer Gefäßwiderstand, *RPP* „rate pressure product", *TI* „triple index"). Sonstige Abkürzungen wie in Abb. 4

dynamik weitgehend stabil zu halten. Sollte sich der bisherige klinische Eindruck einer verstärkten peripheren Vasodilatation unter dem bisherigen Midazolam-Fentanyl-Verhältnis von 15 : 1 bestätigen, wäre an eine Reduktion des Midazolamanteils zu denken. Nahezu ohne den Einsatz von vasoaktiven Substanzen konnten die das O_2-Supply-demand-Verhältnis belastenden Blutdruckabfälle und -anstiege verhindert werden.

Die von uns an Hand der Hämodynamik gefundenen Medikamentenverbrauchswerte für Midazolam und Fentanyl stehen weitgehend im Einklang mit den aufgrund von Pharmakokinetik und Plasmaspiegelbestimmungen bereits in der Literatur [1, 7, 10] vorgeschlagenen Infusionsmodellen. Für Midazolam wurde von Amrein et al. [1] nach einer Bolusgabe von 0,15 mg/kg KG zur Aufrechterhaltung eines wirksamen Plasmaspiegels von 200–300 ng/ml eine Infusionsgeschwindigkeit von 0,06–0,08 mg/kg KG/h angegeben.

Von Hengstmann et al. [7] wurde für Fentanyl nach einem Bolus von 1,25 mg (250 μg für 5 min) eine anschließende Dauerinfusion von 9 μg/min zur Aufrechterhaltung eines als wirksam erachteten Plasmaspiegels von 20–25 ng/ml vorgeschlagen. Bei Miteinbeziehung der initialen Einschlafdosis (0,2 mg/kg KG Midazolam und 5 μg/kg KG Fentanyl) zeigten unsere Ergebnisse einen Verbrauch von Midazolam von 0,13 mg/kg KG/h und für Fentanyl von

Tabelle 1. Veränderungen der kardiovaskulären Parameter bei Aufrechterhaltung der Anästhesie mit Midazolam-Fentanyl in der Perfusorgruppe (n = 10). $\bar{x}$ Mittelwerte; ± *SD* Standardabweichungen, Erklärung der übrigen Abkürzungen s. Text

		Kontrolle		Vor Hautinzision		Nach Hautinzision		Vor Sternotomie		Nach Sternotomie	
		$\bar{x}$	± SD	$\bar{x}$	± SD	$\bar{x}$	± SD	$\bar{x}$	± SD	$\bar{x}$	± SD
HR	(Schläge/min)	57,5	4,25	55,4	6,6	56,0	6,41	55,2	6,14	59,1	8,93
MAP	(mmHg)	80,6	11,62	75,5	8,64	80,5	10,12	83,7	6,60	87,3	5,90
SBP	(mmHg)	116,3	21,03	100,0	15,77	114,2	15,73	120,5	13,6	125,6	12,26
DBP	(mmHg)	66,2	10,64	61,5	9,59	64,4	10,35	67,2	6,10	69,7	6,04
PAP	(mmHg)	14,7	2,11	13,3	2,11	15,1	3,10	13,8	1,87	16,0	4,67
LAP	(mmHg)	10,3	2,05	9,4	2,31	10,5	2,55	10,1	2,37	10,9	3,78
RAP	(mmHg)	8,2	1,55	7,9	1,66	8,2	1,75	8,2	1,98	8,4	2,01
CI	($l/min/m^2$)	3,0	0,56	2,71	0,51	2,92	0,55	2,99	0,48	3,04	0,43
SVI	($ml/Schläge/m^2$)	53,0	10,47	49,3	9,05	51,0	10,56	54,4	9,26	52,4	10,19
LVSWI	($g \cdot m/m^2$)	50,4	14,38	43,13	11,84	49,5	14,56	53,5	12,38	53,8	13,15
SVR	($dyn \cdot s \cdot cm^{-5}$)	1090,0	232,41	1100,5	208,63	1123,9	24,07	1129,5	175,03	1157,2	174,80
PVR	($dyn \cdot s \cdot cm^{-5}$)	72,2	21,56	67,0	37,98	72,3	22,63	55,4	29,4	73,9	33,89
$RPP \cdot 10^2$	(mmHg · Schläge/min)	67,3	15,54	60,5	12,73	63,8	11,08	66,4	8,86	73,9	10,38
$TI \cdot 10^3$	(RPP · PCWP)	69	18,59	57	20,39	65,9	16,87	66,7	16,87	81,4	36,03

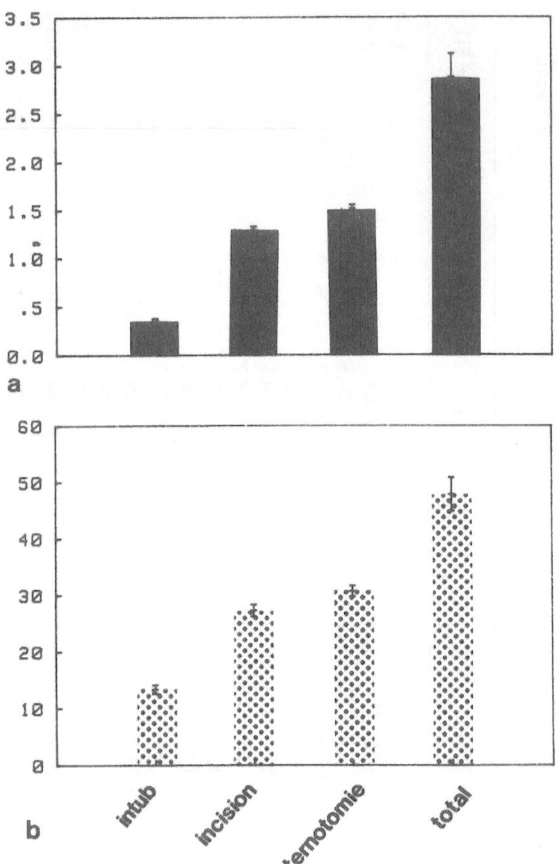

Abb. 6a, b. Kumulative Darstellung des Verbrauchs von Fentanyl (**a**) und Midazolam (**b**) in mg in der Perfusorgruppe bis zur Intubation (*intub*), Inzision (*incision*), Sternotomie (*sternotomie*) und bis zum intraoperativen Totalverbrauch (*total*) bei n = 10 Patienten

Tabelle 2. Intraoperativer Gesamtverbrauch von Midazolam und Fentanyl in der Perfusorgruppe $\bar{x}$ Mittelwert, *MAX* Maximalverbrauch, *MIN* Minimalverbrauch

	$\bar{x}$	MAX	MIN
Fentanyl (μg/kg KG)	41,5	59,6	27,2
Midazolam (mg/kg KG)	0,69	0,95	0,46
Fentanyl (μg/kg KG/h)	8,0	13,3	5,7
Midazolam (mg/kg KG/h)	0,13	0,19	0,097
Anästhesie (h)	5,2	6,5	4,5
Extubation (h)	8	14	4

8 μg/kg KG/h. Es darf angenommen werden, daß die gleichzeitige Applikation von Fentanyl und Midazolam (Perfusorgruppe) durch Medikamenteninteraktion bei der Metabolisierung und Ausscheidung in eher höheren Plasmaspiegeln resultiert [3]. Allerdings können Plasmaspiegelbestimmungen von Medikamenten, die ihre Wirkung an spezifischen, hochselektiven Rezeptoren entfalten, per se nur grob orientierenden Charakter und damit nur einen relativen Wert für die Narkoseführung haben [10].

Insbesondere muß bei Koronarpatienten mit normaler Ventrikelfunktion und Neigung zu hyperdynamer Kreislaufregulation [2, 20] schon primär von einem erhöhten Narkotikabedarf ausgegangen werden, da die Vermeidung der hämodynamischen Folgen einer sympathoadrenergen Stimulation während der Operation absolute Priorität hat. Neben einer tiefen Narkoseführung wird letztlich auch die Therapie mit Vasodilatatoren allgemein [20] akzeptiert. Der Vasodilatatorverbrauch der Patienten der Perfusorgruppe ist auffallend gering gewesen (4 von 10 Patienten hatten 1 mg ISDN). Neben der Tatsache, daß Benzodiazepine ohne negative Folgen für die Hämodynamik während koronarchirurgischer Eingriffe eine drastische Fentanyleinsparung [6, 9] ermöglichen, liegt der Schluß nahe, daß es mit dem Konzept der „loading dose“ und anschließender individueller Dosierung über einen Perfusor gelingt, sonst streßvolle Operationsabschnitte vorausschauend zu therapieren und damit den Kreislauf weitgehend stabil zu halten. Geringerer Narkotikaverbrauch und eine ausgewogene Hämodynamik sind die Folge. Deshalb ist der Perfusorapplikation der Vorzug zu geben.

Zusammenfassung

Bei 2 koronarchirurgischen Patientengruppen (n = 10) wurde die Hämodynamik nach Bolusapplikation von Midazolam (0,2 mg/kg KG) und Fentanyl (10 μg/kg KG) mit einer Perfusorapplikation in der Einleitungsphase der Narkose verglichen.

Die hämodynamischen Veränderungen im Sinne einer Vasodilatation mit gleichzeitiger Verminderung des myokardialen Sauerstoffverbrauchs, aber auch des Sauerstoffangebots waren bei der Perfusorapplikation etwas weniger ausgeprägt und traten protrahiert ein.

Mit dem Ziel der Konstanthaltung der Hämodynamik über die gesamten Operationsdauer bekamen 10 weitere Patienten nach Einleiten der Narkose eine festgelegte Perfusormischung von 0,66ml/kg KG Midazolam und 40 μg/ml Fentanyl im Sinner einer „loading dose“ und anschließend individueller Dosierung zur Aufrechterhaltung der Anästhesie. Bei auffallend niedrigem Vasodilatatorverbrauch konnte mit einer intraoperativen Gesamtdosis von im Durchschnitt 0,69 mg/kg KG Midazolam und 41, 5 μg/kg KG Fentanyl eine gute Anästhesie mit stabilem Hämodynamikprofil durchgeführt werden. Diese Resultate sprechen für eine Perfusorapplikation.

Literatur

1. Amrein R, Cano JP, Eckert M, Coassolo P (1981) Pharmakokinetik von Midazolam nach intravenöser Verabreichung. Arzneimittelforsch 31 (II)/12a:2202–2205
2. Brown CR, Sarnquist FH, Canup CA, Pedley TA (1979) Clinical, electroencephalographic and pharmacokinetic studies of a watersoluble benzodiazepine, midazolam maleate. Anesthesiology 50:467–471

3. Dimai W, Alon E, Kaye SE, Gattiker R (1980) Hemodynamic effects of various fentanyl doses combined with flunitrazepam for coronary artery bypass grafting. 7th World Congress of Anaesthesiologists, Hamburg, 1980 [Abstr] p 164
4. Goeb E, Barankay A, Späth P, Richter JA (1982) Haemodynamics and myocardial oxygen demand during various combinations of midazolam, ketamine and fentanyl for coronary artery bypass surgery. Anaesthesia, Sixth European Congress of Anaesthesiology, London, 1982, Summaries, p 464
5. Grote B, Doenicke A, Kugler J, Suttmann H, Laub M (1980) Midazolam: Dosisfindung mit Hilfe des Encephalogramms. Anaesthesist 29:635–636
6. Hack G, Murday H, Orellano L, Hermans E, Rudolph A (1981) Hämodynamische Effekte einer Kombination von Etomidate, Flunitrazepam oder Midazolam mit Fentanyl zur Anästhesieeinleitung bei Patienten mit Herzklappenvitien. ZAK Berlin 1981. Zusammenfassung der Vorträge, S 155
7. Hengstmann JH, Stoeckel H, Schüttler J (1980) Infusion model for fentanyl based on pharmacokinetic analysis. Br J Anaesth 52:1021–1025
8. Hilgenberg JC (1981) Intraoperative awareness during high-doses Fentanyl-Oxygen anesthesia. Anesthesiology 54:341–343
9. Hug CC (1982) Anesthetic agents and the patient with cardiovascular disease. In: Ream AK, Fogdall RP (eds) Acute Cardiovascular management. Lippincott, Philadelphia Toronto (Anesthesia and Intensive Care, pp 247–291)
10. Lauven PM, Stoeckel H, Schwilden H (1982) Ein pharmakokinetisch begründetes Infusionsmodell für Midazolam. Eine mikroprozessorgesteuerte Applikationsform zur Erreichung konstanter Plasmaspiegel. Anaesthesist 31:15–20
11. Lowenstein E, Foex P, Francis CM, Davies WL, Yusuf S, Ryder WA (1981) Regional ischemic ventricular dysfunction in myocardium supplied by a narrowed coronary artery with increasing Halothane concentration in the dog. Anesthesiology 55:349–359
12. Lunn JK, Stanley TH, Eisele J, Webster L (1979) High dose Fentanyl anesthesia for coronary artery surgery: Plasma Fentanyl concentrations and influence of nitrous oxyde on cardiovascular responses. Anesth Analg 58:390–395
13. Pieri L, Schaffner R, Scherschlicht R et al. (1981) Pharmacology of Midazolam . Arzneimittelforsch 31 (II)/12a:2180–2201
14. Schleussner E, Kramer M, Müller H, Scheld H, Hempelmann G (1981) Kardiale und vaskuläre Effekte von Midazolam während der Narkoseeinleitung sowie vor und während der extrakorporalen Zirkulation bei koronarchirurgischen Patienten. Arzneimittelforsch 31 (II)/12a:2232–2235
15. Schulte-Sasse U, Heß W, Tarnow J (1981) Haemodynamische Wirkungen einer Midazolam/Fentanyl/Lachgas-Anaesthesie bei koronarchirurgischen Patienten und bei Patienten mit erworbenen Klappenvitien. ZAK Berlin 1981, Zusammenfassung der Vorträge, S 156
16. Sonntag H, Larsen R, Hilfiker O, Kettler D, Brockschneider B (1982) Myocardial blood flow and Oxygen consumption during high-dose Fentanyl anesthesia in patients with coronary artery disease. Anesthesiology 56/6:417–423
17. Stanley TH, Webster LR (1978) Anesthetic requirements and cardiovascular effects of fentanyl-oxygen and fentanyl-diazepam-oxygen anaesthesia in man. Anesth Analg 57:411–416
18. Stoyanov M, Schleussner E, Kramer M, Scheld H, Walter P, Hempelmann G (1981) Kreislaufuntersuchungen zu Midazolam, einem neuen wasserlöslichen Benzodiazepin, im Vergleich zu einer Kombination von Midazolam und Ketanest zur Narkoseeinleitung bei koronarchirurgischen Patienten. ZAK Berlin 1981. Zusammenfassung der Vorträge, S 353
19. Teasdale SJ (1982) Ischaemia: How I manage it intraoperatively. What to do vs what not to do. 4th Annual Meeting of Society of Cardiovascular Anesthesiologists Washington D.C. 1982, Syllabus pp 34–35
20. Waller JL, Hug CC, Nagle DM, Craver JM (1981) Hemodynamic changes during Fentanyl-Oxygen anesthesia for aortocoronary bypass Operations. Anesthesiology 55:212–217

Der Einfluß von Fentanyl und Ketamin auf die periphervaskulären Wirkungen von Midazolam während der extrakorporalen Zirkulation

P. Späth, E. Göb, A. Barankay und J. A. Richter

Einleitung

Die blutdrucksenkende Wirkung der Benzodiazepine während der Narkoseführung ist bekannt [9, 10]. Da die Pumpfunktion des Herzens durch Benzodiazepine nur unwesentlich beeinflußt wird, kann diese Blutdrucksenkung auf eine Vasodilatation zurückgeführt werden. Die Tatsache, daß bei Applikation von Benzodiazepinen während der extrakorporalen Zirkulation (EKZ) das Blutvolumen im Oxygenator viel stärker abnimmt als der arterielle Druck [5, 7, 8], läßt darauf schließen, daß dieser vasodilatierende Effekt mehr die venöse Seite betrifft („pooling").

In der klinischen Praxis werden zur Narkoseführung Benzodiazepine häufig mit Analgetika und/oder Anästhetika kombiniert [1, 2, 3]. Die peripheren Gefäßwirkungen solcher Kombinationen wurden bisher nicht eingehend untersucht.

In der vorliegenden Arbeit versuchen wir, folgende Fragen zu beantworten:

1. Gibt es einen Unterschied zwischen den peripheren Kreislaufwirkungen von Flunitrazepam und Midazolam?
2. Gibt es einen Unterschied zwischen den peripheren Kreislaufwirkungen von Midazolam und der Kombination Midazolam und Ketamin?
3. Gibt es einen Unterschied zwischen den peripheren Kreislaufwirkungen von Midazolam und der Kombination Midazolam und Fentanyl?
4. Gibt es einen Unterschied zwischen den peripheren Kreislaufwirkungen von Midazolam und der Kombination Midazolam, Fentanyl und Ketamin?

Material und Methodik

Nach Prämedikation mit Atropin (0,007 mg/kg KG), Morphin (0,2 mg/kg KG) und Nembutal (2 mg/kg KG) erhielten 47 Patienten zur Narkoseeinleitung Fentanyl (0,005 mg/kg KG) und Flunitrazepam (0,02 mg/kg KG).

Nach Relaxierung mit Pancuronium (0,1 mg/kg KG) erfolgte die Intubation. Zur Aufrechterhaltung der Narkose unter kontrollierter Beatmung mit N_2O-O_2-Gemisch 1 : 1 wurde nach Bedarf Enfluran bis zu 1,5 Vol% verabreicht.

Unsere Untersuchungen wurden während der EKZ im Steady state bei abgeklemmter Aorta, konstantem Fluß der Herz-Lungen-Maschine (2,2–2,4 l/min m^2) und konstanter Tem-

BEDINGUNGEN FÜR DIE MESSUNGEN

1. ABGEKLEMMTE AORTA
2. KONSTANTHALTUNG VON FLUSS UND TEMPERATUR

GEMESSENE UND ABGELEITETE GRÖSSEN

PERFUSIONSDRUCK	(MAP)
ZENTRALVENÖSER DRUCK	(CVP)
VOLUMEN IM OXYGENATOR	(V)
SYSTEMWIDERSTAND	(SVR)
VOLUMENVERÄNDERUNG IM OXYGENATOR	(ΔV)

VEREINFACHTES SCHEMA DER EXTRAKORPORALEN ZIRKULATION

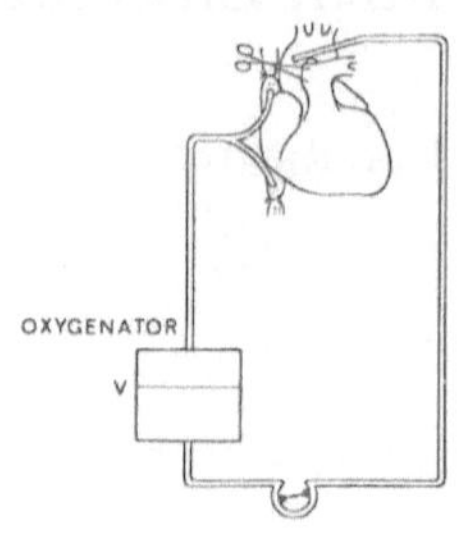

Abb. 1. Vorbedingungen für die Messungen, gemessene und berechnete Größen und Schema der extrakorporalen Zirkulation

peratur (30–32 °C) durchgeführt (Abb. 1). Folgende Größen wurden gemessen: Perfusionsdruck (MAP), zentralvenöser Druck (CVP) und Volumen im Oxygenator (V). Damit wurden berechnet: Systemwiderstand (SVR) und Volumenänderung im Oxygenator (ΔV).

In den Oxygenator wurden die nachfolgend aufgeführten Medikamente und Medikamentenkombinationen innerhalb 1 min appliziert. 10 Patienten erhielten Flunitrazepam (0,02 mg/kg KG), 10 Patienten Midazolam (0,2 mg/kg KG), 9 Patienten Midazolam (0,2 mg/kg KG) + Ketamin (1,0 mg/kg KG), 9 Patienten Midazolam (0,2 mg/kg KG) und Fentanyl (0,005 mg/kg KG) und 9 Patienten Midazolam (0,2 mg/kg KG), Fentanyl (0,005 mg/kg KG) und Ketamin (1,0 mg/kg KG).

Messungen wurden vor Verabreichung der Medikamente (Zeitpunkt 0) und dann kontinuierlich bis zur 10. min durchgeführt. Für die registrierten und berechneten Größen wurden Mittelwerte und Standardabweichungen bestimmt. Die so gewonnenen Ergebnisse wurden tabellarisch zusammengestellt. Mit dem Vorzeichentest wurde bei zweiseitiger Fragestellung auf einem Signifikanzniveau von 5% die Nullhypothese geprüft, ob die Verteilung der Differenzen der untersuchten Größen für die Zeitpunkte 0. und 10. min den Median 0 haben.

Ergebnisse

Die peripheren Kreislaufwirkungen von Flunitrazepam und Midazolam sind in Abb. 2 wiedergegeben. Im Gegensatz zu Midazolam, nach dessen Applikation Perfusionsdruck und Systemwiderstand annähernd konstant bleiben, tritt nach Flunitrazepamgabe eine mäßige, jedoch nicht signifikante Abnahme von Perfusionsdruck und Systemwiderstand auf. Die Oxygenatorvolumenabnahme ist bei beiden Medikamenten gleich stark ausgeprägt und signifikant ($p < 0{,}01$). Die maximalen Volumenabnahmen betragen 630 ml bei Flunitrazepam und 612 ml bei Midazolam.

Die peripheren Kreislaufwirkungen der Medikamentenkombinationen sind in Abb. 3 dargestellt. Alle Kombinationen zeigen hinsichtlich des MAP und des SVR keine signifikanten Veränderungen; jedoch bewirken alle 3 Kombinationen signifikante Oxygenatorvolumenabnahmen ($p < 0{,}05$). Mit 350 ml bei der Kombination Midazolam und Ketamin, mit 275 ml bei der Kombination Midazolam und Fentanyl und mit 338 ml bei der Kombination Mida-

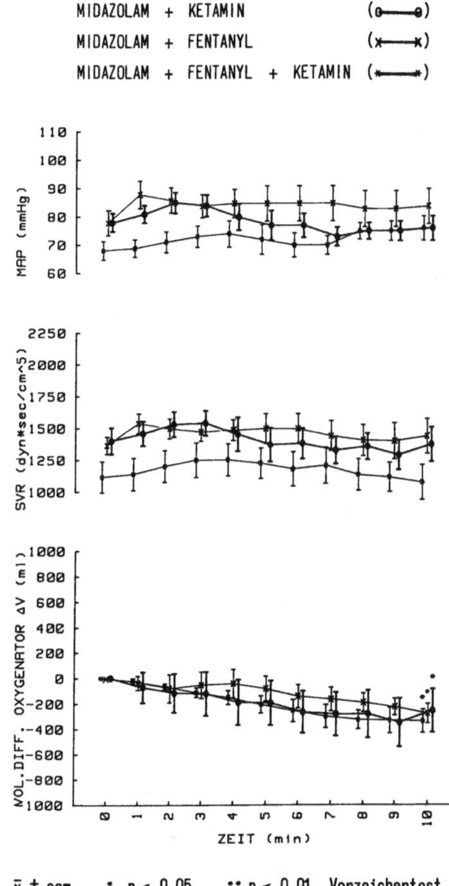

Abb. 2. Periphere Kreislaufwirkungen vor (Zeitpunkt 0) und nach Verabreichung von 0,02 mg/kg KG Flunitrazepam bzw. 0,2 mg/kg Midazolam. *MAP* Perfusionsdruck, *SVR* Systemwiderstand, ΔV Volumenänderung im Oxygenator

zolam, Ketamin und Fentanyl waren diese Abnahmen jedoch nicht so ausgeprägt wie die nach Flunitrazepam oder Midazolam allein.

Werte für Perfusionsdruck, Systemwiderstand und Oxygenatorvolumenänderung sind aus Tabelle 1 ersichtlich. Aus der Tabelle geht auch hervor, daß alle Medikamente bzw. Kombinationen bei im Normbereich liegendem Perfusionsdruck bzw. Systemwiderstand verabreicht wurden.

Diskussion

Die EKZ ermöglicht, beim Menschen die peripher-vaskulären Wirkungen einzelner Medikamente oder Medikamentenkombinationen zu beobachten. Sie gibt uns darüber hinaus die Möglichkeit zur getrennten Beurteilung arterieller und venöser Kreislaufwirkungen. Da wäh-

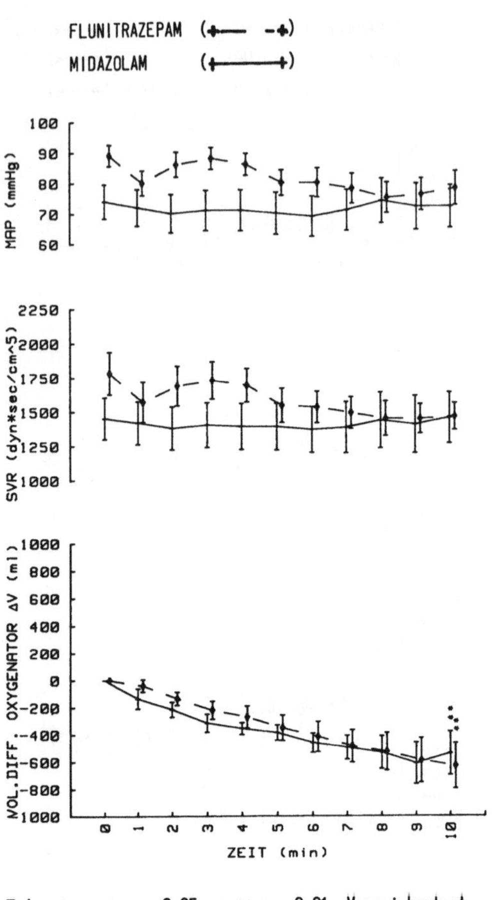

Abb. 3. Periphere Kreislaufwirkungen vor (Zeitpunkt 0) und nach Verabreichung von 0,2 mg/kg KG Midazolam in Kombination mit 1,0 mg/kg KG Ketamin, in Kombination mit 0,005 mg/kg KG Fentanyl und in Kombination mit 0,005 mg/kg KG Fentanyl und 1,0 mg/kg KG Ketamin

rend der EKZ das Herzzeitvolumen konstant gehalten werden kann, dürfen die dabei gewonnenen Ergebnisse nicht verallgemeinert werden. Auch die Beeinflussung der Barorezeptorfunktion bleibt unberücksichtigt. Die Ergebnisse unserer Messungen während der EKZ zeigen, daß Flunitrazepam im Gegensatz zu Midazolam auch eine Vasodilatation der arteriellen Seite bewirkt. Die während der Einleitung einer Narkose mit Midazolam vielfach beschriebene Blutdruckabnahme konnte von uns unter den Bedingungen der EKZ nicht beobachtet werden. Beide Medikamente ließen eine ähnlich stark ausgeprägte venöse Vasodilatation erkennen. Die Ergebnisse unserer Untersuchung mit Midazolam während der EKZ bestätigen die von Kramer et al. [5], Samuelson et al. [7] und Schleussner et al. [8] veröffentlichten Ergebnisse: MAP und SVR ändern sich nur unwesentlich, während das Oxygenatorvolumen eine stärkere Abnahme zeigt. Dies ist ein Hinweis darauf, daß die vasodilatierende Wirkung von Midazolam mehr die venöse Seite betrifft. Die Volumenabnahme im Oxygenator mit 35%

Tabelle 1. Kontrollwerte (0) und Werte in der 5. und 10. min nach Medikamentengabe. Abkürzungen: *Flu* Flunitrazepam, *Mi* Midazolam, *Ke* Ketamin, *Fe* Fentanyl, *MAP* Perfusionsdruck, *SVR* Systemwiderstand, ΔV Volumenänderung im Oxygenator, $\bar{x}$ Mittelwert, $s_{\bar{x}}$ Standardabweichung des Mittelwerts, $^{*}p < 0{,}05$ $^{**}p < 0{,}001$, Vorzeichentest

		0			5. min			10. min		
		MAP	SVR	ΔV	MAP	SVR	ΔV	MAP	SVR	ΔV
Flu	$\bar{x}$	89	1781	0	80	1543	–350	78	1457	–630**
	$s_{\bar{x}}$	3,4	154,4	0	4,2	125,2	93,3	5,6	98,5	166,0
Mi	$\bar{x}$	74	1452	0	69	1388	–385	72	1447	–538**
	$s_{\bar{x}}$	5,8	152,8	0	6,9	171,4	57,2	7,0	186,6	159,1
Mi-Ke	$\bar{x}$	78	1400	0	77	1371	–194	76	1376	–256*
	$s_{\bar{x}}$	3,3	103,6	0	5,3	132,5	175,8	4,4	135,9	172
Mi-Fe	$\bar{x}$	78	1370	0	85	1503	–77	84	1446	–275*
	$s_{\bar{x}}$	4,4	69,6	0	6,2	118,8	98,2	6,2	137	77,3
Mi-Fe-Ke	$\bar{x}$	68	1117	0	72	1226	–205	64	1077	–338*
	$s_{\bar{x}}$	6,2	122,6	0	5,6	120,6	67,9	5,2	138,6	93,4

in der 10. min erreichte jedoch nicht das Ausmaß des von Schleussner et al. [8] mitgeteilten Wertes von 77,3%. Die gleichzeitige Verabreichung von Ketamin mit Midazolam beeinflußte nur die venöse vasodilatierende Wirkung von Midazolam. Während MAP und SVR konstant blieben, reduzierte Ketamin die Oxygenatorvolumenabnahme. Diese Abschwächung der durch Midazolam bedingten venösen Dilatation durch die gleichzeitige Verabreichung von Ketamin läßt sich durch dessen Effekt auf die Steigerung der Sympathikusaktivität erklären [6]. Diese resultiert in einer Vasokonstriktion der Kapazitätsgefäße und in einem gesteigerten venösen Rückfluß [11].

Auch nach Applikation der Kombination Midazolam und Fentanyl blieben MAP und SVR im wesentlichen unverändert. Das Oxygenatorvolumen nahm signifikant ab ($p < 0{,}5$). Jedoch war diese Abnahme nicht so ausgeprägt wie die nach Midazolam allein. Die Abschwächung der venodilatierenden Wirkung von Midazolam erklären wir mit einer venokonstriktiven Wirkung von Fentanyl. Eine Zunahme des venösen Gefäßtonus und eine Abnahme der venösen Compliance wurden von Freye [4] als Fentanylwirkung beschrieben.

Nach Verabreichung der Kombination Midazolam, Fentanyl und Ketamin blieben MAP und SVR unverändert. Die nach Applikation von Midazolam mit Fentanyl beobachteten Auswirkungen auf MAP, SVR und ΔV wurden durch die zusätzliche Gabe von Ketamin nicht weiter beeinflußt.

Die gefundenen Ergebnisse sind insofern von Bedeutung, als die bei der Narkoseeinleitung mit Midazolam beobachtete Blutdruckabnahme u. a. auf ein venöses „pooling" zurückgeführt werden kann. Eine Kombination mit Fentanyl oder Ketamin in den von uns gewählten Dosierungen erscheint deshalb sinnvoll.

Zusammenfassung

Untersucht wurden während der extrakorporalen Zirkulation bei 47 Patienten die periphervaskulären Wirkungen der beiden Benzodiazepine Flunitrazepam und Midazolam sowie diejenigen von Midazolam in Kombination mit Ketamin, Fentanyl und Ketamin und Fentanyl. Flunitrazepam (0,02 mg/kg KG) und Midazolam (0,2 mg/kg KG) bewirkten eine ähnlich stark ausgeprägte Vasodilatation auf der venösen Seite („pooling"). Die gleichzeitige Verabreichung von Ketamin (1,0 mg/kg KG), Fentanyl (0,005 mg/kg KG) oder Ketamin und Fentanyl verminderte die vasodilatierende Wirkung von Midazolam.

Literatur

1. Barankay A, Goeb E, Späth P, Richter JA (1982) Deleterious effect of ataract-analgesia in patients with ischemic heart disease. Anaesthesia, Sixth European Congress of Anaesthesiology, London 1982, Summaries, p 288
2. Dimai W, Alon E, Kaye SE, Gattiker R (1980) Hemodynamic effects of various fentanyl doses combined with flunitrazepam for coronary artery bypass grafting. 7th World Congress of Anaesthesiologists, Hamburg, 1980 [Abstr] p 164
3. Goeb E, Barankay A, Späth P, Richter JA (1982) Induction and maintenance of anaesthesia with midazolam-fentanyl-ketamine in patients with coronary artery disease – study on hemodynamics and myocardial oxygen demand. Anaesthesia, Sixth European Congress of Anaesthesiology, London, 1982, Summaries, p 288

4. Freye E (1975) Die Anwendung hoher Dosen von Fentanyl und Naloxone in der Anaesthesie. Anaesthesist 24:145–150
5. Kramer M, Schleussner E, Schmidt M, Walter P, Hempelmann G (1980) Cardiovascular effects of midazolam, a new watersoluble benzodiazepine. 7th Wörld Congress of Anaesthesiologists, Hamburg, 1980 [Abstr] p 301
6. Miletich DJ, Ivankovic AD, Albrecht RF, Zahed B, Ilahi AA (1973) The effect of ketamine on catecholamine metabolism in the isolated perfused rat heart. Anesthesiology 39:271–277
7. Samuelson PN, Reves JG, Smith LR, Kouchoukos NR (1981) Midazolam versus diazepam. Different effects on systemic vascular resistance. Arzneimittelforsch 31/12a:2268–2269
8. Schleussner E, Schmidt M, Kramer M, Scheld H, Hempelmann G (1981) Kardiovasculäre Wirkungen von Midazolam (Ro 21-3981), einem neuen wasserlöslichen Benzodiazepin. ZAK Innsbruck 1979. Springer, Berlin Heidelberg New York (Anaesthesiologie und Intensivmedizin, Bd 3, s 84–87)
9. Seitz W, Hempelmann G, Piepenbrock S (1977) Zur kardiovaskulären Wirkung von Flunitrazepam (Rohypnol, Ro-5-4200). Anaesthesist 26:249–256
10. Tarnow J, Heß W, Schmidt D, Eberlein HJ (1979) Narkoseeinleitung bei Patienten mit koronarer Herzkrankheit: Flunitrazepam, Diazepam, Ketamin, Fentanyl. Anaesthesist 28:9–19
11. Traber DL, Wilson RD (1972) Involvment of the sympathetic nervous system in the pressor response to ketamine. Anesth Analg 48:248–269

Die Zuverlässigkeit der indirekten Parameter des linksventrikulären Füllungsdruckes während herzchirurgischer Operationen

L. Brandt, M. Blendl und H. Pokar

Einleitung

Der diastolische Pulmonalarteriendruck, der mittlere pulmonalkapilläre Verschlußdruck und der mittlere linke Vorhofdruck gelten bei intakter Mitralklappe als repräsentativ für den Füllungsdruck des linken Ventrikels, das sog. Preload. Diese Repräsentanz ist jedoch nicht in allen klinischen Situationen gleich gut gewährleistet und unterliegt auf Grund verschiedener Faktoren z. T. erheblichen intra- und interindividuellen Schwankungen.

In der Literatur werden bisher folgende Faktoren beschrieben, die auf die Zuverlässigkeit der indirekten Parameter des linksventrikulären Füllungsdruckes Einfluß nehmen (Tabelle 1).

Zunächst die Art der Ventilation [3, 4, 6, 7, 10, 12, 13, 15, 19, 21], denn strenggenommen gilt die Beziehung nur bei Spontanatmung. Bei maschineller Beatmung ist auch schon bei einem endexspiratorischen Druck von 0 cm H_2O der enddiastolische Druck des linken Ventrikels meistens niedriger als der mittlere pulmonalkapilläre Verschlußdruck und der diastolische Pulmonalarteriendruck. Diese Diskrepanz nimmt mit steigendem endexspiratorischem Druck zu.

Weitere wichtige Momente sind die Funktion des linken Ventrikels – mit steigendem enddiastolischem Druck wird die Aussage der indirekten Parameter ungenauer [20] –, die intravasale Volumensituation [4, 13, 21], die Herzfrequenz [14], die Katheterlage [3, 4, 18], der Zustand der Lungenstrombahn [7, 14] und natürlich, wie bereits erwähnt, der Funktionszustand der Mitralklappe [20].

In einer früheren Untersuchung [4] konnten wir zeigen, daß auch die Situation des offenen oder geschlossenen Thorax die Zuverlässigkeit der indirekten Parameter beeinflußt.

Problematik

Da offensichtlich so viele Störmöglichkeiten vorhanden sind, interessierte uns die Frage, wie zuverlässig denn nun diese indirekten Parameter des linksventrikulären „preload" in der perioperativen Phase von Operationen am offenen Herzen sind.

Tabelle 1. Faktoren, die die Zuverlässigkeit der indirekten Parameter des linksventrikulären Füllungsdrukkes (Preload) beeinflussen können

Ventilation	Berryhill et al. (1979) [3] Brandt et al. (1981) [4] Davison et al. (1978) [6] Fitzpatrick et al. (1972) [7] Hobelmann et al. (1974) [10] Jardin et al. (1981) [12] Klaschik et al. (1980) [13] Lozman et al. (1974) [15] Skarvan et al. (1981) [19] Zarins et al. (1977) [21]
Linksventrikuläre Funktion	Walston et al. (1973) [20]
Intravasales Volumen	Brandt et al. (1981) [4] Klaschik et al. (1980) [13] Zarins et al. (1977) [21]
Herzfrequenz	Lappas et al. (1973) [14]
Katheterlage	Berryhill et al. (1979) [3] Brandt et al. (1981) [4] Roy et al. (1981) [18]
Lungenstrombahn	Fitzpatrick et al. (1972) [7] Lappas et al. (1973) [14]
Funktion der Mitralklappe	Walston et al. (1973) [20]
Offener/geschlossener Thorax	Brandt et al. (1981) [4]

Methodik

Untersucht wurden 10 Patienten im Alter von 41–61 Jahren, die sich wegen ihrer koronaren Herzkrankheit einer Bypassoperation unterzogen. Alle Patienten hatten präoperativ eine normale Lungenfunktion, eine intakte Mitralklappe und keine pulmonale Hypertonie in Ruhe. Ein Pulmonaliskatheter wurde präoperativ gelegt. Da ein Meßkatheter im linken Ventrikel wegen der Gefahr von Extrasystolen nicht über längere Zeit belassen werden kann, verwendeten wir als Maß für das linksventrikuläre Preload den mittleren linken Vorhofdruck. Dazu wurde nach Eröffnung des Thorax ein Meßkatheter im linken Vorhof plaziert, der über die gesamte perioperative Phase bis durchschnittlich 24 h nach der Operation belassen wurde.

Der mittlere linke Vorhofdruck repräsentiert, wie allgemein in der Literatur akzeptiert wird [2, 5, 8, 9, 11, 16, 17], bei intakter Mitralklappe den linksventrikulären enddiastolischen Füllungsdruck sehr zuverlässig. Die Vergleichsmessungen wurden zu folgenden Zeitpunkten vorgenommen:

1. Vor der extrakorporalen Zirkulation (EKZ)
2. Nach der EKZ vor Protamingabe
3. Nach der Protamingabe

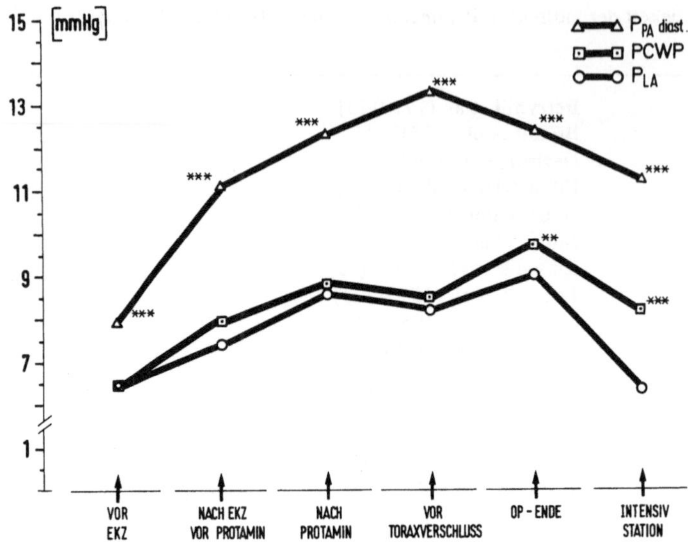

Abb. 1. Verhalten des diastolischen Pulmonalarteriendruckes ($p_{PAdiast}$), des mittleren pulmonalkapillären Verschlußdurkkes (*PCWP*) und des mittleren linken Vorhofdruckes (P_{LA}) über die gesamte perioperative Phase (Einzelheiten s. Text) *** hochsignifikant

4. Vor dem Thoraxverschluß
5. Bei verschlossenem Thorax am Operationsende
6. 2–4 h nach Operationsende auf der Intensivstation

Alle Messungen wurden bei einem endexspiratorischen Druck von 0 cm H_2O („zero endexpiratory pressure", ZEEP) durchgeführt.

Ergebnisse

Die Abb. 1 zeigt den Verlauf des diastolischen Pulmonalarteriendruckes, des mittleren pulmonalkapillären Verschlußdruckes und des mittleren linken Vorhofdruckes über die gesamte perioperative Phase. Die Werte repräsentieren jeweils Messungen bei 6–10 Patienten.

Unsere Bezugsgröße, der mittlere linke Vorhofdruck, schwankt im Mittel in einem physiologischen Bereich zwischen 6,5 und 9 mmHg.

Der pulmonalkapilläre Verschlußdruck zeigt vor der EKZ keine Differenz zum linken Vorhofdruck. Auch er steigt im weiteren Verlauf an, kommt aber auf der Intensivstation nicht wieder auf seinen Ausgangswert zurück.

Der diastolische Pulmonalarteriendruck beträgt vor der EKZ knapp 8 mmHg; er steigt intraoperativ bis auf 13,5 mmHg an. Auf der Intensivstation schließlich beträgt er im Mittel 11,2 mmHg.

Während bei etwa gleichem Ausgangsniveau aller 3 Drücke der mittlere pulmonalkapilläre Verschlußdruck sich in der gesamten perioperativen Phase nur sehr wenig vom linken Vorhofdruck unterscheidet – lediglich bei der Meßreihe auf der Intensivstation liegt er signifikant höher –, zeigt der diastolische Pulmonalarteriendruck in der Phase nach der EKZ eine erhebliche Differenz zum mittleren linken Vorhofdruck, die nach dem gepaarten t-Test hochsignifikant ist.

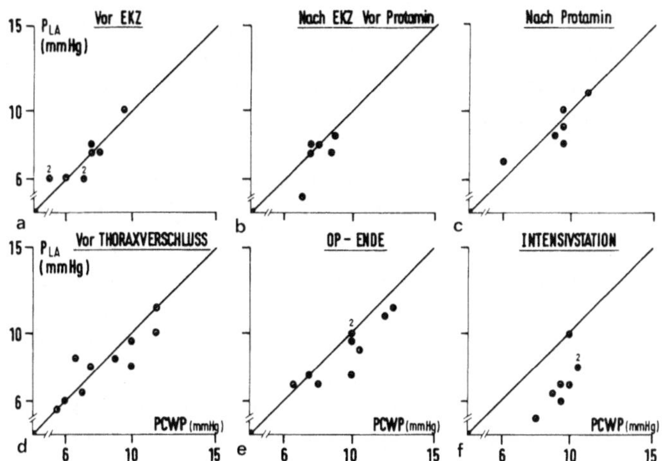

Abb. 2a–f. Beziehung zwischen mittlerem linkem Vorhofdruck (P_{LA}) und mittlerem pulmonalkapillärem Verschlußdruck (*PCWP*) Die *Diagonalen* sind die Identitätslinien

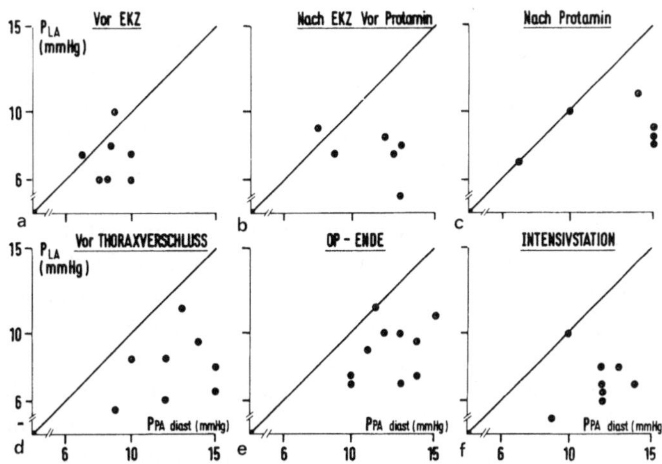

Abb. 3a–f. Beziehung zwischen mittlerem linkem Vorhofdruck (P_{LA}) und diastolischem Pulmonalarteriendruck ($p_{PAdiast}$). Die *Diagonalen* sind die Identitätslinien

Die Abb. 2 zeigt die Beziehung zwischen mittlerem linkem Vorhofdruck und mittlerem pulmonalkapillärem Verschlußdruck, die Abb. 3 die Beziehung zwischen mittlerem linkem Vorhofdruck und diastolischem Pulmonalarteriendruck zu den einzelnen Meßzeitpunkten.

Diskussion

Wir haben vorher die einzelnen Faktoren erwähnt, die die Beziehung der 3 Drücke untereinander stören können (Tabelle 1). Die Mehrzahl dieser Faktoren ändert sich im Verlauf der perioperativen Phase, und deshalb kann es nicht verwundern, daß es während dieser Zeit zu Diskrepanzen kommen muß.

So ist man in aller Regel nach der EKZ gezwungen, die Ventilation des Patienten zumindest vorübergehend um etwa 10% gegenüber der Ventilation vor der EKZ zu steigern.

Höhere Beatmungsdrücke sind die Folge. Diese wieder vergrößern den Meßfehler der indirekten Parameter des linksventrikulären Preload.

Durch die Myokardischämie wird die linksventrikuläre Funktion erheblich beeinflußt. Postmaschinell sind deshalb für die gleiche Herzleistung höhere Füllungsdrücke notwendig.

Diese beiden Faktoren, nämlich einmal die notwendige Erhöhung der Ventilation und zum anderen die Änderung der linksventrikulären Funktion, sind wahrscheinlich die beiden Hauptursachen für die zunehmende Diskrepanz zwischen diastolischem Pulmonalarteriendruck und mittlerem linkem Vorhofdruck nach der extrakorporalen Zirkulation.

Natürlich unterliegt das intravasale Volumen im Verlauf einer solchen Operation großen Schwankungen. Überdies ist die Beurteilung der Volumensituation durch die EKZ erschwert.

Wie bereits erwähnt, ist die Herzfrequenz eine weitere Einflußgröße. Gerade postmaschinell unterliegt sie großen Veränderungen. So kann man z. B. wegen eines schnellen Vorhofrhythmus und dabei auftretender partieller AV-Blockierung gezwungen sein, über einen Schrittmacher Kammerfrequenzen von mehr als 100/min zu induzieren.

In welchem Maße das intravasale Volumen oder die Herzfrequenz die Diskrepanz der indirekten Parameter nach der EKZ beeinflußten, läßt sich mit unserer Meßreihe nicht beantworten.

Die Katheterlage – gemeint ist die Lage der Pulmonaliskatheterspitze zum definierten Nullpunkt, dem rechten Vorhof – ist zwar während der perioperativen Phase weitgehend konstant, kann aber interindividuell erhebliche Schwankungen aufweisen. Die Abb. 4a, b zeigen auf seitlichen Röntgenaufnahmen die beiden extremsten Katheterlagen, die wir fanden. Die Höhe der Pulmonaliskatheterspitze variiert um 6 cm. Dennoch haben wir eine Abhängigkeit zumindest der Aussagekraft des mittleren pulmonalkapillären Verschlußdruckes bezüglich des Preload des linken Ventrikels nicht gesehen.

Auch der Zustand der Lungenstrombahn wird durch die EKZ beeinflußt. So nimmt bei der heute verwendeten Verdünnungsperfusion, d. h. bei der Perfusion mit hyponkotischen Lösungen, der Widerstand der Lungenstrombahn durch Austritt von Wasser in den Extravasalraum mit der Dauer der EKZ zu.

Aber auch als Folge von durch die EKZ und durch den Heparin-Protamin-Komplex induzierten Bildung von Thrombozytenaggregaten wird der pulmonale Widerstand erhöht und damit möglicherweise der Meßfehler der indirekten Parameter des linksventrikulären Preload vergrößert. Wir geben das Protamin in Form von Protaminchlorid als Kurzinfusion über einen Zeitraum von 15–20 min und haben bei dieser Applikationsform keine Zunahme des pulmonalarteriellen Druckes gemessen.

Sehr gefürchtet ist die postmaschinelle Widerstandserhöhung bei extremen Mitralstenosen mit ausgeprägter pulmonaler Hypertonie. Hier kann die Widerstandserhöhung so weit gehen, daß kaum noch Blut auf die linke Seite gepumpt werden kann und die Patienten deshalb in ein linksventrikuläres „lowcardiacoutput" kommen. In diesen Fällen ist die Diskrepanz zwischen den pulmonalarteriell gemessenen indirekten Parametern und dem echten linksventrikulären Preload extrem hoch. Ohne einen Linksvorhofkatheter kann dieser Zustand sehr schwer diagnostiziert werden.

Aufgrund unserer Messungen läßt sich feststellen, daß der mittlere pulmonalkapilläre Verschlußdruck den linksventrikulären Füllungsdruck für die Klinik mit hinreichender Genauigkeit wiedergibt. Hingegen kommt es regelmäßig zu klinisch relevanten Differenzen zwischen dem mittleren linken Vorhofdruck und dem enddiastolischen Pulmonalarterien-

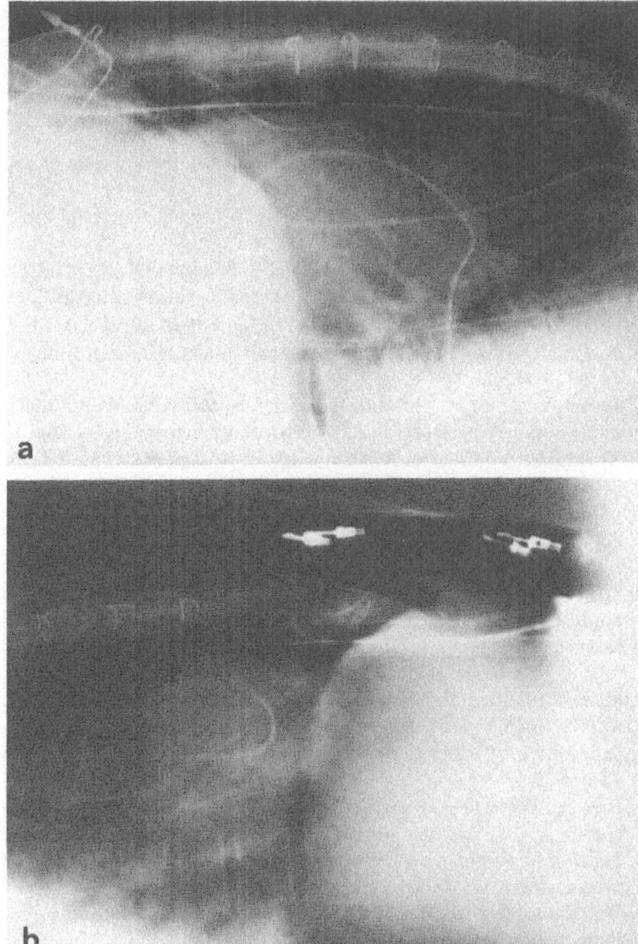

Abb. 4a, b. Intrathorakaler Verlauf des Pulmonalarterienkatheters in seitlichen Röntgenaufnahmen. Die Höhe der beiden Katheterspitzen differiert um 6 cm im vertikalen Durchmesser (senkrechter Abstand zum hinteren Sternumblatt)

druck, die sowohl inter- als auch intraindividuell auftreten. Daher ist es notwendig, die Aussagekraft des diastolischen Pulmonalarteriendruckes in kurzen Zeitabständen über die Messung des pulmonalkapillären Verschlußdruckes zu kontrollieren.

Literatur

1. Balcon R, Bennett ED, Sowton GE (1972) Comparison of pulmonary artery diastolic and left ventricular enddiastolic pressures in patients with ischaemic heart disease. Cardiovasc Res 6:172–175
2. Benumof JL, Saidman LJ, Arkin DB, Diamant M (1977) Where pulmonary arterial catheters go. Anesthesiology 46:336–338
3. Berryhill RE, Benumof JL (1979) PEEP-induced discrepancy between pulmonary arterial wedge pressure and left atrial pressure. Anesthesiology 51:303–308
4. Brandt L, Bleese N, Pokar H (1981) Der Einfluß des endexspiratorischen Druckes (PEEP) auf die Beziehung zwischen diastolischem Pulmonalisdruck, pulmonalkapillärem Verschlußdruck (wedge pressure) und linkem Vorhofdruck beim Menschen. 17. Zentraleuropäischer Anästhesiekongreß Berlin, G 4.6

5. Buchbinder N, Ganz W (1976) Hemodynamic monitoring: Invasive techniques. Anesthesiology 45: 146–155
6. Davison R, Parker M, Harrison RA (1978) The validity of determinations of pulmonary wedge pressure during mechnical ventilation. Chest 73:352–355
7. Fitzpatrick GF, Hampson LG, Burgess JH (1972) Bedside determination of left atrial pressure. Can Med Assoc J 106:1293–1298
8. Geer RT (1977) Interpretation of pulmonary-artery wedge pressure when PEEP is used. Anesthesiology 46:383–384
9. Hanrath P, Bleifeld W, Mathey D, Merx W (1974) Akuter Myokardinfarkt IX. Dtsch Med Wochenschr 99:219–226
10. Hobelmann CF, Smith DE, Virgilio RW, Shapiro AR, Peters RM (1974) Left atrial and pulmonary artery wedge pressure difference with positive end-expiratory pressure. Surg Forum 25:232–234
11. Humphrey CB, Ouri JH, Virgilio RW, Gibbons JA, Folkerth TL, Shapiro AR, Fosburg RG (1976) An analysis of direct and indirect measurements of left atrial filling pressure. J Thorac Cardiovasc Surg 71:643–647
12. Jardin F, Farcot JC, Boisante L, Curien N, Margairaz A, Bourdarias JP (1981) Influence of positive end-expiratory pressure on left ventricular performance N Engl J Med 304:387–392
13. Klaschik E, Bonhoeffer K, Kämmerer H, Koeppen R (1980) Tierexperimentelle Untersuchungen über den Einfluß des endexspiratorischen Druckes auf die Beziehung zwischen linkem Vorhofdruck und pulmonalarteriellem Wedge-Druck in Abhängigkeit vom Füllungszustand des Gefäßsystems. Anaesthesist 29:152–156
14. Lappas D, Lell WA, Gabel JC, Civetta JM, Lowenstein E (1973) Indirect measurement of left-atrial pressure in surgical patients – pulmonary-capillary wedge and pulmonary-artery diastolic pressure compared with left atrial pressure. Anesthesiology 38:394–397
15. Lozman J, Powers SR, Older T, Dutton RE, Roy RJ, English M, Marco D, Eckert C (1974) Correlation of pulmonary wedge and left atrial pressures. Arch Surg 109:270–277
16. Merx W, Bleifeld W, Hanrath P, Heinrich KW, Nowak H (1973) Akuter Myokardinfarkt IV. Z Kardiol 62:835–845
17. Pace NL (1977) A critique of flow-directed pulmonary arterial catheterization. Anesthesiology 47: 455–465
18. Roy RJ, Powers SR, Feustel PJ, Dutton RE (1977) Pulmonary wedge catheterization during positive end-expiratory pressure ventilation in the dog. Anesthesiology 46:385–390
19. Skarvan K, Rompainen J, Simon CA (1981) Zur Beziehung zwischen linkem Vorhofdruck und pulmonalarteriellem Wedge-Druck unter Beatmung mit PEEP. Anaesthesist 30:309–310
20. Walston A, Kendall ME, Durham NC (1973) Comparison of pulmonary wedge and left atrial pressure in man. Am Heart J 86:159–164
21. Zarins CK, Virgilio RW, Smith DE, Peters RM (1977) The effect of vascular volume on positive end-expiratory pressure-induced cardiac output depression and wedge-left atrial pressure discrepancy. J Surg Res 23:348–360

Einfluß des hämodynamischen Monitoring auf die perioperative Letalität bei rekonstruktiven Aorteneingriffen

K. Reinhart, T. Kersting, J. Link und S. Piepenbrock

Einleitung

Unsere Krankenhausletalität für Patienten, die wegen peripherer arterieller Verschlußkrankheiten mit einem aorto-(bi-)femoralen Bypass versorgt wurden, war mit 16,1% hoch. Dies erbrachte die retrospektive Auswertung von 105 Narkoseprotokollen aus dem Zeitraum von 1973–1979. Bei 60,5% der Patienten fanden sich im EKG bzw. in der Anamnese Hinweise auf eine Koronarsklerose. 16,2% zeigten anamnestisch bzw. im EKG Hinweise auf einen abgelaufenen Herzinfarkt.

Nach Untersuchungen von Goldmann et al. [1], Tarhan et al. [3] sowie Riles et al. [2] ist die Wahrscheinlichkeit eines postoperativen Reinfarkts bzw. Erstinfarkts bei Patienten mit bekanntem Herzinfarkt bzw. koronarer Herzkrankheit 50fach erhöht.

Tomatis et al. [4] fanden im Koronarangiogramm von 49 Patienten mit aortoilikaler Gefäßsklerose in 47% der Fälle eine schwere Koronarerkrankung, d. h. einen 75- bis 100%igen Verschluß von mindestens einem Hauptgefäß. Interessanterweise zeigten 30% dieser Patienten einen unauffälligen EKG-Befund.

In zahlreichen Untersuchungen wurde die koronare Herzkrankheit als die häufigste Ursache für die perioperative und Spätletalität im Zusammenhang mit Eingriffen an den großen Beckengefäßen gefunden.

Den Patienten mit koronarer Herzkrankheit fehlen auf Grund ihrer beeinträchtigten koronaren Autoregulation wesentliche Kompensationsmechanismen für eine Erhöhung des myokardialen Sauerstoffbedarfs bzw. einer Verminderung des myokardialen Sauerstoffangebots. Da der Herzmuskel im Gegensatz zu anderen Organen keine Sauerstoffschuld eingehen kann, bedeutet jede negative Sauerstoffbilanz für das Myokard Ischämie, die bis hin zum Infarkt führen kann. Perioperativ kann es durch folgende Faktoren zu einer Erhöhung des myokardialen Sauerstoffverbrauchs kommen:

1. Erhöhung der Nachlast für den linken Ventrikel (z. B. durch Erhöhung des peripheren Gefäßwiderstands infolge schmerzbedingter Sympathikusstimulation oder Abklemmen der Aorta)
2. Steigerung des Herzminutenvolumens (Schmerzreaktionen, Kältezittern postoperativ, Grundumsatzsteigerung, positiv inotrope Substanzen)
3. Herzfrequenzsteigerungen (s. oben)
4. Erhöhung der Kontraktilität (endogene Katecholaminausschüttung, positiv inotrope Substanzen)

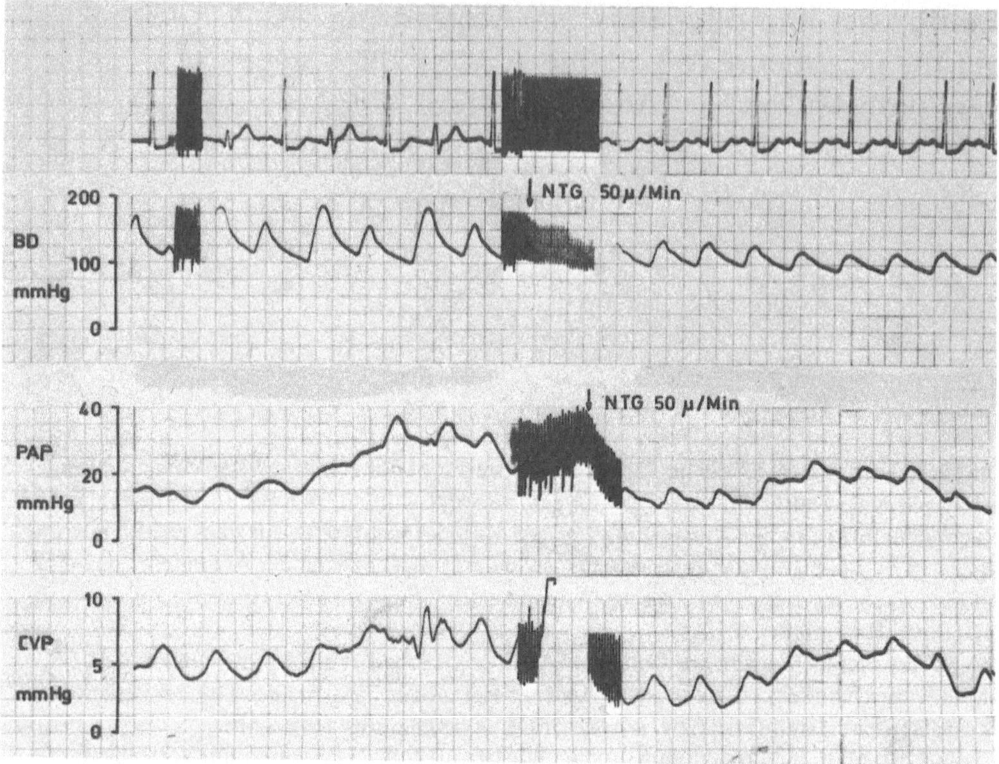

Abb. 1. Auftreten eines Bigeminus unmittelbar nach dem Abklemmen der Aorta. Rückkehr zum Sinusrhythmus unter Nitroglycerin (*NTG*), *BD* Blutdruck, *PAP* pulmonalarterieller Druck, *CVP* zentralvenöser Druck. Pat. H. I., 58 J., aorto(bi)femoraler Bypass wegen arterieller Verschlußkrankheit (*AVK*) Stadium II

Die häufigsten Ursachen für die Verminderung des myokardialen Sauerstoffangebots sind:

1. Absinken des koronaren Perfusionsdrucks durch den Abfall des enddiastolischen Aortendrucks und/oder den Anstieg der intraventrikulären Drücke (Öffnen bzw. Abklemmen der Aorta)
2. Verkürzung der Diastolenzeit (Herzfrequenzsteigerungen)
3. Abnahme des Sauerstoffgehalts des Koronarblutes (arterieller Sauerstoffpartialdruckabfall, Hämoglobinabfall)
4. Erhöhung der Sauerstoffaffinität des Hämoglobins, d. h. P_{50}-Abfall (Massivtransfusion mit gelagerten Konserven)

Methodik

Bei der Auswertung der Narkoseprotokolle fiel auf, daß die Parameter, die indirekte Aussagen über die Sauerstoffbilanz des Herzmuskels geben können, wie systemischer Blutdruck, Herzfrequenz und das Produkt von systolischem Blutdruck und Herzfrequenz, deutliche und häu-

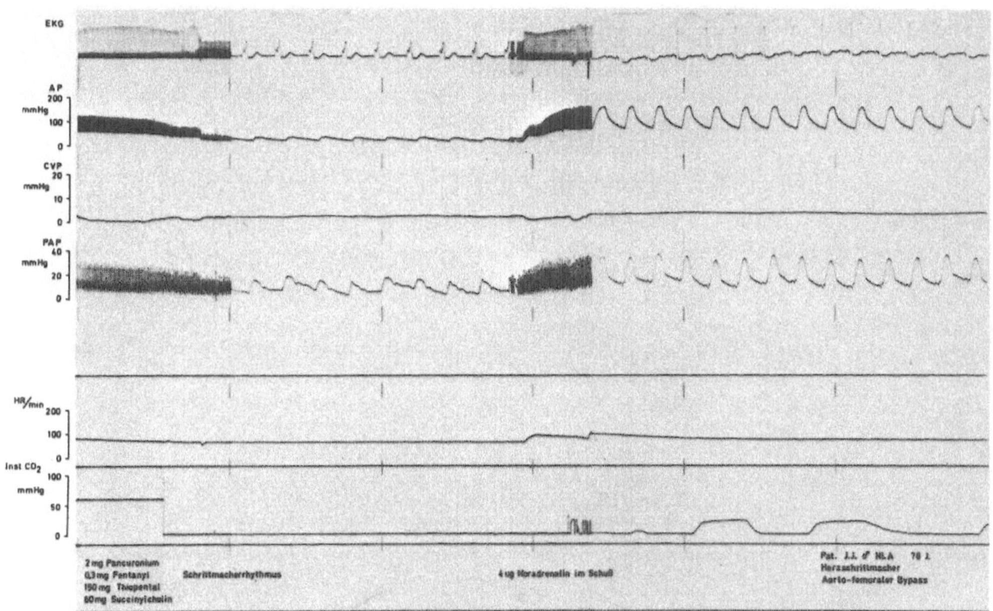

Abb. 2. Ausgeprägte arterielle Hypotonie bei Narkoseeinleitung mit 350 mg Thiopental, 0,3 mg Fentanyl, 2 mg Pancuronium und 70 mg Succinylcholin. Ursache ist eine unzureichende Volumensubstitution vor Einleitung. Zentralvenöser Druck (*CVP*) 0 mmHg, pulmonalkapillärer Verschlußdruck 4 mmHg. *AP* arterieller Druck, *PAP* pulmonalarterieller Druck, *HR/min* Herzfrequenz/min, *Inst.* CO_2 Kohlendioxidspannung in der Ausatemluft ---. Pat. I. I., 78 J., m., Herzschrittmacher und aorto(bi)femoraler Bypass wegen *AVK* Stadium III

fige Schwankungen bzw. Abweichungen von den Normal- bzw. Ausgangswerten zeigten. Die Patienten, die in der Folge des Eingriffs verstarben, zeigten die ausgeprägtesten Abweichungen von den Normalparametern.

Wir entschlossen uns auf Grund dieser Ergebnisse zu einer Erweiterung unseres perioperativen Monitoring, welches folgende Maßnahmen umfaßte:

1. Kontinuierliche V_5-Ableitung des EKG
2. Blutige arterielle Druckmessung via A. radialis
3. Swan-Ganz-Katheter mit Thermodilution
4. Urinkatheter

Die darüber erhebbaren Parameter verbessern die Abschätzung der myokardialen Sauerstoffbilanz, v. a. durch die Erhebung des pulmonalkapillären Verschlußdrucks (PCWP) als indirektem Maß für die Füllungsdrücke des linken Ventrikels am Ende der Diastole und durch die Berechnung des peripheren Gefäßwiderstands als Anhalt für die Nachlast.

Die Volumensubstitution erfolgte anhand des PCWP mit dem Ziel, vor dem Öffnen der Aorta Werte knapp oberhalb der Norm zu erreichen. Beim plötzlichen Anstieg des PCWP über die Norm sowie bei Ischämiezeichen im EKG im Zusammenhang mit dem Abklemmen der Aorta oder durch andere Ursachen wurde Nitroglycerin eingesetzt. Durch Narkosevertiefung bzw. dem Einsatz von β-Blockern wurde versucht, das „rate pressure product" (RPP)

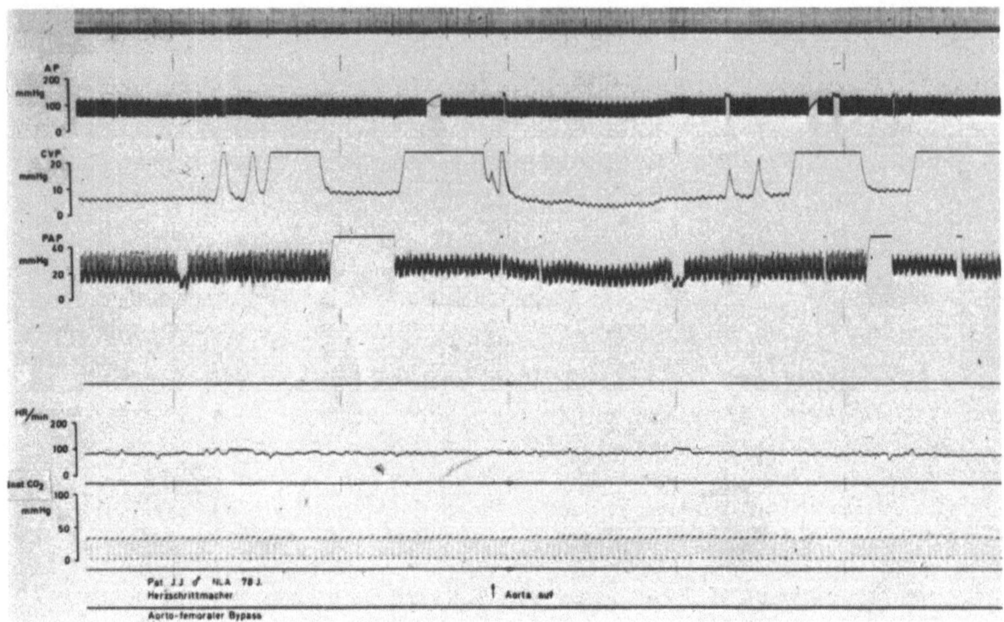

Abb. 3. Der gleiche Patient wie in Abb. 2 beim Öffnen der Aorta. Nur mäßiger Blutdruckabfall bei adäquater Volumensubstitution. Zentralvenöser Druck (*CVP*) 6 mmHg, pulmonalkapillärer Verschlußdruck 16 mmHg. Sonstige Bezeichnungen wie in Abb. 2

unterhalb 12000 zu halten. Vasopresso urden verabreicht, falls der koronare Perfusionsdruck (CPP) unter 60 mmHg absank.

Die Abb. 1 stammt von einem Patienten, bei dem es unmittelbar nach dem Abklemmen der Aorta zu einem Bigeminus gekommen war. Diese Maßnahme hat offensichtlich zu einer von diesem Patienten nicht tolerierbaren Erhöhung des myokardialen Sauerstoffverbrauchs geführt. Unter 50 μg/min Nitroglycerin. kam es zu einer Ökonomisierung der Sauerstoffbilanz und damit promptem Sistieren der Rhythmusstörung. Die Abb. 2 und 3 demonstrieren die Bedeutung einer adäquaten Volumensubstitution für diese Patienten.

Ergebnisse

Aus personellen Gründen konnten jedoch nur 35 von 73 Patienten mit diesem Monitoring versorgt werden. Bei dieser Gruppe erfolgte die Narkose stets durch den gleichen Anästhesisten. Das Kollektiv der Operateure, das diese Eingriffe bei uns durchführte, war für beide Gruppen gleich. Die Patienten ohne Pulmonaliskatheter wurden von wechselnden Anästhesisten mit einer dem Untersucher vergleichbaren Ausbildungszeit betreut. Beide Kollektive unterscheiden sich bezüglich ihrer kardialen und sonstigen Vorerkrankungen nicht. Das Durchschnittsalter beträgt 62,7 bzw. 62,8 Jahre.

Unterschiede bestehen in der perioperativen Letalität und den Narkoseverläufen (Abb. 4). In der Gruppe mit Pulmonaliskatheter verstarben 3 von 35 Patienten, entsprechend 8,57%,

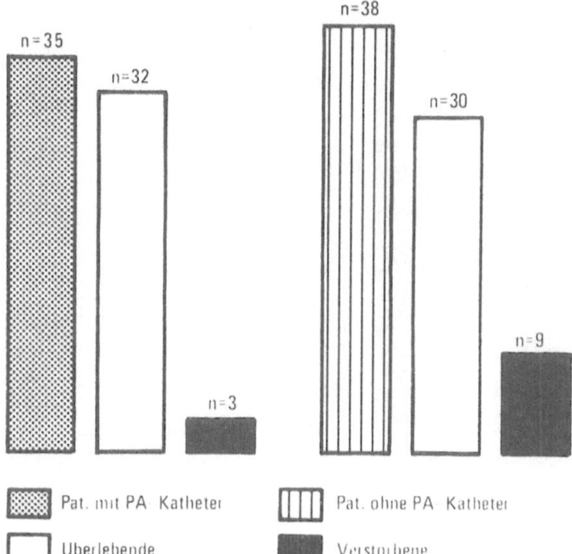

Abb. 4. Verhältnis von Überlebenden und Verstorbenen in beiden Kollektiven. *Links* Patienten mit Pulmonaliskatheter, *rechts* Patienten ohne Katheter

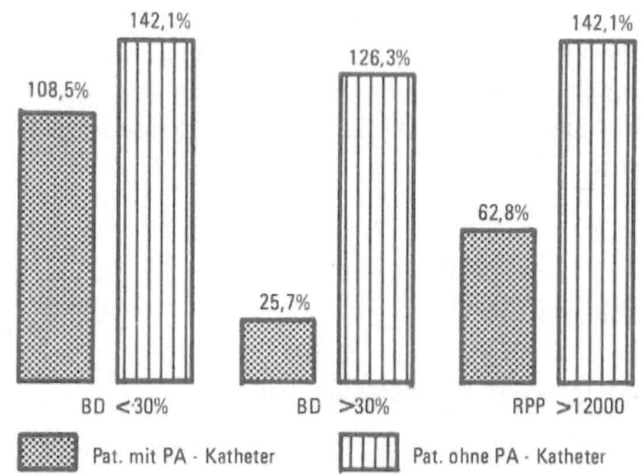

Abb. 5. Narkoseverlauf in beiden Gruppen. *Links* Patienten mit Blutdruckabfällen (*BD*) größer als 30% des Ausgangswerts, *Mitte* Patienten mit Blutdruckanstiegen (*BD*) größer als 30% des Ausgangswerts, *rechts* Überschreiten des „rate pressure product" (*RPP*) über 12000

in der Vergleichsgruppe 9 von 38 Patienten, entsprechend 23,6%. Die verstorbenen Patienten in der Gruppe mit Pulmonaliskatheter waren alle innerhalb von 48 h wegen chirurgischer Nachblutungen reoperiert worden. Von den 9 verstorbenen Patienten aus dem Vergleichskollektiv war eine Reoperation nur bei einem Patienten nötig. Vergleicht man die Letalität in beiden Kollektiven unter Ausschluß der Reoperierten, so ergibt sich ein statistisch signifikanter Unterschied mit $p < 0,05$.

Die Auswertung der Narkoseprotokolle ergab folgende Ergebnisse (Abb. 5): Blutdruckabfälle größer als 30% 38 mal bei 35 Patienten, entsprechend 108,5%, bzw. 54 mal bei 38 Patienten, entsprechend 142,1%; Blutdruckanstiege größer als 30% 9 mal bei 35 Patienten, entsprechend 25,7%, bzw. 48 mal bei 38 Patienten, entsprechend 126,3%; RPP-Anstiege größer als 12000 22 mal bei 35 Patienten, entsprechend 62,8%, bzw. 54 mal bei 38 Patienten, entsprechend 142,1%.

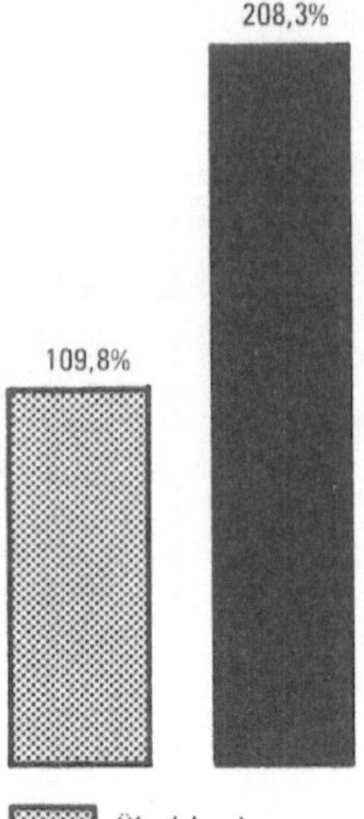

Abb. 6. Häufigkeit von Blutdruckabfällen größer als 30% bei Überlebenden und Verstorbenen aus beiden Kollektiven

Betrachtet man diese Parameter bei den verstorbenen Patienten aus beiden Gruppen zusammen, so fällt auf (Abb. 6), daß die Blutdurckabfälle größer als 30% mit 25 mal bei 12 Patienten, entsprechend 208,3%, deutlich häufiger wie bei den Überlebenden aufgetreten sind. Dort lagen sie bei 109,8%. Bezüglich der anderen Parameter findet sich kein statistisch relevanter Unterschied.

Diskussion

Unsere Ergebnisse legen nahe, daß

1. ein Zusammenhang zwischen Narkoseverlauf und perioperativer Letalität besteht, wobei kardiale Risikopatienten vor allem durch Blutdruckabfälle gefährdet sind,
2. durch gezieltes Intervenieren des Anästhesisten Situationen vermindert werden können, die zu Mißverhältnissen zwischen Sauerstoffangebot und Verbrauch am Herzmuskel führen,
3. mit dem Swan-Ganz-Katheter bei diesen Eingriffen wichtige zusätzliche Informationen zu erheben sind, die eine optimale Volumensubstitution und den sinnvollen Einsatz von Vasoaktiva und β-Blockern ermöglichen,
4. das Maß der Erfahrung eines Anästhesisten mit diesen Eingriffen die Chancen für die betreffenden Patienten verbessern kann,
5. durch Reoperationen wegen Nachblutungen sich die perioperative Letalität drastisch erhöht.

Literatur

1. Goldmann, Caldera DL, Nussbaum SR et al. (1977) Multifactorial index of cardiac risk in noncardiac surgical procedures. N Engl J Med 297:845
2. Riles TS et al. (1979) Myocardial infarction following carotid endarterectomy: a review of 683 operations. Surgery 85:249
3. Tarhan S et al. (1977) Myocardial infarction after general anesthesia. Anesth Analg (Cleve) 56:455
4. Tomatis LH, Fierens EE, Verbrugge GB et al. (1972) Evaluation of surgical risk in peripheral vascular disease by coronary arteriography: A Series of 100 cases. Surgery 71/3:429–435

Anästhesie bei aortobifemoralen Bypassoperationen

E. Klaschik, M. Imhoff, G. v. La Rosée und H. Dahlmann

Einleitung

Der intra- und postoperative Verlauf von Patienten, die sich wegen eines Bauchaortenaneurysmas oder eines arteriellen Verschlußleidens einer aortobifemoralen Bypassoperation unterziehen müssen, ist seit Jahren auf Grund des hohen kardialen Risikos der Patienten Gegenstand von Untersuchungen [1–7]. Hierbei scheinen hypertone Krisen diese Patienten besonders zu gefährden.

Methodik

Intraoperativ haben wir im Rahmen einer prospektiven Studie 3 Anästhesieverfahren miteinander verglichen: nämlich eine modifizierte Neuroleptanalgesie (NLA), die Kombination einer Katheterperiduralanästhesie (PDA) mit einer NLA und die Halothannarkose. Von den 23 Patienten im Alter zwischen 40 und 75 Jahren erhielten 8 Patienten (Gruppe I) die modifizierte Form der NLA, 7 Patienten (Gruppe II) eine PDA mit 0,5%igem Carbostesin mit einer NLA in niedriger Dosierung zur Tolerierung der kontrollierten Beatmung, und 8 Patienten (Gruppe III) wurden mit Halothan, Lachgas-Sauerstoff und kleinen Mengen Fentanyl narkotisiert. Einzelheiten der 3 Anästhesieverfahren können der Tabelle 1 entnommen werden.

Wir registrierten kontinuierlich den arteriellen (RR) und pulmonalarteriellen (PAP) Druck, den rechten Vorhofdruck (RAP), die CO_2-Konzentration des gemischten Exspirationsgases (CO_{2E}) sowie die beiden EKG-Ableitungen II und V_5. Diskontinuierlich maßen wir arteriell und zentralvenös den Hb-Gehalt, den CO_2- und O_2-Partialdruck sowie die O_2-Sättigung, den pH-Wert und den Baseexzess des Blutes sowie die Ösophagustemperatur.

Wir berechneten das Herzminutenvolumen (HZV) nach der indirekten Fickschen Methode.

Bei den 8 Patienten der NLA-Gruppe sahen wir intraoperativ 5mal therapiebedürftige Hypertonien, nur einmal trat diese Hypertonie im Zusammenhang mit dem Abklemmen der Aorta auf.

Tabelle 1. Medikamente und deren Dosierung bei den 3 verschiedenen Anästhesieverfahren

	Einleitung		Aufrechterhaltung	
NLA	Rohypnol	22,4 μg/kg KG	Fentanyl	24,0 μg/kg KG/h
	Fentanyl	12,0 μg/kg KG	DHB	15,0 μg/kg KG
	N_2O/O_2	1:1	N_2O/O_2	1:1
PDA-NLA	Carbostesin	1,3 mg/kg KG	Fentanyl	6,9 μg/kg KG/h
	Trapanal	5,1 mg/kg KG	N_2O/O_2	1:1
	Fentanyl	3,8 μg/kg KG	Carbostesin	bei Bedarf
Halothannarkose	Trapanal	4,5 mg/kg KG	Halothan	0,3–0,5 Vol %
	Fentanyl	1,5 μg/kg KG	Fentanyl	3,8 μg/kg KG/h
	N_2O/O_2	1:1	N_2O/O_2	1:1
	Halothan	0,5 Vol.-%		

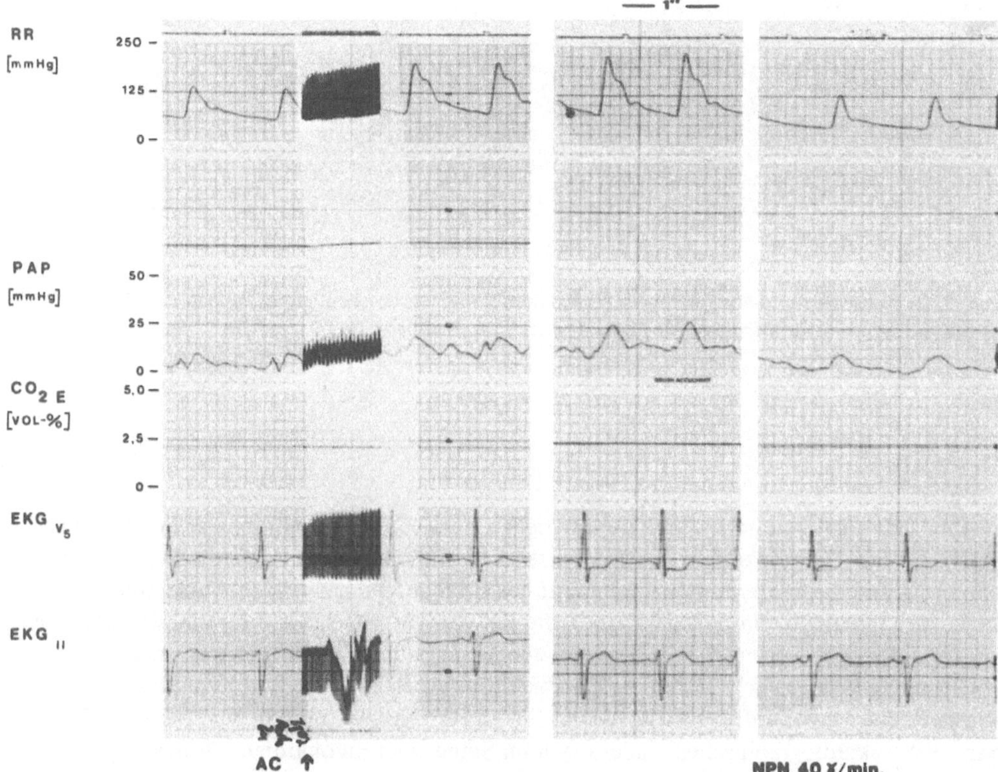

Abb. 1. Hämodynamische und elektrokardiographische Veränderungen eines 72jährigen Patienten mit Bauchaortenaneurysma der NLA-Gruppe während des Abklemmens der Aorta (*AC*). Nähere Einzelheiten s. Text

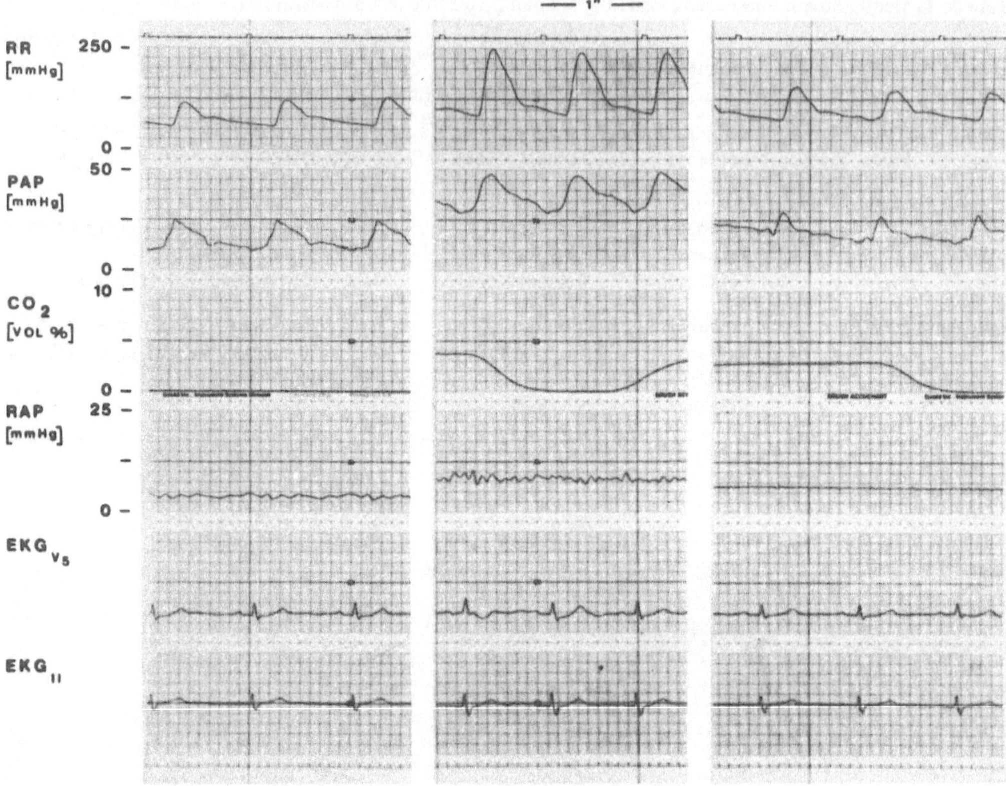

Abb. 2. Hypertone Krise eines 56jährigen Patienten mit einem arteriellen Verschlußleiden im Stadium IV der NLA-Gruppe vor Abklemmen der Aorta. Nähere Einzelheiten s. Text

Ergebnisse

In Abb. 1 ist von oben nach unten der arterielle Druck (RR), der pulmonalarterielle Druck (PAP), die CO_2-Konzentration des gemischten Exspirationsgases (CO_{2E}), die Brustwandableitung V_5 und die Extremitätenableitung II des EKG aufgetragen. Nach Abklemmen der Aorta stieg innerhalb von 60 s der systolische RR von 130 auf 225 mmHg und der PAP von niedrigen Ausgangswerten vor Abklemmen der Aorta in obere Normbereiche. In der EKG-Ableitung V_5 kam es nach Setzen der Gefäßklemme zu einer ST-Senkung von 0,3 mV als Ausdruck einer myokardialen Ischämie des linken Herzens, während in der Ableitung II keine elektrokardiographischen Änderungen im Sinne einer myokardialen Mangeldurchblutung zu erkennen waren. Eine Infusion von 40 μg Nitroprussid-Natrium (NPN)/min – in der Abb. auf der rechten Seite zu erkennen – führte zu einer raschen Senkung des RR und PAP sowie zu einer Beseitigung der myokardialen Ischämiezeichen.

Die 4 anderen Hypertonien traten bereits vor Abklemmen der Aorta auf. In Abb. 2 ist eine solche Situation dargestellt. Der RR stieg auf 250 mmHg und der diastolische PAP auf 29 mmHg, während der RAP nur 8 mmHg betrug. Im EKG war in Ableitung V_5 eine dis-

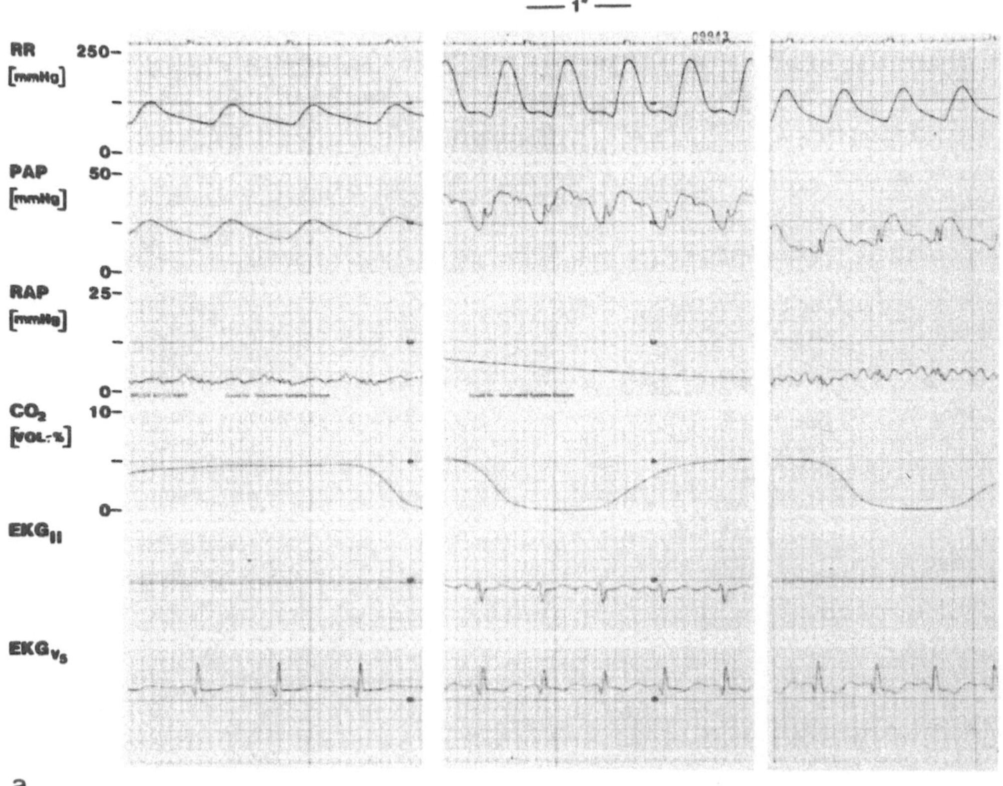

Abb. 3a, b. Hämodynamische und elektrokardiographische Veränderungen eines 61jährigen Patienten mit einem arteriellen Verschlußleiden im Stadium IV der PDA-NLA-Gruppe vor Abklemmen der Aorta. Nähere Einzelheiten s. Text

krete Zunahme der ST-Senkung zu beobachten. Auch hier führte die Infusion von 40 μg NPN/min rasch zu einer Normalisierung der hämodynamischen Veränderungen.

Wegen diesen mit NPN zwar therapierbaren, aber dennoch potentiell gefährlichen Hypertonien entschlossen wir uns, in der zweiten Patientengruppe die Kombination einer PDA mit einer NLA anzuwenden. Das Kreislaufverhalten der 7 Patienten war in 5 Fällen normo- bis hypoton, solange die Sympathikolyse vollständig war. Aber bei 2 Patienten beobachteten wir wiederum hypertone Blutdruckkrisen.

Eine davon ist in Abb. 3a und b wiedergegeben.

Der systolische RR stieg ohne eine für uns erkennbare Ursache auf 230 mmHg an, und in der Ableitung V_5 trat eine schwere ST-Senkung auf. Um eine mangelhafte Analgesie und Sympathikolyse auszuschließen, injizierten wir erneut Carbostesin in den Periduralkatheter und gaben 0,5 mg Fentanyl i.v. Das führte zwar vorübergehend zu einer Normalisierung des systolischen RR, die ST-Senkung blieb aber weiterhin bestehen (Abb. 3a, Registrierung rechts). Als einige Minuten später der RR erneut anstieg, entschlossen wir uns, die Narkose mit Halothan fortzuführen. Daraufhin sank der systolische RR bis auf 130 mmHg, die ST-Senkung bildete sich langsam zurück (Abb. 3b).

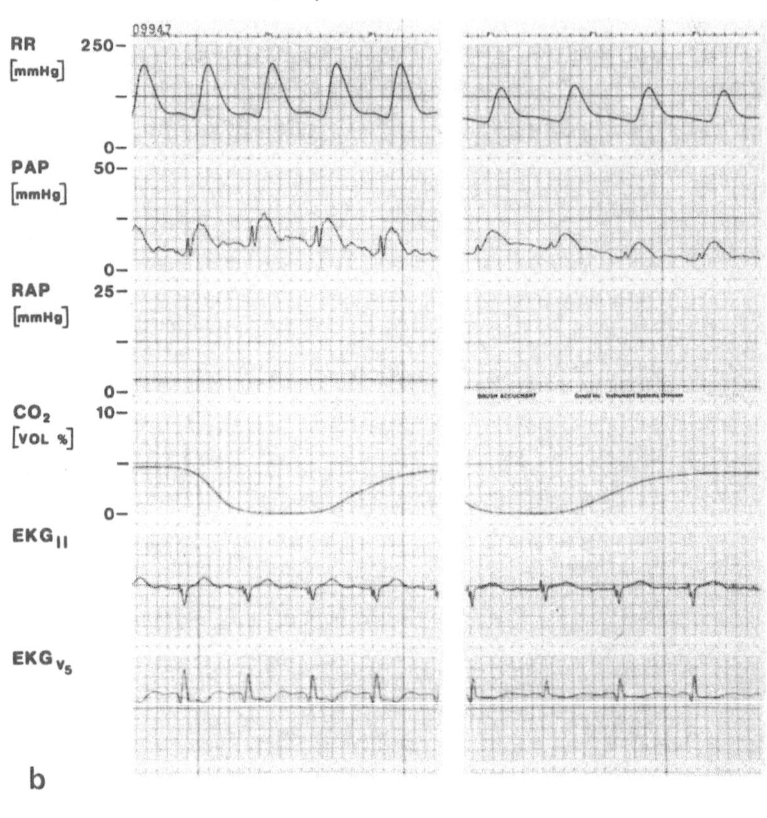

Abb. 3b

Keiner der 8 Patienten aus der Halothangruppe dagegen entwickelte während des operativen Eingriffs eine therapiebedürftige Hypertonie. Wir sahen weder Zeichen einer myokardialen Ischämie noch eines Linksherzversagens. Ein besonders unproblematisches, aber typisches Verhalten in der Halothangruppe ist in Abb. 4 dargestellt.

Beim Abklemmen der Aorta stieg der systolische RR von 125 auf nur 135 mmHg, der PAP, der RAP, die in diesem Fall kontinuierlich aufgezeichnete Sauerstoffsättigung (SO_2) in der Pulmonalarterie und die ST-Strecke im EKG blieben unverändert.

Soviel zu unseren Beobachtungen während des operativen Eingriffs.

Diese Untersuchungen führten wir auf der Intensivstation so lange fort, bis die in der Regel hypothermen Patienten 37 °C Rektaltemperatur erreicht hatten.

Während dieser Zeit entwickelten sowohl die Patienten der NLA- als auch die der Halothangruppe regelmäßig therapiebedürftige Hypertonien.

In Abb. 5 sieht man eine solche besonders eindrucksvolle Situation. Links sind die kontinuierlich gemessenen Parameter unmittelbar vor Verlassen des Operationssaals dargestellt. Der RR betrug 140/60 mmHg und stieg beim Eintreffen des Patienten auf der Inten-

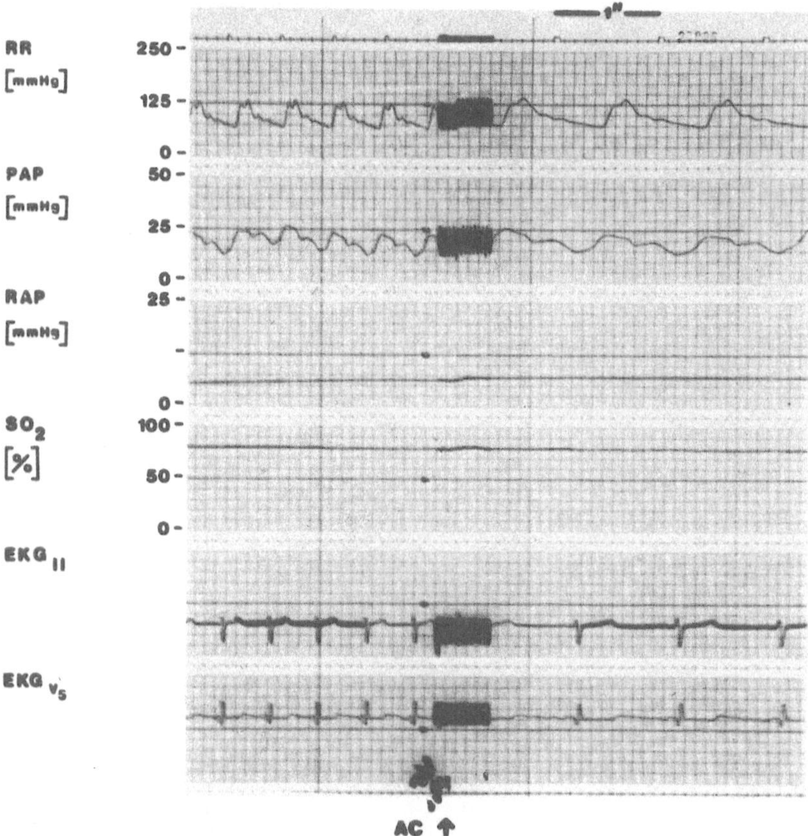

Abb. 4. Kreislaufverhalten eines 50jährigen Patienten mit einem arteriellen Verschlußleiden im Stadium IV der Halothangruppe während des Abklemmens der Aorta. Nähere Einzelheiten s. Text

sivstation auf 250 bzw. kurze Zeit später sogar auf 300 mmHg systolisch an. Der Sinusrhythmus ging dabei zunächst in einen Trigeminus, dann in einen Bigeminus über. Erst durch die Gabe von 15 mg Droperidol (DHB), 1,0 mg Fentanyl, 3,0 mg Hydergin und 0,6 mg Catapresan war diese hypertone Krise zu beherrschen.

Vergleichen wir die hämodynamischen Parameter der 3 Anästhesieverfahren in der unmittelbar postoperativen Phase, kommen wir zu den in Abb. 6 dargestellten Ergebnissen. Aufgetragen sind die Mittelwerte des mittleren arteriellen Druckes ($\overline{RR}$), des peripheren Gefäßwiderstandes (SVR), des Herzzeitvolumens (AZV) und der Sauerstoffaufnahme ($\dot{V}O_2$). Auf der linken Seite ist jeweils die letzte Messung vor Operationsende (OP) und auf der rechten Seite die 1. Messung nach Eintreffen der Patienten auf der Intensivstation (I) dargestellt. Die Punkte geben die Mittelwerte der NLA-Patienten, Kreuze diejenigen der Halothanpatienten, Dreiecke diejenigen der PDA-NLA-Patienten wieder. Zur Zuverlässigkeit der Mittelwerte des $\overline{RR}$ müssen wir anmerken: Während in der Halothan- und NLA-Gruppe die gezeigten Mittelwerte für das Verhalten aller Patienten repräsentativ sind, gehen in die Mittelwerte der PDA-NLA-Gruppe sowohl eine exzessive Hypertonie als auch ein ausgeprägter Blutdruckabfall mit ein.

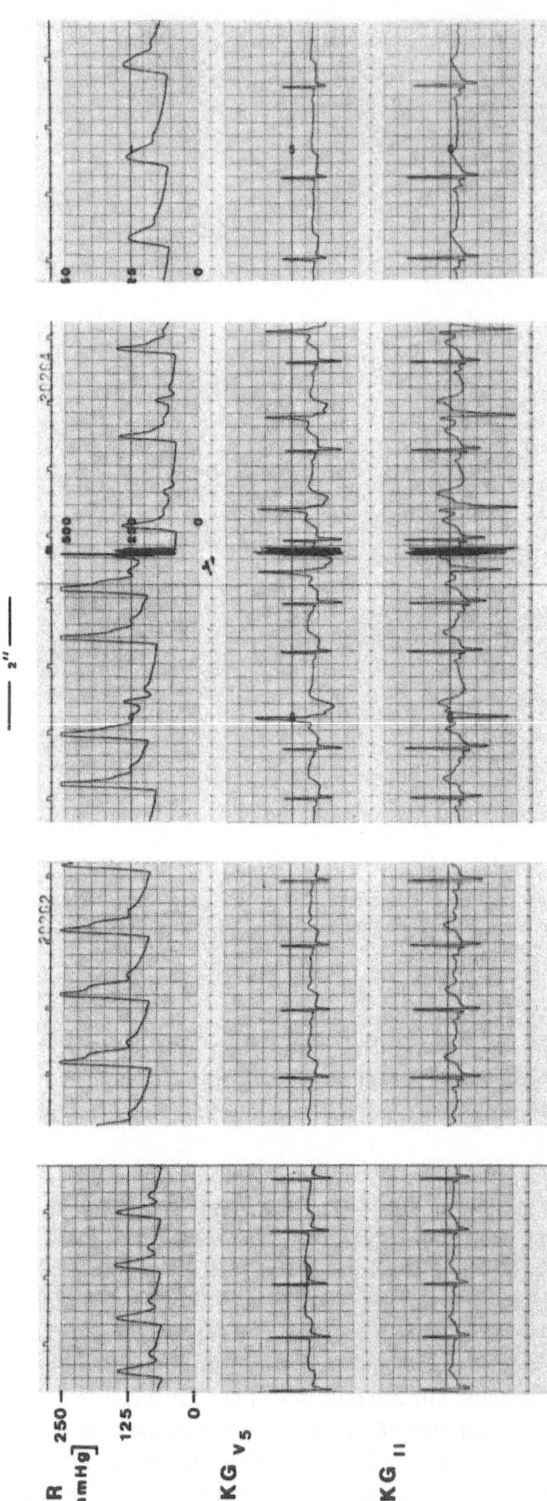

Abb. 5. Änderungen des RR und des EKG nach Operationsende beim Eintreffen eines Patienten der Halothangruppe auf der Intensivstation. Nähere Einzelheiten s. Text

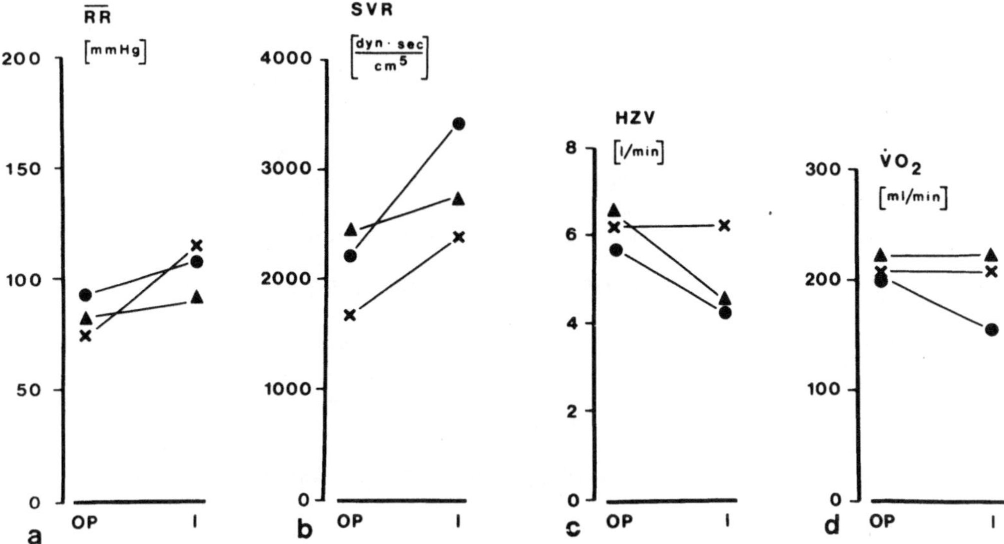

Abb. 6a–d. Vergleich der Mittelwerte des arteriellen Mitteldrucks ($\overline{RR}$) (a), des peripheren Gefäßwiderstandes (*SVR*) (b), des Herzminutenvolumens (*HZV*) (c) und der Sauerstoffaufnahme ($\dot{V}O_2$) (d) vor Operationsende (*OP*) mit der ersten Messung auf der Intensivstation (*I*). ▲ PDA; ● NLA; x Halothan; OP – Operationsende; I – Intensivstation

Der Anstieg des RR beruht, bei gleichbleibendem HZV in der Halothangruppe und leichtem Abfall in den beiden anderen Gruppen, auf einer Erhöhung des peripheren Gefäßwiderstandes. Eine Soffwechselsteigerung als Ursache läßt sich ausschließen, da die postoperative Sauerstoffaufnahme in der Halothan- und in der PDA-NLA-Gruppe gleich blieb und in der NLA-Gruppe sogar abnahm.

Zusammenfassung

Es kam uns darauf an, an Hand kardiovaskulär gefährdeter Patienten bei aortobifemoralen Bypassoperationen das Auftreten kritischer Situationen unter Anwendung verschiedener Narkoseverfahren darzustellen.

Intraoperativ haben wir in der NLA-Gruppe regelmäßig, in der PDA-NLA-Gruppe seltener therapiebedürftige kardiovaskuläre Veränderungen gesehen. Die Halothannarkose erwies sich bei unserem kleinen Patientengut als eindrucksvoll problemlos.

In der unmittelbar postoperativen Phase beobachteten wir bei allen Patienten der NLA- und der Halothangruppe deutliche, z. T. extreme Anstiege des RR. Die Patienten, die die Kombination einer PDA mit einer NLA erhalten hatten, zeigten postoperativ ein stabileres Kreislaufverhalten, abgesehen von den beiden genannten Ausnahmen.

Literatur

1. Attia RR, Murphy JD, Snider M, Lappas DG, Darling RC, Lowenstein E (1976) Myocardial ischemia due to infrarenal aortic crossclamping during aortic surgery in patients with severe coronary artery disease. Circulation 53:9061
2. Bartkowski RR, Aukburg SJ, Greenhow DE, Klineberg PL, Rosenberg H, Andrews R, Roberts B (1979) Comparing anesthetic techniques during aortic crossclamp. Anesthesiology 51(3):136
3. Bush HL, LoGerfo FW, Weisel RD, Mannick JA, Hechtman HB (1977) Assessment of myocardial performance and optimal volume loading during elective abdominal aortic aneurysm resection. Arch Surg 112:1301
4. Carroll RM, Laravuso RB, Schauble JF (1976) Left ventricular function during aortic surgery. Arch Surg 111:740
5. Grindlinger GA, Vegas AM, Manny J, Bush HL, Mannick JA, Hechtman HB (1980) Volume loading and vasodilators in abdominal aortic aneurysmectomy. Am J Surg 139:480
6. Lunn JK, Dannemiller FJ, Stanley TH (1979) Cardiovascular response to clamping of the aorta during epidural and general anesthesia. Anesth Analg (Cleve) 58:372
7. Silverstein PR, Caldera DL, Cullen DJ, Davison JK, Darling RC, Emerson CW (1979) Avoiding the hemodynamic consequences of aortic crossclamping and unclamping. Anesthesiology 50:462

Prophylaxe akuter oberer Gastrointestinalblutungen bei Intensivpatienten mit Cimetidin, Pirenzepin und Antazida: Vergleich der Einzel- und Kombinationsmedikation

M. Tryba, H. Huchzermeyer, M. Török, M. Hüsch und J. Pahlow

Einleitung

Eine akute obere Gastrointestinalblutung (AOGB) bedeutet im Verlauf der Intensivbehandlung eine zusätzliche ernste Bedrohung für den Patienten, insbesondere wenn diese Blutung zu größeren Bluttransfusionen oder operativen Eingriffen zwingt. Seit Durchführung einer konsequenten Prophylaxe haben sich Anzahl und Schwere dieser Begleitkomplikation deutlich vermindert [23, 37].

Antazida und H_2-Rezeptor-Antagonisten (Cimetidin) sind die zur Zeit gebräuchlichsten Medikamente zur Prophylaxe einer AOGB. In kontrollierten prospektiven Studien konnten beide Medikamente ihre Effektivität zur Prophylaxe der AOGB beweisen [5, 9, 12, 13, 36]. Seit Einführung des Muscarinantagonisten Pirenzepin wurde auch dieses Medikament zunehmend zur Prophylaxe eingesetzt und erwies sich gegenüber Placebo ebenfalls als effektiv [35]. Cholestyramin und Vitamin A erwiesen sich zwar in tierexperimentellen Untersuchungen [16, 42, 52] als wirksam, nicht jedoch unter klinischen Bedingungen [4, 43, 50].

Bisher vorliegende prospektive Studien zum Vergleich der Antazida- und Cimetidinprophylaxe erweisen entweder die Antazidaprophylaxe als gleichwertig [3, 48], überlegen [39, 51, 53] oder unterlegen [54]. Da der methodische Aufbau dieser Studien sich in vielen Punkten, wie Patientenauswahl, Blutungssicherung oder Medikation, erheblich unterscheidet, lassen sich diese Studien miteinander kaum vergleichen. Trotz Randomisierung bestehen erhebliche Zweifel an der Vergleichbarkeit der untersuchten Kollektive [15, 37, 47]. Wir standen deshalb vor der Frage, ob nicht ein anderer methodischer Ansatz die Bedeutung der oben angeführten Medikamente zur Prophylaxe der AOGB verdeutlichen kann.

Die bisher vorliegenden Untersuchungen beschränkten sich entweder auf eine definierte Grunderkrankung [12, 30, 36], benutzten Schweregradklassifizierungen anderer Fragestellungen [51] oder verglichen die Summenhäufigkeit einiger bekannter Risikofaktoren zur Streßblutungsgenese [39], ohne die unterschiedliche Wertigkeit der einzelnen Risikofaktoren zu berücksichtigen. Auch die mögliche Kumulierung von Risikofaktoren bei einzelnen Patienten blieb vielfach unbeachtet. Die geringen Fallzahlen oder die Einbeziehung nur weniger klinischer Daten [32] ließen eine Analyse der Risikofaktoren nicht zu.

Wir versuchten deshalb, an einem großen primär gefährdeten Kollektiv alle wesentlichen Risikofaktoren zu analysieren und deren Bedeutung für das Blutungsauftreten zu bestimmen. Gleichzeitig wollten wir die von uns sowohl in Einzelmedikation als auch in Kombination eingesetzten Medikamente Cimetidin, Pirenzepin und Antazida im Hinblick auf ihre Wirkung zur Prophylaxe der AOGB vergleichen.

Methodik

In einer retrospektiven Studie wurden 1040 chirurgische und internistische Patienten der Jahre 1975–1980 erfaßt, sowie 142 Patienten der Verbrennungsintensivstation. In diesen Jahren bestand durch konstante ärztliche Besetzung eine Kontinuität des gesamttherapeutischen Konzeptes. Ausgewählt wurden Patienten mit mindestens 6tägiger Behandlungsdauer auf der Intensivstation. Damit waren Patienten, die lediglich zur postoperativen Überwachung aufgenommen wurden, ausgeschlossen. Patienten mit neurochirurgischen Eingriffen wurden auf diesen Stationen nicht behandelt. Nicht aufgenommen wurden Patienten mit Erkrankungen an Ösophagus, Magen oder Duodenum sowie solche mit Leberzirrhose. Der Beobachtungszeitraum umfaßte die gesamte Intensivbehandlung.

Tabelle 1. Risikofaktoren der AOGB bei Langzeitintensivpatienten und ihre Bewertung

n	Anteil in der Gruppe ohne Blutung (in %)	Risikofaktor (Score)	Anteil in der Gruppe mit Blutung (in %)	n
43		Ulkusanamnese (20)		33
36		Akute Niereninsuffizienz, Kreatinin > 600 (15)		25
60		Schwere bakterielle Infektionen (10)		25
27		Schweres Polytrauma (10)[a]		6
19		Kardiogener Schock (10)		5
12		Pankreatitis (10)		6
25		Nierenerkrankung (10)		7
68		Gastroenterologische Erkrankungen (10)		17
55		Akute Niereninsuffizienz, Kreatinin 300–600 (7)		13
73		Respiratorische Insuffizienz bei internistischen Patienten (7)[a]		14
5		Nierentransplantationen (5)		3
8		Verbrauchskoagulopathie (5)		3
7		Neurogener Schock (5)		3
20		Intrakranielle Druckerhöhung bei internistischen Patienten (5)[a]		5
120		Heparinmedikation (3)		28
47		Hb < 10 (>24 h) (3)		21
21		RR > 200 (>2 h/Tag, >1 Tag) (3)		6
38		RR < 100 (>1 h, >1mal) (3)		14
48		Kortisonmedikation (ohne Schädel-Hirn-Trauma) (3)		14
57		Relaparotomie (2)		22
32		Ileus (2)		9
12		Septischer Schock (2)		9
34		Hypovolämischer Schock (2)		8
2		(anaphylaktischer Schock) (2)		1
77		Schädel-Hirn-Trauma (2)[a]		9

[a] Basis für Signifikanzberechnung weicht ab von Grundgesamtheit. Der Risikoscore berücksichtigt Einflüsse durch Kumulation der Risikofaktoren.

Von allen 1040 Patienten erhielten 586 (56%) keine medikamentöse Prophylaxe, bei 420 Patienten wurden verschiedene Medikamente zur Prophylaxe angewandt. 34 Patienten, bei denen die medikamentöse Prophylaxe nicht von Beginn der Behandlung an durchgeführt wurde, mußten nachträglich ausgeschlossen werden.

Unter den 586 Patienten ohne Prophylaxe hatten 65 Blutungen. Als positives Zeichen einer AOGB definierten wir Hämatemesis, Meläna und blutiges Magensaftaspirat.

Die statistische Bearbeitung der Daten erfolgte in Zusammenarbeit mit dem Institut für Biometrie der Medizinischen Hochschule Hannover. Alle patientenbezogenen Daten wurden anonym dokumentiert, auf Lochkarten übertragen und später über die Anlage CYBER 76-16 am regionalen Rechenzentrum Niedersachsen verarbeitet. Verwendet wurden Unterprogramme des Systems SPSS (Statistical Package for the Social Sciences).

Die Patientengruppe ohne Prophylaxe diente als Kontrollgruppe, bei der aus den insgesamt 202 dokumentierten klinischen Parametern über eine schrittweise Selektion durch Kontingenztafelanalyse 25 Risikofaktoren herausgearbeitet wurden (Tabelle 1). Gegenübergestellt wurden Patienten mit und ohne Blutungen.

Die Risikofaktoren verteilten sich auf 3 Gruppen unterschiedlicher Relevanz. Risikofaktoren 1. Ordnung sind solche, die schon allein zu einer erheblichen Zunahme des Blutungsrisikos führen, während Risikofaktoren 2. Grades nur eine mäßige bzw. geringe Risikoerhöhung bedingen. Risikofaktoren 3. Grades führen nur in Verbindung mit solchen 1. und 2. Grades zu einer weiteren Risikoerhöhung.

Die zahlenmäßige Bewertung der Risikofaktoren erfolgte über die gefundenen Häufigkeitsanteile mit Hilfe einer Bewertungsfolge von 0–20. Für jeden Patienten wurde aus den vorliegenden Risikofaktoren ein Summenscore gebildet. Die errechneten Risikoscores wurden auf die 420 Patienten angewandt, die eine Medikation zur Prophylaxe akuter Gastrointestinalblutungen erhalten hatten. Die statistische Analyse der Blutungsinzidenzen in den einzelnen Prophylaxegruppen erfolgte mit dem Z-Test zum Vergleich von Häufigkeiten.

Im einzelnen hatten wir folgende Prophylaxegruppen: 30 mg Pirenzepin (P, n = 73), 800 mg Cimetidin (C8, n = 30), 1200 mg Cimetidin (C12, n = 97), 30 ml Antazida 2stündlich (A, n = 90), 30 ml Antazida 2stündlich plus 1200 mg Cimetidin (AC12, n = 44), 30 mg Pirenzepin plus 1200 mg Cimetidin (PC12, n = 46), 30 mg Pirenzepin plus 30 ml Antazida 2stündlich plus 1200 mg Cimetidin (PAC12, n = 40).

Von den Verbrennungspatienten hatten 67 eine Prophylaxe mit 30 ml Antazidum 2stündlich plus 1200 mg Cimetidin und 52 Patienten zur Prophylaxe 30 mg Pirenzepin plus 30 ml Antazidum 2stündlich plus 1200 mg Cimetidin erhalten.

Ergebnisse

Die einzelnen Patientengruppen unterschieden sich in Alter (40,8–53,6 Jahre) und Geschlechtsverteilung nicht wesentlich.

Risikofaktoren

Eine Ulkusanamnese erwies sich für Intensivpatienten als besonderes Blutungsrisiko mit einer Inzidenz von insgesamt 35%. Besonders deutlich wird dies bei Patienten mit kardiologischer

Tabelle 2. Häufigkeit der AOGB bei Langzeitintensivpatienten in Abhängigkeit von verschiedenen Diagnosen

Diagnose	n	Blutung	Blutungsinzidenz (in %)
1. Kardiogener Schock[a]	24	5	20,8
2. Myokardinfarkt (kein kardiogener Schock)	122	1	0,8
3. Akutes Nierenversagen[a]	99	36	36,4
4. Chronisches Nierenversagen	30	2	6,7
5. Schweres Polytrauma[b,c]	33	6	18,2
6. Polytrauma[d]	41	2	4,9

[a] $p < 0{,}01$: 1 vs. 2, 3 vs. 4.
[b] $p < 0{,}05$: 5 vs. 6.
[c] Mindestens 3 verletzte Körperregionen, Beatmung mindestens 3 Tage.
[d] Maximal 2 verletzte Körperregionen, Beatmung maximal 2 Tage.

Tabelle 3. Häufigkeit der AOGB bei Langzeitintensivpatienten mit prophylaktischer Medikation in Abhängigkeit zum Gesamtrisikoscore (n = 420)

		1	2	3	4	5
Gesamtrisikoscore		0–9	10–19	20–29	30–39	39
n		41	113	109	72	85
Blutungsinzidenz (in %)		0	12,4	19,2	22,2	35,8
Signifikanz	$p < 0{,}05$ zu	2	1, 3, 4	1,2	2	
	$p < 0{,}01$	3, 4, 5	5	5	1,5	1–4

Grunderkrankung. Ohne Ulkusanamnese fand sich eine Blutung bei nur 2,8%, mit Ulkusanamnese bei 32,3%.

An einigen Risikofaktoren soll die Bedeutung einer genauen Analyse von Grunderkrankung und Komplikation für jeden Patienten erläutert werden (Tabelle 2). Bei 10,3% aller traumatologischen Patienten wurde eine Blutung diagnostiziert. Die Unterteilung dieser Patienten wies nach, daß jedoch nur die Patienten mit einem schweren Polytrauma als besonders gefährdet anzusehen sind. Unter den Patienten mit kardiologischer Grunderkrankung trat eine Blutung neben solchen mit Ulkusanamnese bei den Patienten auf, die einen kardiogenen Schock erlitten. Eine wesentliche Zunahme des Blutungsrisikos lag auch bei Patienten mit akuter Niereninsuffizienz vor, während bei Patienten mit chronischer Niereninsuffizienz nur selten eine Blutung beobachtet wurde.

Die Blutungsinzidenz korrelierte direkt mit dem Gesamtrisikoscore (Tabelle 3). Dies beweist die Richtigkeit des methodischen Ansatzes. Der Gesamtrisikoscore ermöglicht eine Prognose über die Wahrscheinlichkeit des Auftretens einer AOGB bei Intensivpatienten.

Erst an Hand des Gesamtrisikoscores ließ sich ein weiterer Risikofaktor analysieren. Die Blutungsinzidenz der Patienten über 65 Jahre unterschied sich nicht von der in der Alters-

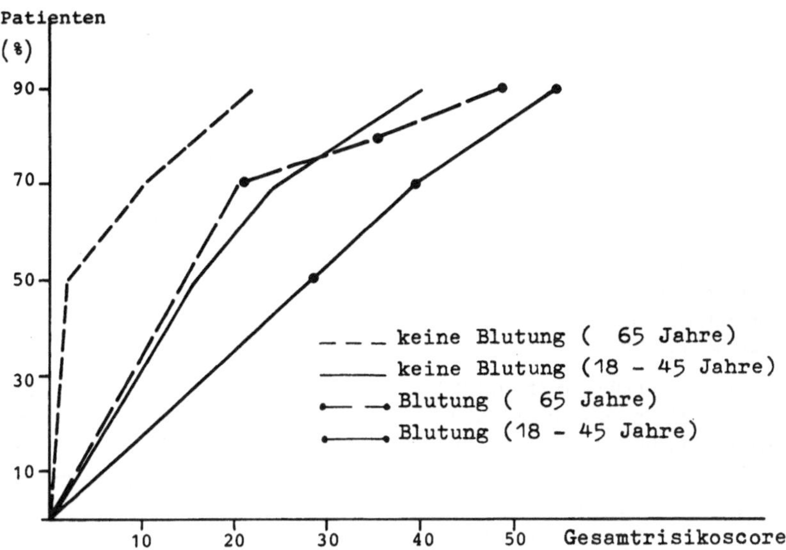

Abb. 1. Zahl der Patienten (in %) in Abhängigkeit vom Gesamtrisikoscore bei 2 Altersgruppen

gruppe 18–45 Jahre. Der Gesamtrisikoscore der Patienten über 65 liegt jedoch deutlich niedriger als beim Vergleichskollektiv (Abb. 1) und beweist damit die höhere Blutungsgefährdung alter Patienten.

Vergleich der prophylaktischen Medikationen

Ein annähernd gleich hoher Gesamtrisikoscore findet sich in den Gruppen A, C12, PC12 und PAC12 (Tabelle 4). Bei Vergrößerung der Bandbreite können auch noch C8 und AC12 einbezogen werden. Der erheblich geringere mittlere Gesamtrisikoscore in der Pirenzepingruppe erlaubt keinen Vergleich mit den anderen Prophylaxegruppen. In einem methodisch nur bedingt zulässigen Vergleich der Pirenzepingruppe mit der Kontrollgruppe erweist sich Pirenzepin als ein wirksames Medikament zur Prophylaxe einer AOGB.

PC12 und PAC12 sind der Einzelmedikation von Antazida oder 1200 mg Cimetidin signifikant überlegen. Trotz eines erheblich geringeren mittleren Gesamtrisikoscores erweist sich die C8-Gruppe mit einer Blutungsinzidenz von 33% als unzureichend. Auch der Gruppenvergleich der Einzelmedikation zur Kombinationsmedikation zeigt die Überlegenheit der Kombinationsmedikation.

Die hohe Blutungsinzidenz der AC12-Gruppe erklärt sich aus dem höchsten mittleren Gesamtrisikoscore aller Gruppen. Bei einem Gesamtrisikoscore über 30 liegen mindestens 2, oft sogar 3 und mehr Risikofaktoren 1. Ordnung gleichzeitig vor.

Die klinische Effektivität einer Streßblutungsprophylaxe wird in der operativen Intervention der akuten Blutung in den einzelnen Gruppen deutlich, da gerade diese Operationen mit einer hohen Letalität verbunden sind. 16 der 17 Patienten, die wegen einer AOGB operiert werden mußten, wurden entweder nicht medikamentös behandelt oder erhielten 800 mg Cimetidin oder Antazidum.

Tabelle 4. Häufigkeit der AOGB bei Langzeitintensivpatienten bei verschiedenen prophylaktischen Medikationen unter Berücksichtigung des Gesamtrisikoscore

Medikation zur Prophylaxe pro Tag	n	Mittlerer Gesamt-risikoscore	Blutungs-inzidenz (in %)
Kontrolle	586	16,7	11,1
Pirenzepin 30 mg	73	14,0	2,7
Cimetidin 800 mg	30	21,4	33,3
Cimetidin 1200 mg	97	29,2	26,8
Antazida 2 h, 30 ml	90	27,6	24,4
Antazida 2 h, 30 ml + Cimetidin 1200 mg	44	32,6	27,2
Pirenzepin 30 mg + Cimetidin 1200 mg	46	29,6	10,9[b]
Antazida 2 h, 30 ml + Pirenzepin 30 mg + Cimetidin 1200 mg	40	29,3	10,0[a]

$p < 0,05$: [a] vs. Antazida, vs. Cimetidin 1200 mg, vs. Cimetidin 800 mg.
[b] vs. Antazida, vs. Cimetidin 1200 mg, vs. Cimetidin 800 mg.

Zwar ergaben sich für die PAC12-Gruppe in der Einzelfallanalyse Vorteile gegenüber den anderen Prophylaxegruppen, da in dieser Blutungen erst beim gleichzeitigen Auftreten von mindestens 3 Risikofaktoren 1. und 2. Ordnung beobachtet wurden, jedoch fand dies keinen Niederschlag in der Blutungsinzidenz.

Neben den direkten prophylaktischen Maßnahmen erwies sich eine suffiziente Sedierung als bedeutsam. Unter den Patienten mit Blutungsbeginn nach mindestens 3tägiger Intensivbehandlung waren 2–4 Tage vor Blutungsbeginn nur 10,4% nicht sediert, während der Anteil der Patienten ohne Sedierung auf 44,8% am Blutungstag anstieg.

In der Gruppe der Verbrennungspatienten, die ein homogeneres Klientel darstellt, wurde die Überlegenheit der Dreifachmedikation gegenüber der kombinierten Gabe von 1200 mg Cimetidin plus 30 ml Antazidum 2stündlich auch zahlenmäßig deutlich. Während unter den Patienten der AC12-Gruppe 6 makroskopisch sichtbare Blutungen auftraten, wurde in der PAC12-Gruppe nur eine leichte Blutung beobachtet ($p < 0,05$). Eine operative Intervention zur Blutungsstillung war bei keinem Patienten der Verbrennungseinheit erforderlich.

Diskussion

Risikofaktoren

Eine Vielzahl der in dieser Studie aufgeführten Risikofaktoren wurde schon von anderen Autoren beschrieben [3, 6, 8–10, 12, 17–19, 28–30, 33, 35, 39, 40, 42, 44, 45, 54]. Erstmals konnte diese Vielzahl von Faktoren in demselben Kollektiv analysiert werden. Dies ermöglichte eine Bewertung der einzelnen Faktoren für das Auftreten einer AOGB bei Intensivpatienten. Erst die Berücksichtigung des Gesamtrisikoscores ermöglicht eine zweifelsfreie Interpretation der erhaltenen Ergebnisse. Die mangelnde Berücksichtigung von Risikofaktoren und deren Bewertung ist wahrscheinlich der Hauptfaktor für die divergierenden Ergebnisse bisheriger Studien zur vergleichenden Cimetidin- und Antazidaprophylaxe.

Welche Bedeutung die Risikofaktoren für die Bewertung von Studien besitzen, soll an 2 Beispielen gezeigt werden: Weigelt et al. [51] fanden in der Antazidagruppe eine Letalität von 7%, dagegen in der Cimetidingruppe eine von 34%. Aus den publizierten Daten von Priebe et al. [39] läßt sich für die Cimetidingruppe ein um mindestens 20% höherer mittlerer Risikoscore errechnen gegenüber der Antazidagruppe.

Maßnahmen zur Prophylaxe der AOGB

Die Möglichkeiten zur Prophylaxe der akuten Streßläsion bestehen einerseits aus der Hemmung aggressiver Faktoren, andererseits aus der Stärkung protektiver Mechanismen.

Cimetidin als Histamin-H_2-Rezeptor-Antagonist blockiert die Adenylcyclase und damit die Säuresekretion. Gleichzeitig inaktiviert Cimetidin durch Aktivierung der Histamintransferase freies Histamin [27]. In gleichem Maße wie die durch Histamin stimulierte wird auch die durch Gastrin stimulierte Säuresekretion gehemmt [38], während die acetylcholinstimulierte Säuresekretion nur bei niedrigem Vagotonus gehemmt werden kann [38]. Da Cimetidin nicht die maximale Säuresekretion vermindert, sondern die Dosis-Wirkungs-Kurve verschiebt [1], ist die Cimetidinwirkung auf die histaminstimulierte Säuresekretion abhängig von der Stärke des Agonisten. Die von Martin et al. [33] und anderen [39, 54] beobachteten Cimetidinversager im Zusammenhang mit Sepsis und Nierenversagen finden hiermit eine Erklärung.

Neben der Sekretionshemmung konnte tierexperimentell im hypovolämischen Schock durch Cimetidin eine signifikante Verbesserung der Mukosadurchblutung und eine Verminderung der Streßläsionen erzielt werden, während weder durch Vagotomie noch durch Antazida Frequenz und Größe der Mukosaläsionen beeinflußt wurden [22, 44]. Auch die intragastrale Potentialdifferenz als Indikator einer intakten Mukosabarriere wird durch Cimetidin verbessert [31].

Nebenwirkungen von Cimetidin bei Intensivpatienten betreffen v. a. zentralnervöse Erregung und Unruhe [41], Thrombopenien [51] und mikrosomale Hemmung des Abbaus von Diazepam, Theophyllin, Antikoagulanzien und β-Blocker, insbesondere bei hoher Dosierung oder Niereninsuffizienz [20]. Wir haben unter einer Cimetidindosis von 1200 mg keine relevanten Nebenwirkungen beobachtet. Eine Erhöhung der Cimetidindosis sollte nur unter besonderer Beachtung möglicher Nebenwirkungen erfolgen.

Antazida besitzen neben der Säurebindungskapazität die Fähigkeit, Gallensäuren und Lysolecithin zu binden. Das letztere gilt insbesondere für aluminiumhydroxidhaltige Antazida [7]. Wie bei anderen säurehemmenden Medikamenten wird auch durch Antazida durch Anheben des pH auf über 3,5 Pepsin zunehmend inaktiviert [23]. Die Neutralisationskapazität der handelsüblichen Antazida schwankt erheblich [11].

Wir haben im wesentlichen Magnesiumaluminiumsilikat (Gelusil, Bindungskapazität 40 mval/30 ml) und ein Aluminiumhydroxid-Kalziumkarbonat-Gemisch (Solugastril, 120 mval/30 ml) benutzt und in einem selektierten vergleichbaren Kollektiv für das Aluminiumhydroxid-Karbonat-Gemisch eine Blutungsinzidenz von 16,2% gegenüber 21,9% beim Magnesiumaluminiumsilikat gefunden. Dies könnte ein Hinweis auf die Abhängigkeit der prophylaktischen Wirksamkeit von der Pufferkapazität des Antazidums sein.

Die mit stündlicher pH-Messung und Titration erzielten Erfolge der alleinigen Antazidaprophylaxe [39, 51] sind mit einem hohen zeitlichen und personellen Aufwand verbunden.

Wir halten deshalb dieses Vorgehen als routinemäßige Anwendung bei allen Patienten einer Intensivstation für nicht durchführbar. Mit der bei alleiniger Antazidaprophylaxe teilweise notwendigen hohen Dosierung (über 100 ml/h) steigt auch die Gefahr der Nebenwirkungen an. Erhöhte Serumkonzentrationen von Aluminium oder Magnesium, Phosphatverarmung, Hyperkalziurie, Diureseeinschränkung, Alkalose, Obstipation, Diarrhö und Urinalkalisierung werden als Folge einer hochdosierten Antazidatherapie beobachtet [2, 14, 21, 39, 46] und erfordern ein intensives Monitoring.

Pirenzepin ist das erste Anticholinergikum mit relativ spezifischer Wirkung auf die Säuresekretion durch Blockierung der Muscarinrezeptoren. Die typischen Nebenwirkungen von Anticholinergika treten beim Pirenzepin erst in hohen Dosierungen auf. Neueste Forschungsergebnisse deuten auf eine zytoprotektive Wirkung von Pirenzepin hin. Bei Verminderung der Säuresekretion wurde ein Anstieg der Mucusproduktion beobachtet [26].

Während bei alleiniger Pirenzepinmedikation nur eine relativ geringe Säuresekretionshemmung beobachtet wird [23], zeigt die Kombination mit einem H_2-Rezeptor-Antagonisten eine verstärkte und verlängerte Wirkung auch gegenüber der alleinigen Cimetidingabe [24], wahrscheinlich über eine verminderte Ansprechbarkeit der Parietalzellen auf Histaminstimulation bei cholinerger Blockierung.

Auch die Kombination von Cimetidin mit Antazida erscheint sinnvoll, da die Säureblockierung auf unterschiedlichen Wegen stattfindet [34, 48, 49].

Die Kombinationsmedikation erwies sich gegenüber der Einzelmedikation in dieser Studie als eindeutig überlegene Prophylaxe und ermöglicht eine kostengünstige, auf jeder Intensivstation für jeden Patienten zu handhabende Medikation. Läßt sich unter der Basismedikation von 1200 mg Cimetidin der pH-Wert nicht anheben, kann die Dosis von Pirenzepin auf 60 mg erhöht oder ggf. die Antazidadosis erhöht werden.

Schlußfolgerungen

Cimetidin, Antazida und Pirenzepin sind wirksame Medikamente zur Prophylaxe der AOGB bei Intensivpatienten.

Durch Kombination von 2 oder 3 dieser Medikamente läßt sich die prophylaktische Wirksamkeit noch verbessern.

Zur Prophylaxe der AOGB empfiehlt sich folgendes Vorgehen:

1. Suffiziente Sedierung und Analgesie
2. Basisprophylaxe mit 1200 mg Cimetidin, 30 mg Pirenzepin oder 30 ml eines potenten Antazidums 2stündlich (falls möglich) bei allen Intensivpatienten
3. Kombinationsprophylaxe mit 2 Medikamenten bei Vorliegen eines Risikofaktors 1. Ordnung
4. 3fache Kombination von Cimetidin, Pirenzepin und Antazidum bei Vorliegen von mindestens 2 Risikofaktoren 1. oder 2. Ordnung, evtl. Erhöhung der Medikation auf 50 mg Pirenzepin, 2000 mg Cimetidin oder/und stündlich Antazida

Literatur

1. Aadland E, Berstad A (1978) Hemmung der Histamin- und Pentagastrin-stimulierten Magensekretion durch Cimetidin beim Menschen. In: Creutzfeld W, Arnold R (Hrsg) Int. Symp. über Histamin H_2-Rezeptor-Antagonisten, Göttingen, 1977. Excerpta Medica, Amsterdam Oxford, S 52–58
2. Alfrey AC, Le Grende GR, Kaehny WD (1976) The dialysis encephalopathy syndrome. Possible aluminium intoxication. N Engl. J Med 294:184
3. Basso N, Bagarani M, Matena A, Fiorani S, Lunardi P, Speranza V (1981) Cimetidine and antacid prophylaxis of acute upper gastrointestinal bleeding in high risk patients: controlled, randomized trial. Am J Surg 141(3):339
4. Black PB, Rhodes J, Davies GT, Gravelle H, Sweetnam P (1971) A controlled trial of cholestyramine in treatment of gastric ulcer. Gastroenterology 61:821
5. Cartier F, Gauthier-Lafaye P, Lareng L, Mottin J, Cara MM, Passelecq J (1980) Cimetidine in patients at risk of stress ulcers: a multicentre controlled trial. Intensive Care Med 6:54
6. Chaikof L, Janke WH, Resaros PC, Ponka JL, Brush BE (1961) Effects of prednison and ACTH on gastric secretion. Arch Surg 83:32
7. Clain JE, Malagelada JE, Chadwick VS, Hofmann AF (1977) Binding properties in vitro of antacids for conjugated bile acids. Gastroenterology 73:556
8. Czaya AJ, McAlhany JC, Pruitt BA (1974) Acute gastro-duodenal disease after thermal injury. An endoscopic evaluation of incidence and natural history. N Engl J Med 291:925
9. Fischer M, Lorenz W, Rohde H (1980) Streßulkusprophylaxe mit Cimetidin beim schweren Polytrauma. Therapiewoche 30:8451
10. Fischer RP, Stremple JF (1972) Stress ulcers in posttraumatic renal insufficiency in patients from Vietnam. Surg Gynecol Obstet 134:790
11. Fordtran JS, Moracoski SG, Richardson CT (1973) In vivo and in vitro evaluation of liquid antacids. N Engl J Med 288:923
12. Halloran LG, Gayle E, Wheeler CB, Miller JD (1980) Prevention of acute gastrointestinal complications after severe head injury: a controlled trial of cimetidine prophylaxis. Am J Surg 199(1):44
13. Hastings PR, Skillman JJ, Bushnell S, Silen W (1978) Antacid titration in the prevention of acute gastrointestinal bleeding. A controlled randomized trial in 100 critically ill patients. N Engl J Med 298:1041
14. Herzog P, Grendahl T, Linden J, Schmitt KF, Holtermüller KH (1980) Veränderungen der Serum- und Urinelektrolyte unter langfristiger Einnahme von Antacida. Hepatogastroenterology [Suppl] 27:208
15. Holtermüller KH (1980) Kompliziertes Ulcus: Prophylaxe und Therapie oberer gastrointestinaler Blutungen: Indikationen zur Antacidatherapie? Z Gastroenterol 18:297
16. Inthorn D, Zumtobel V, Schildberg FW, Ermann G (1975) Tierexperimentelle Untersuchungen zur Prophylaxe akuter Magenschleimhautläsionen mit Vitamin A. Langenbecks Arch Chir [Suppl] 287
17. Jama RH, Perlman MH, Matsumoto T (1975) Incidence of stress ulcer formation associated with steroid therapy in various shock states. Am J Surg 130:328
18. Jones RH, Rudge CJ, Bewick M (1978) Cimetidine: prophylaxis against upper gastrointestinal haemorrhage after renal transplantation. Br Med J I:398
19. Kamada T, Fusamoto H, Kawano S, Noguchi M, Hiramatsu K, Masuzawa M, Saton N (1977) Acute gastroduodenal lesions in head injury. Am J Gastroenterol 68:249
20. Knapp AB (1982) Lidocaine-Cimetidine interaction can be toxic. JAMA 247:3174
21. Lembcke B, Fuchs C, Hesch RD, Caspary WF (1980) Effects of antacid administration on mineral metabolism. Symposium on Antacids, Hamburg [Abstr]
22. Levine BA, Sirinek KR, McLeod CG, Teegarden DK, Pruitt BA (1979) The role of cimetidine in the prevention of stress-induced gastric mucosal injury. Surg GYnecol Obstet 148:399
23. Londong W, Sommerlatte T (1981) Möglichkeiten einer medikamentösen Prophylaxe und Therapie gastrointestinaler Streßläsionen. In: Götz E (Hrsg) Streßläsionen im Magen-Darm-Trakt. Thieme, Stuttgart New York, S 17–31
24. Londong W, Londong V, Prechtl R, Eversmann T (1979) Vergleichende Untersuchungen der Pirenzepin- und Cimetidinwirkung auf peptonstimulierte Säuresekretion und Serumgastrin des Menschen. In: Blum AL, Hammer R (Hrsg) Die Behandlung des Ulcus pepticum mit Pirenzepin. Demeter, Gräfeling, S 75

25. Londong W, Hasford J, Sander R, Sommerlatte T, Überla K, Ultsch B, Weinzierl M (1982) Prophylaxis of recurrent bleeding from gastroduodenal lesions by combined application of cimetidine and pirenzepine: a double-blind and multicentre trial. Advances in gastroenterology with the selective antimuscarinic compound – pirenzepine. Exerpta Medica, Amsterdam Oxford, p 34
26. Lopez-Campos JL, Moreno J, Pinero J, Vilas MG (1982) Effect of pirenzepine on mucus histochemistry and on gastric secretory ultrastructures. Abstract Book World Congresses Gastroenterology, Stockholm Falkenberg, Sweden, p 277
27. Lorenz W, Troidl H, Barth H, Rohde H (1978) Histamin, Magensekretion und peptisches Ulcus: ein Versuch zur Erklärung spezieller Probleme und Irrtumsursachen bei klinisch-biochemischen Untersuchungen. In: Creutzfeld W, Arnold R (Hrsg) Int Symp über Histamin H_2-Rezeptor-Antagonisten. Excerpta Medica, Amsterdam Oxford, S 6–38
28. Lucas CE (1981) Stress ulceration: the clinical problem. World J Surg 5:139
29. Lucas CE, Sugawa C, Walt A (1970) Prospective analysis of factors influencing the development of stress ulceration. Surg Forum 21:308
30. Mac Dougall BRD, Williams R (1978) H_2-receptor-antagonists in the prevention of acute upper gastrointestinal hemorrhage in fulminant hepatic failure: a controlled trial. Gastroenterology 74(2):464
31. Mac Kercher PA, Ivery KJ (1976) Effect of cimetidine on aspirin-induced human gastric mucosal damage. Gastroenterology 70:54
32. Marti MC, Suter P, Dubouloz M (1979) Prevention des ulceres de stress par la cimetidine. Schweiz Med Wochenschr 109:615
33. Martin LF, Staloch DK, Simonowitz DA (1979) Failure of cimetidine prophylaxis in the critically ill. Arch Surg 115:492
34. Martin LF, Max, MH, Polk HC (1980) Failure of gastric pH control by antacids or cimetidine in the critically ill: a valid sign of sepsis. Surgery 88:59
35. Mattes P, Peros G, Kilian HG, Herfarth C (1979) Kontrollierte, prospektive Studie über die Wirkung von Pirenzepin beim Stress-Ulcus. In: Blum A, Hammer R (Hrsg) Die Behandlung des Ulcus pepticum mit Pirenzepin. Demeter, Gräfeling, S 239
36. Mc Alhany JC, Czaya AJ, Pruitt BA (1976) Antacid control of complications from gastroduodenal disease after burns. J Trauma 16:645
37. Menguy R (1980) The prophylaxis of stress ulceration. N Engl J Med 302:461
38. Parsons F (1978) Histamine agonists and antagonists and their effect on gastric secretion. In: Creutzfeld W, Arnold R (eds) Int Symp über Histamine-H_2-Rezeptor-Antagonisten, Göttingen. Excerpta Medica, Amsterdam Oxford, p 41
39. Priebe HJ, Skillman JJ, Bushnell LS, Long PC Silen W (1980) Antacid versus cimetidine in preventing acute gastrointestinal bleeding. N Engl J Med 302:426
40. Räsänen T (1968) Inhibition of the vagally stimulated gastric secretion after degranulation of the mucosal mast cells. In: Semb LS, Myren J (eds) The physiology of gastric secretion. Universitätsforlaget, Oslo, p 89
41. Schentag JJ, Cerra FB, Calleri G, DeGlopper E, Rose JQ, Bernhard H (1979) Pharmacokinetic and clinical studies in patients with cimetidine associated mental confusion. Lancet I:177
42. Schumpelick V, Grossner D (1975) Cholestyramin zur Streßulkusprophylaxe der Ratte. Res Exp Med (Berl) 166:235
43. Schumpelick V, Grossner D (1977) Erste klinische Erfahrungen mit Cholestyramin zur Streßulkusprophylaxe. MMW 119:1329
44. Seufert RM, Hottenrott C, Büsing M, Gerstenbergh L von (1978) Experimentelle Aspekte zu Pathogenese und Prophylaxe von Streßulcera des Magens. Zentralbl Chir 103:1297
45. Skillman JJ, Bushnell LS, Goldman H (1969) Respiratory failure, hypotension, sepsis and jaundice: a clinical syndrome associated with lethal hemorrhage from acute stress ulceration of the stomach. Am J Surg 117:523
46. Spencer H, Lender M (1979) Adverse effects of aluminium-containing antacids on mineral metabolism. Gastroenterology 76:603
47. Spenney JG, Hirshowitz (1980) Cimetidine for prevention of acute gastrointestinal bleeding. N Engl J Med 303:108
48. Stothert JC, Simonowitz DA, Dellinger EP, Farley M, Edwards WA, Blair AD, Cutler R, Carrico CJ (1980) Randomized prospective evaluation of cimetidine and antacid control of gastric pH in the critically ill. Ann Surg 192:169

49. Stremple JF (1979) Stress ulceration revisited. Surg Rounds 40
50. Wedell J, Grobe R, Nagel B (1976) Zur prophylaktischen Wirkung einer Langzeittherapie mit Vitamin A beim Streßulkus. Dtsch Med Wochenschr 101:243
51. Weigelt JA, Aurbakken CM, Gewertz BC (1981) Cimetidine versus antacid in prophylaxis for stress ulceration. Arch Surg 116:597
52. Zike WL, Safaie-Shirazi S, Deubesten L (1974) The role of cholestyramine in the prevention of stress ulcers. J Surg Res 17:315
53. Zinner MJ, Zuidema GD, Smith PL, Mignosa M (1981) The prevention of upper gastrointestinal tract bleeding in patients in an intensive care unit. Surg Gynecol Obstet 153:214
54. Zumtobel V, Teichmann RK, Inthorn D (1979) Zur Prophylaxe und Therapie gastroduodenaler Streßblutungen bei Intensivpatienten mit dem Histamin-H_2-Rezeptor-Antagonisten Cimetidin. Langenbecks Arch Chir [Suppl] 247

Sympathikolyse: Alternatives Konzept zur Therapie funktioneller Ileuszustände

K. E. Grund, U. Jügelt und F. Raulf

Einleitung

Auf der Intensivstation bietet ein sog. „paralytischer" Ileus oft besondere Probleme. Solche funktionellen Ileuszustände sind nicht leicht zu behandeln, und durch die Auswirkungen der Ileuskrankheit kann der Patient schnell vital bedroht sein.

Als Ursachen kommen von chirurgischer Seite v. a. postoperative Zustände (prolongierte postoperative Darmatonie), eine Peritonitis (prä- und postoperativ fast obligat von einem funktionellen Ileus begleitet), intestinale Durchblutungsstörungen, stumpfes Bauchtrauma und retroperitoneale Prozesse in Betracht.

Von internistischer Seite stehen metabolische Störungen (Elektrolyt- und Eiweißhaushalt, Diabetes) sowie toxische Schädigungen im Vordergrund. Mancher funktionelle Ileus entsteht auf dem Verordnungsbogen des Intensivtherapeuten (Sedativa, Anticholinergika, Sympathikomimetika).

Zur klassischen Behandlung gehören neben Infusionstherapie und Dekompression des Magen-Darm-Traktes fast überall die sog. „Peristaltika". Daß diese Stimulanzien besonders bei schweren Fällen oft erfolglos bleiben, weiß jeder Erfahrene.

Pathophysiologie

Das ist verständlich, wenn man berücksichtigt, daß bei funktionellem Ileus trotz der sehr unterschiedlichen möglichen Ursachen meist keine eigentliche Paralyse vorliegt, sondern in der Mehrzahl der Fälle *ein* Faktor dominiert: die sympathikotone Inhibition der intestinalen Motilität.

Verschiedene Noxen induzieren über verschiedene Reflexbogen auf unterschiedlichem Niveau und mit differenten Schwellenwerten efferente Sympathikusaktivitäten (Abb. 1). Diese hemmen über Rezeptoren am Auerbach-Plexus (vorwiegend vom α-Typ) Tonus und Motilität des Magen-Darm-Traktes. In gleichem Sinne wirken adrenalhumorale Faktoren als Folge von Streß und Schock (Abb. 2).

Hemmung der Motilität in Verbindung mit Kontraktion der Sphinkteren führt zur Distension, dem Angelpunkt der Ileuspathophysiologie.

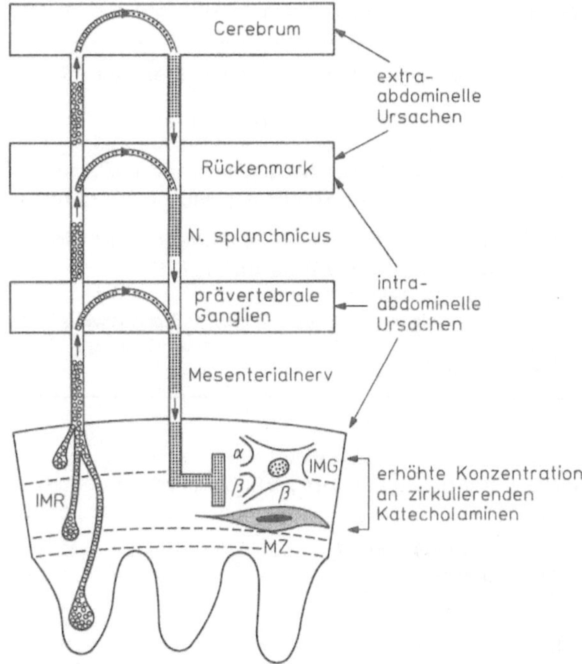

Abb. 1. Genese der reflektorischen sympathikotonen Inhibition. *IMR* Intramurale Rezeptoren, *IMG* intramurale Ganglien, *MZ* Muskelzelle, α α-Rezeptoren, β β-Rezeptoren

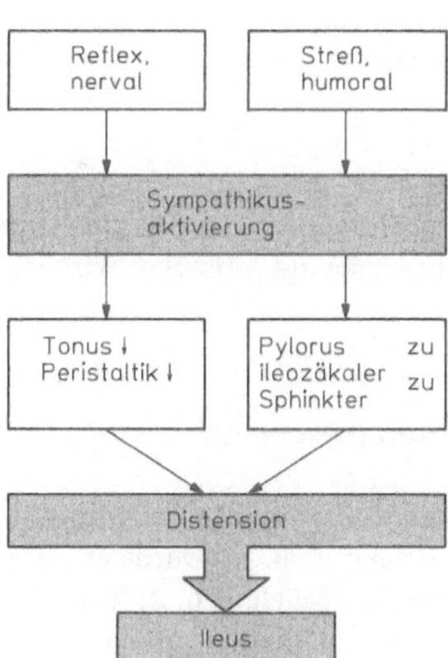

Abb. 2. Genese des funktionellen Ileus

Therapeutische Konsequenzen

Da also keine Lähmung, sondern vielmehr eine Hemmung vorliegt, besteht der erste therapeutische Schritt logischerweise nicht in Stimulation, sondern in der Lösung der Blockade. Grundsätzlich sind hier rückenmarknahe Anästhesieverfahren oder Medikamente anwendbar.

Tabelle 1. Therapieschema der sympathikolytischen Kombinationsbehandlung

1. Indikation und Vorbedingungen prüfen, Protokoll anlegen
2. *Sympathikolytikum* (langsam i.v.)
   Bevorzugt Trifluperidol (Triperidol) 0,03–0,05 mg/kg KG,
   oder Dihydroergotamin (Dihydergot) 0,03 mg/kg KG,
   oder Chlorpromazin (Megaphen) 1,0 mg/kg KG
3. Zugabe von Peristaltika erst, wenn Darmgeräusche wieder deutlich hörbar sind
   Bevorzugt Ceruletid (Takus) 40 μg,
   oder Cholinesterasehemmer wie
   Neostigmin (Prostigmin) 0,5 mg, jeweils in 4–8 h per infusionem
4. Rektaler Einlauf

Tabelle 2. Beurteilung der Darmgeräusche durch Auskultation

A: Spontane Darmgeräusche	1: Vermindert	
B: Keine vorhanden	2: Normal	
C: Künstlich auslösbar	3: Gesteigert	
α: Klingend, metallisch	*Beispiele*	
β: Durchspritzgeräusche	Normaler Befund:	A2δ oder A2ε
γ: Dumpf, Aortentöne	„Paralytischer Ileus“:	B oder Cγ
δ: Plätschern	Mechanischer Ileus:	A3α oder A3β
ε: Gurren		

Unter den letzteren stehen im Prinzip Ganglienblocker, α-Rezeptoren-Blocker, Psychopharmaka mit α-Blocker-Wirkung, Ergotalkaloide und β-Blocker zur Verfügung.

Therapieschema

Ausgehend von den Erfahrungen der Arbeitsgruppen um Petri [11, 12], Catchpole [2] und Kinnaert et al. [8] wurde ein eigenes Therapie- und Kontrollschema entwickelt und klinisch erprobt (Tabelle 1 u. 2, Abb. 3).

Als Indikation galt zunächst der typische sog. paralytische Ileus, Vorbedingungen waren relative Kreislaufstabilität und ausgeglichene Homöostase. Vor und während der Therapie wurden die relevanten klinischen Parameter auf einem speziellen Protokollbogen niedergelegt. Besondere Beachtung fand dabei eine differenzierte abdominelle Auskultation (Tabelle 2, Abb. 3).

Nach Prüfung von Indikation und Vorbedingungen wird zunächst das Sympathikolytikum injiziert (Tabelle 1), wobei wir derzeit wegen fehlender Kreislaufnebenwirkungen das Butyrophenonderivat Trifluperidol bevorzugen. Diese Substanz sowie die beiden Ausweichmedikamente wirken als α-Blocker am Auerbach-Plexus und haben zusätzlich zentrale Angriffspunkte.

	Darmgeräusche		
B B / B B Aufnahmebefund	B Br / B C	B $A_1\varepsilon$ / $A_1\delta$ B	$A_2\varepsilon$ $A_2\varepsilon$ / $A_2\varepsilon$ $A_2\varepsilon$
Therapiezeit	0	nach 10 min	nach 20 min
Uhrzeit	14^{10}	14^{20}	14^{30}
Medikamente (Dosisangabe)	2,5mg TRI i.v.		40µg CER 5Tropfen/min
Blutdruck (rr)	130/85	125/85	130/80
Puls	100	90	90
Stuhl	Φ	Φ	Φ
Wind	Φ	Φ	Φ
Meteorismus	↑	↑	↑
Magensonden-rücklauf	bisher 1,5l/24h		
Sonstiges			Patient bemerkt "Kullern"

Abb. 3. Protokollbogen. *TRI* Trifluperidol, *CER* Ceruletid

Nach Wiederkehr der Darmgeräusche – in der Regel nach 10–30 min zu erwarten – können niedrig dosierte Peristaltika zugegeben werden, am besten gesteuert per infusionem. Ein rektaler Einlauf schließt die Therapie ab.

Patienten

Nach diesem Schema wurden inzwischen über 150 Patienten behandelt, davon waren 131 Protokolle auswertbar (Tabelle 3). 3 Gruppen lassen sich abgrenzen:

Gruppe I: 55 Patienten mit dem Vollbild eines funktionellen Ileus, die alle in mehrtägiger Intensivtherapie standen, ohne daß die Darmtätigkeit in Gang zu bringen war. Bei ausgeglichener Homöostase sprachen sie auch auf hohe Dosen Peristaltika nicht an.

Gruppe II: 46 Patienten mit prolongierter postoperativer Darmatonie.

Gruppe III: 30 Patienten mit der Diagnose „unklarer Ileuszustand"; bei einem Drittel dieser Patienten wurde die Lyse während der laufenden Vorbereitungen zur Operation vorgenommen.

Tabelle 3. Patientengruppen und Ergebnisse bei der Sympathikolyse bei 131 Patienten (Chirurgische Universitätsklinik Mainz 1978–1982)

Gruppe	n	Erfolg	Kein Erfolg
I. Funktioneller Ileus, therapieresistent	55	51 (93%)	4 (7%)
II. Postoperative Atonie	46	46 (100%)	0 (0%)
III. Unklarer Ileus	30	17 (56%)	13 (44%)

Tabelle 4. Korrelation zwischen Therapie und Ergebnissen. Latenzzeiten nach Injektion des Sympathikolytikums

Darmgeräusche:	20 ± 15 min
Windabgang:	90 ± 35 min
Stuhlabgang:	150 ± 90 min

Ergebnisse

Die Ergebnisse sind aus Tabelle 3 ersichtlich. Von den 55 Patienten der Gruppe I konnte bei 51 trotz vorheriger Therapieresistenz gegenüber Stimulanzien durch die Lyse die Motilität wiederhergestellt werden. Als Erfolgskriterium galt: Wiederauftreten der Darmgeräusche innerhalb von 60 min und Behebung des Ileuszustandes nach 24 h. Unter den Therapieversagern in dieser Gruppe befanden sich 2 Patienten mit florider Peritonitis, 1 Patient mit septischem Schock und 1 Patient mit zerebralem Trauma.

In der Gruppe II sprachen alle Patienten auf die Behandlung an.

In der heterogenen Gruppe III war die Erfolgsquote erwartungsgemäß niedriger. Immerhin kam bei 17 von 30 Patienten der Darm in Gang. Bei 6 Patienten konnte die schon angesetzte Operation vermieden werden, in weiteren 7 Fällen ließ sich erst durch die Lyse eine Stenoseperistaltik auslösen; das war ein Hinweis für das Vorliegen eines mechanischen Ileus. Bei 6 Patienten war das ungenügende Ansprechen auf die Therapie ein Hinweis für die Notwendigkeit operativer Intervention. Der zeitliche Zusammenhang zwischen Sympathikolyse und klinischem Ergebnis ist evident. Nachdem in Gruppe I tagelang Totenstille geherrscht hatte, waren die Darmgeräusche bereits Minuten nach der Sympathikolytikumgabe wieder zu hören (Tabelle 4). Durch die engmaschige Protokollierung konnte dieser Zusammenhang regelmäßig nachgewiesen werden.

Ernste Nebenwirkungen wurden nicht gesehen, allerdings kann es bei Verwendung von Chlorpromazin – im Gegensatz zu Trifluperidol und Dihydroergotamin – zu Kreislaufdepressionen kommen, die in allen Fällen durch Volumengabe kompensiert werden konnten.

Die zusätzliche Gabe von β-Blockern ist zu diskutieren, für eine Beurteilung reichen unsere Erfahrungen in diesem Punkt noch nicht aus.

Von seiten der Parasympathikomimetika traten nie Probleme auf, weil durch die vorausgegangene Lyse nur sehr geringe Dosen dieser nebenwirkungsträchtigen Medikamente erforderlich sind.

Zusammenfassung

Obwohl die Inhibition der Motilität als Hauptursache des funktionellen Ileus schon seit Bayliss und Starling 1899 bekannt ist, hat der nebulöse Paralysebegriff diese Tatsache bis heute überdeckt.

Auch die positiven Wirkungen der rückenmarknahen Anästhesieverfahren – 1922 von Wagner in die Ileustherapie eingeführt – konnten das Konzept von Paralyse und Stimulation nicht erschüttern. Nachdem jetzt aber ausgedehnte Erfahrungen mit der sympathikolytischen Behandlung des funktionellen Ileus vorliegen – allein Petri überblickt 600 Fälle –, sollte bei gegebener Indikation die logische therapeutische Konsequenz gezogen und die Sympathikolyse angewandt werden. Sie kann in unklaren Fällen zunächst als diagnostische Hilfe für die Unterscheidung zwischen funktionellem und mechanischem Ileus dienen.

Bei Beachtung der erwähnten Kriterien erweist sich die medikamentöse Sympathikolyse als wirksame und risikoarme Behandlung funktioneller Ileuszustände, insbesondere bei therapieresistenten Fällen.

Literatur

1. Appel A, Spitz P (1979) Der Einfluß der sympatho-nervalen und sympatho-adrenalen Aktivität auf die Motilität des Darmes. Therapiewoche 29:4042–4047
2. Catchpole BN (1968) Ileus: Use of sympathetic blocking agents in its treatment. Surgery 66:811–820
3. Editorial (1971) Ileus: Paralytic or sympathetic? Lancet 1:329–330
4. Furness JB, Costa M (1974) Adynamic ileus, its pathogenesis and treatment. Med Biol 52:82–89
5. Furness JB, Costa M (1974) The adrenergic innervation of the gastrointestinal tract. Ergeb Physiol 69:2–10
6. Grund KE (1982) Behandlung funktioneller Ileusformen: Sympathikolyse und Stimulation. Dtsch Med Wochenschr 107:209–213
7. Grund KE (1982) Ileus: Pharmakotherapie. In: Siewert et al. (Hrsg) Notfalltherapie. Springer, Berlin Heidelberg New York, S 595–609
8. Kinnaert P, Panda M, Deuvaert F (1977) Use of chlorpromazine in the treatment of adynamic ileus. World J Surg 1:655–660
9. Menge H (1979) Pathophysiologie und Klinik des paralytischen Ileus. Internist Welt 2:279–284
10. Neely J, Catchpole B (1971) Ileus: The restoration of alimentary-tract motility by pharmacological means. Br J Surg 58:21–28
11. Petri G, Pórszász J (1967) Peristalsis and sympathetic activity. Lancet 11:1420–1421
12. Petri G, Szenohradszky J, Pórszász-Gibiszer K (1971) Sympatholytic treatment of „paralytic“ ileus. Surgery 70:359–367
13. Sommoggy S v, Theisinger W, Fraunhofer B (1981) Medikamentöse Beeinflussung der postoperativen Darmatonie. Fortschr Med 99:13–21

Postoperative Komplikationen der schweren akuten Pankreatitis

W. M. Vogel, G. Nöldge und C. Eisele

Trotz der Erweiterung des diagnostischen Spektrums und der derzeit möglichen intensivtherapeutischen Maßnahmen stellt die schwere akute Pankreatitis den Internisten, Chirurgen und Intensivmediziner auch heute noch vor kaum zu lösende Probleme.

Während früher die Patienten in der akuten Phase verstarben, verbessert heute die Effizienz der initial eingeleiteten Intensivtherapie die kurzfristige Prognose auch bei foudroyant verlaufenden Formen der akuten Pankreatitis; sie führt aber andererseits zur Entwicklung von Sekundärkomplikationen wie akutem Lungenversagen (ARDS), Niereninsuffizienz und akutem Nierenversagen sowie Sepsis mit protrahiert-septischem Schock.

Ziel der vorliegenden retrospektiven Studie war es deshalb, an Hand der eigenen Fälle zu ermitteln,

- wie hoch die Letalität der schweren akuten Pankreatitis postoperativ trotz früh einsetzender Intensivtherapie war und
- in welchem Ausmaß bei den tödlichen Verlaufsformen Sekundärkomplikationen mit als Todesursache anzusehen sind.

Methodik

Ausgewertet wurden die klinischen, röntgenologischen, laborchemischen und histologischen Befunde von 68 Patienten, die von 1969–1979 auf der Intensivstation des Instituts für Anästhesiologie der Kliniken der Universität Freiburg behandelt wurden.

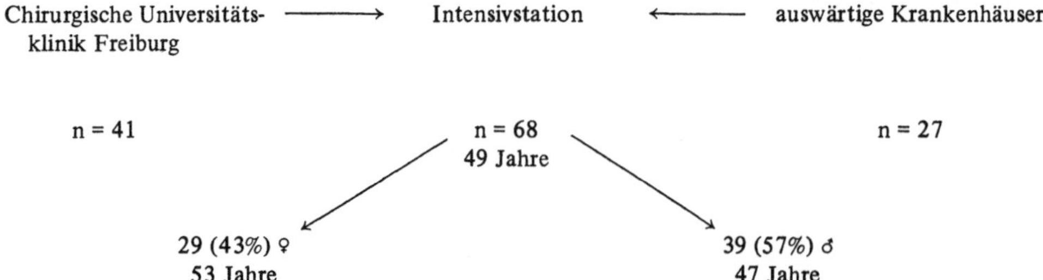

Abb. 1. Zuweisung von 68 Fällen mit schwerer akuter Pankreatitis aus der Chirurgischen Universitätsklinik Freiburg und auswärtigen Krankenhäusern; mittleres Alter und Geschlechtsverteilung

Alle Patienten waren zum Zeitpunkt der Übernahme bereits laparotomiert: 27 Patienten (33%) in auswärtigen Krankenhäusern, 41 (67%) in der Chirurgischen Universitätsklinik Freiburg; diese Patienten wurden unmittelbar postoperativ auf die Intensivstation übernommen. Alle 68 Patienten wurden spätestens vom Zeitpunkt der Übernahme an maschinell beatmet (Abb. 1).

Ergebnisse

Von den 68 Patienten waren 29 (43%) weiblichen und 39 (57%) männlichen Geschlechts.

Das Durchschnittsalter des Gesamtkollektivs lag bei 49 Jahren; das der Frauen lag mit 53 Jahren höher als das der Männer mit 47 Jahren.

Das Zeitintervall vom Beginn der Erkrankung bis zur Aufnahme auf der Intensivstation betrug für alle Patienten 5 ± 5 Tage, für die Überlebenden 5 ± 4 Tage und für die Verstorbenen 4 ± 10 Tage (Tabelle 1).

Hervorzuheben ist, daß 38 (56%) Patienten bereits innerhalb der ersten 48 h intensivmedizinisch behandelt wurden, was für den foudroyanten Verlauf der schweren akuten Pankreatitis sprach.

Die mittlere Verweildauer auf der Intensivstation betrug für alle Patienten 7 ± 6 Tage; die der Überlebenden lag bei 11 ± 11 Tagen, die der später Verstorbenen bei 7 ± 6 Tagen (Tabelle 2).

Trotz der früh einsetzenden Intensivtherapie ist die Letalität erschreckend hoch (Tabelle 3):

Tabelle 1. Zeitintervall zwischen Krankheitsbeginn und Aufnahme auf der Intensivstation. 38 Patienten (56%) wurden innerhalb der ersten 48 h aufgenommen.

	n	Intervall
Gesamtkollektiv	68	5 ± 5 Tage
Überlebende	16	5 ± 4 Tage
Verstorbene	52	4 ± 10 Tage
	38	< 48 h

Tabelle 2. Mittlere Behandlungsdauer auf der Intensivstation

	n	Behandlungsdauer
Gesamtkollektiv	68	7 ± 6 Tage
Überlebende	16	11 ± 11 Tage
Verstorbene	52	7 ± 6 Tage

Tabelle 3. Letalität bei schwerer akuter Pankreatitis

	n	[%]
Gesamtkollektiv	68	100
Überlebende	16	24
Verstorbene	52	76
davon	13	25 in < 24 h
	18	36 in < 48 h

Tabelle 4. Röntgenbefunde der Lunge von 39 Patienten (24 h vor dem Tod)

Diagnose	Zahl der Patienten (n)	[%]
Interstitielles Ödem (ARDS)	19	36
Bronchopneumonische Infiltrate	20	38
Pleuraergüsse	19	36
Plattenatelektasen und Dystelektasen	16	31
Zwerchfellhochstand (z. T. beiderseits)	12	23

Nur 16 Patienten (24% des Kollektivs) überlebten, 52 Patienten (76%) verstarben. Für die rapide Progredienz der schweren akuten Pankreatitis spricht die Tatsache, daß innerhalb der ersten 24 h 13 Patienten (25%) und innerhalb 48 h nach Aufnahme 18 Patienten (36%) verstorben sind. Dies erklärt auch die erhebliche Streuung bei der mittleren Verweildauer auf der Intensivstation.

Die folgenden klinischen, röntgenologischen und laborchemischen Parameter demonstrieren das Ausmaß der Entwicklung von Sekundärkomplikationen bzw. des multiplen Organversagens im postoperativen Verlauf der schweren akuten Pankreatitis.

Lunge

Bereits bei Übernahme zeigten alle Patienten das Bild einer akuten respiratorischen Insuffizienz und mußten deshalb maschinell beatmet werden.

Nur 19 Patienten (28% des Kollektivs) hatten bei Übernahme einen normalen röntgenologischen Lungenbefund. Ebenso ergab die bakteriologische Untersuchung des Trachealsekretes nur bei 8 Patienten (12%) keine pathogenen Keime. Die letzten Röntgenaufnahmen der Lunge von 39 der 52 verstorbenen Patienten mindestens 24 h vor dem Tod – 13 Patienten waren schon innerhalb der ersten 24 h verstorben – ergaben bei allen Patienten einen pathologischen Befund (Tabelle 4).

Tabelle 5. Mittelwerte und Standardabweichung der inspiratorischen Sauerstoffkonzentration (F_JO_2), des arteriellen Sauerstoff- und des arteriellen Kohlendioxidpartialdruckes (p_aO_2 und p_aCO_2)

	F_JO_2	p_aO_2 (mmHg)	p_aCO_2 (mmHg)
Überlebende	0,4 ± 0,1	88 ± 43	34 ± 11
Verstorbene	0,5 ± 0,2	92 ± 26	36 ± 8

Tabelle 6. Mittlere Beatmungsdauer bei schwerer akuter Pankreatitis

	n	Beatmungsdauer
Gesamtkollektiv	68	6 ± 6 Tage
Überlebende	16	9 ± 9 Tage
	3	< 24 h
	3	> 14 Tage
Verstorbene	52	8 ± 7 Tage
	13	< 24 h
	8	> 14 Tage

Beatmung

Spätestens vom Zeitpunkt der Übernahme an mußten alle Patienten zur Aufrechterhaltung bzw. Normalisierung des Gasaustausches in der Lunge mit einer erhöhten Sauerstoffkonzentration in der Inspirationsluft (F_IO_2) beatmet werden. Zur Erreichung von etwa gleichen Sauerstoffpartialdrücken war die F_IO_2 bei den Überlebenden zu Beginn der Beatmung mit 0,4 ± 0,1 deutlich niedriger als bei den später Verstorbenen mit 0,5 ± 0,2 (Tabelle 5).

Die mittlere Beatmungsdauer des Gesamtkollektivs betrug 6 ± 6 Tage. Bei den Überlebenden betrug sie im Mittel 9 ± 9 Tage, wobei jeweils 3 Patienten (18% der Überlebenden) weniger als 24 h bzw. länger als 14 Tage beatmet wurden. Die mittlere Beatmungsdauer der 52 Verstorbenen lag bei 8 ± 7 Tagen; 13 Patienten (25% der Verstorbenen) wurden weniger als 24 h und 8 Patienten (15%) länger als 14 Tage beatmet (Tabelle 6).

Die Progredienz des akuten Lungenversagens veranschaulicht Abb. 2: Im Verlauf der maschinellen Beatmung fiel der arterielle Sauerstoffpartialdruck ab und der Kohlensäurepartialdruck stieg an. Es ist aber unschwer zu erkennen, daß durch die Erhöhung der F_IO_2 von 0,5 auf 0,7 und durch eine Erhöhung des Atemminutenvolumens bis 24 h vor dem Tode noch ein ausreichender Gasaustausch in der Lunge erreicht werden konnte. Es müssen demnach neben dem akuten Lungenversagen noch andere Ursachen für den letalen Ausgang in Betracht gezogen werden.

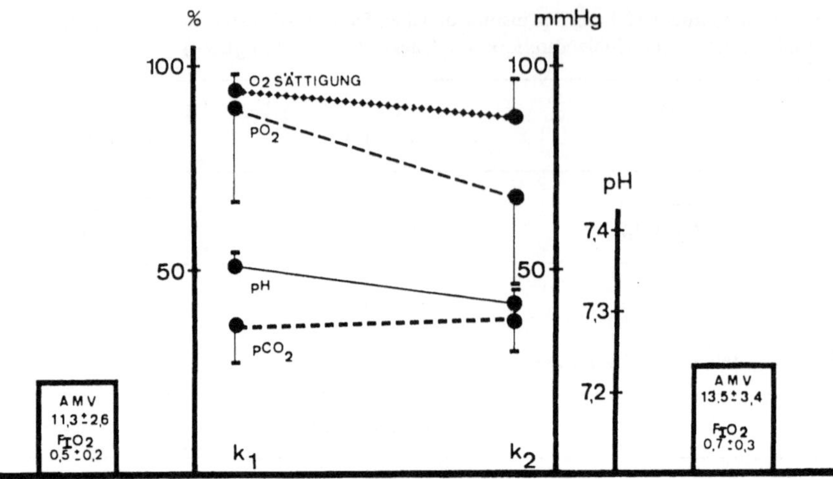

Abb. 2. Mittelwerte und Standardabweichungen des arteriellen Sauerstoffpartialdruckes (pO_2), der arteriellen Sauerstoffsättigung (O_2-*Sättigung*), des arteriellen Kohlensäurepartialdruckes (pCO_2), des Atemminutenvolumens (*AMV*) und der Sauerstofffraktion in der Inspirationsluft (F_IO_2) der Verstorbenen (n = 52). k_1 = 1. Messung nach Aufnahme, k_2 = letzte Messung 24 h vor dem Tode

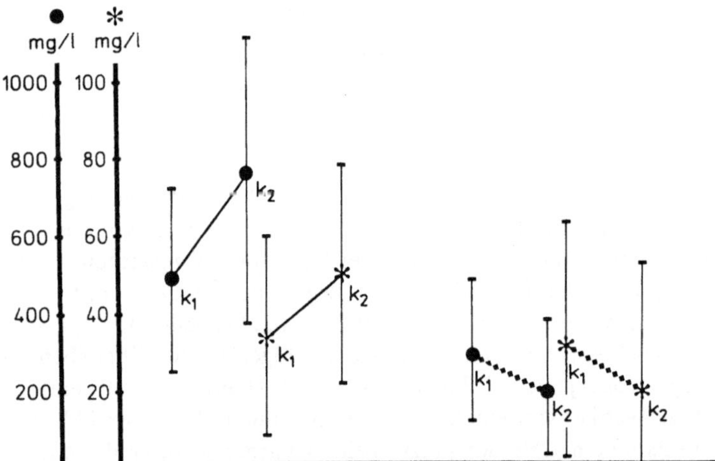

Abb. 3. Mittelwerte und Standardabweichungen des Kreatinins im Serum (•——•) und des Harnstoff-N (x— — —x) der 52 Verstorbenen (*linke Bildhälfte*) sowie des Kreatinins im Serum (• — — —•) und Harnstoff-N im Serum (∗— — —∗) der 16 Überlebenden (*rechte Bildhälfte*)

Niere

Bereits bei der Aufnahme auf der Intensivstation zeigten alle Patienten die Zeichen einer beginnenden Niereninsuffizienz unterschiedlichen Ausmaßes (Abb. 3): Harnstoff-N und Kreatinin im Serum waren sowohl in der Gruppe der Überlebenden als auch in der Gruppe der Ver-

Tabelle 7. Thrombozytenzahlen von 33 Verstorbenen (49%) des Gesamtkollektivs mit schwerer akuter Pankreatitis und protrahiertem septischem Schock

Thrombozyten/mm^3	n	[%]
< 100000	33	49
< 50000	8	12
< 20000	3	4

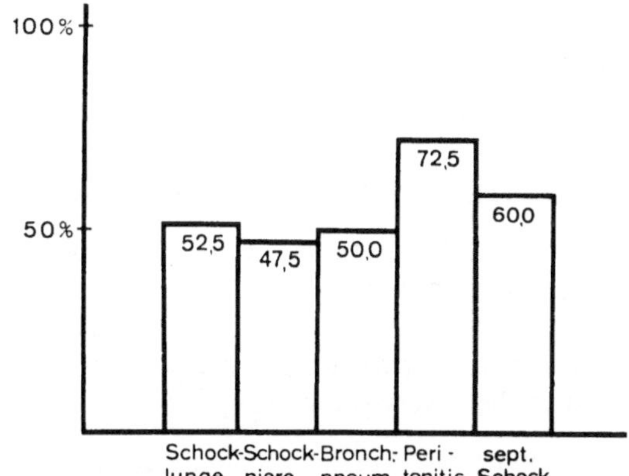

Abb. 4. Pathologisch-anatomische Befunde von 40 Verstorbenen mit akuter hämorrhagischer Pankreasnekrose

storbenen initial erhöht: bei den Überlebenden (n = 16) im Mittel auf 30 bzw. 2 mg% und bei den Verstorbenen (n = 52) auf über 40 bzw. 6 mg%. In der Gruppe der Verstorbenen stiegen im weiteren Verlauf die Werte von Harnstoff-N und Kreatinin im Serum auf über 60 bzw. 6 mg% an.

10 Patienten (15% des Gesamtkollektivs) mußten wegen eines akuten Nierenversagens dialysiert werden. Trotz täglicher Dialyse konnte ein weiterer Anstieg der harnpflichtigen Substanzen auf über 80 mg% Harnstoff-N und über 7 mg% Kreatinin nicht verhindert werden. Dies muß als Ausdruck eines Hyperkatabolismus gewertet werden. Als Ursache muß ein protrahiert-septischer Schock bzw. eine Sepsis angesehen werden.

Das Verhalten der Thrombozytenzahlen bei den verstorbenen Patienten weist in die gleiche Richtung: 33 Patienten des Gesamtkollektivs (49%) hatten Thrombozytenzahlen unter 100000/mm^3, davon 8 Patienten (12%) unter 50000 und 3 Patienten (4%) sogar unter 20000/mm^3 (Tabelle 7).

Die klinischen, röntgenologischen und laborchemischen Befunde belegen somit eindeutig, daß im Verlauf der schweren akuten Pankreatitis eine erhebliche Häufung von sekundärem Versagen mehrerer Organe aufgetreten war.

Pathomorphologie

Die klinische Diagnose einer schweren akuten Pankreatitis wurde durch die pathomorphologischen Befunde bestätigt. Bei 40 der 52 Verstorbenen konnte eine Sektion durchgeführt werden. Bei 36 Verstorbenen (90% der Sezierten) lag eine akute hämorrhagische Pankreasnekrose vor, 4 Verstorbene (10%) hatten eine chronisch-rezidivierende Pankreatitis.

Wesentlich eindruckvoller sind jedoch die pathomorphologischen Befunde, die das klinisch beobachtete multiple Organversagen bestätigen. 72% der Verstorbenen hatten eine Peritonitis, 52% eine Schocklunge und 47% eine Schockniere. Bei 60% konnten Zeichen eines septischen Schocks nachgewiesen werden (Abb. 4).

Zusammenfassung

Die Auswertung aller Befunde erlaubt folgende Schlußfolgerungen:

- Auch bei früh einsetzender Intensivtherapie ist die akute hämorrhagische Pankreasnekrose nach wie vor mit einer hohen Letalität belastet.
- Ursachen der hohen Letalität sind die auch operativ nicht beherrschbare Grunderkrankung und das daraus resultierende multiple Organversagen, wie akutes Lungenversagen (ARDS), akutes Nierenversagen und Sepsis.

Eine Senkung der Letalität kann unseres Erachtens beim derzeitigen Wissensstand weniger durch Modifikation des chirurgischen Vorgehens als vielmehr durch Beeinflussung des gestörten Metabolismus erreicht werden.

Die Bestimmung von D-Zuckersäure und 6β-Hydroxykortisol im Urin sowie der γ-Glutamyltranspeptidase im Serum als Parameter für die Aktivität des Arzneimittelstoffwechsels bei Intensivpatienten

G. Heinemeyer, I. Roots, P. Lestau und R. Dennhardt

Einleitung

Die Pharmakotherapie beim Intensivpatienten dient in erster Linie dazu, eine schwere, lebensbedrohende Situation zu überbrücken. Die Toxizität und die Nebenwirkungen der verabreichten Pharmaka werden bei dieser Indikation weniger gewichtet als bei anderen Patienten, treten jedoch im Anschluß an die akute Phase wieder mehr in den Vordergrund. Dabei erscheinen *um so mehr* Nebenwirkungen, je höher die Dosierungen und je größer die Zahl der gleichzeitig verordneten Medikamente ist [10].

Insbesondere die bei der großen Zahl der applizierten Arzneimittel möglichen Interaktionen führen dazu, daß die Therapie oft schwer überschaubar wird.

Interaktionen von Arzneimitteln auf der Basis ihres Stoffwechsels können hauptsächlich durch 2 Mechanismen entstehen: Die mehrtägige Verabfolgung bestimmter Arzneimittel (wie auch bestimmter anderer Fremdstoffe) kann in der Leber zur Vermehrung mikrosomaler arzneimittelabbauender Enzyme und damit zu einer Beschleunigung des oxidativen Abbaues von Arzneimitteln führen. Diesen Vorgang bezeichnet man als *Enzyminduktion*, und sie betrifft v. a. das Zytochrom P_{450} [4]. Induktoren sind z. B. Barbiturate, viele Antikonvulsiva und Rifampicin, aber auch Rauchen sowie Alkohol kann zu einer Induktion führen.

Eine *Hemmung* des Arzneimittelstoffwechsels ist u. a. dann möglich, wenn bei gleichzeitiger Verabreichung mehrerer Pharmaka sich diese an der Bindungsstelle des abbauenden Enzyms gegenseitig verdrängen. Ein besonders starker Hemmstoff ist das Cimetidin (Tagamet) [11, 19], das in der Intensivmedizin viel gegeben wird. Aber auch viele andere Arzneimittel können – insbesondere bei hoher Dosierung – eine solche kompetitive Hemmung hervorrufen.

Induktion und Hemmung des Metabolismus führen zu verringerten bzw. erhöhten Plasmaspiegeln von Arzneimitteln, die dann auf Grund der veränderten Konzentration am Rezeptor eine verminderte oder verstärkte pharmakodynamische Wirkung zur Folge haben. Für die Therapie ist die Kenntnis, ob eine Induktion vorliegt, insofern wichtig, als Wirkungsverluste von Medikamenten aufgeklärt und entsprechende Dosisänderungen vorgenommen werden können.

Zum Nachweis einer Enzyminduktion beim Menschen haben sich sowohl invasive als auch nichtinvasive Methoden bewährt. So bezeichnen wir als invasives Vorgehen die Gabe von Testsubstanzen, deren Kinetik und Metabolismus dann verfolgt wird. Hieraus lassen sich Rückschlüsse auf die Aktivität des Arzneimittelstoffwechsels ziehen. Dieses Vorgehen eignet sich v. a. bei wissenschaftlichen Untersuchungen. Für Fragestellungen im Rahmen der Krankenversorgung sollten jedoch die nichtinvasiven Methoden im Vordergrund stehen. Sie basieren v. a. auf der quantitativen Bestimmung von Ausscheidungsraten bestimmter endogener Substanzen. So hat sich die Messung der D-Zuckersäure im 24-h-Urin bewährt [7, 8]. Zuckersäure ist ein Endprodukt des Glucuronsäurestoffwechselweges. Zahlreiche Induktoren von Zytochrom P_{450} stimulieren auch Enzyme des Glucuronsäuremetabolismus; die Bestimmung von Zuckersäure ist somit ein indirekter Parameter für die Aktivität des Zytochrom -P_{450}-Systems.

Auch die Bestimmung von 6β-Hydroxykortisol im Urin erlaubt Rückschlüsse auf die Aktivität des Arzneimittel abbauenden Enzymsystems. Dieser Kortisolmetabolit wird über Zytochrom P_{450} gebildet [2, 7, 18]. Ein weiterer nichtinvasiver Parameter ist in der γ-Glutamyltranspeptidase (γ-GT) zu sehen. Die Aktivität des für die Leberdiagnostik wichtigen Enzyms steigt nach Gabe von einigen enzyminduzierenden Substanzen im Serum an [7]. Dieser Parameter erscheint aber weniger zuverlässig, da eine Leberläsion als Ursache für einen eventuellen Anstieg ausgeschlossen werden müßte.

In der vorliegenden Arbeit wird die Ausscheidung von D-Zuckersäure und 6β-Hydroxykortisol bei Patienten einer Intensivstation untersucht und geprüft, welche Medikamente hauptsächlich für eine Induktion in Frage kommen.

Material und Methoden

Patienten

80 Patienten der operativen Intensivstation (44 Männer und 36 Frauen) im Alter zwischen 6 und 72 Jahren (Median 40 Jahre) wurden untersucht. Es handelte sich überwiegend um neurochirurgische (40%) und allgemeinchirurgische Patienten (53%, davon 2/3 mit abdominellen Eingriffen). Der Rest verteilte sich auf andere Disziplinen. Die Einbeziehung in die Studie erfolgte zufällig, eine Selektion nach Krankheit, Behandlungsart oder -dauer wurde nicht vorgenommen; ausgeschlossen wurden lediglich Patienten mit Nierenversagen. Die Sammlung des 24-h-Urins erfolgte somit zu verschiedenen Zeiten der Intensivtherapie. Es wurde protokolliert, welche Pharmaka die Patienten am Tag der Untersuchung als Dauertherapie erhielten.

Meßmethodik

Die D-Zuckersäure wurde mit einem enzymatischen Testansatz nach Hildebrand et al. [7] bestimmt, mit einigen Modifikationen. Die Messung von 6β-Hydroxykortisol erfolgte mittels der Hochdruckflüssigkeitschromatographie nach der Methode von Roots et al. [18].

Statistik

Mit Hilfe des 4-Felder-Testes wurde geprüft, ob einzelne Medikamentengruppen die Zuckersäureausscheidung erhöhen oder nicht. Eine weitergehende statistische Analyse der Höhe der Zuckersäureausscheidung bei einzelnen Patientengruppen erfolgte mit Hilfe des U-Testes.

Tabelle 1. Zahl der Patienten, die den 4 Kategorien der Zuckersäureausscheidung und der Therapie mit verschiedenen Arzneimitteln zugeordnet werden können. Nicht berücksichtigt sind Pharmaka, die in weniger als 10 Fällen verabreicht wurden, sowie die nicht regelmäßig gegebene Bedarfsmedikation

μmol Zuckersäure/24 h	bis 40	> 40–70	> 70–120	> 120	Gesamt [	[%]
Anzahl der Patienten	17	16	17	30	80	100
Cimetidin	9	15	15	24	63	78
Pirenzepin	9	14	12	24	59	74
Heparin/Dihydroergotamin	12	14	9	14	49	61
Digitalis	6	13	10	11	40	50
Diuretika	3	7	9	17	36	45
Penicilline	7	8	7	13	35	44
Fentanyl/Droperidol	7	5	7	13	32	40
Neuroleptika	7	6	7	10	30	37
Aminoglykoside	5	7	6	11	29	36
Barbiturate	2	4	3	16	25	31
Opiate	5	3	6	11	25	31
Antimykotika	2	1	11	10	24	30
Metronidazol	6	8	4	4	22	27
Dopamin	3	3	7	6	19	24
Cephalosporine	2	6	3	7	18	22
Dexamethason	1	2	3	7	13	16
Metoclopramid	1	2	2	6	11	14

Ergebnisse

D-Zuckersäure

Die Ausscheidung der D-Zuckersäure variiert bei den 80 Intensivpatienten zwischen 0 und 435 μmol/Tag. Sie übersteigt bei 53 Patienten den Normbereich Gesunder von 55 μmol/Tag [7, 8] (Mittelwert von 30 μmol/Tag plus 2 Standardabweichungen).

Tabelle 1 zeigt die Verteilung der Arzneimittel, die die Patienten am Tage der Untersuchung als Dauermedikation erhielten. Je nach Fallzahl und Verordnungsweise sind die Stoffe einzeln aufgeführt oder in Wirkungsgruppen zusammengefaßt. So umfassen die Antimykotika die Imidazolderivate Miconazol (Daktar) (n = 19), Ketoconazol (Nizoral) (n = 3) oder die Kombination beider (n = 2). Als Barbiturate wurden Pentobarbital (Nembutal) zur Senkung des intrakraniellen Druckes und Phenobarbital (Luminal) sowie Thiopental (Trapanal) zur Sedierung gegeben. Fentanyl, soweit es nicht in Kombination mit Droperidol (Dehydrobenzperidol) verordnet wurde, erscheint unter den Opiaten.

Der Medikation werden 4 Kategorien der Ausscheidung von Zuckersäure zugeordnet. Unterhalb von 40 μmol/Tag wird keine Erhöhung der Zuckersäureausscheidung angenommen. Diese Grenze entspricht dem Mittelwert Gesunder plus einer Standardabweichung [7, 8]. In dieser Gruppe finden sich 17 Patienten; auffällig ist, daß der relative Anteil der Patienten, die Cimetidin erhielten, in dieser Gruppe besonders gering ist (9 von 17). Die zweite Kategorie, eine Zuckersäureausscheidung zwischen 40 und 70 μmol/Tag, umfaßt so-

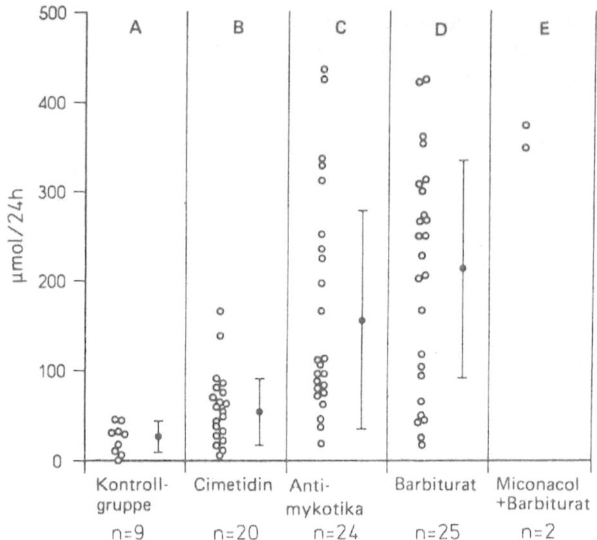

Abb. 1. Assoziation der Gabe von Cimetidin (*B*), Antimykotika (*C*), Barbituraten (*D*) sowie Antimykotika (Miconazol) und Barbituraten (*E*) mit der Ausscheidung von D-Zuckersäure im 24-h-Urin der untersuchten Intensivpatienten. Die Kontrollgruppe (*A*) setzt sich aus Intensivpatienten zusammen, die nicht mit den in *B–E* angegebenen Arzneimitteln behandelt wurden. Die sonstigen in Tabelle 1 aufgeführten Pharmaka wurden in allen Gruppen verwendet. Die meisten Patienten der Gruppen *C* bis *E* erhielten auch Cimetidin

wohl den oberen Normbereich Gesunder (bis 55 µmol/Tag) als auch leicht erhöhte Werte. Hier finden sich 16 Patienten, bei denen Cimetidin, Pirenzepin, Heparin/Dihydroergotamin sowie Digitalis am häufigsten gegeben wurde. In der dritten Gruppe (17 Patienten) – Zuckersäureausscheidung zwischen 70 und 120 µmol/Tag – fällt auf, daß die Patienten neben Cimetidin in einem hohen Prozentsatz auch Antimykotika erhielten. Die Verteilung der anderen Medikamente ist ähnlich wie in den ersten beiden Gruppen.

Die Steigerung der Ausscheidung von Zuckersäure auf über 120 µmol/Tag (30 Patienten) zeigt eine Induktion an, die als besonders ausgeprägt anzusehen ist. In dieser Gruppe findet sich, außer Patienten, die mit Cimetidin und Pirenzepin behandelt wurden, ein hoher Prozentsatz (53%) von Patienten, die Barbiturate erhielten. Denselben Patienten wurden auch häufig gleichzeitig Dexamethason und Diuretika gegeben. Ferner finden sich hier, wie in der dritten Gruppe, Patienten, die mit Antimykotika behandelt wurden. Bei Anwendung des 4-Felder-Testes, der prüft, ob eine Erhöhung der Zuckersäureausscheidung durch eine Medikamentengruppe im Vergleich zu allen anderen verabreichten Pharmaka vorliegt, stellte sich heraus, daß eine Antimykotika – wie auch eine Barbituratbehandlung zu einer statistisch signifikant erhöhten Ausscheidung von Zuckersäure führte. Somit kommt diesen beiden Substanzgruppen eine besondere Bedeutung zu.

In Abb. 1 sind die Einzelwerte der Zuckersäureausscheidung der Patienten dargestellt, die Antimykotika (C) oder Barbiturate (D) erhielten, im Vergleich zu Patienten, die nicht mit diesen Pharmaka behandelt wurden (A und B). Deutlich zeigt sich eine statistisch signifikante Erhöhung der Zuckersäureausscheidung, insbesondere gegenüber der Gruppe A (Barbituratgruppe: $p < 0{,}005$, Antimykotikagruppe: $p < 0{,}01$). Bei den 9 Patienten der Gruppe A, die definitionsgemäß weder Cimetidin, Antimykotika noch Barbiturate erhielten, fanden sich Zuckersäurewerte wie bei gesunden Kontrollpersonen. In der Gegenüberstellung der Kollektive A und B ergibt sich, daß Patienten mit Cimetidintherapie eine im Mittel erhöhte Zuckersäureausscheidung aufweisen ($p < 0{,}05$). Die Kollektive A und B unterscheiden sich aber nicht nur in der Cimetidintherapie, sondern mit $5{,}7 \pm 2{,}6$ zu $8{,}6 \pm 2{,}3$ ($p < 0{,}01$) auch in der Zahl der durchschnittlich pro Patient verordneten Medikamente.

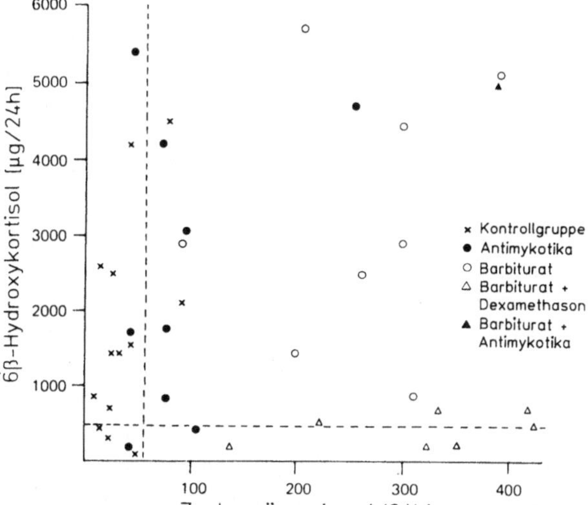

Abb. 2. Korrelation der Ausscheidung von D-Zuckersäure und 6β-Hydroxykortisol im 24-h-Urin von 38 willkürlich ausgewählten Patienten mit unterschiedlicher Pharmakotherapie (s. Tabelle 1). Die *gestrichelten Linien* geben den 95-%-Vertrauensbereich an (Mittelwert plus 2 Standardabweichungen) für die Ausscheidung bei gesunden Personen

6β-Hydroxykortisol

Bei einem Teil der Patienten wurde auch die pro Tag ausgeschiedene Menge von 6β-Hydroxykortisol im Urin gemessen (Abb. 2) Der Durchschnittswert Gesunder beträgt 273 µg/Tag, die Standardabweichung 75 µg/Tag [18]. Der Grenzbereich ist also bei 423 µg/Tag festzulegen.
7 Patienten, die trotz erhöhter Ausscheidung von Zuckersäure eine nicht oder nur geringgradig erhöhte Ausscheidung von 6β-Hydroxykortisol aufwiesen, wurden mit Dexamethason behandelt, das die Bildung von Kortisol hemmt. Bei einigen Patienten mit einer hohen Ausscheidung von 6β-Hydroxykortisol findet sich keine Stimulierung der Zuckersäureausscheidung. Dies könnte darauf hindeuten, daß die endogene Kortisolbildung streßbedingt stark erhöht war.
Bei den meisten Patienten findet sich bei vermehrter Ausscheidung von Zuckersäure auch eine vermehrte Ausscheidung von 6β-Hydroxykortisol.

γ-Glutamyltranspeptidase

Die Abb. 3 zeigt, daß eine erhöhte Ausscheidung von Zuckersäure bei den meisten Patienten mit einer über dem Normbereich liegenden Aktivität der γ-GT assoziiert ist.

Diskussion

D-Zuckersäure

In der hier vorgestellten Studie sollten die Voraussetzungen geprüft werden, unter denen bei Patienten einer Intensivstation die Aktivität des Arzneimittelstoffwechsels bestimmt werden kann. Als Parameter hierfür diente v. a. die Bestimmung der D-Zuckersäure im 24-h-Urin.

Zahlreiche Publikationen der letzten 10 Jahre belegten, daß dieser Parameter Aktivitätsänderungen im Arzneimittelstoffwechsel zuverlässig widerspiegelt [1, 5, 7, 8, 16, 17, 21, 22]. Die von uns modifzierte Nachweismethode eignet sich für Routinebestimmungen.

In dem willkürlich zusammengesetzten Kollektiv aus 80 Patienten fand sich in 53 Fällen eine über den Normbereich gesunder Personen erhöhte Zuckersäureausscheidung, nur in 27 Fällen (34%) war sie unverändert. Wenn dies eine Stimulation des Arzneimittelstoffwechsels widerspiegelt, so ist der Schluß erlaubt, daß bei der Mehrzahl der Intensivpatienten eine Enzyminduktion vorliegt, die bei der Dosisbemessung bestimmter Pharmaka berücksichtigt werden muß.

Die hier untersuchte Stichprobe ist zu klein, um kausale Beziehungen ableiten zu können, da nicht nur die Medikamente, sondern auch die unterschiedlichen Krankheitszustände und die nichtmedikamentösen Therapiemaßnahmen differenziert werden müssen. So könnte die im Durchschnitt leicht erhöhte Zuckersäureausscheidung bei den Patienten mit Cimetidin (Abb. 1, B) sowohl diesem Medikament zuzuschreiben sein als auch dem Krankheitszustand, der eine Cimetidintherapie erforderlich macht. Tierexperimentelle Befunde von Serlin et al. [19], die eine Zunahme der Zytochrom-P_{450}-Konzentration in der Leber unter Cimetidin fanden, sprechen dafür, daß dieser Stoff auch beim Menschein eine leicht enzyminduzierende Wirkung haben könnte. Dieser Befund erscheint uns interessant, da bisher nur die inhibitorische Wirkung beachtet wurde. Da aber die Patienten dieser Gruppe signifikant mehr Medikamente erhielten als diejenigen in der Gruppe A, kann allein die vermehrte Gabe von Arzneimitteln zu einer erhöhten Zuckersäureausscheidung geführt haben. So stellten auch Sotaniemi et al. [22] einen leichten Anstieg der Zuckersäureausscheidung bei Patienten unter Mehrfachtherapie mit solchen Arzneimitteln fest, die für sich allein keine signifikante Steigerung der Zuckersäureausscheidung bewirkten.

Verschiedene Barbiturate, wie Phenobarbital (Luminal) und Pentobarbital (Nembutal), gehören bekanntlich zu den stärksten Enzyminduktoren; diese Wirkung bestätigt sich hier. Bei 24 Patienten, die keine Barbiturate erhielten, erwiesen sich auch Antimykotika als stimulierende Substanzen. Dies betrifft v. a. das Miconazol (Daktar). Da lediglich 3 Patienten eine Monotherapie mit Ketoconazol (Nizoral) erhielten, ist für diesen Stoff hier keine Aussage möglich. Es handelt sich um häufig angewandte Medikamente, daher kommt diesem Befund einer Enzyminduktion auch praktische Bedeutung zu. Tierexperimentelle Untersuchungen gaben bereits Hinweise auf diese Wirkung [3, 12], zeigten aber auch, daß die Enzyminduktion durch eine gleichzeitige inhibitorische Komponente überlagert wird. Dies läßt komplexe Änderungen des Arzneimittelstoffwechsels unter und nach Behandlung mit Imidazolantimykotika erwarten, wenn man bedenkt, daß nach Absetzen die Induktion noch einige Tage anhält, während die Hemmung parallel zur Elimination der Antimykotika verschwinden könnte.

Bei der Unterteilung der Patienten, wie sie in Tabelle 1 und Abb. 1 vorgenommen wurde, blieben Behandlungsdauer und Dosis unberücksichtigt. Dies könnte das Ausbleiben eines Anstieges der Zuckersäureausscheidung bei einigen Patienten der Gruppen C und D erklären. Frühere Untersuchungen zeigten, daß sich die Applikation eines starken Induktors (300 mg Phenobarbital) erst am zweiten Tag statistisch signifikant auswirkt. Zu diesem Zeitpunkt liegt immerhin eine Verdoppelung vor. Maximale Zuckersäurewerte im Urin erscheinen nicht vor 2 Wochen [7, 8].

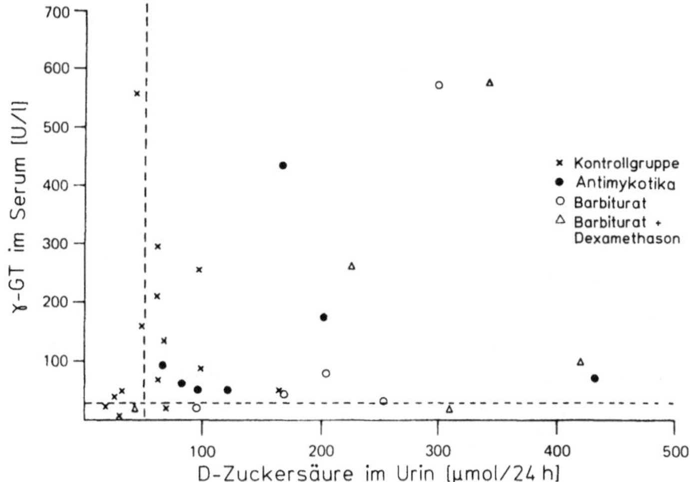

Abb. 3. Korrelation der Ausscheidung von D-Zuckersäure mit der Aktivität der γ-GT im Serum bei 30 willkürlich ausgewählten Patienten mit unterschiedlicher Pharmakotherapie (s. Tabelle 1). Die *gestrichelten Linien* geben den 95-%-Vertrauensbereich an für die Ausscheidung von Zuckersäure bei Gesunden sowie den allgemein akzeptierten Grenzbereich für die γ-GT (28 U/l)

6β-Hydroxykortisol

Um die Differenzierung in „induziert" und „nichtinduziert" zu erhärten, wurde z. T. auch die Ausscheidung von 6β-Hydroxykortisol im Urin bestimmt. Dieser über Zytochrom P_{450} gebildete Metabolit des Kortisols macht bei gesunden Kontrollpersonen etwa 3% des Kortisolstoffwechsels aus, kann aber unter der Gabe von geeigneten Enzyminduktoren auf mehr als das 10fache ansteigen [2, 18]. Die Abb. 2 zeigt eine 6β-Hydroxykortisol-Ausscheidung im Normbereich bei 9 von 38 Patienten (24%). Dies ist eine ähnliche Quote wie bei der Zuckersäure. Die Aussagen der beiden Parameter sind aber in 15 Fällen nicht deckungsgleich:

1. In 5 Fällen erhöhter Zuckersäureausscheidung liegt die 6β-Hydroxykortisol-Exkretion im Normbereich. 4 dieser Patienten erhielten hoch dosiert Dexamethason, das zu einer Supprimierung der endogenen Kortisolbildung führt, wodurch sich im Gefolge auch die 6β-Hydroxykortisol-Bildung vermindert. Auch die übrigen 3 Patienten, die neben Barbituraten noch Dexamethason erhielten, liegen nur knapp über dem Normbereich.
2. Bei 10 Patienten war die 6β-Hydroxykortisol-Ausscheidung deutlich erhöht, mit Zuckersäurewerten im Normbereich. Hier zeigten zusätzliche Untersuchungen (nicht dargestellt), daß offensichtlich die endogene Kortisolproduktion im Sinne einer Streßantwort wesentlich vermehrt war. Die Ausscheidung der 17-Hydroxykortikosteroide sowie des freien Kortisols im Urin war erheblich gesteigert. Entsprechend beobachteten Finlay u. McKee [6] erhöhte Kortisolspiegel im Serum bei einem Teil ihrer Intensivpatienten.

Diese beiden mit der Zuckersäureausscheidung nicht korrespondierenden Kollektive machen deutlich, daß die Bestimmung von 6β-Hydroxykortisol bei Intensivpatienten kein einfach zu interpretierender Parameter der Aktivität des Arzneimittelstoffwechsels ist – insbesondere bei extremen Schwankungen der endogenen Kortisolproduktion. Hinzu kommt, daß auch eine Hemmwirkung verschiedener Pharmaka auf die 6-Hydroxylierung des Kortisols in der Leber zu erwarten ist, wie z. B. für Metamizol (Novalgin) [17] und Rifampicin [23] bereits gezeigt werden konnte. Die gemessenen Ausscheidungsraten von 6β-Hydroxykortisol könnten also die tatsächliche Stärke der Enzyminduktion unterschätzen.

γ-Glutamyltranspeptidase

Die Unterteilung in erhöhte und nicht erhöhte Werte ist bei ca. 3/4 der Patienten in Abb. 3 für Zuckersäure und γ-Glutamyltranspeptidase (γ-GT) konkordant. Jedoch folgt aus pathologischen γ-GT-Werten nicht notwendigerweise, daß eine Enzyminduktion vorliegt. Bei vielen Patienten sind auch andere Leberwerte pathologisch, allein schon als gelegentliche Folge einer parenteralen Ernährung [9]. Wir sehen daher in der γ-GT keinen zuverlässigen Parameter, um Aktivitätssteigerungen im Arzneimittelstoffwechsel bei Intensivpatienten zu erkennen.

Schlußbetrachtung

Soweit aus dieser Querschnittsuntersuchung mit willkürlich einbezogenen Patienten gefolgert werden kann, eignet sich somit v. a. die Bestimmung der Zuckersäureausscheidung als nichtinvasiver Test auf Enzyminduktion bei Intensivpatienten. Ihre Aussagekraft wird nur wenig begrenzt durch die Tatsache, daß sie nicht durch alle Induktortypen stimuliert wird. So führt Rauchen nicht zu erhöhter Zuckersäureausscheidung [20], obwohl es z. B. den Metabolismus von Theophyllin im Sinne einer Enzyminduktion beschleunigt. Ein weiteres Beispiel für eine solche Induktorspezifität bietet das Rifampicin: Dieser Induktor erzeugt eine kräftige Stimulation der 6-Hydroxylierung von Kortisol (mehr als 4fach) [18], während die Zuckersäureausscheidung ($2^1/_2$fach) nur mäßig zunimmt [16] und die γ-GT unverändert bleibt.

Die hier vorgestellten Ergebnisse sollen durch Längsschnittuntersuchungen ergänzt werden. Hierdurch hoffen wir, den zeitlichen Verlauf von Änderungen in der Aktivität des arzneimittelabbauenden Enzymsystems unter Intensivtherapie beschreiben zu können. Auch kausale Verknüpfungen mit dem Krankheitszustand, der medikamentösen und der nichtmedikamentösen Therapie sind dann eher zu erhalten. Die Wirkung weniger oft gegebener Pharmaka auf die Zuckersäureausscheidung und andere Parameter könnte ebenfalls geprüft werden.

Von besonderem Interesse wird der Bezug mit der Pharmakokinetik, aber auch mit der pharmakodynamischen Wirkung zahlreicher Medikamente sein. So zeigten Rietbrock et al. [15], daß die Eliminationsgeschwindigkeit von Hexobarbital (Evipan) mit der Dauer der Intensivtherapie ansteigt. Dies könnte den schwindenden Einfluß von verschiedenen Sedativa auf die Vigilanz und die damit verbundene Notwendigkeit einer Dosiserhöhung zur Sedierung von Intensivpatienten erklären.

Über ähnliche auf Enzyminduktion zurückgeführte Phänomene wurde auch bei Tolbutamid, Antipyrin und Digitoxin berichtet [13, 14], und sie zeigten sich uns auch beim Metamizol (Novalgin), wie auch beim Hexobarbital.

In der Praxis dürften jedoch, wie eingangs gesagt, komplexere Interaktionen dominieren, resultierend aus der Vielzahl hoch dosierter Medikamente und teils extremer Krankheitszustände.

Zusammenfassung

Unter den zahlreichen, teils in hoher Dosierung verabreichten Medikamenten bei Intensivpatienten befinden sich auch solche, die zu einer sog. Enzyminduktion führen, dem adaptiven Anstieg der Aktivität des oxidativen Arzneimittelstoffwechsels (Zytochrom-P_{450}-System). Durch den so beschleunigten Metabolismus kann es zu einem Wirkungsverlust verschiedener Pharmaka kommen. Zum Erkennen einer Enzyminduktion wurde – als nichtinvasiver Parameter – die D-Zuckersäure im 24-h-Urin von 80 willkürlich ausgewählten Intensivpatienten bestimmt.

Die Werte von 27 Patienten lagen im Normbereich Gesunder (bis 55 μmol/24 h), während sie bei 53 Patienten teils stark erhöht waren (bis zum 15fachen des Normalwertes). Die Analyse des Medikamentenstatus bestätigte die Barbiturate als wirkungsvolle Induktoren; zusätzlich erwiesen sich hier auch die neueren Imidazolantimykotika, wie Miconazol (Daktar), als ebenso effektiv. Diese Wirkung sollte in der Praxis beachtet werden.

Eine dritte Gruppe mit nur leicht erhöhter Zuckersäureausscheidung bestand aus Patienten, die Cimetidin (Tagamet) erhielten, aber keine Barbiturate oder Antimykotika. Es bleibt zunächst offen, ob Cimetidin selbst induziert oder nur eine Patientengruppe charakterisiert, die aufgrund anderer Medikamente oder Bedingungen vermehrt Zuckersäure ausscheidet.

Bei 38 Patienten wurde als weiterer In-vivo-Parameter einer Enzyminduktion die Ausscheidung von 6β-Hydroxykortisol im Harn bestimmt. Dieser Kortisolmetabolit wird über Zytochrom P_{450} in der Leber gebildet. Nur bei einem Teil der Patienten waren die Ausscheidungsraten konkordant mit der Zuckersäureausscheidung. Die Bestimmung von 6β-Hydroxykortisol ist bei Intensivpatienten weniger spezifisch für eine Enzyminduktion, da durch Glukokortikoide, wie z. B. Dexamethason, seine Bildung gehemmt und durch Streß infolge gesteigerter Kortisolproduktion seine Ausscheidungsraten gesteigert werden. – Ähnliche Fehlinterpretationen sind bei der γ-GT möglich, deren Aktivität im Serum durch Enzyminduktoren erhöht wird.

Somit erwies sich in dieser Studie die D-Zuckersäure als der geeignete routinemäßig anwendbare Parameter einer Enzyminduktion, die bei ca. 2/3 der Patienten vorlag. Bei diesen Patienten ist mit einer beschleunigten Elimination von Pharmaka zu rechnen.

Danksagung

Für die exzellente technische Assistenz danken die Autoren Frau G. Minarek und Frau E. Berg herzlich.

Literatur

1. Aartes EM (1965) Evidence for the function of D-glucaric acid as an indicator for drug induced enhanced metabolism through the glucuronic acid pathway in man. Biochem Pharmacol 14:359–363
2. Berman ML, Green OC (1971) Acute stimulation of cortisol metabolism by pentobarbital in man. Anesthesiology 34:365–369
3. Christ W, Gindler K, Hecker W, Stille G (1980) The significance of microsomal enzyme induction for the analgesic acitivity of tilidine. Naunyn Schmiedebergs Arch Pharmacol 311 [Suppl]: R16
4. Conney AH (1967) Pharmacological implications of microsomal enzyme induction. Pharmacol Rev 19:317–366

5. Cunningham JL, Price Evans DA (1974) Urinary D-glucaric acid excretion and acetanilide pharmacokinetics before and during diphenylhydantoin administration. Eur J Clin Pharmacol 7:387–391
6. Finlay WEI, McKee JI (1982) Serum cortisol levels in severely stressed patients. Lancet I:1414–1415
7. Hildebrandt AG, Roots I, Speck M, Saalfrank K, Kewitz H (1975) Evaluation of in vivo parameters of drug metabolising enzyme activity in man after administration of clemastine, phenobarbital or placebo. Eur J Clin Pharmacol 8:327–336
8. Kampf D, Roots I, Hildebrandt AG (1980) Urinary excretion of D-glucaric acid, an indicator of drug metabolizing enzyme activity, in patients with impaired renal function. Eur J Clin Pharmacol 18:255–261
9. Lindor KD, Fleming CR, Abrams A, Hirschkorn MA (1979) Liver function values in adults receiving total parenteral nutrition. JAMA 241:2398–2400
10. May FE, Stewart RB, Cluff LE (1977) Drug interactions and multiple drug administration. Clin Pharmacol Ther 22:322–328
11. Neuvonen PJ, Tokola RA, Kaste M (1981) Cimetidine-phenytoin interaction: Effect of serum phenytoin concentration and antipyrine test. Eur J Clin Pharmacol 21:215–220
12. Niemegeers CE, Levron JC, Awouters F, Janssen PAJ (1981) Inhibition and induction of microsomal enzymes in the rat: A comparison of four antimycotics: miconazole, econazole, clotrimazole and ketoconazole. Arch Int Pharmacodyn Ther 251:26–38
13. Rietbrock I, Richter E (1978) Veränderungen der Pharmakokinetik unter der Intensivtherapie. In: Lawin P, Morr-Strathman U (Hrsg) Aktuelle Probleme der Intensivbehandlung. Thieme, Stuttgart, S 207
14. Rietbrock I, Riemenschneider J (1979) Varianz der Digitoxinkonzentrationen im Plasma – Eine Analyse der bestimmenden Faktoren bei Intensivpatienten. In: Greeff K, Rietbrock N (Hrsg) Symposium über Digitoxin als Alternative in der Therapie der Herzinsuffizienz. Schattauer, Stuttgart New York, S 68
15. Rietbrock I, Lazarus G, Richter E, Breimer DD (1981) Hexobarbitone disposition at different stages of intensive care treatment. Br J Anaesth 53:283–293
16. Roots I (1979) Effect of rifampicin on urinary excretion of 6β-hydroxycortisol and glucaric acid in man and animal. Naunyn Schmiedebergs Arch Pharmacol 307 [Suppl]:R72
17. Roots I, Ley B, Setiawan L, Heinemeyer G, Hildebrand AG (1978) Spironolactone: Characterization of its enzyme inducing properties by in vivo parameters. In: Addison GM et al. (eds) Aldosterone antagonists in clinical medicine, Excerpta Medica, Amsterdam, pp 165–176
18. Roots I, Holbe R, Hövermann W, Nigam S, Heinemeyer G, Hildebrandt AG (1979) Quantitative determination by HPLC of urinary 6β-hydroxycortisol, an indicator of enzyme induction by rifampicin and antiepileptic drugs. Eur J Clin Pharmacol 16:63–71
19. Serlin MJ, Challinger MR, Parke BK, Turcan PA, Breckenridge AM (1980) Cimetidine potentiates the anticoagulant effect of warfarin by inhibition of drug metabolism. Biochem Pharmacol 29:1971–1972
20. Simmons CJ, Davis M, Dordoni B, Williams R (1974) Urinary D-glucaric acid assay by an improved enzymatic procedure. Clin Chim Acta 51:47–51
21. Smith SE, Rawlins MD (1974) Prediction of drug oxidation rates in man: Lack of correlation with serum gamma-glutamyl transpeptidase and urinary excretion of D-glucaric acid and 6β-hydroxycortisol. Eur J Clin Pharmacol 7:71–75
22. Sotaniemi EA, Medzihradsky F, Eliasson G (1974) Glucaric acid as an indicator of use of enzyme-inducing drugs. Clin Pharmacol Ther 15:417–423
23. Yamada S, Iwai K (1976) Induction of hepatic cortisol-6-hydroxylase by rifampicin. Lancet II:366–367

Gefährliche Nebeneffekte der Therapie mit NH_4Cl und Arginin-HCl

K. F. Rothe, F. Schimek und K. Kühn

Einleitung

Diagnostik und Therapie von Störungen des Säuren-Basen-Haushaltes (SBH) fallen mit in den Aufgabenbereich des Anästhesisten. Die klinischen Meßmethoden und Therapievorstellungen haben sich hierbei in den letzten Jahren nicht mehr wesentlich verändert und sind inzwischen weitgehend standardisiert. Dies ist einigermaßen erstaunlich, denn neuere experimentelle Untersuchungen konnten zeigen, daß die sog. Blutgasanalyse, mit deren Hilfe in der Klinik Diagnostik und Therapiekontrolle von Störungen des SBH erfolgen, nicht die Gesamt-Säuren-Basen-Verhältnisse schwerkranker Patienten anzeigen kann [9, 15, 17, 18, 20, 21, 22]. Mit unseren klinischen Meßmethoden können nur Aussagen über die Verhältnisse im Extrazellulärraum (ECR) unserer Patienten gemacht werden. Der wesentlich wichtigere Intrazellulärraum (ICR), der immerhin 80% des Körpergewichtes ausmacht, wird mit den uns heute in der Klinik zur Verfügung stehenden Routinemessungen nicht erreicht.

Grundsätzliche Überlegungen und entsprechende Untersuchungen haben gezeigt, daß die intrazelluläre Wasserstoffionenkonzentration nicht der des extrazellulären Kompartimentes entspricht und daß bei der Therapie schwerer Störungen des SBH nicht nur dem extrazellulären Kompartiment, wie es heute in der Klinik üblich ist, sondern dem wesentlich wichtigeren intrazellulären Anteil vermehrte Aufmerksamkeit geschenkt werden muß (Abb. 1).

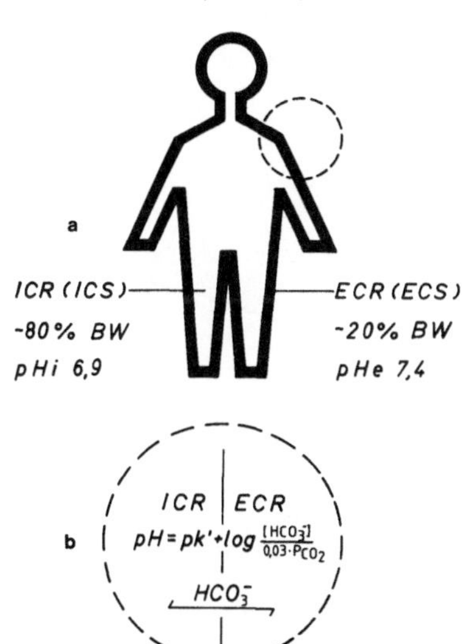

Abb. 1. a Hier ist ein Patient im 2-Kompartiment-System dargestellt. Der Extrazellulärraum (*ECR*), der etwa 20% des Körpergewichtes ausmacht und dessen pH-Wert unter Normalbedingungen ungefähr 7,4 beträgt, ist uns mit unseren klinischen Routinemessungen direkt zugänglich. Dagegen kann der Intrazellulärraum (*ICR*), der immerhin 80% der Körpermasse ausmacht und der das eigentliche Erfolgsorgan unserer therapeutischen Bemühungen ist, mit den Parametern der Blutgasanalyse nicht direkt erreicht werden. der pH-Wert liegt hier zwischen 6,8 und 6,9. **b** Die den SBH betreffenden Regulationsmechanismen zwischen beiden Körperkompartimenten, deren Kenntnis die Voraussetzung für jede gezielte Therapie ist, erfolgen zumindest weitgehend über Bikarbonataustauschvorgänge

Unser Wissen um den SBH und um die Therapie seiner Störungen sollte unbedingt auf den intrazellulären Bereich erweitert werden, auch wenn das z. Z. aus methodischen Gründen nur im experimentellen Bereich möglich ist.

Wir haben das in den vorliegenden Untersuchungen versucht. Am Modell der Ratte in vivo wurde der Einfluß von NH_4Cl und Arginin-HCl, zweier Therapeutika, die zur Behandlung metabolischer Alkalosen eingesetzt werden, auf den intra- und extrazellulären SBH bestimmt. Die Ergebnisse, die für beide Substanzen ähnlich sind, sollen am Beispiel des NH_4Cl näher dargestellt werden.

Methoden

Männliche Sprague-Dawley-Ratten wurden arterielle und venöse Polyäthylenkatheter implantiert und die Tiere freibeweglich in Drahtkäfigen gehalten. Bei jeder Ratte wurden die Ausgangswerte für den arteriellen Plasma-pH-Wert (pH_e), den pCO_2 und mit der DMO-Methode, einer Indikatorverteilungsmethode [23], den „mean whole body pH_i", ein mittlerer pH-Wert des gesamten intrazellulären Kompartimentes, bestimmt [2, 14]. Die Tiere erhielten 3 mmol/kg KG NH_4Cl oder Arginin-HCl als 0,3 molare Lösung infundiert. Anschließend wurden in vorausbestimmten Abständen der pH_e, pCO_2 und pH_i über einen Zeitraum von 6 h ermittelt. Die Meßwerte nach Infusion wurden mit ihren jeweiligen Ausgangswerten verglichen und sind in der Abb. 2 als Δ-Mittelwerte ± SE angegeben. Als Indikator für die Effektivität des Puffereffektes wurde die intra- und extrazelluläre Bikarbonatkonzentration nach der Henderson-Hasselbach-Gleichung berechnet (Abb. 3). Weitere methodische Einzelheiten wurden bereits früher beschrieben [16, 19].

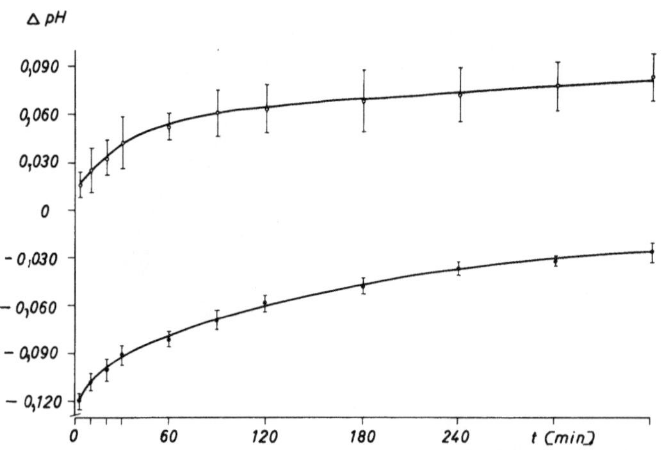

Abb. 2. Darstellung von pH_e (•) und pH_i (○) als ΔpH, d. h. Veränderungen gegenüber den Ausgangswerten nach Infusion von 3 mmol/kg KG NH_4Cl über einen Zeitraum von 6 h bei gesunden Ratten. Direkt nach Infusionsende kommt es im ECR zu einem maximalen pH-Abfall, wie er auch in der Klinik erwünscht ist. Dagegen erfolgt im ICR ein kontinuierlicher Anstieg des pH-Wertes, der über den gesamten Zeitraum der Untersuchung anhält

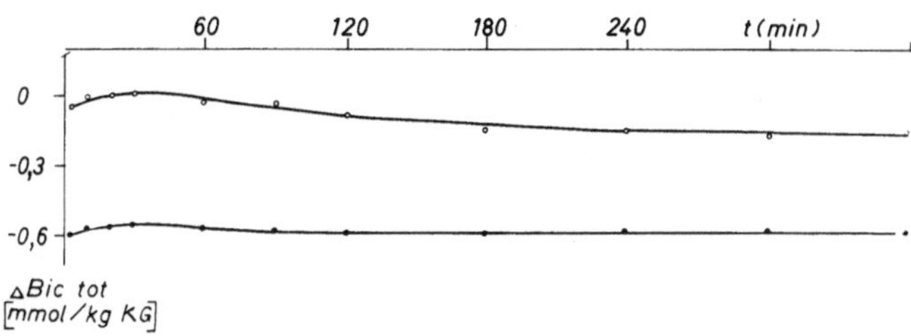

Abb. 3. Darstellung der Veränderungen der Bikarbonatkonzentration im Intra- (○) und Extrazellulärraum (●) als Δ*Bic tot*, d. h. als Veränderungen gegenüber den Ausgangswerten, nach Infusion von 3 mmol/kg KG NH_4Cl bei gesunden Ratten. Es zeigt sich, daß im ECR eine konstante, aber deutliche Verminderung des Bikarbonats erfolgt, während im ICR nahezu kein Effekt auftritt

Ergebnisse

Bereits 3 min nach Infusionsende kommt es zu einem maximalen Abfall des pH_e, der über den Zeitraum der Untersuchung langsam ansteigt, aber den Ausgangswert nicht erreicht. Im Gegensatz dazu weist der Intrazellulärraum einen Anstieg des pH-Wertes auf, der auch nach 6 h noch anhält und gegenüber dem Ausgangswert signifikant erhöht ist (Abb. 2). Die Betrachtung der Bikarbonatverhältnisse zeigt (Abb. 3), daß es im Extrazellulärraum zu einer konstanten, aber deutlichen Verminderung der Bikarbonatkonzentration kommt. Im Intrazellulärraum bleibt ein Effekt nahezu aus.

Diskussion und Schlußfolgerungen

Die Therapie mit NH_4Cl ist heute in den Hintergrund getreten und wird wegen der Gefahr der Ammoniakintoxikation, v. a. bei Patienten mit Leberfunktionsstörungen, nicht mehr empfohlen. Hingegen ist die Therapie metabolischer Alkalosen mit Arginin-HCl z. Z. weit verbreitet.

Direkt nach Infusion beider Substanzen kommt es zu einem maximalen Abfall des pH_e, wie er auch dem Kliniker vertraut und erwünscht ist. Noch unbekannt in der Klinik ist dagegen der gleichzeitig auftretende pH-Anstieg im Intrazellulärraum, der sicherlich nicht das Behandlungsziel bei einer metabolischen Alkalose mit ohnehin erhöhtem pH_i sein kann. Ähnliche pH-Anstiege wurden mit pH-sensitiven Mikroelektroden bei verschiedenen Zellspezies für NH_4Cl und Ammoniumsalze allgemein nachgewiesen [1, 4, 5, 11]. Dabei konnte gezeigt werden, daß der Anstieg des pH_i durch Ammoniakdiffusion aus dem ECR in den ICR zustande kommt und daß der Anstieg des pH_i in Abhängigkeit vom pH_e unter alkalischen Bedingungen am größten ist.

Es kommt also nach Infusion von NH_4Cl und Arginin-HCl zu einer zusätzlichen iatrogenen metabolischen Alkalose im Intrazellulärraum, die unter alkalotischen Verhältnissen vermutlich noch wesentlich ausgeprägter ist als unter unseren Versuchsbedingungen.

Die intrazelluläre pH-Anhebung erscheint uns als eine gefährliche Nebenwirkung beider Substanzen. Ein Anstieg des pH_i bei gleichzeitigem Abfall des pH_e, so wie er hier erfolgt, vermindert die pH-Differenz zwischen ICR und ECR, die, je nach Meßbereich, auch während

Säuren-Basen-Störungen in der Regel auf 0,4–0,6 pH-Einheiten eingestellt ist [8, 15, 20]. Da die Verteilung und Wirkung aller Pharmaka weitgehend von den pH-Werten in den verschiedenen Körperkompartimenten abhängig ist, wären unter atypischen Korrelationen zwischen pH_e und pH_i auch entsprechend veränderte Verteilungsmuster dieser Pharmaka zu erwarten.

Gerade in der Intensivtherapie, wo in der Regel mit vielen Medikamenten gleichzeitig behandelt wird, könnte es für den Kliniker unter der Therapie mit NH_4Cl und Arginin-HCl zu vollkommen unerwarteten und unkalkulierbaren Wirkungen der applizierten Pharmaka kommen.

Will man nun die Effektivität von Substanzen testen, die zur Behandlung metabolischer Säuren-Basen-Störungen eingesetzt werden, so gibt hierüber die intrazelluläre Bikarbonatkonzentration Auskunft [15, 19]. Für Therapeutika, die zur Behandlung metabolischer Alkalosen eingesetzt werden, gilt dabei, daß die Verminderung des intrazellulären Bikarbonates im Vordergrund stehen muß. Der umgekehrte Vorgang gilt für Substanzen zur Behandlung metabolischer Azidosen. Diese Untersuchung zeigt, daß es wohl im ECR zu einer Verminderung des Bikarbonats kommt, daß aber im ICR kein nennenswerter Effekt vorhanden ist.

Unsere Ergebnisse legen den Schluß nahe, daß NH_4Cl und Arginin-HCl wohl einen extrazellulären, aber keinen intrazellulären Puffereffekt besitzen und im Falle einer schweren metabolischen Alkalose, bei der auch das intrazelluläre Bikarbonat erhöht ist, therapeutisch nicht weiterhelfen können.

Wir sind der Meinung, daß nach den hier vorgelegten experimentellen Ergebnissen die Therapie metabolischer Alkalosen mit beiden Substanzen noch einmal überdacht werden sollte und daß hier die Anwendung von geeigneten HCl-Lösungen, wie sie bereits wiederholt empfohlen und praktiziert wurde [6, 7, 10, 12, 13], wieder zu diskutieren ist.

Zusammenfassung

Männlichen Sprague-Dawley-Ratten wurden 3 mmol/kg KG NH_4Cl oder Arginin-HCl infundiert. Über einen Zeitraum von 6 h wurde deren Einfluß auf den extra- und intrazellulären Säuren-Basen-Haushalt der Tiere ermittelt. Bereits 3 min nach Infusionsende kam es jeweils zu einem maximalem Abfall des arteriellen Plasma-pH-Wertes (pH_e). Der mit der DMO-Methode, einer Indikatorverteilungsmethode, ermittelte pH-Wert des intrazellulären Kompartimentes (pH_i) stieg dagegen über den gesamten Zeitraum der Untersuchung an. Dies muß als eine unerwünschte Nebenwirkung der Therapie mit beiden Substanzen angesehen werden. Im Extrazellulärraum kam es nach Infusion von NH_4Cl oder Arginin-HCl zu einer konstanten, aber deutlichen Verminderung der Bikarbonatkonzentration, während kein wesentlicher Effekt auf die intrazelluläre Bikarbonatkonzentration nachweisbar war. Die Ergebnisse legen den Schluß nahe, daß die Therapie metabolischer Alkalosen mit NH_4Cl oder Arginin-HCl noch einmal überdacht werden sollte.

Literatur

1. Aickin CC, Thomas RC (1977) Microelectrode-measurement on intracellular pH and buffering power of mouse soleus muscle fibres. J Physiol (Lond) 267:791–316
2. Albers C, Usinger W, Herten W (1978) Mean whole body intracellular pH in unanaesthized dogs: A revised method. Respir Physiol 32:239–249

3. Boron WF (1978) Active control of intracellular pH. Respir Physiol 33:59–62
4. Boron WF, Boulpaep EL (1980) Intracellular pH in isolated perfused proximal tubules in amphibian kidney. Fed Proc 39:713
5. Boron WF, De Weer P (1976) Intracellular pH transients in squid giant axons caused by CO_2, NH_3, and metabolic inhibitors. J Gen Physiol 67:91–112
6. Doehn M, Jungck E (1974) Nebenwirkungen bei der Therapie der metabolischen Alkalose mit Aminosäurehydrochloriden und HCl: Auswirkungen auf den Serum-Kalium-Spiegel. Anaesthesist 23:299–301
7. Frick PG, Senning A (1963) Behandlung schwerer metabolischer Alkalosen mit parenteraler 1/10-1/5 n Salzsäure. Dtsch med Wochenschr 40:1924–1929
8. Heisler NA (1975) Intracellular pH of isolated rat diaphragm muscle with metabolic and respiratory changes of extracellular pH. Respir Physiol 23:243–255
9. Holtz J, Grunewald WA, Manz R, Restorff W von, Bassenge E (1977) Intracapillary haemoglobin oxygen saturation and oxygen consumption in different layers of the left ventricular myocardium. Pfluegers Arch 370:253–258
10. Lawin P (1968) Störungen des Säure-Basen-Haushaltes: Differentialdiagnose und Therapie. Dtsch Med Wochenschr 93:1664–1670
11. Moody W (1980) Appearance of calcium action potentials in crayfish slow muscle fibres under conditions of low intracellular pH. J Physiol (Lond) 302:335–346
12. Pestena C (1977) Fluids and electrolytes in the surgical patient. Williams & Wilkins, Baltimore, pp 127–128
13. Rampini S, Frick P (1964) Intravenöse Verabreichung von Salzsäure (HCl) in der Behandlung der hyperchlorämischen Alkalose. Helv Paediatr Acta 5:391–405
14. Robon ED, Wilson RJ, Bromberg PA (1961) Intracellular acid-base relations and intracellular buffers Ann N. Y. Acad Sci 92:539–546
15. Rothe KF (1979) Tierexperimentelle Untersuchungen zum Einfluß von Veränderungen des extrazellulären pH Wertes auf den intrazellulären pH Wert von Geweben. Habilitationsschrift zur Erlangung der venia legendi, Tübingen
16. Rothe KF (1979) Fractional extracellular space and fractional water content of various rat tissues at different extracellular pH values and in uremia. Lab Anim 13:171–174
17. Rothe KF (1982) Sind die Parameter der Blutgasanalyse noch von uneingeschränkter klinischer Bedeutung? Anaesth Intensivmed 23:152–155
18. Rothe KF (1982) Intrazelluläres Säuren-Basen-Gleichgewicht – Einführung in ein neues Arbeitsgebiet der experimentellen Anaesthesie. Anaesthesist 31:319–322
19. Rothe KF, Diedler J (1982) Comparison of intra- and extracellular buffering of clinically used buffer substances: Tris and Bicarbonate Acta Anaesthesiol Scand 26:194–198
20. Rothe KF, Heisler N (1979) Intracellular acid-base balance; correlation between intra- and extracellular acid-base status during variation of plasma pH. Acta Anaesthesiol Belg [Suppl] 30:65–69
21. Schönleben K, Kessler M, Bünte H (1978) Lokale Sauerstoffversorgung des Gewebes bei pulmonalen und peripheren Verteilungsstörungen der Durchblutung. Anaesth Intensivmed 20:241–248
22. Vaupel P, Manz R, Müller-Klieser W, Grunewald WA (1979) Intracapillary HbO_2 saturation in malignant tumors during normoxia and hyperoxia. Microvasc Res 17:181–191
23. Waddell WJ, Butler TC (1959) Calculation of intracellular pH from the distribution of DMO. Application to skeletal muscle of the dog. J Clin Invest 38:720–729

Auswirkungen auf Lungenmechanik, Hämodynamik und Gasaustausch bei differenter Lungenventilation mit PEEP und verlängerter Inspirationszeit

P.-M. Osswald, H.-J. Hartung, H.-J. Bender, L. Weller und U. Rohde

Einleitung

Die schwere respiratorische Insuffizienz kann mit einer Vielzahl klinischer Situationen verbunden sein, so z. B. Pneumonie, Atelektase oder Lungenödem. Gewöhnlich tritt das akute Lungenversagen bilateral auf. Die Behandlung der respiratorischen Insuffizienz durch mechanische Ventilation und Applikation von positiv-endexspiratorischen Drücken oder der Einhaltung eines inversen Inspirations-Exspirations-Verhältnisses kann als etablierte Therapiemaßnahme angesehen werden [5, 9, 12, 14]. Neben den erwünschten Auswirkungen auf den Gasaustausch und die Compliance zeigen aber dennoch manche Patienten unter gewissen Voraussetzungen unter der Behandlung mit positiv-endexspiratorischem Druck (PEEP) eine akute Verschlechterung. Eine solche Bedingung kann beispielsweise bei einer ungleichen Verteilung der pathologischen Veränderungen der Lunge gegeben sein [5, 6, 15, 16].

Bei einer unilateralen Schädigung der Lunge bietet sich daher die selektive Anwendung von PEEP oder inverser Inspirationszeit speziell für die betroffene Lunge an. Ermöglicht wird diese Technik durch die Intubation mit einem doppellumigen Tubus sowie der Beatmung mit 2 synchronisierten Ventilatoren [4, 8, 13].

Zum besseren Verständnis sich überschneidender pathophysiologischer Reaktionen erschien es uns sinnvoll, die Veränderungen des Ventilations-Perfusions-Verhältnisses, der Lungenmechanik und der Hämodynamik bei einseitiger Applikation eines PEEP oder bei einseitiger Applikation einer verlängerten Inspirationszeit zu untersuchen.

Methodik

Zur Untersuchung kamen 13 Patienten beiderlei Geschlechts, die sich einer Operation im Schädelinnern unterziehen mußten. Präoperativ wurden Lungen-, Atemwegs- und Herz-Kreislauf-Erkrankungen durch eine sorgfältige Befunderhebung und Diagnostik ausgeschlossen. Nach Einleitung der Narkose mit Thiopental und Relaxierung mit Succinylcholin wurden alle Patienten mit einem doppellumigen Tubus links bronchial intubiert. Der Tubus wurde durch Auskultation auf Dichtigkeit und ordnungsgemäße Lage überprüft, die Narkoseführung erfolgte als modifizierte Neuroleptanalgesie. Alle Patienten wurden mit 2 synchronisierten Servoventilatoren beatmet. Atemwegsdrücke, totale Lungen-Thorax-Compliance und Resistance wurden mit dem zum Servoventilator gehörigen Lungenwertrechner für jeden Atemzyklus errechnet. CO_2-Konzentration während der Exspiration, CO_2-Minutenproduktion, effektives und ineffektives Atemzugvolumen wurden ebenfalls für jeden Atemzyklus mittels eines CO_2-Sensors durch einen an den Ventilator angeschlossenen CO_2-Analyzer errechnet [11]. Der arterielle Druck wurde über einen Transducer und einen Katheter in der Radialarterie gemessen. Die Mitteldrücke wurden elektronisch errechnet. Zur Bestimmung des Herz-

Tabelle 1. Untersuchtes Patientengut

Patient	Geschlecht	Alter (Jahre)	Diagnose
K. M.	m.	34	Meningiom
L. Z.	m.	46	Meningiom
K. R.	w.	76	Gliom
R. M.	m.	58	Akustikusneurinom
A. D.	w.	65	Meningiom
A. C.	w.	34	Gliom
C. D.	w.	21	Chronisches subdurales Hämatom
D. R.	m.	70	Meningiom
M. Z.	m.	65	Akustikusneurinom
R. S.	w.	68	Gliom
K. L.	m.	25	Kleinhirntumor
L. M.	m.	71	Chronisches subdurales Hämatom
B. D.	w.	55	Gliom

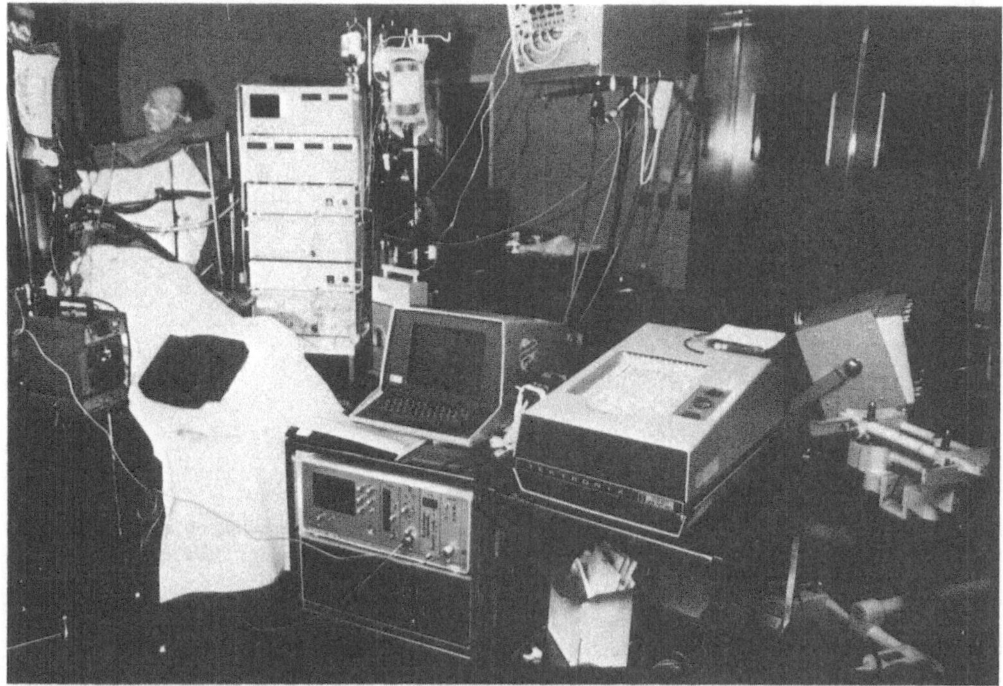

Abb. 1. Meßplatz im neurochirurgischen Operationssaal

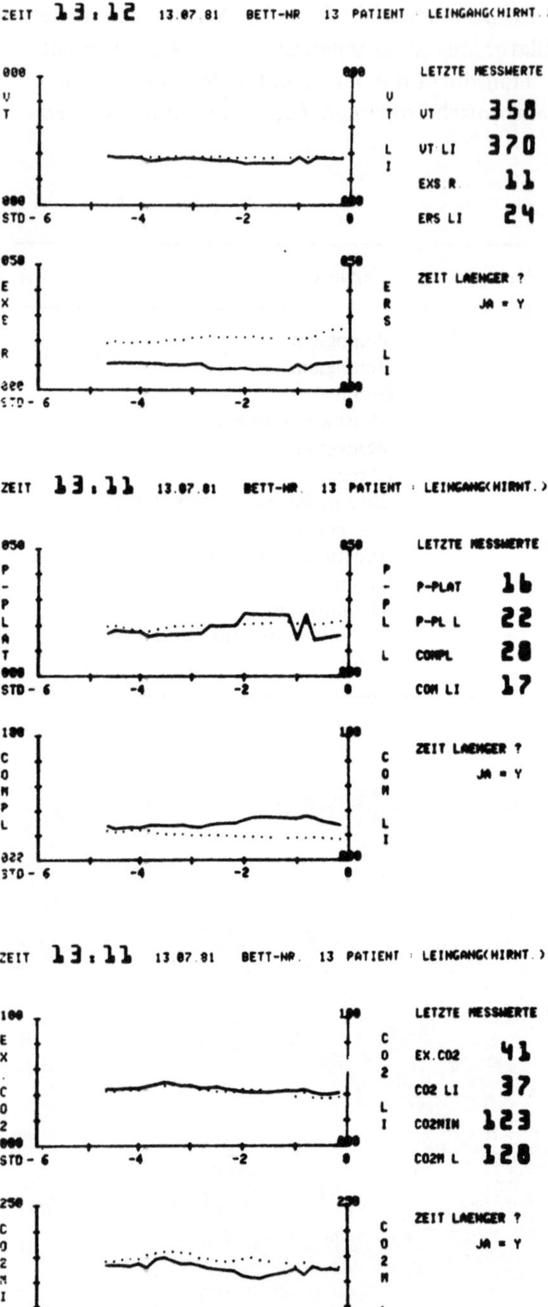

Abb. 2. Darstellung optischer Trends bei Veränderung des PEEP

zeitvolumens wurde ein Swan-Ganz-Katheter über die V. jugularis interna in die Pulmonalarterie eingeschwemmt. Über den gleichen Katheter wurden der pulmonalkapilläre Verschlußdruck, die Pulmonalarteriendrücke sowie der zentralvenöse Druck bestimmt. Das arithmetische Mittel wurde aus 3 Einzelmessungen in jedem Fall errechnet. Am Ende jeder Untersuchungsperiode wurden bei Exspiration aus dem arteriellen Katheter und aus dem Pulmonalkatheter Blutproben zur Bestimmung der Blutgase entnommen. Die Versuchsdurchführung erfolgte derart, daß die linke Lunge auf Grund der physiologischen Größenunterschiede mit einem 10%ig geringerem Zugvolumen ventiliert wurde als die rechte. Nach Erreichen eines Steady state wurde dann der PEEP in der rechten Lunge in Schritten von je 6 cm H_2O zwischen 0 und 12 cm variiert. Die Inspirationszeit variierte von 34–70%. Die linke Lunge wurde mit einer Inspirationszeit von 35% und einem endexspiratorischen Druck Null belüftet. Während der Veränderung des endexspiratorischen Druckes wurde die Inspirationszeit konstant auf 34% gehalten, und bei der Variation der Inspirationszeit blieb der endexspiratorische Druck in der ipsilateralen Lunge konstant bei Null. Das untersuchte Patientengut zeigt die Tabelle 1.

Die ermittelten Meßgrößen wurden in 1minütlichen Abständen von einer bettseitigen Prozeßrechneranlage erfaßt und gespeichert (Abb. 1). Verwendet wurde ein Mikroprozessor der Firma Motorola 6800 mit 64 K Hauptspeicher und entsprechendem Analog-Digital-Wandler. Über einen Bildschirm der Firma Tektronix konnten alle gemessenen Werte in optischen Trends, d. h. in zeitlicher Abhängigkeit graphisch oder auf Wunsch in tabellarischer Form dargestellt werden (Abb. 2). Mit Hilfe dieses Mikroprozessors wurden ebenfalls aus den gewonnenen Meßdaten nach Eingabe der Laborwerte Rechengrößen nach etablierten physiologischen Beziehungen errechnet.

Ergebnisse und Diskussion (Tabelle 2 u. 3)

Bei unilateraler Applikation von PEEP bzw. eines inversen Inspirations-Exspirations-Verhältnisses kann es u. U. zu einer Überblähung einer Lunge mit einem konsekutiven Anstieg des pulmonalvaskulären Widerstandes und einer Umverteilung des Blutflusses kommen [3, 4]. Als indirektes Maß der Perfusion beider Lungen kann die CO_2-Minutenproduktion dienen, wenn sie seitengetrennt aufgezeichnet wird. Mit Hilfe dieser Methode können relative Perfusionsverhältnisse erfaßt werden. Exakte Absolutzahlen über die Verteilung des Herzzeitvolumens an beiden Lungen sind allerdings nur mit Hilfe der Thermodilution über 2 Swan-Ganz-Katheter möglich, die unter Bildwandlerkontrolle in einem recht aufwendigen Verfahren in der rechten und linken Pulmonalarterie plaziert werden müßten, oder aber druch fluoroskopische Flußmessungen bzw. mit radioaktivem Xenon [3, 10].

Diese theoretisch gezogenen korrekte Schlußfolgerung, durch die CO_2-Minutenproduktion auf die relative Perfusionsverteilung schließen zu können, kann jedoch in der praktischen Durchführung problematisch werden. Diese Größe wird beeinflußt durch die Bildung von Mikroatelektasen in einer oder beiden Lungen, wodurch die Ergebnisse verfälscht werden. Lungenareale werden dann wohl perfundiert, würden aber am Gasaustausch nicht teilnehmen und so möglicherweise die relative Verteilung der CO_2-Produktion links und rechts beeinträchtigen.

Da wir unsere Untersuchungen bei Patienten ohne pulmonale Erkrankungen durchführten kann zunächst davon ausgegangen werden, daß derartige Veränderungen nicht zu Grunde lagen. Hinweise auf ein solches Geschehen bei unserem gesunden Patientengut ließen sich auch im Verlauf der Untersuchungsperiode nicht nachweisen. So kam es weder zu einer relevanten Zunahme des intrapulmonalen Shuntvolumens, noch ergaben die direkt postoperativ durch-

Tabelle 2. Meßwertergebnisse bei vergrößertem Wert des Verhältnisses Inspirationszeit/Exspirationszeit (*I/E*)[a]

I/E	(%)		35	53	70
$p_{a\ syst}$	(mmHg)		128,4 ± 20,9	126,5 ± 15,7	122,2 ± 12,5
HR	(min^{-1})		69,4 ± 9,9	74,4 ± 17,4	78,8 ± 18
CVP	(cmH_2O)		6	8	7
$p_{p\ syst}$	(mmHg)		18,5 ± 1,5	20,3 ± 2,6	19,1 ± 3,2
PCWP	(mmHg)		7 ± 1	7 ± 1	8,5 ± 0,5
CO	($l \cdot min^{-1}$)		4,7 ± 1,1	6,7 ± 3,2	4,55 ± 1,45
Q_S/Q_T	(%)		16,1 ± 6,5	14,6 ± 6,7	11,8 ± 5,5
TK O_2	($100\ ml \cdot min^{-1}$)		69,1 ± 17,3	99,8 ± 42,7	71,5 ± 8,8
$D_{av}O_2$	(mmHg)		2,8 ± 0,8	3,4 ± 1,2	4,2 ± 1,7
$D_{Aa}O_2$	(mmHg)		173,6 ± 66	167,9 ± 51,8	184,2 ± 95
LVSW	($g \cdot m/m^2KO$)		37 ± 11,3	50,2 ± 19,2	33 ± 9,45
SI	($ml \cdot m^{-2}$)		29,2 ± 5	43 ± 13,4	30,5 ± 3
PVR	($dyn \cdot s \cdot cm^{-5}$)		104 ± 16,8	91 ± 60,5	96,9 ± 60,2
CI	($l \cdot t/m^2KO$)		2,2 ± 0,5	3,2 ± 1,45	2,2 ± 0,6
p_aO_2	(mmHg)		205 ± 120	151 ± 49,7	205 ± 14,3
p_aCO_2	(mmHg)		31,6 ± 1,5	31 ± 2,9	31,9 ± 2,3
Compl.	($ml \cdot cmH_2O^{-1}$)	re	25,9 ± 7,9	30,3 ± 9,6	30 ± 7,0
		li	25,3 ± 10,1	24,4 ± 10	25,7 ± 8,5
R_{exsp}	($cmH_2O \cdot s \cdot l^{-1}$)	re	22,6± 5,7	22,5 ± 7,9	19,6 ± 2,7
		li	18,6 ± 3,2	22,4 ± 7,7	22,4 ± 9,4
R_{insp}	($cmH_2O \cdot s \cdot l^{-1}$)	re	14,5	14,2	14,4
		li	15,3	16,7	15,8
TV	(ml)	re	352 ± 77	373 ± 43	365 ± 44,9
		li	375 ± 80	376 ± 44	330 ± 54,6
p_ECO_2	(Vol.-%)	re	3,4 ± 0,5	3,4 ± 0,4	3,4 ± 0,26
		li	3,4 ± 0,35	3,2 ± 0,36	3,5 ± 0,25
CO_2 Min. Prod.	(ml)	re	99 ± 32	114 ± 18	106 ± 17,2
		li	132 ± 35,4	120 ± 43,1	100 ± 15,2
V_D/V_T	(%)	re	23 ± 8,3	19,9 ± 6,3	22,3 ± 9,6
		li	24 ± 5,4	25,7 ± 6,3	21,5 ± 4,5

[a] *Erläuterungen:*
$p_{a\ syst}$ systemischer arterieller Druck, *HR* „heart rate", Herzfrequenz, *CVP* „central venous pressure", zentralvenöser Druck, $p_{p\ syst}$ systolischer Pulmonalisdruck, *PCWP* „pulmonary capillar wedge pressure", *CO* „cardiac output", Herzminutenvolumen, Q_S/Q_T Shuntvolumen, *TK* O_2 Sauerstofftransportkapazität, $D_{av}O_2$ arteriovenöse Sauerstoffgehaltsdifferenz, $D_{Aa}O_2$ alveoloarterielle Sauerstoffgehaltsdifferenz, *LVSW* „left ventricular stroke work", linksventrikuläre Schlagarbeit, *SI* „stroke index", Schlagarbeitsindex, *PVR* „pulmonary vascular resistance", pulmonalvaskulärer Widerstand, *CI* „cardiac index" Herzindex, p_aO_2 arterieller Sauerstoffpartialdruck, p_aCO_2 arterieller Kohlensäurepartialdruck, *Compl.* Compliance, R_{exsp} endexspiratorischer Widerstand, R_{insp} inspiratorischer Widerstand, *TV* „tidal volume", Hubvolumen, p_ECO_2 endexspiratorischer CO_2-Gehalt, *CO_2Min.Prod.* CO_2-Minuten-Produktion, V_D/V_T Totraumverhältnis, *KO* Körperoberfläche

geführten röntgenologischen Kontrollaufnahmen der Lunge einen Anhalt für eine Atelektasenbildung der einzelnen Lungenabschnitte. Die zu den entsprechenden Meßzeitpunkten ermittelten Blutgase zeigen bei der Applikation von PEEP eine Zunahme des arteriellen O_2-Partial-

Tabelle 3. Meßwertergebnisse bei erhöhtem endexspiratorischem Druck (*EEP*)

EEP	(cmH_2O)		0	6	12
$P_{a\,syst}$	(mmHg)		119 ± 12,3	125 ± 20,5	131 ± 16,2
HR	(min^{-1})		82 ± 19	82 ± 18,8	76 ± 12,9
CVP	(cmH_2O)		10	13	12
$P_{p\,syst}$	(mmHg)		29,5 ± 18,4	22,3 ± 4,2	22,8 ± 5,2
PCWP	(mmHg)		11,2 ± 3	10,5 ± 2,2	10,2 ± 4
CO	$(l \cdot min^{-1})$		5,1 ± 1,1	4,7 ± 1,3	4 ± 0,5
Q_S/Q_T	(%)		17 ± 7,1	19,3 ± 11,5	14,1 ± 12,8
TK O_2	$(100\ ml \cdot min^{-1})$		81,6 ± 23,1	76,8 ± 21,1	62,8 ± 4,1
$D_{av}O_2$	(mmHg)		2,6 ± 0,56	3,1 ± 1,2	3,4 ± 0,46
$D_{Aa}O_2$	(mmHg)		182 ± 63,7	222,2 ± 164,2	213,3 ± 174,7
LVSW	$(g \cdot m/m^2KO)$		33 ± 6	44,9 ± 11,8	36,3 ± 8,5
SI	$(ml \cdot m^{-2})$		33,9 ± 5,1	34,7 ± 9,6	29,9 ± 6,7
PVR	$(dyn \cdot s \cdot cm^{-5})$		89,9 ± 75,5	96,6 ± 27,5	121,4 ± 77,3
CI	$(l \cdot t/m^2KO)$		2,6 ± 0,5	2,4 ± 0,65	2 ± 0,18
p_aO_2	(mmHg)		136 ± 64,7	212 ± 136,2	225 ± 150,8
p_aCO_2	(mmHg)		32,6 ± 5,1	33,6 ± 8,6	30,2 ± 4,7
Compl.	$(ml \cdot cmH_2O^{-1})$	re	30,2 ± 13,6	32,5 ± 10,7	33,9 ± 13
		li	22 ± 6,1	21,7 ± 10,9	28,3 ± 14,7
R_{exsp}	$(cmH_2O \cdot s \cdot l^{-1})$	re	13,6 ± 9,3	14,2 ± 5,8	11,5 ± 4,7
		li	15,3 ± 11,1	20,5 ± 22,2	14 ± 12,3
R_{insp}	$(cmH_2O \cdot s \cdot l^{-1})$	re	20,2	12,2	10,5
		li	17,1	14,7	21,5
TV	(ml)	re	369 ± 69	373 ± 71,4	355 ± 68,3
		li	333 ± 65,5	316 ± 100,6	321 ± 69
p_ECO_2	(Vol.-%)	re	3,8 ± 0,66	3,4 ± 0,87	3,3 ± 0,76
		li	3,7 ± 0,7	3,1 ± 0,7	3,4 ± 0,5
CO_2 Min. Prod.	(ml)	re	106,4 ± 18,5	98,4 ± 23,9	25,9 ± 23,7
		li	93,5 ± 36,4	84,2 ± 36,8	80,3 ± 34,8
V_D/V_T	(%)	re	17,5 ± 10,5	26,5 ± 12,4	20,7 ± 15,5
		li	27,7 ± 17,1	31,7 ± 15,2	19,9 ± 11,2

druckes, während bei der Verlängerung der Inspirationszeit der arterielle O_2-Partialdruck praktisch unverändert bleibt.

Insbesondere konnten während des gesamten Untersuchungszeitraumes keine Hypotensionen, welche ursächlich für Perfusionsminderungen einzelner Lungenabschnitte verantwortlich gemacht werden könnten, beobachtet werden.

Bei aller Kritik der gewonnenen Meßergebnisse kann in diesem Zusammenhang davon ausgegangen werden, daß es nach unilateraler Applikation von PEEP zu einer gleichmäßigen Reduktion der CO_2-Minutenproduktion in beiden Lungen um 13 ml/min kommt, welche sicherlich nicht als Ausdruck einer relevanten Perfusionsminderung – bedingt durch hohe Beatmungsdrücke – gewertet werden kann.

Der dennoch gemessene Abfall des Herzzeitvolumens von 5 l/min auf 4 l/min kann dabei in dem von uns gemessenen Ausmaß bei Patienten ohne pulmonale Begleiterkrankung unberücksichtigt bleiben, da das Herzzeitvolumen auf jeden Fall sich innerhalb der Normgrenzen bewegte. Dies könnte allerdings beim Vorliegen eines akuten Lungenversagens ebenso problematisch werden, wie es bekanntermaßen bei einer generellen PEEP-Applikation der Fall ist. Eine endgültige bewertende Aussage über einen Abfall des Herzzeitvolumens kann aber ohnehin nur dann gemacht werden, wenn die Normwerte für die jeweiligen Patienten bekannt sind [12].

Die Erhöhung des endexspiratorischen Druckes in einem Lungenflügel führt wohl zu einer Erhöhung des pulmonalvaskulären Widerstandes [3] und zu einer geringen Zunahme der Compliance, zumindest der betroffenen Lunge, doch sicherlich nicht in einem größeren Ausmaß, als dies nach einer generellen Erhöhung des endexspiratorischen Druckes erwartet werden darf. So erhöhte sich der pulmonalvaskuläre Widerstand bei der Applikation von PEEP von 90 auf 124. Sollte aber dennoch der Anstieg des pulmonalvaskulären Widerstandes in dieser Größenordnung für einen Patienten einmal kritisch werden können, so ist die Beobachtung interessant, daß bei einer Verlängerung der Inspirationszeit in einem Lungenflügel der pulmonalvaskuläre Widerstand nicht die gleiche Zunahme erfährt wie bei der Erhöhung des endexspiratorischen Druckes.

Die Zunahme der exspiratorischen Resistance bei der Verlängerung der Inspirationszeit auf der nichtbetroffenen Lungenseite erklärt sich unschwer aus den physikalischen Besonderheiten dieser Situation. Das von uns beobachtete Ausmaß der Resistancezunahme dürfte aber wohl kaum ins Gewicht fallen.

Schlußfolgerung

Unsere Ergebnisse legen nahe, daß eine gezielte einseitige Applikation von PEEP oder einer verlängerten Inspirationszeit zu keinen relevanten nachteiligen Auswirkungen für die gegenseitige Lunge führt. Die klinische Anwendbarkeit der differenten Lungenventilation wird sicherlich zum einen durch den enormen apparativen und personellen Aufwand und durch die Verfügbarkeit der Geräte beeinflußt, zum anderen aber auch durch die Probleme, die eine Langzeitintubation mit einem doppelläufigen Tubus mit sich bringt. Wir glauben aber dennoch, daß die differente Lungenventilation als eine zwar aufwendige, aber doch wirkungsvolle Technik angesehen werden kann, insbesondere beim Vorliegen schwerwiegender Ventilations-Perfusions-Veränderungen bei der Gefahr einer Überblähung von Lungenabschnitten bei unilateraler pathologischer Veränderung. Es wird aber auch bei dieser Beatmungsform ein individuelles Beatmungsmuster entsprechend den optimal objektiven Parametern für jeden Patienten gefunden werden müssen.

Literatur

1. Bender HJ, Hartung HJ, Osswald PM, Lutz H (1982) Continuous surveillance of vita parameters during anesthesia. Presented at the Internat. Symp. on Computing in Anesthesia, Los Angeles, Cal./USA, 1982
2. Bons J, Dhainaut JF, Lesgourges B, Schlemmerl B, Carli A, Monsallier JF (1981) Pathologic pulmonaire unilatérale ou asymétrique. Anesth Analg (Paris) 38:533–536
3. Carlon GC, Kahn R, Baron R, Ramaker J (1978) Pulmonary blood flow distribution during PEEP: a diagnostic test for differential lung ventilation. Crit Care Med 6:98
4. Carlon GC, Ray C, Klein R, Goldiner PL, Miodownik S (1978) Criteria for selective positive end-expiratory pressure and independent synchronized ventilation of each lung. Chest 74:501–507

5. Dueck R, Wagner PD, West JB (1977) Effects of positive end-exspiratory pressure on gas exchange in dogs with normal and edematour lungs. Anesthesiology 47:359–366
6. Glass DD, Tonnesen AS, Gabel JC, Arens JF (1976) Therapy of unilateral pulmonary insufficiency with a double lumen endotracheal tube. Crit Care Med 4:323–326
7. Ibanez J, Rauruch JM, Abizanda R, Claramonte R, Ibanez P, Bergada J (1981) The effect of lateral positions on gas exchange in patients with unilateral lung disease during mechanical ventilation. Intensive Care Med 7:231–234
8. Labrousse L, Tenaillon A, Sezille JC, Longchal J, Morin C (1979) Independent lung ventilation: Sychronization of 2 respirators [Abstr] Hopital Bouciaut, F-75730 Paris Cedex (France)
9. Laver MC (1973) Störungen der Lungendurchblutung und des Ventilations-Perfusionsverhältnisses unter spezieller Berücksichtigung von Herzpatienten. In: Wiemers K, Scholler KC (Hrsg) Lungenveränderungen bei Langzeitbeatmung. Thieme, Stuttgart, S 106
10. Oliveira DM, Sykes MK, Chakrabarti MK, Orchard C, Keslin J (1981) Depression of hypoxic pulmonary vasoconstriction by Sodium Nitroprusside and Nitroglycerine. Br J Anaesth 53:11–18
11. Olsson SG, Fletcher F, Jonson B, Nordström L, Prakash O (1980) Clinical studies of gas exchange during ventilatory support – A method using the Siemens-Elema CO_2 Analyzer. Br J Anaesth 52: 491–499
12. Pontoppidan H, Geffin B, Lowenstein E (1973) Acute respiratory failure in the adult. Little & Brown, Boston
13. Powner DJ, Eross B, Arrt BS, Grenvik A (1977) Differential lung ventilation with PEEP in the treatment of unilateral pneumonia. Crit Care Med 5:170–172
14. Suter PM, Fairley HB, Hendberg MD (1978) Effect of tidal volume and positive end-exspiratory pressure on compliance during mechanical ventilation. Chest 73:158
15. Tenaillon A, Labrousse L, Longchal J, Chastré J, Lissac J (1970) Interest of the independent lung ventilation (ILV) when using high levels of PEEP. [Abstr] Hopital Boucicaut, F-75730 Paris Cedex, France
16. Frew F, Warren BR, Potter WA (1976) Differential ventilation of the lungs in man. Crit Care Med 4:112

Verzögerter Einsatz von PEEP bei der respiratorischen Reanimation nach standardisiertem Beinahe-Ertrinken in Süß- und Salzwasser

K. H. Lindner, W. Dick und P. Lotz

Einleitung

Ein primärer Ertrinkungstod liegt dann vor, wenn die Todesursache durch das Milieu Wasser bedingt ist und die Reanimationsmaßnahmen ohne Erfolg bleiben [9, 12].

Überlebt der Patient jedoch die ersten 24 h, so wird von Beinahe-Ertrinken gesprochen [3, 13, 15].

Durch eigene Untersuchungen am standardisierten Tiermodell konnte belegt werden, daß durch eine Erhöhung des endexspiratorischen Drucks von 5 cm H_2O bei der Beatmung nach Beinahe-Ertrinken in Süß- oder Salzwasser eine deutlich raschere Erholung der Lungenfunktion eintritt als bei einer Beatmung mit Endexspirationsdruck Null. Da eine Beatmung mit PEEP am Notfallort und auf dem Transport häufig nicht durchgeführt wird, bzw. nicht durchführbar ist, wenn kein Notarzt anwesend ist, interessiert die Frage, ob der günstige Effekt von PEEP auch bei verzögertem Einsatz nachweisbar ist.

Weiterhin ist unklar, ob die in den vorausgegangenen Untersuchungen bis zum Versuchsende erhöhten Werte für den arteriellen CO_2-Partialdruck durch die Lungenfunktionsstörung verursacht sind oder auf einer durch die Asphyxie bedingten Kumulation von CO_2 beruhen.

In Vorversuchen wurde der alleinige Effekt des verzögerten PEEP bzw. der alleinigen Hyperventilation überprüft und dann an einer genügend großen Serie mit Kombination Hyperventilation und verzögerter PEEP in ihrer Wirkung auf die Lungenfunktion untersucht.

Material und Methodik

20 anästhesierte und relaxierte Jungschweine mit einem durchschnittlichen Körpergewicht von 29 kg wurden endotracheal intubiert und mit einem Servoventilator mit einer Frequenz von 20/min beatmet.

Gruppe 1: Süßwasser/PEEP 5 cm H_2O nach 20 min/erhöhtes Atemzugvolumen sofort: 7 Tie-
7 Tiere.

Gruppe 2: Salzwasser/PEEP 5 cm H_2O nach 20 min/erhöhtes Atemzugvolumen sofort: 7
7 Tiere.

Vorversuche

Gruppe 3: Süßwasser/erhöhtes Atemzugvolumen sofort: 3 Tiere.

Gruppe 4: Süßwasser/PEEP 5 cm H_2O nach 20 min: 3 Tiere.

Über den Tubus erfolgte nach einer 10minütigen Beatmung mit 100% O_2 die Instillation von 12,5 ml/kg KG Süß- bzw. Salzwasser. Nach einer Apnoezeit von 3 min wurde das Atemminutenvolumen unter Beibehaltung der Atemfrequenz auf das 1,4fache des Ausgangswertes gesteigert. Der verzögerte Einsatz von PEEP 5 cm H_2O kam 20 min nach dem Ertrinken zur Anwendung.

Ergebnisse

In der 3minütigen Apnoezeit fiel der *arterielle Sauerstoffpartialdruck* (p_aO_2) von 380 mmHg nach Süß- und Salzwasseraspiration auf 15 mmHg ab. Bereits 2 min nach Wiederaufnahme der Beatmung und Erhöhung des Atemzugvolumens auf das 1,4fache stieg der p_aO_2 in beiden Gruppen auf 200 mmHg an und nahm dann in der Salzwassergruppe bis zum Zeitpunkt 20 min wieder auf 90 mmHg ab. Die Ausgangswerte vor dem Ertrinken wurden nach 120 min fast erreicht (Abb. 1). In den Abb. 2 und 3 ist der zeitliche Verlauf des p_aO_2-Wertes mit ZEEP, mit sofortiger PEEP- und verzögerter PEEP-Beatmung vergleichend dargestellt. Der p_aO_2-Wert vor dem Ertrinken wurde 100% gesetzt und die übrigen Werte darauf bezogen. Durch den sofortigen Einsatz von PEEP konnten über den ganzen Versuchszeitraum die höchsten p_aO_2-Werte erreicht werden. Auch der verzögerte Einsatz von PEEP verbesserte im Vergleich zur ZEEP-Beatmung die arterielle Oxygenierung. Am Versuchsende unterschieden sich die p_aO_2-Werte der beiden PEEP-Gruppen nicht mehr (Abb. 2). Ein ähnlicher Verlauf zeigte sich nach dem Beinahe-Ertrinken in Salzwasser (Abb. 3). Ein gesteigertes Atemzugvolumen allein konnte den Abfall der p_aO_2-Werte nicht beeinflussen.

Der *intrapulmonale Rechts-links-Shunt* verdoppelte sich während der 10minütigen Beatmung mit 100% Sauerstoff von 8% auf 16% des Herzzeitvolumens. Unmittelbar nach der Süß-

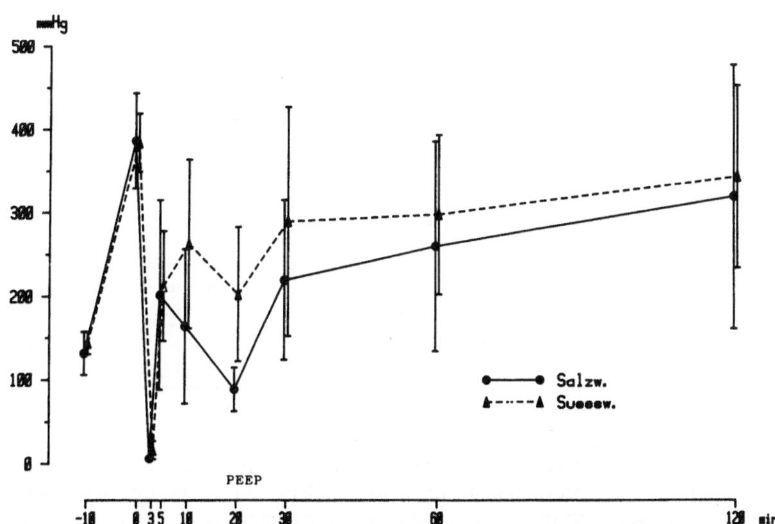

Abb. 1. Arterieller O_2-Partialdruck (p_aO_2) vor, während und nach experimentellem Beinahe-Ertrinken mit Süß- bzw. Salzwasser unter dem Einfluß kontrollierter Beatmung mit PEEP 5 cm H_2O 20 min. Gruppe 1 und 2

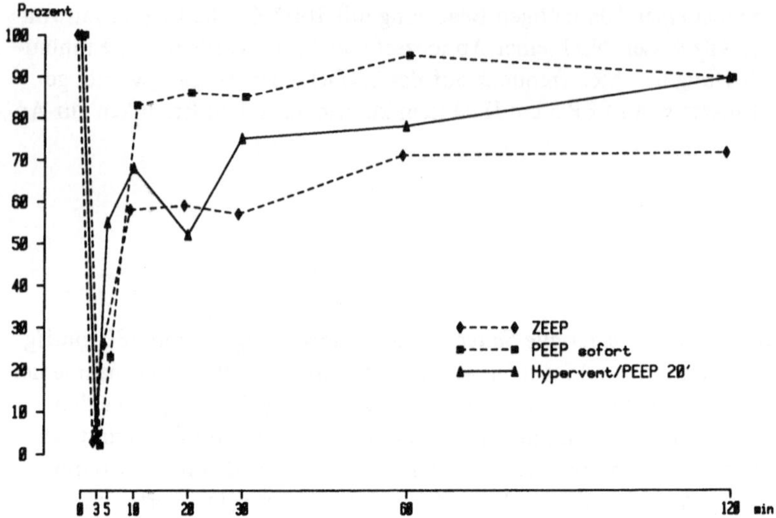

Abb. 2. Arterieller O_2-Partialdruck (p_aO_2) im Rahmen von Beinahe-Ertrinken mit Süßwasser unter dem Einfluß kontrollierter Beatmung mit ZEEP bzw. PEEP 5 cm H_2O sofort nach 20 min. Dargestellt ist die prozentuale Abweichung des p_aO_2-Wertes vom Ausgangswert unter einer Beatmung mit 100% Sauerstoff. Beginn der Beatmung nach 3 min Apnoezeit

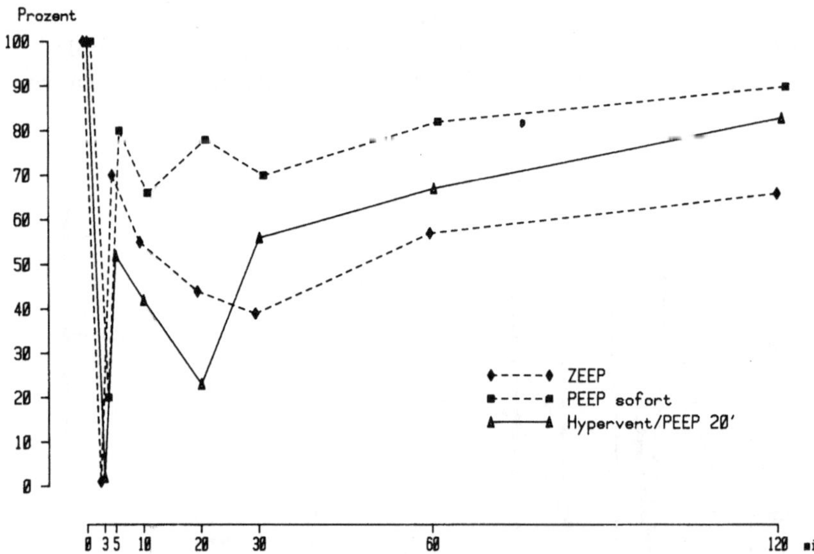

Abb. 3. Arterieller O_2-Partialdruck (p_aO_2) im Rahmen von Beinahe-Ertrinken mit Salzwasser unter dem Einfluß kontrollierter Beatmung mit ZEEP bzw. PEEP 5 cm H_2O sofort bzw. nach 20 min. Dargestellt ist die prozentuale Abweichung des p_aO_2-Wertes vom Ausgangswert unter einer Beatmung mit 100% Sauerstoff. Beginn der Beatmung nach 3 min Apnoezeit

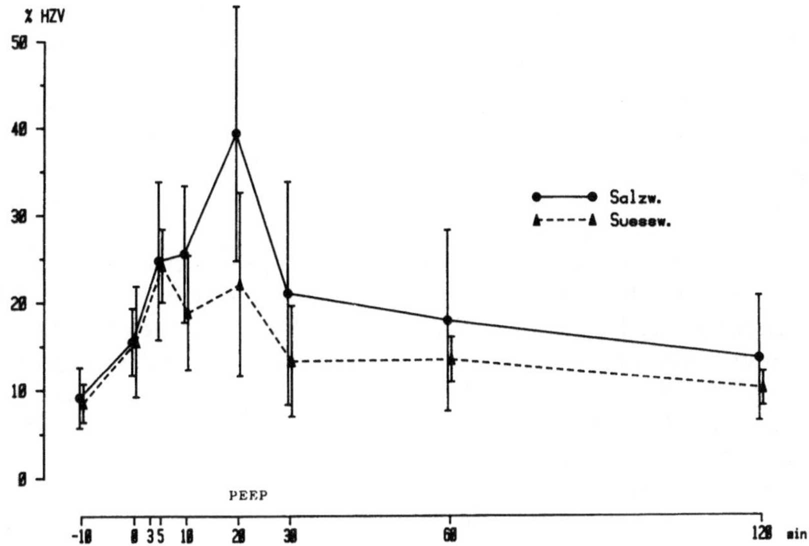

Abb. 4. Shuntfraktion im Rahmen von experimentellem Beinahe-Ertrinken mit Süß- und Salzwasser unter kontrollierter Beatmung mit PEEP 5 cm H_2O nach 20 min. Gruppe 1 und 2

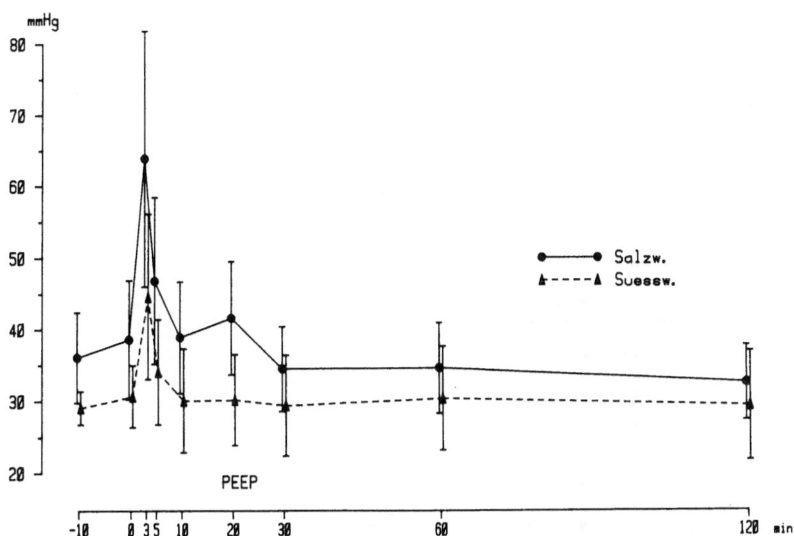

Abb. 5. Arterieller CO_2-Partialdruck (p_aCO_2) im Rahmen von experimentellem Beinahe-Ertrinken mit Süß- und Salzwasser unter kontrollierter Beatmung mit PEEP 5 cm H_2O nach 20 min. Gruppe 1 und 2

wasseraspiration erreichte die Shuntfraktion mit 24% des Herzzeitvolumens ihren maximalen Wert. Dagegen führte die Salzwasseraspiration bis zur 20. min zu einer Zunahme der Shuntfraktion auf 40% des Herzzeitvolumens. Zu diesem Zeitpunkt wurde auch der niedrigste p_aO_2-Wert gemessen. Bereits 10 min nach dem verzögerten Einsatz von PEEP wurde die Shuntfraktion auf die Hälfte reduziert und war zum Zeitpunkt 60 min vom Ausgangswert nicht mehr signifikant verschieden (Abb. 4). Wurde keine PEEP-Beatmung eingesetzt, sondern nur das Atemzugvolumen erhöht, so stieg nach dem Beinahe-Ertrinken mit Süßwasser nach 120 min die Shuntfraktion bis auf 30% an.

Während der Apnoezeit nahm der *arterielle CO_2-Partialdruck* (p_aCO_2) nach der Salzwasseraspiration im Mittel auf 64 mmHg und Süßwasseraspiration im Mittel auf 45 mmHg zu. Durch Steigerung des Atemzugvolumens auf das 1,4fach konnten die p_aCO_2-Werte frühzeitig (Süßwasser nach 10 min, Salzwasser nach 30 min) in die Höhe der Ausgangswerte gebracht werden (Abb. 5). Das Verhalten der p_aO_2-Werte in den Vorversuchsgruppen bestätigt, daß durch die PEEP-Beatmung ohne Steigerung der Ventilation keine wesentliche Senkung des hohen p_aCO_2-Wertes erfolgt.

Die *effektive Compliance* fiel nach dem Beinahe-Ertrinken in den beiden Gruppen um ca. 30% signifikant ab. Die Steigerung des Atemzugvolumens um das 1,4fache schien diese Abnahme nicht zu beeinflussen, da eine ähnliche Complianceverminderung im Vorversuch bei der Gruppe 3 gemessen wurde. Mit der PEEP-Beatmung ist zum Zeitpunkt 30 min eine Normalisierung eingetreten, jedoch wurden die Normwerte bis zum Versuchsende nicht erreicht (Abb. 6).

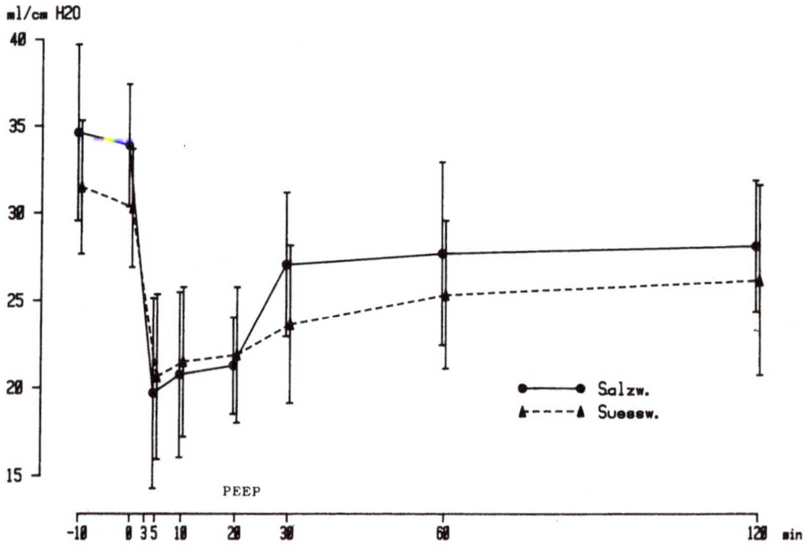

Abb. 6. Effektive Compliance im Rahmen von experimentellem Beinahe-Ertrinken mit Süß- und Salzwasser unter kontrollierter Beatmung mit PEEP 5 cm H_2O nach 20 min. Gruppe 1 und 2

Diskussion

Nach einer Süßwasseraspiration kommt es zu anderen pathophysiologischen Veränderungen als nach Beinahe-Ertrinken mit Salzwasser. Das Süßwasser bewirkt eine Inaktivierung und Auswaschung des Surfactant mit nachfolgender Atelektasenbildung, erhöhtem Rechts-links-Shunt und mit starkem Abfall des arteriellen O_2-Partialdrucks [2, 7]. Durch die Beatmung mit PEEP wird die funktionelle Residualkapazität (FRC) und damit die gasaustauschende Fläche der Lunge erhöht und so der verteilungsbedingte Shunt reduziert [8].

Im Gegensatz zum Süßwasser zerstört das Salzwasser trotz seiner 3mal so hohen Osmolalität nicht das Surfactantsystem. Sofort nach der Aspiration kommt es durch den Übertritt von seröser Flüssigkeit in die Alveolen zu einer Schädigung der alveolokapillären Membran und zu einem Lungenödem [6, 11]. Auch hier steht die Hypoxie im Vordergrund des klinischen Bildes [10]. Wie aus den Voruntersuchungen bekannt ist [4, 5, 14], ist am Versuchsende der p_aO_2-Wert trotz Normalisierung der arteriellen Oxygenierung durch PEEP noch 20–30% über den initialen Wert erhöht. Die erhöhte Shuntfraktion, die auf eine Störung des Ventilations-Perfusions-Quotienten hinweist, wird durch PEEP vermindert. Der p_aO_2-Wert kann jedoch erst durch eine gesteigerte Ventilation in den Normbereich gesenkt werden, während die Shuntfraktion ohne gleichzeitige PEEP-Beatmung erhöht bleibt. Ursächlich für die Hyperkapnie kann die CO_2-Anhäufung während der Apnoephase sein.

Die effektive Compliance nimmt in beiden Gruppen unmittelbar nach dem Ertrinken stark ab und kann in der Salzwassergruppe bereits durch eine 10minütige PEEP-Beatmung deutlich angehoben werden. Der Anstieg der Compliance signalisiert eine Vergrößerung der FRC [1, 16]. Erwartungsgemäß ist dieser Effekt nach der Süßwasserschädigung geringer, da es hierbei zu einem Surfactantverlust kommt.

Schlußfolgerungen

1. Zusammenfassend kann gesagt werden, daß die Zielgröße dieser Untersuchung, nämlich die Störung der Lungenfunktion, offenbar mit PEEP günstig beeinflußt werden kann. Neben einer sofortigen PEEP-Beatmung kann auch der verzögerte Einsatz von PEEP zu einer entscheidenden Verbesserung der p_aO_2-Werte nach Beinahe-Ertrinken führen. Ein verzögerter Einsatz von PEEP in der Klinik läßt sich damit ebenfalls vertreten.
2. Zur Normalisierung des arteriellen CO_2-Partialdrucks ist eine Steigerung des Atemzugvolumens auf das 1,4fache des Normwertes notwendig.

Zusammenfassung

Die Untersuchungen zum verzögerten Einsatz von PEEP nach standardisiertem Beinahe-Ertrinken mit 12,5 ml/kg KG Süß- und Salzwasser wurden an 20 anästhesierten und beatmeten Jungschweinen durchgeführt. Die Tiere wurden nach einer Apnoezeit von 3 min sofort mit erhöhtem Atemzugvolumen und einem verzögerten PEEP 5 cm H_2O nach 20 min über 2 h mit 100% O_2 beatmet.

Mit der verzögert einsetzenden PEEP-Beatmung konnten bei beiden Ertrinkungsformen bis zum Versuchsende die p_aO_2-Ausgangswerte erreicht werden. Die intrapulmonale Shuntfraktion, die bis auf 40% des Herzzeitvolumens anstieg, wurde bereits 10 min nach dem verzögerten Einsatz von PEEP auf die Hälfte reduziert. Am Versuchsende nach 120 min wurden die Ausgangswerte erreicht.

Während der Apnoezeit stieg der arterielle CO_2-Partialdruck auf fast das Doppelte des Ausgangswertes an und lag bei unveränderter Ventilation trotz PEEP-Beatmung auch nach 2 h noch 20–30% über dem initialen Wert. Durch Steigerung des Atemzugvolumens auf das 1,4fache konnte eine Normokapnie erzielt werden. Die Shuntfraktion und der p_aO_2-Wert wurden durch das veränderte Atemzugvolumen nicht beeinflußt.

Die effektive Compliance, die nach dem Beinahe-Ertrinken deutlich abfiel, nahm unter der verzögerten PEEP-Beatmung wieder zu.

Literatur

1. Asbaugh DG, Petty TL (1973) Positive end-exspiratory pressure. Physiology, indications and contradictations. T Thorac Cardiovasc Surg 65:165–170
2. Bergquist RE, Vogelhut MM, Modell JH, Sloan St J, Ruiz B (1980) Comparison of ventilatory patterns in the treatment of freshwater near-drowning in dogs. Anesthesiology 52:142–148
3. Dick W (1981) Wann spricht man von Beinahe-Ertrinken, wann von Ertrinken? (Kongreßbericht) Notfallmed 7:1066–1067
4. Dick W, Lotz P, Milewski P, Schindewolf H (1979) The influence of different ventilatory patterns on oxygenation and gas exchange after near-drowning. Resuscitation 7:255–262
5. Dick W, Lotz P, Milewski P, Ohmann C, Spilker D, Schindewolf H, Traub E (1980) PEEP-Beatmung bei der notfallmedizinischen Erstversorgung. Notfallmed 6:1237–1249
6. Fandel J, Bancalari E (1976) Near-drowning in children: Clinical aspects. Pediatrics 58:573–579
7. Giammona ST, Modell JH (1967) Drowning by total immersion. Effects on pulmonary surfactant of sistilled water, isotonic saline, and sea water. Am J Dis Child 114:612–616
8. Gilston A (1977) The effects of PEEP on arterial oxygenation. Intensive Care Med 3:267–271
9. Harries MG (1981) Drowning in man. Crit Care Med 9:407–408
10. Hegendörfer U, Dietzel W, Stoeckel H (1970) Pathophysiologie und Therapie bei Ertrinkungsunfällen. Z.prakt Anaesth 5:260–272
11. Hoff BH (1979) Multisystem failure: a review with special reference to drowning. Crit Care Med 7: 310–320
12. Modell JH (1973) Treatment of near-drowning. In: Ravin MB, Modell J (eds) Introduction to life support. Little & Brown, Boston, pp 147–154
13. Modell JH (1981) Drown versus near-drown: A discussion of definitions. Crit Care Med 9:315–352
14. Ohmann C, Dick W, Lotz P, Ludes A, Schindewolf KH, Bowdler J (1981) A comparitive study of respiratory reanimation following standardized near-drowning in fresh or salt water. Resuscitation 9:297–306
15. Schuhmann SH, Rowe JR, Glazer JS (1976) The iceberg phenomenom of near drowning. Crit Care Med 4:127–128
16. Suter PM, Fairley HB, Isenberg MD (1975) Optimum end expiratory airway pressure in patients with acute pulmonary failure. N Engl J Med 292:284–289

Kardiozirkulatorische Veränderungen während therapeutischer Ganzkörperhyperthermie

K. Eisler, B. Landauer, H. G. Pfeiffer, J. Lange und E. Kolb

Einführung

Vor etwa $1\,^1/_2$ Jahren wurde an unser Institut der Wunsch herangetragen, bei Krebspatienten im sonst nicht mehr therapierbaren Endstadium für eine Kombinationsbehandlung mit einer Ganzkörperhyperthermie (GKH) bei einer Kerntemperatur von 41,8° C sowie Zytostatikagaben das anästhesiologische Management zu übernehmen.

Das von Parks übernommene und modifizierte Therapieschema gab 5 Sitzungen mit jeweils 6 h reiner Hyperthermiezeit vor, eine Belastung, die eine Narkose erfordert.

Da die positive Wirkung der Hyperthermie auf Tumoren beim Menschen bereits im vorangegangenen Jahrhundert beschrieben wurde, hat es nicht an den verschiedensten Versuchen gemangelt, diese damals rein zufälligen Befunde künstlich nachzuvollziehen, wobei die Ergebnisse der parallel durchgeführten zell- und tierexperimentellen Forschungen euphorisierend waren.

In der Literatur gibt es daher diverse Hinweise, wie es möglich ist, den Menschen auf eine Temperatur von 41,8 °C zu erwärmen, jene Temperatur, die im Moment noch das Maximum an Wirkung am Tumor bei einem Minimum an Nebenwirkungen beim restlichen Organismus verspricht.

Die Hinweise zu einer sicheren Narkose für ein solches Verfahren waren sehr spärlich. Ganz im Gegenteil, jeder Anästhesist wird bemüht sein, ein bereits bestehendes Fieber soweit wie möglich zu senken, bevor er die Narkose einleitet.

Doch durch die durchwegs positiven Ergebnisse anderer Arbeitsgruppen, wie Parks [3], Pettingrew [5], Lees [2] haben wir uns entschlossen, diese Herausforderung an uns Anästhesisten anzunehmen.

Material und Methodik

Vorliegende Untersuchungen basieren auf den Ergebnissen von 27 Ganzkörperhyperthermien bei 12 Patienten. Bis zum heutigen Tage wurden 32 Sitzungen durchgeführt.

Die durchschnittliche Narkosedauer für eine Ganzkörperhyperthermie beträgt 11,5 h, die längste betrug 15 h. Wir leiten die Narkose mit Rohypnol und Fentanyl ein, relaxieren mit Pancuronium und geben zur Erhaltung ein Gemisch aus Enfluran, Lachgas und Sauerstoff sowie intermittierende Gaben von Fentanyl. Die bedarfsadaptierte Ventilation erfolgte mit einem PEEP von +5 cm. Während des gesamten Verlaufs wurde Dopamin in einer Dosierung von 3 μg/kg KG/min zugeführt. Die zur GKH notwendige Wärme wird dem Patienten im wesentlichen über den Wärmeaustauscher einer Herz-Lungen-Maschine sowie durch erwärmte Atemgase zugeführt. Zusätzlich wird der Patient mit Alufolie und Decken isoliert. Das Kreislaufmonitoring erfolgt durch einen aortalen und einen Swan-Ganz-Thermodilutionskatheter, die über einen patientennahen Y-Bypass der Konnektionsstutzen der Herz-Lungen-Maschine eingeführt werden. Die Temperaturüberwachung erfolgt über Meßpunkte im ösophagokardialen Übergang, in der Blase, im Rektum, im Lungenarterienblut und an der Haut.

In diesem Artikel beschränken wir uns auf die rein durch die GKH bedingten Veränderungen in beiden Kreisläufen. Deshalb werden wir nur zwischen prä- bzw. normo- und hypertherm unterscheiden. Normotherm bedeutet etwa 36 °C, der Patient befindet sich dabei schon in Narkose und ist bereits an die Herz-Lungen-Maschine angeschlossen, die mit einem Durchschnittsflow von 1200 ml/min läuft. Hypertherm ist der Wert bei 41,8 °C im Ösophagus oder in der Blase.

Als Kreislaufkontrollparameter benützen wir die diastolischen rechts- und linksventrikulären Füllungsdrücke, wobei wir als Normalwert die vor Anschluß an die Herz-Lungen-Maschine genommenen Werte anstreben. Veränderungen dieser Meßgrößen können wir dabei fast immer durch Volumenverschiebungen mit dem Reservoir der Herz-Lungen-Maschine ausgleichen.

Ergebnisse

Die Abb. 1–9 zeigen die Ergebnisse von 27 GKH bei 12 Patienten. Wir haben bewußt darauf verzichtet, Signifianzien auszurechnen, da bei der Vielzahl der Möglichkeiten, sie zu beeinflussen, uns die Fallzahl für eine exakte Analyse nicht ausreichend erscheint. So können wir nur Trends zeigen.

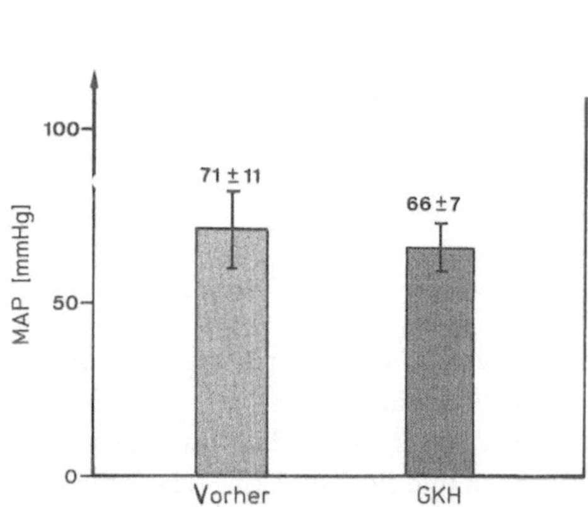

Abb. 1. Deutlicher Anstieg der Herzfrequenz (*HR*) während der GKH

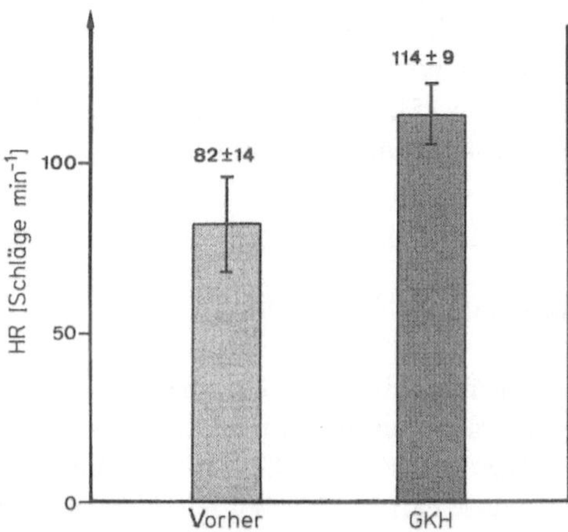

Abb. 2. Konstanz des mittleren arteriellen Drucks (*MAP*) während der GKH

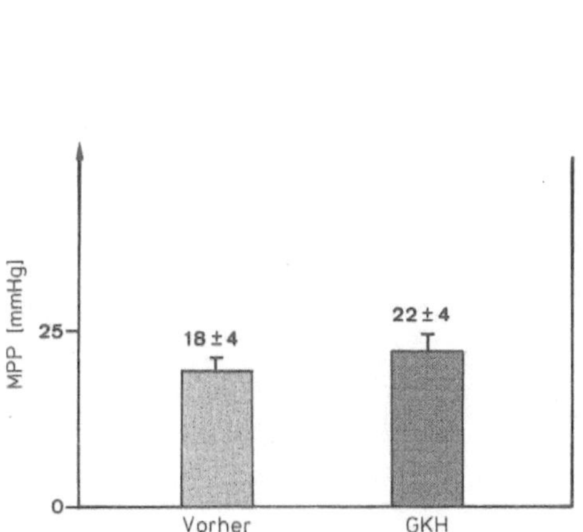

Abb. 3. Konstanz des mittleren pulmonalarteriellen Drucks (*MPP*) während der GKH

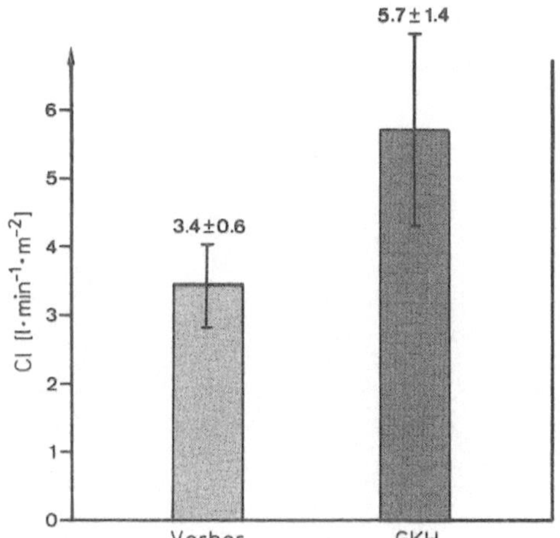

Abb. 4. Deutlicher Anstieg des Cardiac index, (*CI*) während der GKH, im Einzelfall bis über 150% des Ausgangswertes

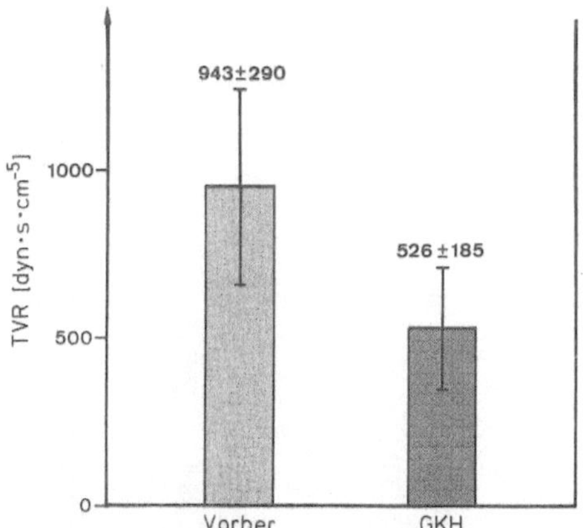

Abb. 5. Deutliches Absinken des peripheren Gefäßwiderstandes (*TVR*) während der GKH, z. T. bis unter 50%

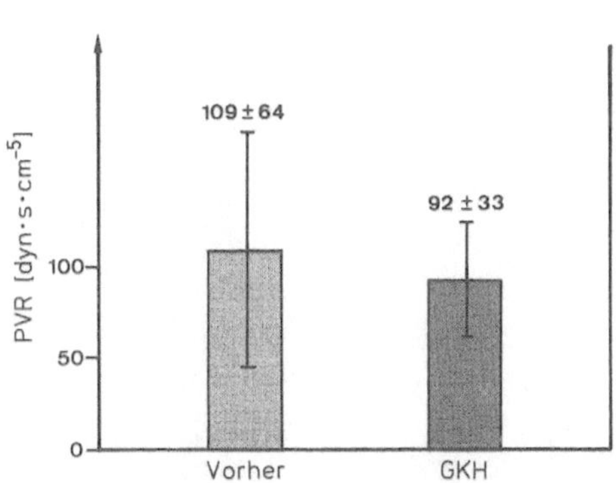

Abb. 6. Konstanz des pulmonalen Gefäßwiderstandes (*PVR*) während der GKH

Diskussion

Unsere Erfahrung bei der GKH hat gezeigt, daß diese hämodynamischen Veränderungen ohne große Probleme von den Patienten toleriert werden. In unserem Patientengut hatten wir eine Patientin, die seit 2 Wochen bettlägerig war, ein anderer hatte bereits 2 Infarkte in seiner Anamnese. Beide haben die Behandlung vertragen. Ein Vergleich mit den Daten von nichtanästhesierten Patienten in GKH zeigt, daß die Kreislaufbelastung in unserem Patientenkollektiv deutlich geringer ist, ein Befund, der neben der zusätzlichen psychischen Belastung für

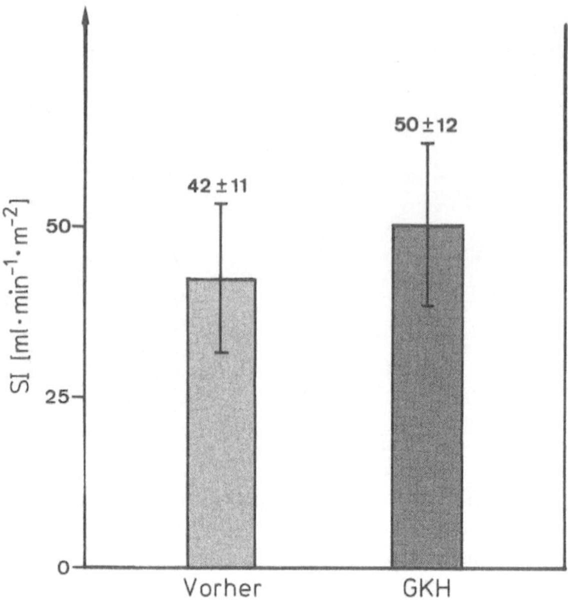

Abb. 7. Leichter Anstieg des Stroke index (*SI*) während der GKH

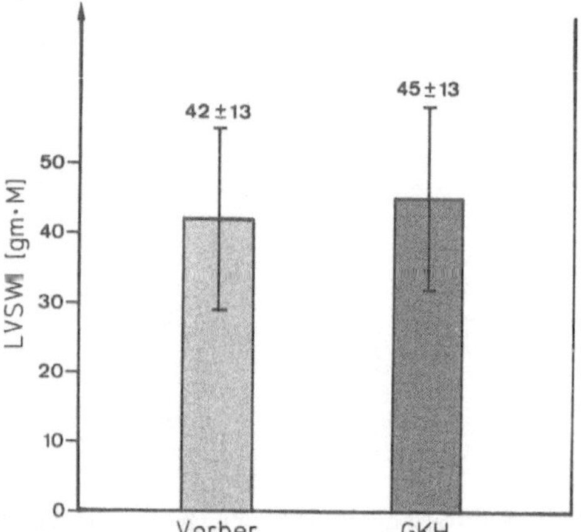

Abb. 8. Konstanz des linksventrikulären Schlagarbeitsindex (*LVSWI*) während der GKH

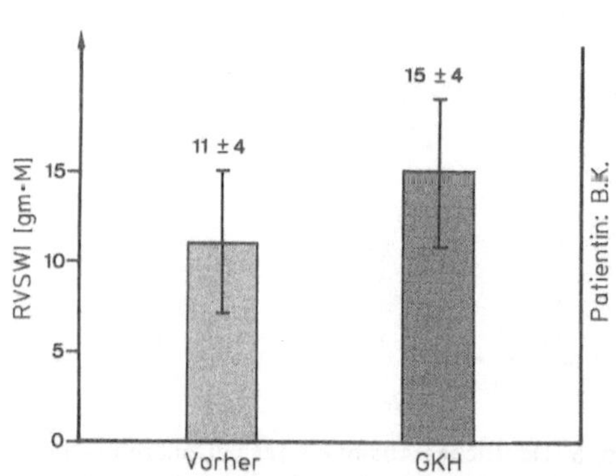

Abb. 9. Leichter Anstieg des rechtsventrikulären Schlagarbeitsindex (*RVSWI*) während der GKH

eine Narkose bei GKH spricht. Der grundsätzliche therapeutische Nutzen der GKH muß zu einem späteren Zeitpunkt diskutiert werden, da das Patientenkollektiv noch zu gering und der Behandlungszeitraum zu kurz ist.

Zusammenfassung

27 GKH wurden mit einer durchschnittlichen Narkosedauer von 11,5 h unter Zuhilfenahme eines extrakorporalen Kreislaufs bei Tumorpatienten im Endstadium durchgeführt. Als auffälligste kardiozirkulatorische Veränderung imponierte eine Zunahme der Herzfrequenz um 60% sowie des Cardiac output um 100%. Dabei fiel der periphere Gefäßwiderstand im Mittel auf die Hälfte des Ausgangswertes ab. Die anderen Kreislaufparameter zeigten eine auffallende Konstanz. Das anästhesiologische Management erscheint problemlos.

Literatur

1. Kim YD, Lake CR, Hahn EW et al. (1979) Hemodynamic and plasma catecholamine responses to hyperthermic cancer therapy in humans. Am J Physiol 237:H570-H574
2. Lees D, Dik KY, Bull JM et al. (1980) Anesthetic management of whole – body – Hyperthermia for the treatment of cancer. Anesthesiology 52:418–428
3. Parks LC, Smith GV (1980) Extracorporeal induction of systemic hyperthermia techniques and effects on man and malignancy. Department of Surgery University of Mississippi Medical Center Jackson, Mississippi, Jan. 1980
4. Parks LC, Turner MD, Smith GV et al. (1978) Extracorporal induced systemic hyperthermia: effects on man and cancer. Surg Forum 29:148–150
5. Pettigrew RT, Galt JM, Ludgate GM et al. (1974) Clinical effects of whole body hyperthermia in advanced malignancy. Br Med J 4:679–682
6. Pettigrew RT, Galt JM, Ludgate GM et al. (1974) Circulatory and biochemical effects of whole body hyperthermia. Br J Surg 61:727–730

Zum Problem der Prophylaxe, Erkennung und Behandlung der Luftembolie bei Eingriffen in sitzender Position

B. Große Ophoff, R. A. Frowein, W. Köning, G. C. Loeschcke, U. Luckhaupt und W. Polwin

1827 beschrieb Magendi [9] zum ersten Mal das intraoperative Auftreten einer Luftembolie anläßlich einer Operation im Bereich der rechten Schulter und Klavikula. Der Patient verstarb unter der Operation. Bei der Autopsie fand man ein ca. 1 cm langes Loch in der V. jugularis externa, kurz vor der Einmündungsstelle in die V. subclavia, leere Herzkammern sowie Luft in den Gehirngefäßen.

Zirka 50 Jahre später veröffentlichte Senn [13] eine Übersichtsarbeit zu diesem Problem, in der er über in der Zwischenzeit veröffentlichte Fälle von Luftembolien referierte und dabei einige prädisponierende Faktoren herausarbeitete. Als einen solchen nennt er auch die aufrechte intraoperative Lagerung des Patienten. In den meisten der berichteten Fälle starben die Patienten akut infolge der Luftembolie. Auf Grund tierexperimenteller Untersuchungen nennt er 3 Ursachen für den akuten Tod nach venöser Luftembolie:

1. Herzstillstand durch mechanische Überdehnung des Herzens,
2. akute zerebrale Ischämie,
3. Asphyxie infolge Obstruktion der pulmonalen Zirkulation.

Bis auf wenige Ausnahmen [4] sieht man einen Eintritt von Luft in das Gefäßsystem heute nur noch bei neurochirurgischen Eingriffen mit sitzender Lagerung des Patienten, wobei die Luftembolie viel von ihrem früheren Schrecken verloren hat, seit man gelernt hat, diese Komplikation durch geeignete diagnostische und therapeutische Maßnahmen weitgehend zu beherrschen.

Fragestellung, Patientengut, Methodik

Die vorliegenden Untersuchungen beziehen sich auf insgesamt 113 Patienten, die sich an der Neurochirurgischen Universitätsklinik Köln einer Operation in sitzender Position unterzogen. Es sollen in einer retrospektiven und einer prospektiven Studie die Häufigkeit und Schwere der Luftembolien sowie der Wert einzelner diagnostischer Verfahren einander gegenübergestellt werden. Die retrospektive Gruppe umfaßt 78 Patienten im Zeitraum von Januar 1980 bis November 1981, die prospektive 35 Patienten in der Zeit von Dezember 1981 bis Juli 1982. Zusätzlich untersuchten wir bei den Patienten der prospektiven Gruppe die hämodynamischen Auswirkungen eines raschen Aufsetzens, wie es bei uns durchgeführt wird. Andere Autoren [1, 6, 14] fürchten bei einem solchen Vorgehen eine orthostatische Kreislaufinsuffizienz und empfehlen daher ein langsames und schrittweises Aufsetzen.

In aller Regel bestand das anästhesiologische Vorgehen in einer modifzierten Neurolept-anästhesie mit Flunitrazepam, Fentanyl, Pancuroniumbromid und einer kontrollierten Beatmung mit einem Lachgas-Sauerstoff-Gemisch von etwa 50%. Aus methodischen Gründen gaben wir bei der prospektiven Gruppe N_2O erst nach dem Aufsetzen hinzu. Nach der Narkoseeinleitung wurde das Gefäßsystem prophylaktisch mit bis zu 1000 ml eines kolloidalen Volumenersatzmittels aufgefüllt. Ein zentraler Venenkatheter wurde unter EKG-Kontrolle so im rechten Vorhof plaziert, daß eine biphasische P-Welle registriert wurde [11, 12]. Weiter bestand das Monitoring aus einer Standard-EKG-Ableitung, blutiger arterieller Druckmessung und endexspiratorischer CO_2-Bestimmung [2]. Bei einem Teil der Patienten der prospektiven Gruppe wurde außerdem ein Katheter in die A. pulmonalis eingeführt.

Nach dem Aufsetzen wurde eine Ultraschall-Doppler-Sonde präkordial so plaziert, daß durch rasche Injektion von 2–5 ml 0,9% NaCl-Lösung bzw. 0,5–2 ml CO_2-Gas eine charakteristische Veränderung des Doppler-Geräusches erzeugt wurde [16]. Kurz vor Operationsbeginn wurde bei den meisten Patienten ein PEEP von 5 cm, gelegentlich auch bis zu 10 cm H_2O appliziert.

Bei 6 Patienten der prospektiven Gruppe wurde ein Katheter bis zum Bulbus v. jugularis vorgeschoben und im Anschluß an die Operation unter Beibehaltung der sitzenden Position die dort herrschenden Drücke bei verschiedenem PEEP-Niveau gemessen. Bei 3 weiteren Patienten dieser Gruppe plazierte der Operateur intraoperativ einen Katheter zur Druckmessung im Sinus transversus.

Ergebnisse und Diskussion

Die Tabelle 1 zeigt die Häufigkeit des Auftretens einer Luftembolie bei den von uns behandelten Patienten. Die relativen Zahlen unterscheiden sich in beiden Gruppen mit 22% in der retrospektiven und mit 26% in der prospektiven Studie nur geringfügig. Unsere Beobachtungen liegen damit im Bereich der von den meisten Autoren angegebenen Häufigkeit von 15–35% der Fälle [7, 8, 15]. Der Anstieg in der Häufigkeit der Luftembolien auf etwa das Doppelte gegenüber der in einer früheren Mitteilung [5] mit ca. 11% angegebenen dürfte vorwiegend auf die zunehmende Erfahrung der Anästhesisten mit den auf die Erkennung einer Luftembolie gerichteten diagnostischen Methoden zurückzuführen sein. Aus der rechten Spalte der Tabelle geht hervor, daß es während eines Eingriffs durchaus mehrfach zu Luftembolien kommen kann, in der prospektiven Gruppe im Mittel etwa 2mal.

Tabelle 1. Häufigkeit des Auftretens von Luftembolien

	Zahl der Patienten	Patienten mit Luftembolie	Zahl der Luftembolien
Retrospektive Studie	78	17	22
Prospektive Studie	35	9	17
Gesamtzahl	113	26	39

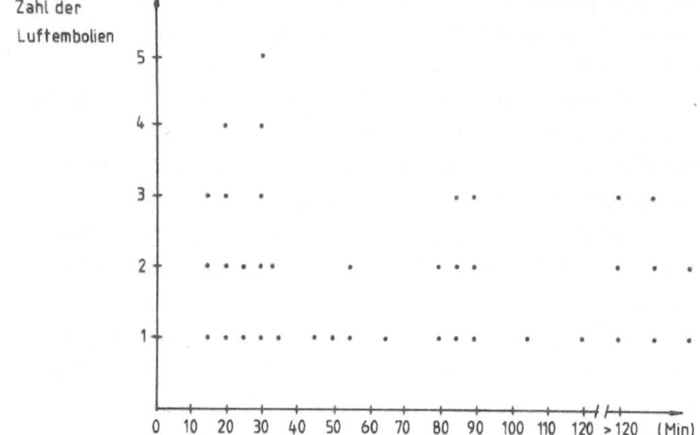

Abb. 1. Zeitpunkt des Auftretens der Luftembolien (O ≙ Op-Beginn)

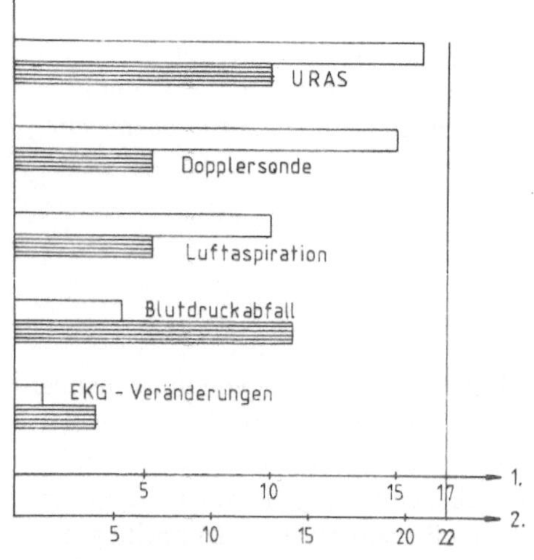

Abb. 2. Häufigkeit 5 wichtiger Symptome der Luftembolie 1. ▭ prospektive Studie (17 Luftembolien) 2. ▤ retrospektive Studie (22 Luftembolien)

Die Abb. 1 gibt Aufschluß über den Zeitpunkt des Eintretens der Luftembolien mit dem Op-Beginn als Zeitpunkt 0. Da beide Gruppen sich hierin nicht augenfällig unterscheiden, sind alle 39 Luftembolien in dieser Abbildung zusammengefaßt. 20 Ereignisse beobachteten wir innerhalb der ersten 60 min nach Op-Beginn, 19 im weiteren Verlauf der Operation.

In Abb. 2 ist die Häufigkeit 5 wesentlicher Symptome der Luftembolie aufgetragen. Die unlinierten Balken und die Abszisse 1 beziehen sich auf die prospektive Studie, die linierten Balken und die Abszisse 2 auf die retrospektive Studie. Die Abszissen wurden so gewählt, daß die Relation der Balken zueinander die Relation der Häufigkeit der Symptome in beiden Gruppen wiedergibt.

Es wird deutlich, daß in der Gruppe der prospektiv untersuchten Patienten Symptome, die zunächst einmal keine unmittelbare Gefährdung des Patienten bedeuten, wie positives Doppler-Geräusch, Abfall der $F_e'CO_2$ und Luftaspiration über den Vorhofkatheter, überwiegen, während in der retrospektiven Gruppe häufiger erst schwerwiegende hämodynamische Symptome zur Diagnose führten. Bei 2 Patienten der prospektiven Gruppe konnte Luft ausschließlich über den Pulmonaliskatheter aspiriert werden.

Tabelle 2. Drücke (cm H_2O) im Bulbus v. jugularis bzw. Sinus transversus in Abhängigkeit von der Höhe des eingestellten PEEP bei 9 Patienten in sitzender Position. Zunahme des PEEP bewirkt keinen Anstieg der gemessenen Drücke

Pat.-Nr.	Meß-punkt[a]	PEEP (cm H_2O)							
		0	3	4	5	8	10	15	20
A 17	B	5			4,5	5			
A 18	B	13			14	10			
A 21	B	1	0		1	1,5			
A 22	B						13,5	13,5	13,5
A 24	B	0			0		0,5	0,5	
A 28	B	5,5/ 4,5[d]			5				
A 25	S[b]	−3			−3	−3			
A 26	S	−6,5	−6,5		−6,5	−6,5			
A 27	S[c]	0,8		0,8	0,9	1,2			

[a] B: Bulbus v. jugularis; S: Sinus transversus
[b] Bei Jugularvenenkompression +1 cm H_2O und Blutung im Op-Feld
[c] Nach Ablassen von Liquor keine Änderung
[d] Nach Halothan 1,0 Vol.-%

Die Ergebnisse der Druckmessung im Bulbus v. jugularis bzw. im Sinus transversus, die wir bei 9 Patienten im Sitzen durchführten, zeigt Tabelle 2. Im Bulbus konnten wir bei keinem der Patienten einen negativen Druck messen. Im Sinus transversus hingegen maßen wir bei 2 Patienten deutlich negative Drücke, bei einem dritten schwach positive. Unter Applikation eines PEEP konnten wir bei beiden Meßpunkten praktisch keine Druckänderungen feststellen. Bei einem Patienten beobachteten wir unter Kompression der Jugularvenen einen Anstieg des Druckes im Sinus transversus von −3 cm H_2O auf +1 cm H_2O. Gleichzeitig kam es zu einer vermehrten Blutung im Op-Feld.

Die hämodynamischen Auswirkungen des Aufsetzens der Patienten zeigt die Abb. 3. Als Parameter untersuchten wir die Herzfrequenz, den Blutdruck und die zentralvenös gemessene Sauerstoffsättigung bzw. den Sauerstoffpartialdruck. Dargestellt sind hier die Einzelwerte; Tabelle 3 faßt diese Untersuchung statistisch zusammen. Im Mittel kommt es bei der Herzfrequenz und den Blutdruckwerten zu praktisch keiner Änderung. Andererseits fallen zentralvenöse Sauerstoffsättigung und Sauerstoffpartialdruck deutlich und statistisch signifikant ab. Beide bleiben aber im sicheren Bereich, so daß nur in ganz wenigen Fällen eine für den Patienten kritische Gesamtperfusion befürchtet werden muß.

Die Frage, ob das Ereignis einer massiven Luftembolie die Letalität des Eingriffs nachweisbar beeinflußt, läßt sich dahingehend beantworten, daß keiner der 26 Patienten, die eine Luftembolie erlitten, intraoperativ verstorben ist. Auch 4 postoperative Todesfälle ließen sich nicht eindeutig mit der erlittenen Luftembolie in Zusammenhang bringen.

Die Abb. 4 demonstriert an Hand eines schematisch nachgezeichneten Originalprotokolls den klinischen Verlauf einer Luftembolie. Der Eintritt einer Luftembolie ist in diesem Fall kenntlich an dem charakteristischen Doppler-Geräusch, dem deutlichen Abfall der F'_eCO_2 und dem erheblichen Anstieg des pulmonalarteriellen Druckes. Schwere Rhythmusstörungen

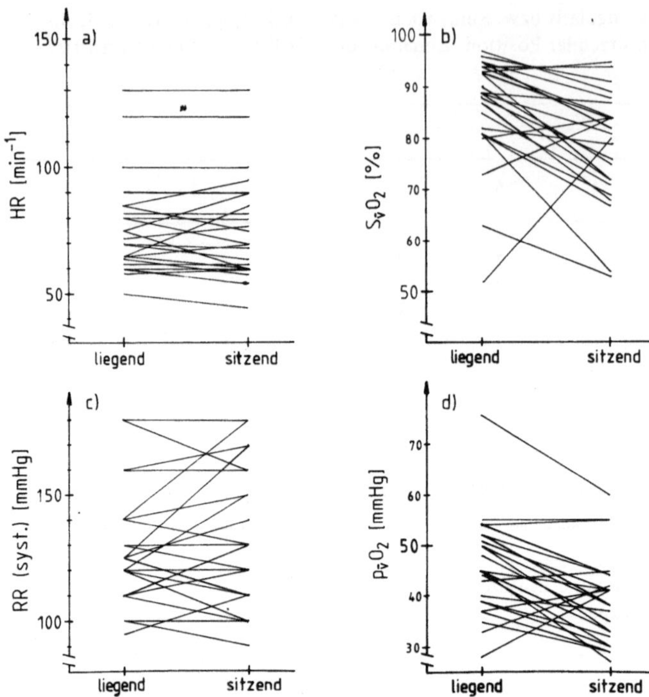

Abb. 3a–d. Einzelwerte des Blutdruckes (RR_{syst}) (**a**), der Herzfrequenz (*HR*) (**b**), der zentralvenösen Sauerstoffsättigung ($S_{\bar{v}}O_2$) (**c**) und des zentralvenösen Sauerstoffpartialdruckes ($p_{\bar{v}}O_2$) (*d*) vor und nach dem Aufsetzen

Tabelle 3. Mittelwerte und Standardabweichungen des Blutdruckes (*RR*), der Herzfrequenz (*HR*), der zentralvenösen Sauerstoffsättigung ($S_{\bar{v}}O_2$) und des zentralvenösen Sauerstoffpartialdruckes ($p_{\bar{v}}O_2$) vor und nach dem Aufsetzen. Die Signifikanzberechnung erfolgte mit Hilfe des Wilcoxon-Tests für gepaarte Meßwerte

		Liegend	Sitzend
RR (mmHg)[a]	syst.	126 ± 22	131 ± 25
	diast.	80 ± 14	80 ± 12
HR (min^{-1})[a]		75 ± 17	75 ± 19
$S_{\bar{v}}O_2$ (%)[b]		86 ± 10	79 ± 10[c]
$p_{\bar{v}}O_2$ (mmHg)		46 ± 10	40 ± 9[c]

[a] n = 33
[b] n = 32
[c] Signifikanter Unterschied ($p < 0{,}01$)

zwangen uns, die Operation zu unterbrechen und den Patienten vorübergehend in eine Kopftieflage zu überführen.

In der Tabelle 4 sind die wichtigsten therapeutischen Maßnahmen aufgeführt. Schon bei dem geringsten Verdacht einer Luftembolie versuchen wir über die zentralen Katheter Luft zu aspirieren und ein weiteres Eindringen von Luft durch Kompression der Jugularvenen zu verhindern. Gleichzeitig erhöhen wir die F_IO_2 auf 1,0. Handelt es sich um eine größere Luft-

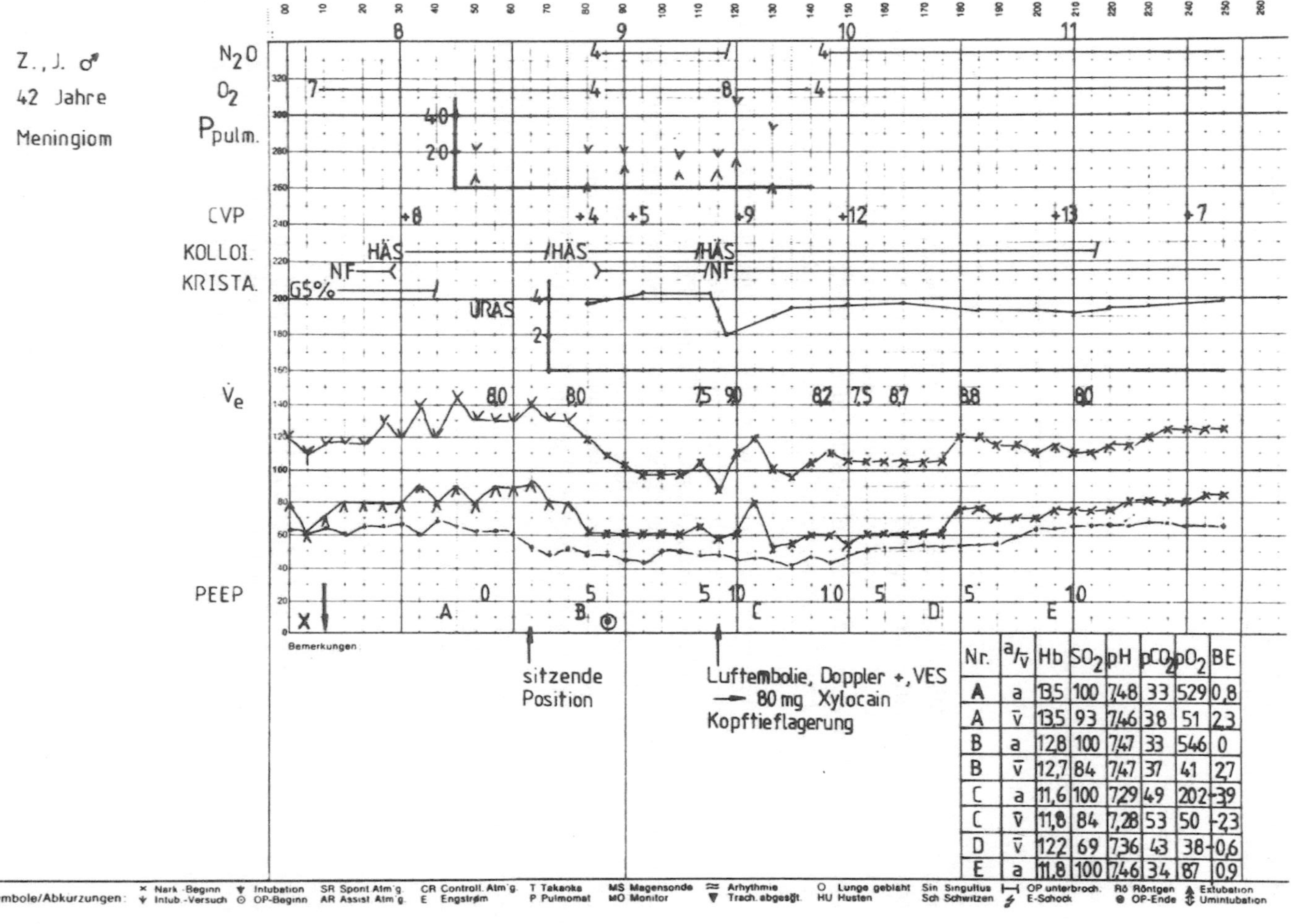

Nr.	a/v̄	Hb	SO2	pH	pCO2	pO2	BE
A	a	13,5	100	7,48	33	529	0,8
A	v̄	13,5	93	7,46	38	51	2,3
B	a	12,8	100	7,47	33	546	0
B	v̄	12,7	84	7,47	37	41	2,7
C	a	11,6	100	7,29	49	202	-3,9
C	v̄	11,8	84	7,28	53	50	-2,3
D	v̄	12,2	69	7,36	43	38	-0,6
E	a	11,8	100	7,46	34	87	0,9

Abb. 4. Anästhesieprotokoll eines Falles von intraoperativer Luftembolie (Einzelheiten s. Text)

Tabelle 4. Zusammenstellung therapeutischer Möglichkeiten beim Auftreten einer Luftembolie

$F_IO_2 \rightarrow 1{,}0$!
Versuch der Luftaspiration
Jugularvenenkompression
PEEP?, PEEP-Erhöhung?
Kopftieflagerung
Symptomatische kardiale Therapie

embolie, die mit diesen Maßnahmen allein nicht in den Griff zu bekommen ist, so ist eine Unterbrechung der Operation zur Kopftieflagerung nicht zu umgehen. Je nach hämodynamischen Auswirkungen der Luftembolie ist gelegentlich eine symptomatische kardiale Therapie, z. B. mit Antiarrhythmika oder adrenergen Substanzen, erforderlich.

Ob die Anwendung bzw. Erhöhung eines PEEP in diesem Moment günstige therapeutische Effekte hat, erscheint uns zweifelhaft. Die Möglichkeit, so ein weiteres Eindringen von Luft zu unterbinden, ist nach unseren Messungen (Tabelle 2) kaum gegeben. Wir würden eher eine zusätzliche additive Wirkung auf die Kreislaufdepression befürchten. Andererseits berichten Lee et al. [8] über einen deutlichen prophylaktischen Effekt des PEEP.

Der prophylaktische Wert der Volumenauffüllung ist objektiv noch schwieriger zu erfassen. Die relative Kreislaufstabilität unserer Patienten beim Aufsetzen dürfte auf die vorhergehende Volumengabe zurückzuführen sein. Es liegt nahe, daß eine gute Füllung des Gefäßsystems auch einen gewissen prophylaktischen Effekt hinsichtlich des Eintretens einer Luftembolie haben kann. Nicht nur aus eigener Erfahrung, sondern auch aus vielen Fallbeschreibungen in der Literatur [3, 6, 13] geht hervor, daß Luftembolien immer wieder in zeitlichem Zusammenhang mit größeren Blutungen auftreten.

Schlußfolgerung

Geht man davon aus, daß bei der Durchführung einer prospektiven Studie die Aufmerksamkeit besonders groß ist, so zeigt unsere Untersuchung, daß dies, gepaart mit sensiblen Methoden des Monitoring, die Grundlage dafür bildet, die Gefährdung des Patienten durch eine Luftembolie auf dem geringstmöglichen Niveau zu halten.

Literatur

1. Albin MS, Babinski M, Maroon JC, Jannetta PJ (1976) Anesthetic management of posterior fossa surgery in the sitting position. Acta Anaesthesiol Scand 20:117
2. Bethune RWM, Brecher LL (1968) Detection of venous air embolism by carbon dioxide monitoring. Anesthesiology 29:178
3. Buckland RW, Manners JM (1976) Venous air embolism during neurosurgery. A comparison of various methods in man. Anaesthesia 31:633
4. Fritz K-W, Lüllwitz E, Bodammer K, Kirchner E (1982) Herzstillstand durch Luftembolie bei Leberteilresektion – eine ungewöhnliche anaesthesiologische Komplikation! Anaesthesist 31:300

5. Frowein RA, König W, Loeschke GC (1982) Age and other complicating factors in neurosurgical operations in the sitting position. In: Brock M (ed) Modern neurosurgery, vol 1. Springer, Berlin Heidelberg New York, pp 16–22
6. Greenbaum R (1976) General anaesthesia for neurosurgery. Br J Anaesth 48:773
7. Krier C, Wiedemann K (1978) Luftembolie – Eine Komplikation bei neurochirurgischen Eingriffen in sitzender Position. Prakt Anaesth 13:386
8. Lee DS, Lichtmann MW, Weintraub HD (1981) Effect of PEEP on air embolism during sitting neurosurgical procedures. Anesth Analg (Cleve) 60:262
9. Magendi F (1827) Sur l'éntrée accidentale de l'air dans les veins. J Physiol Exp 1:190
10. Michenfelder JD, Terry HR, Daw EF, Miller RH (1966) Air embolism during neurosurgery. Anest Analg 45:390
11. Michenfelder JD, Martin JT, Altenburg BM, Rehder K (1969) Air embolism during neurosurgery – An evaluation of right-atrial catheters for diagnosis and treatment. JAMA 208:1352
12. Robertson JT, Schick RW, Morgan F, Matson DD (1961) Accurate placement of ventriculo-atrial shunt for hydrocephalus under electrocardiographic control. J Neurosurg 18:255
13. Senn N (1885) An experimental and clinical study of air embolism. Ann Surg 2:22
14. Smith WH, Harp JR (1979) Anesthesia for neurosurgery in the sitting position. In: Buchheit WA, Truex RA Jun (eds) Surgery of the posterior fossa. Raven, New York, pp 89–97
15. Star EG, Sehhati GH (1980) Diagnose und Therapie von Luftembolien bei neurochirurgischen Operationen. Anaesth Intensivmed 21:106
16. Tinker JH, Gronert GA, Messick JM, Michenfelder JD (1975) Detection of air embolism, a test for positioning of right-atrial catheter and Doppler Probe. Anesthesiology 43:104

Kontinuierliche Überwachung vitaler Parameter während Anästhesien – Computergestützt erstelltes Anästhesieprotokoll

H.-J. Hartung, H.-J. Bender, P.-M. Osswald, H. Lutz und S. G. Olsson

Einleitung

Die Überwachung der Herz-Kreislauf- und Atmungsfunktionen während der Anästhesie wird konventionell durch intermittierende Messungen durch den Arzt oder das Hilfspersonal ausgeführt. So werden die Herzfrequenz meist von Monitoren kontinuierlich überwacht und diskontinuierlich in einem Anästhesie-Protokoll verzeichnet, ebenso Blutdruck und verschiedene respiratorische Meßgrößen, wie Atemfrequenz, Zugvolumen, Atemminutenvolumen und applizierte Narkosegaskonzentration oder Medikamente und Infusionen. Diese konventionelle Anästhesie-Protokollführung erlaubt jedoch nur eine diskontinuierliche Dokumentation aller erfaßten und kontrollierten Parameter, so daß wichtige Informationen verloren gehen bzw. subjektiv beeinflußt werden können. Um ein umfassenderes Bild vom gesamten Anästhesieverlauf zu ermöglichen, wurde am Institut für Anästhesiologie und Reanimation in Mannheim ein Prozeßrechnersystem entwickelt, welches über geeignete Meßfühler Biosignale der Hämodynamik, der Beatmung sowie der applizierten Beatmungsgase kontinuierlich aufzeichnet und präsentiert. Darüber hinaus können verschiedene Off-line-Parameter, wie Infusionen oder Mediamentengaben, zeitgerecht dokumentiert werden.

Material und Methodik

Ziel des entwickelten Systems ist die Integration bereits vorhandener, routinemäßig angewandter Monitore in ein flexibles Datenerfassungssystem mit einem Mikroprozessor zur On- und Off-line-Datenaufnahme und Datenpräsentation. Das Anästhesieüberwachungssystem besteht aus einem Mikroprozessor – lokalisiert im Op-Saal – sowie vorgeschalteten Monitoren, durch welche über Meßfühler die Vorverarbeitung der Patientenparameter stattfindet. Die Daten werden dann über einen 16-Kanal-Analog-Digital-Wandler dem Mikroprozessor zugeführt und in übersichtlicher Form in Minutenabständen auf einem Bildschirm präsentiert. Die respiratorischen Parameter umfassen Atemfrequenz, Zugvolumen, Beatmungsdrücke, Atemminutenvolumina und endexspiratorische CO_2-Konzentration sowie die Konzentrationen der zugeführten Narkosegase, die z. T. über praktische Kleingeräte dem Mikroprozessor zugeführt werden, teilweise auch über ein Massenspektrometer. Weiterhin werden kontinuierlich die Herzfrequenz und Kreislaufdrücke aufgezeichnet.

Alle on- und off-line-erfaßten Parameter können am Ende der Anästhesie krankenblattgerecht durch eine Hardcopy in Form von Schaubildern dokumentiert werden. Darüber hinaus können sämtliche Meßwerte digital in Tabellenform ausgedruckt werden.

Ergebnisse

Die Anwendung des vorgestellten Systems wird an einem Fallbeispiel ausführlich demonstriert.

Bereits vor Anästhesiebeginn müssen einige wichtige Patientendaten und organisatorische Informationen erhoben werden. Im einzelnen sind dies:

– Basisdaten, wie Name, Vorname, Geburtsdatum, Diagnose und geplante Operation
– Daten über den präoperativen Status, wie Laborwerte, Risikogruppierung, Vorerkrankungen
– Daten zur Prämedikation, wie Art und Menge der applizierten Medikamente sowie deren Wirkung
– Daten zur Organisation, wie Datum, Anästhesist, Supervisor, Op-Tisch

Diese Informationen werden mit Hilfe von Formularen, welche von der Terminalhardware generiert werden, am Bildschirm erfaßt und präsentiert.

Die Abb. 1 zeigt als Beispiel die präoperative Befunderhebung eines 68jährigen Patienten, der für die Operation eines Aortenaneurysmas geplant ist. Auf Grund der präexistenten Nebenerkrankungen des kardiozirkulatorischen und respiratorischen Systems sowie einer Nierenerkrankung und einer allergischen Disposition erfolgt die Einstufung in die Risikogruppe V, entsprechend der an unserem Institut angewandten Risikocheckliste. Die Anästhesie wird mit Inhalationsanästhetika, kombiniert mit einer Periduralanästhesie, durchgeführt.

Die intraoperative Trenddarstellung durch das computergestützt erstellte Anästhesieprotokoll zeigt anschaulich die Auswirkungen des anflutenden Halothans (Abb. 2) auf den System- und Pulmonalkreislauf (Abb. 3 u. 4): Es erfolgt ein kontinuierlicher Druckabfall, der trotz steigender Halothankonzentrationen von einem Druckanstieg in beiden Kreisläufen gefolgt wird. Nach Nitroglycerinapplikation um 14.12 Uhr (Abb. 3) fällt der Pulmonalarteriendruck drastisch ab, wesentlich deutlicher als der Systemdruck. Der Zusammenhang wird durch die kontinuierliche Aufzeichnung klar dargestellt.

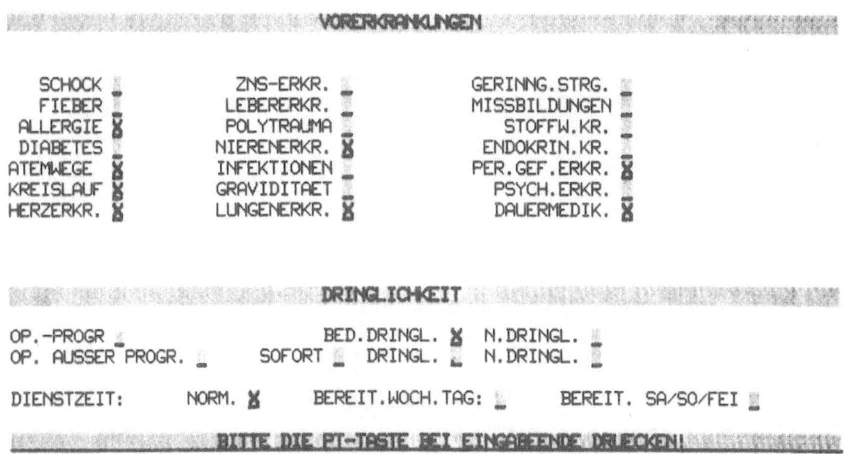

RISIKOGRUPPE: 5

VORERKRANKUNGEN

SCHOCK _ | ZNS-ERKR. _ | GERINNG.STRG. _
FIEBER _ | LEBERERKR. _ | MISSBILDUNGEN _
ALLERGIE X | POLYTRAUMA _ | STOFFW.KR. _
DIABETES _ | NIERENERKR. X | ENDOKRIN.KR. _
ATEMWEGE X | INFEKTIONEN _ | PER.GEF.ERKR. X
KREISLAUF X | GRAVIDITAET _ | PSYCH.ERKR. _
HERZERKR. X | LUNGENERKR. X | DAUERMEDIK. X

DRINGLICHKEIT

OP.-PROGR _ BED.DRINGL. X N.DRINGL. _
OP. AUSSER PROGR. _ SOFORT _ DRINGL. _ N.DRINGL. _

DIENSTZEIT: NORM. X BEREIT.WOCH.TAG: _ BEREIT. SA/SO/FEI _

BITTE DIE PT-TASTE BEI EINGABEENDE DRUECKEN!

Abb. 1. Formular zur Erfassung der Nebenerkrankungen und der Dringlichkeit des operativen Eingriffs

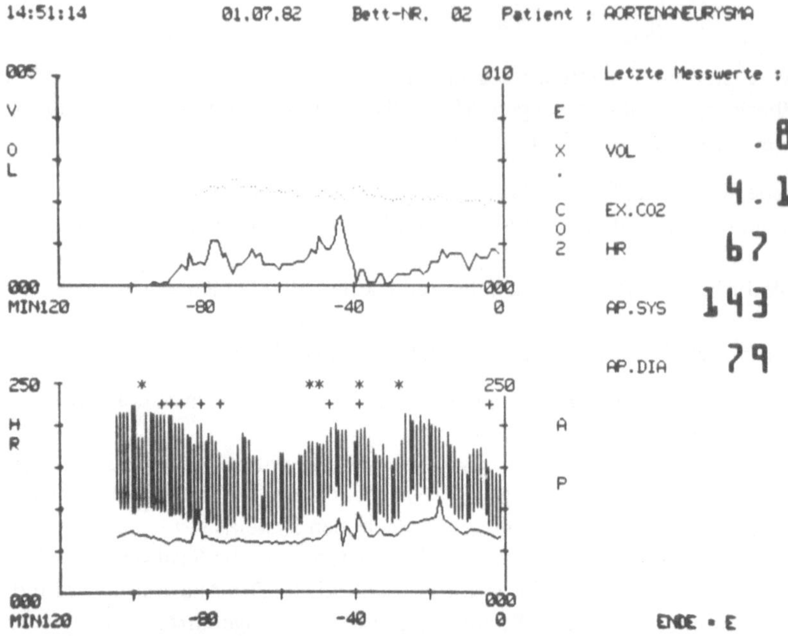

Abb. 2. Verlauf der Halothankonzentration und der endexspiratorischen CO_2-Konzentration (*oberer Teil der Graphik*), des Blutdrucks und der Herzfrequenz während der ersten 90 min

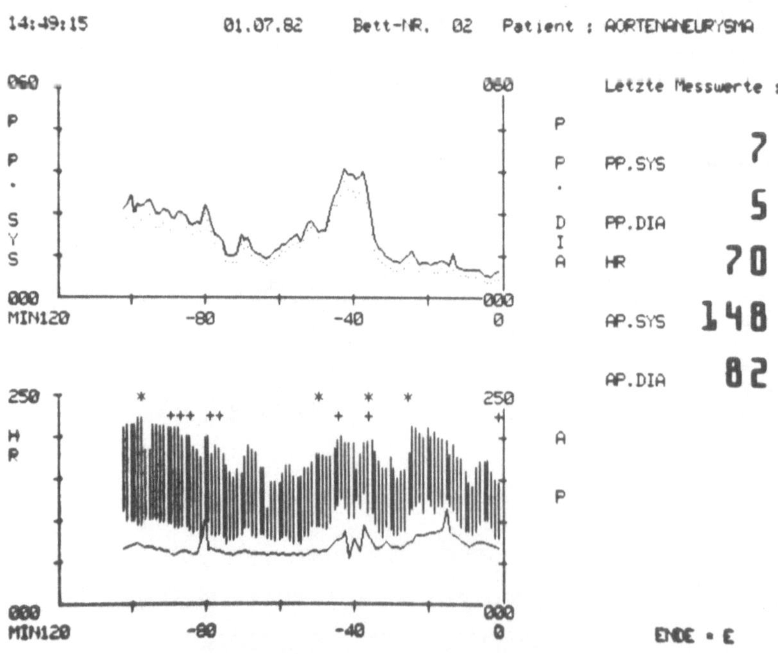

Abb. 3. Pulmonalarteriendrücke und Systemkreislaufdarstellung während der ersten 90 min

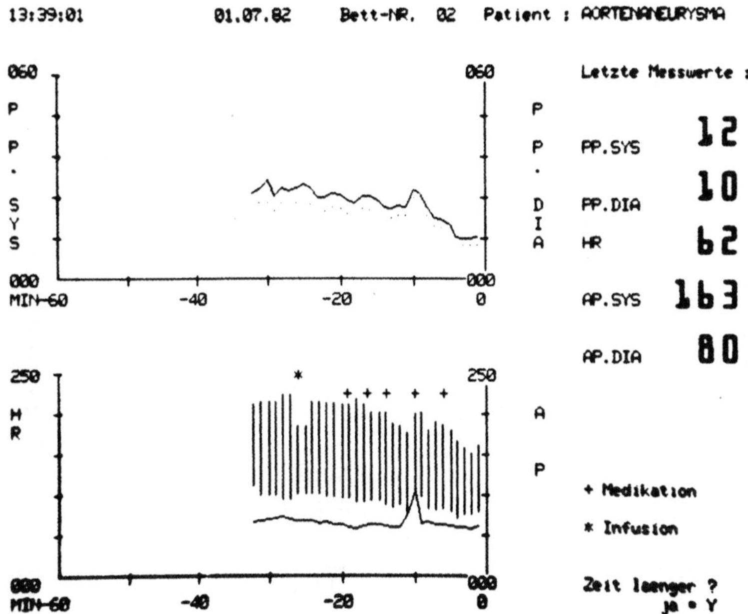

Abb. 4. Pulmonalarteriendrücke und Systemkreislauf für die gesamte Anästhesie

Durch den präoperativ gelegten periduralen Katheter wird um 17.15 Uhr (Abb. 5) 20 ml 0,5%iges Bupivacain injiziert; ein profunder Blutdruckabfall (Abb. 6) ist daraufhin zu verifizieren.

Hämodynamische Berechnungen, die nach Off-line-Eingabe der notwendigen Parameter automatisch ausgeführt werden, zeigt die Abb. 7. Die aufgelisteten Parameter wurden vor, während und nach Abklemmung der Aorta erhoben.

Dokumentiert wurden weiterhin respiratorische Parameter, wie Compliance und exspiratorische Resistance (Abb. 8), Beatmungsdrücke (Abb. 9) sowie effektives Tidalvolumen und Totraum (Abb. 10) für den gesamten über 6stündigen Anästhesieverlauf.

Während der Anästhesie beobachtete Komplikationen werden im Formular der Komplikationen dokumentiert (Abb. 11).

NR.	ZEIT	TYP	PRAEPARAT			DOSIS[ML,MG]
01	1313	K		RINGER		500
02	1313	C		GELIFUND		500
03	1320	M	FENTANYL			0.15
04	1322	M	BARBIT.			75
05	1325	M	PANC.			6
06	1329	M	BARBIT.			100
07	1334	M	PANC.			2 0
08	1340	U			URIN	600
09	1400	U			URIN	140
10	1400	K		RINGER		500
11	1401	C		HA 5%		400
12	1405	M	FENTANYL			0.35
13	1412	M	XYLOCAIN			5
14	1412	M	NITRO			250
15	1412	K		RINGER		250
16	1423	C		HA 5%		400
17	1433	M	FENTANYL			0.25
18	1448	M	DOBUTR.			250
19	1448	K		RINGER		250
20	1505	K		BAS		500
21	1506	B		E2195766		250
22	1506	M	FENTANYL			0.5
23	1516	B		E2218991		250
24	1517	K		RINGER		250
25	1517	M	XYLOCAIN			1000
26	1520	C		HA 5%		400
27	1532	C		HA 5%		400
28	1541	B		E2195646		250
29	1546	U			URIN	70
30	1601	C		HA 5%		400
31	1605	A			BL.i.S.	500
32	1609	B		E1049844		250
33	1617	C		FPCHB42		100
34	1620	B		E1049844		250
35	1633	C		FPCHN9		100
36	1633	K		RINGER		500
37	1644	B		E2210914		250
38	1712	B		E2210885		250
39	1725	C		HUMANAL5		400
40	1715	M	BUPICAVI			20
41	1734	M	FENTANYL			0.3
42	1737	B		E2202647		250
43	1737	B		E2202636		250
44	1740	A			BL.i.S.	1250
45	1740	U			URIN	110
46	1750	M	PROTAMIN			10
47	1812	B		E2203011		250
48	1823	C		FPB32/68		200
49	1827	M	FENTANYL			0.2
50	1839	U			URIN	80

Abb. 5. Medikamenten- und Infusionsliste

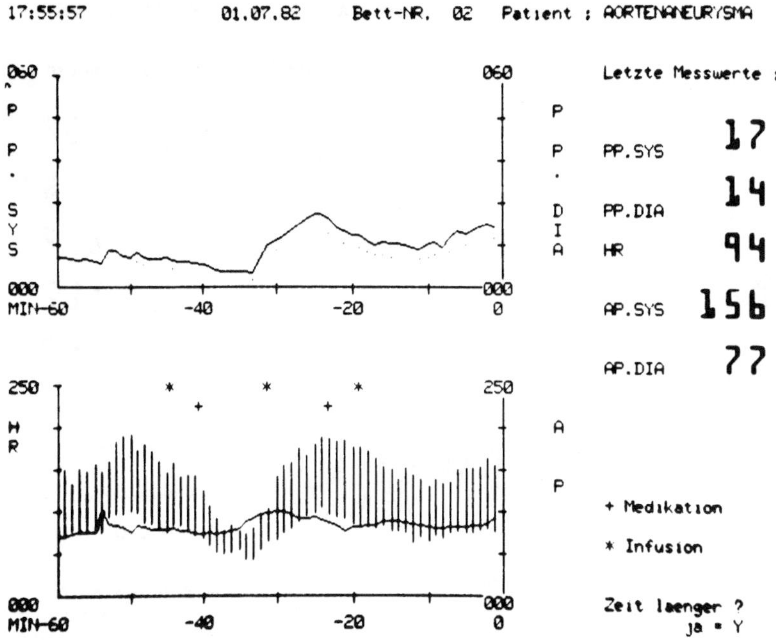

Abb. 6. Darstellung einer hypotensiven Reaktion nach periduraler Bupivacainapplikation

TOTRAUMVERHAELTNIS	38.0
ALVEOLO-ART.O2-DIFF.	75.9
ART. VEN O2 DIFF.	2.9
O2 TRANSPORTKAP.	1204.0
SHUNTVOL.	6.2
PERI.GEFAESSWIDERST.	1507.2
PUL.GEFAESSWIDERST.	124.2

TOTRAUMVERHAELTNIS	36.0
ALVEOLO-ART.O2-DIFF.	92.0
ART. VEN O2 DIFF.	2.9
O2 TRANSPORTKAP.	1147.5
SHUNTVOL.	7.2
PERI.GEFAESSWIDERST.	1161.6
PUL.GEFAESSWIDERST.	502.8

TOTRAUMVERHAELTNIS	33.0
ALVEOLO-ART.O2-DIFF.	55.3
ART. VEN O2 DIFF.	2.9
O2 TRANSPORTKAP.	1162.5
SHUNTVOL.	4.6
PERI.GEFAESSWIDERST.	1392.0
PUL.GEFAESSWIDERST.	83.4

Abb. 7. Darstellung von errechneten Parametern vor, während und nach Aortenclamping

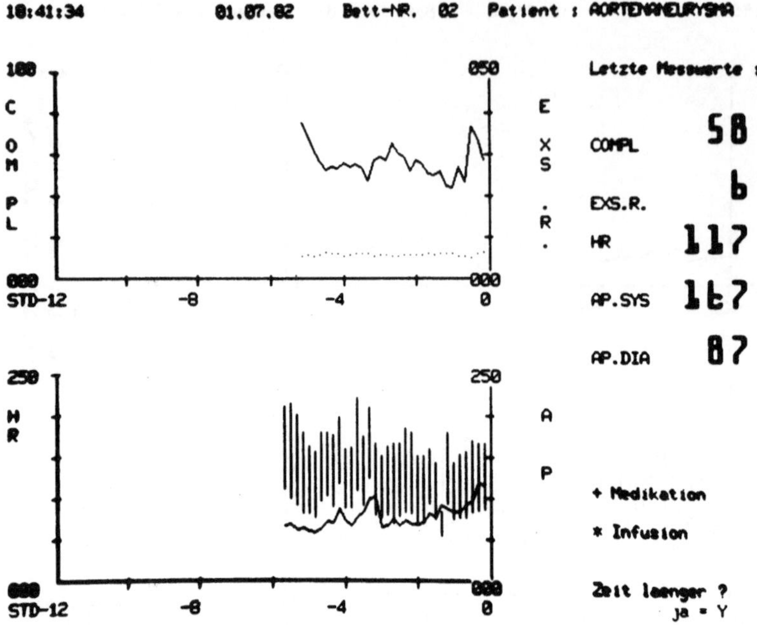

Abb. 8. Gesamtdarstellung von Compliance, Resistance und Systemkreislauf

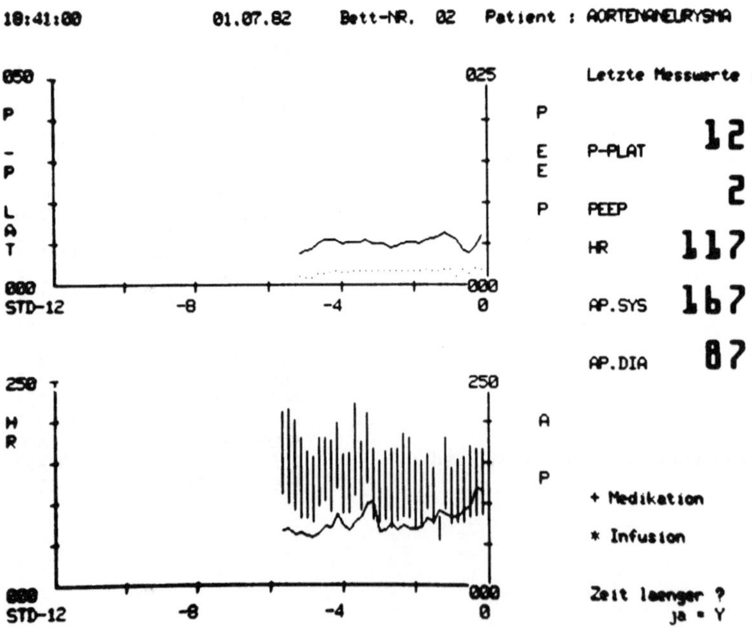

Abb. 9. Gesamtdarstellung der Beatmungsdrücke und des Systemkreislaufs

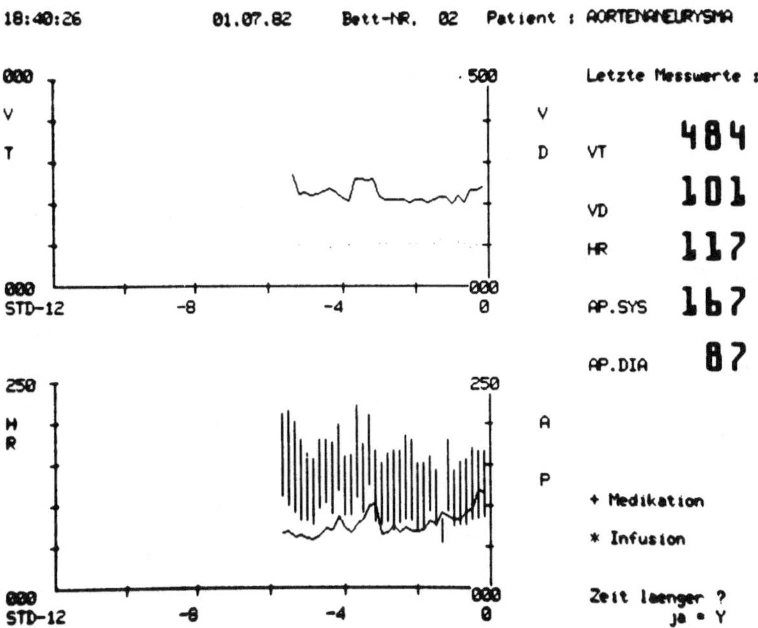

Abb. 10. Zugvolumen und Totraumventilation während des Anästhesieverlaufes

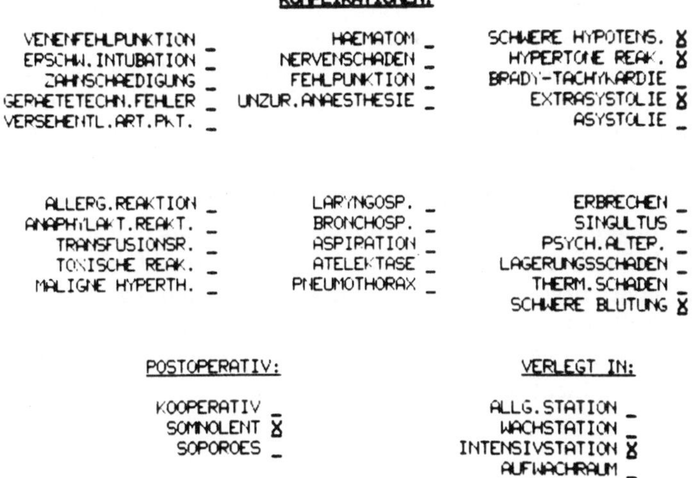

KOMPLIKATIONEN:

VENENFEHLPUNKTION _
EPSCHW.INTUBATION _
ZAHNSCHAEDIGUNG _
GERAETETECHN.FEHLER _
VERSEHENTL.ART.PKT. _

HAEMATOM _
NERVENSCHADEN _
FEHLPUNKTION _
UNZUR.ANAESTHESIE _

SCHWERE HYPOTENS. X
HYPERTONE REAK. X
BRADY-TACHYKARDIE _
EXTRASYSTOLIE X
ASYSTOLIE _

ALLERG.REAKTION _
ANAPHYLAKT.REAKT. _
TRANSFUSIONSR. _
TOXISCHE REAK. _
MALIGNE HYPERTH. _

LARYNGOSP. _
BRONCHOSP. _
ASPIPATION _
ATELEKTASE _
PNEUMOTHORAX _

ERBRECHEN _
SINGULTUS _
PSYCH.ALTEP. _
LAGERUNGSSCHADEN _
THERM.SCHADEN _
SCHWERE BLUTUNG X

POSTOPERATIV:

KOOPERATIV _
SOMNOLENT X
SOPOROES _

VERLEGT IN:

ALLG.STATION _
WACHSTATION _
INTENSIVSTATION X
AUFWACHRAUM _

POSTOP.KOMMENTAR

LABORWERTKONTROLLE (17.50: Na 141, K 4.0, BZ 175,
HS 49, Kr 1.8)

Abb. 11. Formular zur Erfassung der Komplikationen und des direkten postoperativen Zustandes des Patienten. Raum zur Freitexteingabe

Diskussion

Die kontinuierliche Überwachung und Dokumentation vitaler Parameter ist für den Bereich der Intensivmedizin z. T. durch die Industrie, z. T. durch die von Arbeitsgruppen entwickelten Mikroprozessorsysteme zur Routine geworden [3, 6, 8, 11, 13].

Die einzelnen Systeme unterscheiden sich hinsichtlich des Bedienungskomforts, der Datendarstellung sowie der Speichermöglichkeiten. Ganz überwiegend werden kardiozirkulatorische Größen on line erfaßt [2, 5]. Für die Respiration wird meist nur die Möglichkeit geboten, die Atemfrequenz kontinuierlich aufzuzeichnen [1]. Einzelne Zentren erarbeiteten Programme für die On-line-Aufzeichnung pulmonaler Parameter [9, 12], die aber für einen breiten Anwenderkreis wegen des hohen technischen Aufwandes, der diffizilen Handhabung und der hohen Kosten nicht nutzbar sein werden. Im Bereich der Anästhesie wird für die speziellen Erfordernisse des Fachgebietes industriell kein angepaßtes Mikroprozessorsystem weder für die kardiozirkulatorische Aufzeichnung der gemessenen Parameter noch der respiratorischen Meßwerte angeboten. Einzelne anästhesiologische Institute [4, 7, 10] versuchten selbst, eine adäquate Lösung zu finden mit der Vorstellung, ein handschriftliches Anästhesieprotokoll möglichst weitgehend zu ersetzen. So wurden in Schweden [10] und den USA [4] Systeme vorgestellt, die ein computergestütztes Monitoring – on line – anästhesiologisch wichtiger Größen gewährleisten. Der Schwerpunkt dieser Systeme liegt jedoch darin, die Daten zu erfassen und zu dokumentieren: Eine geeignete transparente Datendarstellung, welche das Protokoll überflüssig werden ließe, wird nicht angeboten. Eine Fortentwicklung zeichnet sich in Atlanta (USA) ab [8], wo einzig bislang ein komplettes computererstelltes Protokoll produziert wird, wobei Erfahrungen über die Anwendung im Routinebetrieb nicht vorliegen.

Im Gegensatz dazu bewährt sich das für anästhesiologische Verhältnisse am Institut für Anästhesiologie in Mannheim entwickelte System seit nunmehr 10 Monaten für verschiedene Op-Bereiche, insbesondere Neurochirurgie, Gefäß- und große Abdominalchirurgie, im Routinebetrieb. Es gewährleistet die Erfassung relevanter On- und Off-line-Parameter und ermöglicht die lückenlose Erfassung und Darstellung der Meßwerte. Neben der objektiven Dokumentation ist so eine Arbeitsumverteilung für den Anästhesisten möglich geworden. Dieser wird von der Routinedokumentationsarbeit, d. h. Führung des Narkoseprotokolls, entlastet und kann sich nahezu uneingeschränkt der Narkoseführung widmen. Übersichtliche graphische Präsentationen der Meßwertverläufe vermitteln ein realistisches Bild vom bisherigen Anästhesieverlauf und sichern so die Grundlagen für bessere und sichere Entscheidungen über das weitere Procedere, da der Zusammenahng mit den verabfolgten Anästhetika, Medikamenten und Infusionen bzw. Transfusionen jederzeit transparent dargestellt ist.

Die krankenblattgerechte Dokumentation und Archivierung, die für einen reibungslosen Informationsfluß zur nachfolgenden Patientenbehandlung notwendig ist, wird durch die Hardcopy-Unit direkt vom Bildschirm realisiert.

Literatur

1. Bartels H, Adolf J, Bonke S, Maurer PC (1979) Einsatz eines rechnergestützten Überwachungs- und Dokumentationssystems in der postoperativen Behandlung von Risikopatienten. Intensivbehandlung 4:99–104
2. Comercho H, Vernia M, Tivig G, Kalinsky D, Miller A (1979) Solo: An interactive micro-computer-based bedside monitor. 3rd Symposium "Computer applications in medical care", Washington/USA
3. Ehlers CTH (1979) Datenverarbeitung im Klinikum der Georg-August-Universität Göttingen. Beschreibung des Gesamtsystems Göttingen. Informationsbroschüre, Universität Göttingen
4. Klain MM, Finestone SC (1980) Computerized cardiopulmonary monitoring in the operating rooms. Symposium "Computers in Critical Care and Pulmonary Medicine", June 1980, Lund/Schweden
5. Lustig IJ, Parrish JN, Augenstein JS, Civetta JM, Rodman GA, Caruthers TE (1981) Clinical experience with a minicomputer based data management system in surgical intensive care. 3rd Internat. Symposium "Computers in Critical Care and Pulmonary Medicine", June 1981, Norwalk/USA
6. Norlander OP (1973) Patientendatensystem für Operation und Intensivpflege. Chirurg 44:446
7. Paulsen AW, Frazier WT, Harbort RA, Hartney KJ (1980) Computer aided monitoring for the Anesthesist. Symposium "Computers in Critical Care and Pulmonary Medicine", June 1980, Lund/Schweden
8. Pettersson SO, Seemann T, Wahlberg K, Willian-Olsson G, Ackerhammer E, Öberg PE (1975) The computer in the hospital service, clinically oriented information system. Östra Hospital Gothenburg, Proposal Dec. 1975
9. Rader C, Taylor W, Hansen D (1981) A distributed microprocessor respiratory intensive care monitoring system with mass-spectrometer proximal flowmeter and airway pressure transducer. 3rd Internat. Symposium "Computers in Critical Care and Pulmonary Medicine", June 1981, Norwalk/USA
10. Ribbe T, Hallen B, Lumarsson D, Nygren G, Norlander O (1980) Data log system for monitoring during anaesthesia. Symposium "Computers in Critical Care and Pulmonary Medicine", June 1980, Lund/Schweden
11. Salat H (1974) Elektronische Patientenüberwachung in der internistischen Intensivpflegestation des Kreiskrankenhauses Herford. Roentgenstrahlen 30
12. Turney SZ (1981) Computerized multibed respiratory monitoring. 3rd Internat. Symposium "Computers in Critical Care and Pulmonary Medicine", June 1981, Norwalk/USA
13. Zeelenberg C, Hoare MR (1981) Herzrhythmusüberwachung. In: Epple E (Hrsg) Rechnergestützte Intensivpflege INA, Bd 26. Thieme, Stuttgart Berlin Heidelberg New York

Hemmung der reduktiven Biotransformation von Halothan bei übergewichtigen Patienten durch Disulfiram

K. L. Scholler, W. Bahner und E. Gilsbach

Einleitung

Die Biotransformation von Halothan erfolgt auf reduktivem und oxidativem Wege. Beide Reaktionen werden durch Zytochrom P_{450} enthaltende Monoxigenasen in der Leber katalysiert.

Die Reduktion von Halothan findet in wesentlich geringerem Umfang statt als die Oxidation. Die reduzierten Metaboliten reagieren jedoch chemisch mit Makromolekülen der Leberzelle. Bei der Reduktion von Halothan werden Fluoridionen freigesetzt, deren Konzentration im Serum mit der Menge der chemisch gebundenen Metaboliten in enger Korrelation steht [2].

Im Tierexperiment kann bei Ratten der reduktive Stoffwechsel von Halothan durch eine Induktion von Monoxigenasen bei gleichzeitiger Verringerung der Sauerstoffversorgung so gesteigert werden, daß erhöhte Leberenzyme im Serum und zentrolobuläre Leberzellnekrosen auftreten. Die Fluoridkonzentration im Serum der Tiere ist unter diesen Bedingungen bis zum 40fachen Wert erhöht [6].

Im Jahre 1975 fanden Young et al. [7] überraschend bei Frauen und Männern mit Fettleibigkeit einen verstärkten reduktiven Stoffwechsel von Halothan mit 3- bis 5fach höherer Fluoridkonzentration im Serum gegenüber normalgewichtigen Personen. Während Nawaf et al. [4] und Bentley et al. [1] bei Fettleibigen nach Halothannarkosen die Serumtransaminasen nicht stärker erhöht fanden als nach Nicht-Halothannarkosen, berichteten Fee et al. [3] über signifikant stärkere Anstiege der Leberenzyme im Serum von Fettleibigen nach wiederholten Halothannarkosen. Wir befaßten uns mit einer Methode, bei Fettleibigen die erhöhte reduktive Biotransformation von Halothan und das damit verbundene Risiko zu verringern.

Methodik

In dieser Absicht wurden insgesamt 22 Patientinnen mit gynäkologischen Eingriffen und geringem Blutverlust untersucht, die nach der Broca-Regel ein durchschnittliches Übergewicht von 20% aufwiesen. Ein präoperativer Gebrauch von Pharmaka mit enzyminduzierender Wirkung bestand nicht. 6 Patientinnen erhielten am Vorabend des Eingriffs eine Einzeldosis von 0,5 g Disulfiram per os. Disulfiram, das unter dem Namen Antabus (Wz) in der Therapie der Alkoholkrankheit Verwendung fand, besitzt eine stark hemmende Wirkung auf Monoxigenasen. Die Kontrollgruppe bestand aus 9 Patientinnen. Die Narkosen erfolgten mit 0,8 Vol.-% Halothan in einem Gemisch von 1 Teil Sauerstoff und 2 Teilen Stickoxidul für 2 h in endotrachealer Intubation im Kreissystem mit CO_2-Absorption. 7 Patientinnen erhielten 0,8 Vol.-% Halothan mit Sauerstoff. Das apparativ applizierte Atemminutenvolumen lag bei 12 ml/kg KG. Zur Prämedikation wurden Atropin, Dolantin und Atosil verwendet. Weitere Narkosemittel waren Hypnomidat, Succinylcholin, Alloferin und Fentanyl. Als Parameter des reduktiven Stoffwechsels von Halothan diente der Serumgehalt an anorganischem Fluorid. Die oxidative Biotransformation wurde am Serumbromidgehalt gemessen. Die Blutentnahmen erfolgten zur Zeit des erwarteten maximalen Anstiegs. Dieser liegt für Fluorid ca. 2 h, für Bromid ca. 48 h nach Narkosebeginn. Während der Anästhesie erhielten die Patientinnen 500 ml einer fluoridfreien Infusionslösung. Bei der Blutentnahme nach 2 h lag der Hämatokrit nur wenig unter dem Ausgangswert. Eine Korrektur des Fluoridwertes erfolgte nicht. Vor und am zweiten Tag nach dem Eingriff wurden die Serumtransaminasen bestimmt.

Ergebnisse

Die Abb. 1 zeigt, daß bei einem mittleren Ausgangswert von 0,6 μmol/l die Fluoridkonzentration im Serum bei 9 übergewichtigen Patientinnen ohne Disulfiram auf durchschnittlich 2,5 μmol/l anstieg. Bei den 6 Patientinnen mit einer Dosis von 0,5 g Disulfiram war der Fluoridgehalt lediglich auf 0,8 μmol/l erhöht. Das Signifikanzniveau der Differenz lag nach dem t-Test bei $p < 0{,}001$. Auch die oxidative Biotransformation war nach Disulfiram bis zum zwei-

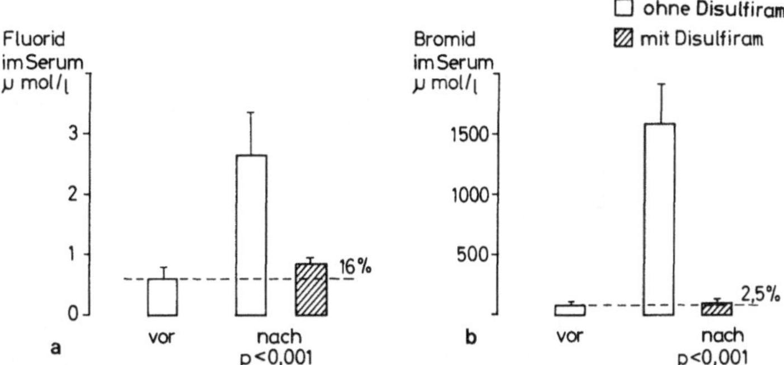

Abb. 1a, b. Verhalten des Fluorid- (*a*) und Bromidgehaltes (*b*) im Serum übergewichtiger Personen nach Anästhesie mit Halothan (2 h, 0,8 Vol.-%) im O_2-N_2O-Gemisch (1 : 2) mit Disulfiram (n = 6) und ohne Disulfiram (n = 9)

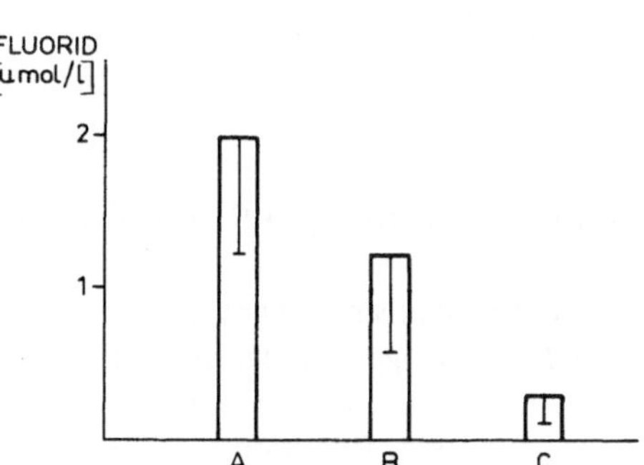

Abb. 2. Anstieg der Serumspiegel von Fluorid nach 2 h Anästhesie mit 0,8 Vol.-% Halothan bei übergewichtigen Personen. Vergleich von verschiedenen O_2-Konzentrationen im Frischgas mit Disulfiram. *A* 1 l/min O_2, 2 l/min N_2O; *B* 3 l/min O_2; *C* 1 l/min O_2, 2 l/min N_2O und 0,5 g Disulfiram. Signifikanz: AB $p > 0{,}1$, AC $p < 0{,}005$, BC $p < 0{,}05$

ten Tag verringert. Ein Anstieg der Serumtransaminasen war in den 3 Gruppen nicht zu verzeichnen. Der Versuch, bei adipösen Patienten den reduktiven Stoffwechsel von Halothan durch ein gleichzeitiges Angebot von reinem Sauerstoff als Frischgas zu verringern, zeigte eine geringe Verminderung im durchschnittlichen Anstieg des Serumfluorids. Der Vergleich mit den Fluoridwerten nach Halothannarkose mit einem Sauerstoff-Stickoxidul-Gemisch (1 : 2) ergab jedoch keine signifikante Differenz (Abb. 2).

Diskussion

Die Auswirkung der erhöhten reduktiven Biotransformation auf die Leber von Fettleibigen wird in der Literatur nicht einheitlich beurteilt. Die klinischen Erhebungen von Walton et al. [5] und Fee et al. [3] unterstützen jedoch den Verdacht auf eine stärkere Leberbelastung von Fettleibigen durch Halothan.

Die Ursache der erhöhten reduktiven Biotransformation von Halothan bei Adipösen ist nicht geklärt. Eine Enzyminduktion durch Pharmaka spielt offenbar keine Rolle. Die Beteiligung einer Hypoxidose ist bisher umstritten. Eine Beatmung mit Sauerstoff in flacher Halothannarkose erhöht nach Untersuchung am Menschen die Sauerstoffspannung im Blut der Lebervene um ca. 10%. Dieser Zuwachs an Sauerstoff ist nach unseren Ergebnissen zu gering, um in den Hepatozyten von Adipösen signifikant die reduktive Biotransformation von Halothan zu vermindern.

Die Anwendung von Disulfiram als Enzyminhibitor vermag dagegen die reduktive wie die oxidative Biotransformation in erheblichem Ausmaß zu verringern. Über toxische Nebenwirkungen einer Einzeldosis von 0,5 g Disulfiram wurde in der Literatur nicht berichtet. Die bekannten Nebenwirkungen ereigneten sich ausschließlich bei Langzeitbehandlung. Bei klinischer Anwendung von Disulfiram zusammen mit anderen lipidlöslichen Pharmaka muß jedoch eine veränderte Pharmakokinetik beachtet werden.

Disulfiram verzögert im Tierexperiment bei hoher Dosierung als unspezifischer Inhibitor die Biotransformation verschiedener Pharmaka [8]. Zwar wird die Wirkungsbeendigung von vielen Narkosemitteln nicht durch Biotransformation, sondern durch Umverteilung im Organismus herbeigeführt. Indessen verzögert Disulfiram bei Arzneistoffen, wie Barbitursäurederivaten und Diazepam (nicht jedoch Oxazepam), die Metabolisierungsgeschwindigkeit im Organismus, ein Vorgang, der gerade bei Fettleibigen deplaziert ist. Zwar konnten wir bei allen Patienten, die 0,5 g Disulfiram erhielten, keine verlängerte Wirkung eines der oben erwähnten Narkosemittel bei bedarfsgerechtem Einsatz beobachten. Trotzdem sollte vor einer klinischen Anwendung von Disulfiram seine Wirkung auf die Pharmakokinetik der gebräuchlichen intravenösen Narkosemittel genauer bekannt sein.

Zusammenfassung und Schlußfolgerung

Adipöse Personen sind einem erhöhten reduktiven Stoffwechsel von Halothan und damit einer größeren Menge von reaktiven Metaboliten ausgesetzt. Disulfiram wirkt bei diesen Patienten als Inhibitor der reduktiven und oxidativen Biotransformation von Halothan und vermindert das von dieser Reaktion ausgehende Risiko. Bei gleichzeitiger Anwendung von Disulfiram und intravenösen Narkosemitteln, die durch Monoxigenasen metabolisiert werden, ist eine verzögerte Eliminierung dieser Pharmaka möglich. Dieser Einfluß bedarf noch weiterer Klärung.

Literatur

1. Bentley JB, Vaughan RW, Cork RC, Gandolfi AJ (1980) Hepatorenal indices among general anesthetics in obesity. Anesthesiology 53:259
2. Bentley JB, Vaughan RW, Cork RC, Gandolfi AJ (1981) Does evidence of reductive halothane biotransformation correlate with hepatic binding of metabolites in obese patients. Anesth Analg (Cleve) 60:548
3. Fee JPH, Black GW, Dundee JW et al. (1979) A prospective study of linear enzyme and other changes following repeat administration of halothane and enflurane. Br J Anaesth 51:1133
4. Nawaf K, Stoelting RK (1979) SGOT values following evidence of reductive biotransformation of halothane in man. Anesthesiology 51:185
5. Walton B, Simpson BR, Strunin L, Doniach D, Perrin J, Appleyard AJ (1979) Uneplained hepatitis following halothane. Br Med J 1:1171
6. Widger LA, Gandolfi AJ Dyke RA van ((1976) Hypoxia and inorganic fluoride and halothane metabolite binding to cellular constinents. Anesthesiology 44:197
7. Young SR, Stoelting RK, Peterson C, Madura JA (1975) Anesthetic biotransformation on renal function in obese patients during and after methoxyflurane and halothane anesthesia. Anesthesiology 42:451
8. Zemaitis MA, Greene FE (1976) Impairment of hepatic microsomal and plasma esterases of the rat by disulfiram and diethyldithiocarbamate. Biochem Pharmacol 25:543

Die Wirkung von Halothan und Enfluran auf Basaltonus und Noradrenalinantwort menschlicher Arterien in vitro

A. Rothhammer, E. Schmidt, H. P. Bruch und R. Bönning

Einleitung

Der periphere Gefäßwiderstand nimmt unter der Narkose mit Halothan oder Enfluran ab. Hierbei können zentralnervöse Einflüsse [11], eine nervale und hormonelle Regulation [14, 15] und direkt am Gefäßmuskel angreifende Wirkungen [1, 3, 8, 12] eine Rolle spielen. Der Stellenwert der direkten Wirkungskomponente ist unklar und beim Menschen in vivo kaum abzuschätzen. Ferner könnten Unterschiede in Qualität und Quantität des glattmuskulären Angriffs von Halothan und Enfluran bestehen. Die direkte Wirkung von Halothan und Enfluran auf den Basaltonus und die noradrenalininduzierte Kontraktion menschlicher Mesenterialarterien wurde deshalb in vitro untersucht.

Material und Methode

Aus 25 frischen Resektaten abdominalchirurgischer Eingriffe wurden sofort makroskopisch unauffällige Arterien des Mesenterialkreislaufes herauspräpariert. Die ca. 2 cm langen Arterienabschnitte mit einem mittleren Durchmesser von 2–3 mm wurden in Spiralstreifen stets gleichen Anstellwinkels [6] geschnitten und diese in ein auf 37 °C temperiertes Organbad eingehängt. Als Badlösung diente Tyrode, die mit einem Gasgemisch von 5% CO_2 in O_2 durchperlt wurde. Die Spannung der bis in den Bereich des Arbeitsmaximums der glatten Gefäßmuskulatur vorgedehnten Arterienstreifen wurde isometrisch gemessen und fortlaufend registriert. Nach ca. 1 h Äquilibrationszeit und Erreichen eines stabilen Basaltonus wurden durch Zugabe von $5 \cdot 10^{-7}$ g Noradrenalin/ml 2 aufeinanderfolgende Kontrollkontraktionen ausgelöst, um Vitalität und Kraftentwicklung des Arterienstreifens zu prüfen. Danach erfolgte, ausgehend von einem konstanten Basaltonus, die Anästhetikaexposition. Der Arterienstreifen wurde einer mit der gewählten Anästhetikakonzentration äquilibrierten Tyrodelösung ausgesetzt, durch Anreicherung des durchperlenden Carbogengases wurde in dem Überlaufsystem die Anästhetikakonzentration konstant gehalten. Die Anästhetika wurden mit neu geeichtem Vapor 19 der Fa. Draeger verdampft, die Anästhetikakonzentration im Überschußgas unter Berücksichtigung des Feuchtigkeitsfehlers fortlaufend mit einem Narkosegasmonitor (Engstroem/Emma) überprüft. Sobald unter dem Anästhetikum ein stabiler Basaltonus bestand, wurde eine noradrenalininduzierte Kontraktion ausgelöst. Die einzelnen Anästhetikakonzentrationen wurden in zufälliger Reihenfolge geprüft, dazwischen und vor Schluß des Versuches wurden in Abwesenheit der Anästhetika mit $5 \cdot 10^{-7}$ g Noradrenalin/ml Kontrollkon-

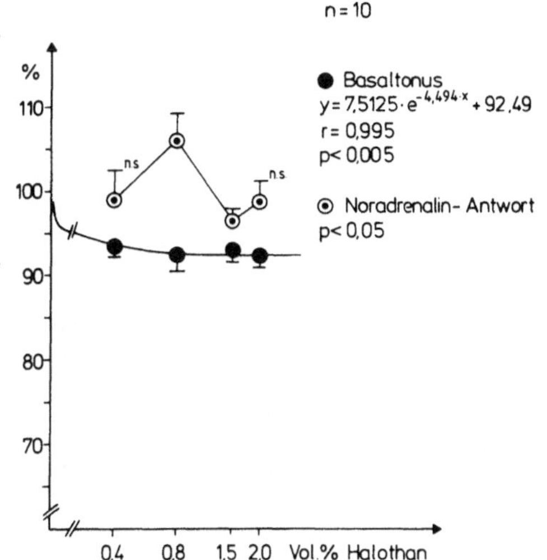

Abb. 1. Wirkung von Halothan auf Basaltonus und Kraftentwicklung nach $5 \cdot 10^{-7}$ g Noradrenalin/ml (humane A.-mesenterica-Streifen). Mittelwerte und SEM. *y* Prozent der gleich 100 gesetzten Ausgangsspannung, *x* Vol.-% Halothan im durchperlenden Carbogengas

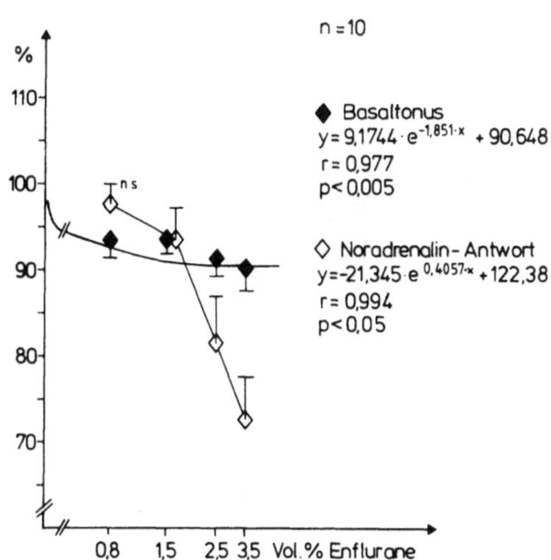

Abb. 2. Wirkung von Enfluran auf Basaltonus und Kraftentwicklung nach $5 \cdot 10^{-7}$ g Noradrenalin/ml (humane A.-mesenterica-Streifen). Mittelwerte und SEM. *y* Prozent der gleich 100 gesetzten Ausgangsspannung, *x* Vol.-% Enfluran im durchperlenden Carbogengas

traktionen ausgelöst. Die Spannungswerte für Basaltonus und Noradrenalinantwort der Kontrollperioden wurden gleich 100% gesetzt und die Werte unter Anästhetika hierauf bezogen. Zur statistischen Auswertung diente der Wilcoxon-Test.

Ergebnisse

0,4 Vol% Halothan im Äquilibrium senkten den Basaltonus menschlicher Mesenterialarterienstreifen signifikant um 7% (Abb. 1). Halothankonzentrationen bis 2 Vol% erbrachten keinen weiteren Spannungsverlust. Auf der Abb. 1 ist außerdem die mathematische Beschreibung der Dosis-Wirkungs-Beziehung dargestellt. Die noradrenalininduzierte Kontraktion (Abb. 1) wurde durch Halothan nicht signifikant vermindert, im Gegenteil führten 0,8 Vol% Halothan (ca. $5 \cdot 10^{-3}$ g Halothan/100 ml Tyrodelösung [2, 7]) zu einer signifikanten Steigerung der Kraftentwicklung, Die Abb. 2 zeigt die Wirkungen von Enfluran auf Basaltonus und Noradrenalinantwort. Die mit den Meßwerten gut korrelierenden Funktionen beschreiben, daß Enfluran Basaltonus und noradrenalininduzierte Kontraktion dosisabhängig senkt. 3,5 Vol% Enfluran vermindern die Noradrenalinantwort um fast 30%.

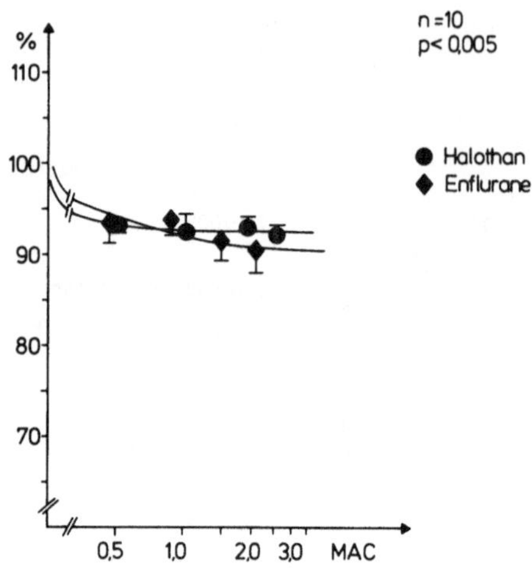

Abb. 3. Wirkung von Halothan bzw. Enfluran in äquipotenten Dosen [5, 10] auf den Basaltonus humaner A.-mesenterica-Streifen. Keine signifikanten Unterschiede zwischen Halothan und Enfluran. Die Angaben zur Statistik in der Grafik beziehen sich auf die Änderung gegen den Ausgangswert. *MAC* minimale anästhetische Konzentration

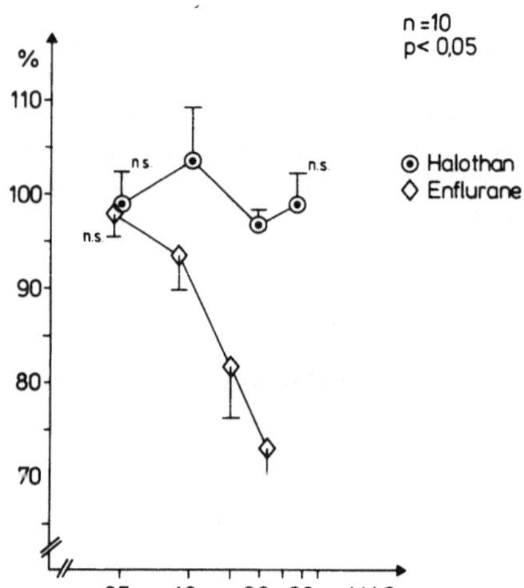

Abb. 4. Wirkung äquipotenter Dosen [5, 10] von Halothan und Enfluran auf die Kraftentwicklung humaner A.-mesenterica-Streifen nach $5 \cdot 10^{-7}$ g Noradrenalin/ml. Oberhalb 0,5 MAC sind die Unterschiede zwischen Halothan und Enfluran mit einem $p < 0{,}005$ signifikant. Die Angaben zur Statistik in der Grafik beziehen sich auf die Änderung gegen den Ausgangswert. *MAC* minimale anästhetische Konzentration

Diskussion

Die Verminderung des Basaltonus menschlicher Arterien durch Halothan oder Enfluran zeigt bei äquipotenten Dosen [5, 10] keine Unterschiede (Abb. 3). Die tonusmindernde Wirkung ist mäßig und dürfte im Vergleich zu anderen, in vivo bedeutsamen Kreislaufeffekten der Inhalationsanästhetika [11, 14, 15] im Bereich üblicher Konzentrationen klinisch kaum eine Rolle spielen. Als Wirkungsmechanismen kommen Effekte der Anästhetika auf den Kalziumstoffwechsel [1, 7, 9, 13], Wirkungen auf die Konzentration des cAMP [12] und unspezifische Effekte [3] in Betracht.

Ein deutlicher Unterschied zwischen Halothan und Enfluran zeigt sich – auch unter Berücksichtigung äquipotenter Konzentrationen – bei der Noradrenalinantwort menschlicher Mesenterialarterien (Abb. 4). Halothan erhöht hierbei im unteren Konzentrationsbereich die Kraftentwicklung und führt erst bei höherer Konzentration zu einer geringen, bei den vorliegenden Werten nicht signifikanten Verminderung der Noradrenalinantwort. Enfluran dagegen deprimiert dosisabhängig stark die noradrenalininduzierte Kontraktion. Die mechanische Antwort der glatten Gefäßmuskulatur auf eine adrenerge Stimulation, z. B. als Gegenregulation gegen eine anästhetikabedingte Minderung der Herzleistung, fällt somit unter Enfluran deutlich geringer aus als unter Halothan. Möglicherweise ist diese direkte Wirkung an der Gefäßmuskulatur für die größere Abnahme des peripheren Widerstandes unter Enfluran verantwortlich [4].

Literatur

1. Altura BM, Altura BT, Carella A, Turlapaty PDMV, Weinberg J (1980) Vascular smooth muscle and general anesthetics. Fed Proc 39:1584–1591
2. Böckers HB (1979) TTC-Reduktionsaktivität von Alveolormakrophagen unter dem Einfluß von Halothan und Lachgas. Anaesthesist 28:115–119
3. Clark SC, Mac Cannell KL (1975) Vascular responses to anesthetic agents. Can Anaesth Soc J 22:20–33
4. Doherty F, Wilkinson PL, Robinson S (1981) Enflurane reduces systemic pressure during cardiopulmonary bypass more effectively than halothane. ASA [Abstr] Anesthesiology V 55:A40
5. Gion H, Saidmann LJ (1971) The minimum alveolar concentration of Enflurane in man. Anesthesiology 35:361–364
6. Herlihy JT (1980) Helically cut vascular strip proportion: geometrical considerations. Am J Physiol 238:H107–H109
7. Lynch C III, Vogel S, Sperelakis N (1981) Halothane depression of myocardial slow action potentials. Anesthesiology 55:360–368
8. Price ML, Price HL (1962) Effects of general anesthetics on contractile response of rabbit aortic strips. Anesthesiology 23:16–20
9. Rosenberg H (1979) Sites and mechanisms of action of halothane on sceletal muscle function in vitro. Anesthesiology 50:331–335
10. Saidman LJ, Eger EI II, Munson ES, Babad AA, Muallem M (1967) Minimum alveolar concentrations of methoxy-flurane, halothane, ehter and cyclopropane in man: Correlation with theories of Anesthesia. Anesthesiology 28:994–1002
11. Samodelov LF, Inone K, Arndt JO (1981) Kreislaufdepression unter Infusion halothanhaltiger Kochsalzlösung in die art. Gehirnstrombahn an Katzen. In: Brückner JB, Heß W (Hrsg) Nr. G16, 3, S 282
12. Sprague DH, Yang JC, Ngai SH (1974) Effects of Isoflurane and halothane on contractility and the cyclic 3'5' Adenosine-Monophosphate system in the rat aorta. Anesthesiology 40:162–167
13. Su JY, Kerrick WGL (1980) Effects of Enflurane on functionally skinned myocordial fibers from rabbits. Anesthesiology 52:385–389
14. Tranquilli WJ, Manohar M, Parks C, Thurmon JC, Theodorakis MC, Benson GJ (1982) Systemic and regional blood flow distribution in anesthetised swine and swine anesthetised with halothane and Nitrous oxide, halothane or Enflurane. Anesthesiology 56:369–379
15. Vatner SF (1978) Effects of anesthesia on cardiovascular control mechanisms. Environ Health Perspect 26:193–206

Konstruktionsmöglichkeiten zur Reduzierung des lachgasbedingten Cuffdruckanstieges bei Low-pressure-cuff-Endotrachealtuben

L. Brandt, H. Pokar und H. Schütte

Die endotracheale Intubation als Maßnahme zur Freihaltung bzw. zum Freimachen der Atemwege ist schon sehr lange bekannt. So war z. B. in England des 18. Jahrhunderts die orotracheale Intubation und Beatmung mit Hilfe eines gekrümmten, starren Metalltubus eine verbreitete Maßnahme bei der Wiederbelebung Ertrunkener.

Die erste Darstellung einer orotrachealen Intubation findet sich 1815 in einer Monographie des englischen Arztes James Curry mit dem Titel: *Observations on apparent death from drowning, hanging, suffocation by noxious vapours, fainting-fits, intoxication, lightning, exposure to cold, &c. &c.* [8] (Abb. 1).

In der operativen Medizin setzte sich die endotracheale Intubation mit Tracheotomietuben in der zweiten Hälfte des 19. Jahrhunderts durch, zunächst jedoch nur als Aspirationsprophylaxe bei Eingriffen im Bereich des Gesichtsschädels. Es ist Friedrich Trendelenburgs (1844–1924) Verdienst, die großen Vorteile der endotrachealen Intubation auch für die

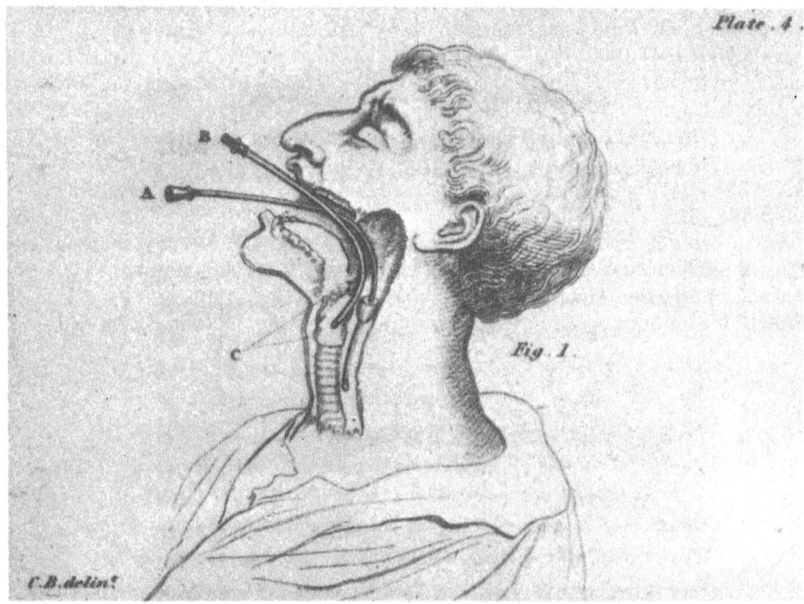

Abb. 1. Erste Abbildung einer orotrachealen Intubation in einer Monographie des englischen Arztes James Curry aus dem Jahr 1815 [8]

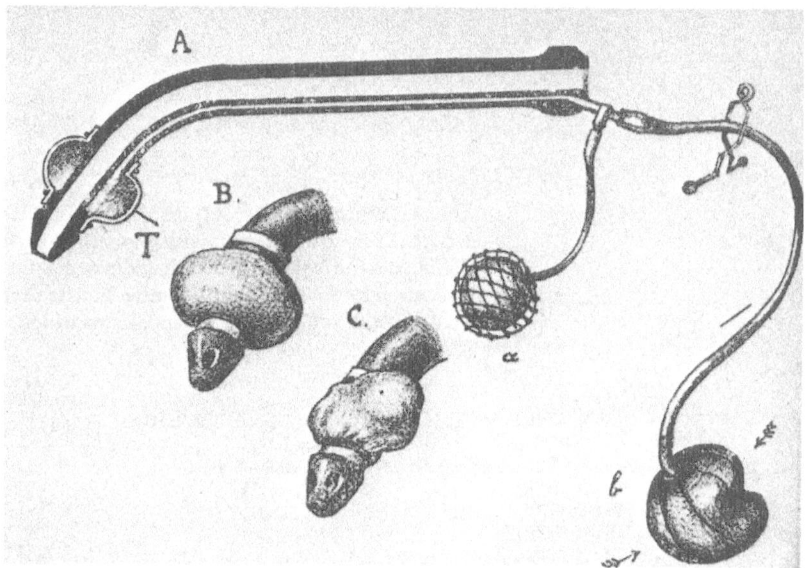

Abb. 2. Eisenmengers Endotrachealtubus von 1893 zur orotrachealen Intubation

Durchführung einer Inhalationsnarkose erkannt zu haben [30]. Er konstruierte 1869 den ersten Tracheotomietubus mit einer aufblasbaren Blockungsmanschette.

Den Prototyp der heutigen Endotrachealtuben zur oralen oder nasalen Intubation entwickelte 1893 der Wiener Arzt Viktor Eisenmenger [9] (Abb. 2). Möglicherweise hatte Eisenmengers Tubus bereits einige der Eigenschaften der modernen Endotrachealtuben mit sog. Niederdruckmanschetten [5, 22].

Diese Low-pressure-high-volume-cuff-Endotrachealtuben sind heute die Endotrachealtuben der Wahl für alle Indikationen zur endotrachealen Intubation. Dies gilt nicht nur für die Langzeitintubation, wo seit ihrer Anwendung die cuffbedingten Trachealwandschäden stark zurückgegangen sind [11], sondern auch für die Narkoseintubation [15]. Vor allem die Arbeiten von Nordin [22] haben gezeigt, daß bereits eine 15minütige Druckbelastung der Trachealwand mit einem Druck von 50 mmHg zu Epithelläsionen – wenn auch reversiblen – führt. Irreversible Schäden durch eine stellenweise totale Zerstörung der Basalmembran verursacht ein Druck von 100 mmHg über 60 min.

Problematik

Unter Narkosebedingungen verlieren die Niederdruckmanschettentuben unkontrolliert schon in weniger als 30 min ihre wichtigste Eigenschaft, die Abdichtung der Trachea mit niedrigen Drücken [2, 16]. Bereits 1974 beschrieb Stanley [26, 28], daß es während einer Narkose durch Lachgasdiffusion in den raumluftgefüllten Tubuscuff schon bald nach Narkosebeginn zu exzessiven Volumen- und Druckanstiegen und damit zu einer gefährlichen Erhöhung der Trachealwandbelastung kommt [1, 3, 4, 11, 17, 23, 24, 25, 29]. Die Schädigung der Tracheal-

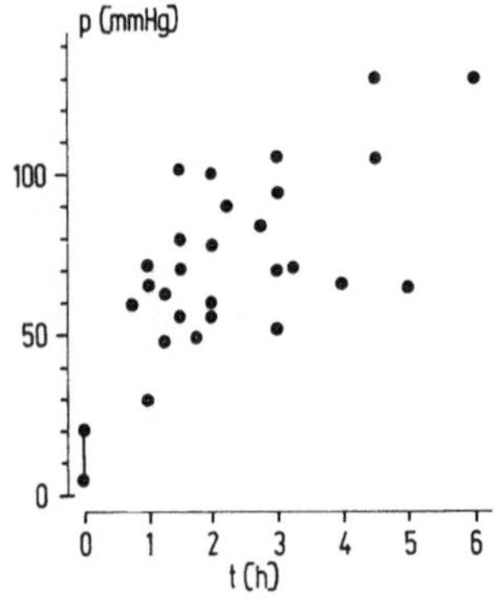

Abb. 3. Lachgasbedingte Cuffdruckanstiege in verschiedenen Niederdruckcuffs in vivo bei einem inspiratorischen Lachgasanteil von 66%. Der initiale Cuffdruck (Abdichtungsdruck der Trachea) lag bei allen Messungen zwischen 5 und 20 mmHg. Bereits nach 2 Narkosestunden werden Werte von mehr als 100 mmHg registriert

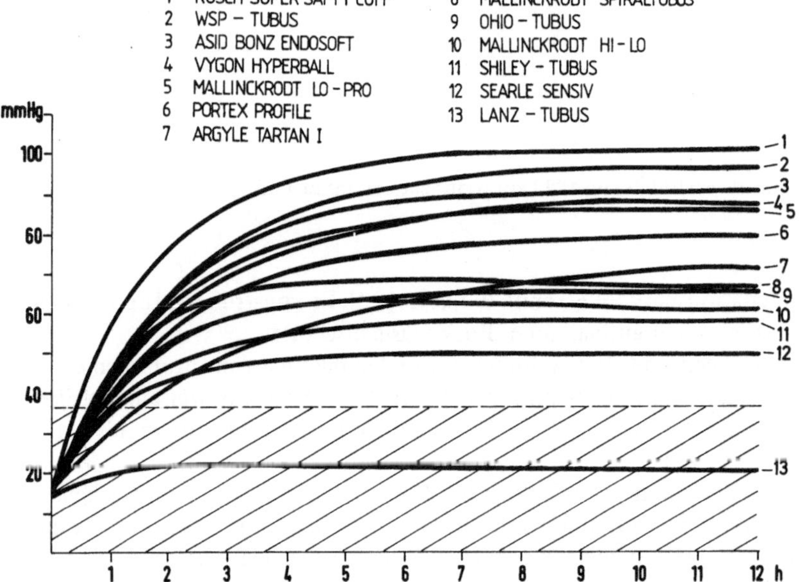

Abb. 4. Lachgasbedingte Cuffdruckanstiege bei 13 Endotrachealtuben mit sog. High-volume-low-pressure-Cuffs, In-vitro-Messungen. Lachgasanteil im Gasgemisch 66%, Initialdruck 15 mmHg. Die *schraffierte Fläche* entspricht dem Druckbereich der Kapillarperfusion der Trachealschleimhaut

schleimhaut ist u. U. größer als bei Verwendung der konventionellen Hochdruckmanschettentuben [7, 12, 15, 18].

In eigenen Untersuchungen konnten wir zeigen [4, 5, 7], daß von 13 High-volume-low-pressure-cuff-Endotrachealtuben mit geschlossenem Blockungssystem nur einer so konstruiert ist, daß der Cuffdruck auch während längerdauernder Narkosen sicher unter dem Kapillarperfusionsdruck der Trachealschleimhaut bleibt (Abb. 3 u. 4).

Da es bis heute keine geeigneten Kunststoffe gibt, die für Lachgas nicht diffusibel sind, versucht man mit verschiedenen Systemen und Methoden, den lachgasbedingen Cuffdruckanstieg zu verhindern oder zu kompensieren. Man verwendet dabei größtenteils Systeme, die in der Intensivmedizin bereits erprobt sind [13, 14, 19, 20, 21].

Alle diese Systeme erweisen sich aber zum Zweck der Cuffdruckbegrenzung bei Intubationsnarkosen als nur bedingt geeignet: Sie sind entweder zu teuer oder zu aufwendig zu handhaben – oder beides zusammen [5, 7]. Auch die Blockung mit dem Narkosegasgemisch [3, 10, 17, 23, 24, 25], die Blockung mit Flüssigkeit [31] oder die wiederholte Ent- und Neublockung des Systems während der Narkose haben sich als umständlich und unzuverlässig herherausgestellt.

Rediffusionssystem

Unser Ziel war es, ein möglichst einfaches und preiswertes System zu finden, das ohne Zutun von außen und ohne Zusatzmonitoring den Cuffdruck auch während länger dauernder Narkosen in tolerablen Grenzen, d. h. unter 30 mmHg, hält, und das dennoch, z. B. bei Beatmung mit hohen Atemmitteldrucken, eine sichere Trachealabdichtung gewährleistet.

Das Ergebnis unserer Untersuchungen ist das sog. „Rediffusionssystem', das nach folgendem Prinzip arbeitet:

„Das Lachgas diffundiert über den Cuff in das Blockungssystem. Über einen geeigneten Pilotballon diffundiert es danach in die Raumluft ab."

Dieses Prinzip erscheint zunächst sehr simpel. Aber um den „geeigneten" Pilotballon zu finden, war die Klärung einiger grundsätzlicher Fragen notwendig. So mußten wir uns eine Vorstellung von der in vivo für Lachgas zur Verfügung stehenden Diffusionsfläche in den Cuff machen [6, 10, 27]. Analysen des Cuffdruckverhaltens während Operationen mit extrakorporaler Zirkulation zeigten, daß nicht, wie von Stanley [27] postuliert, nur die distale Cuffstirnseite, sondern vielmehr auch die gesamte Kontaktfläche des Cuff mit der Trachealschleimhaut als cuffwärts gerichtete Lachgasdiffusionsfläche wirkt (Abb. 5).

Darüber hinaus spielen die Dicke und die Art des Materials, aus dem Cuff und Pilotballon gefertigt sind, eine wichtige Rolle für das Diffusionsverhalten.

Die Kriterien für ein zuverlässig funktionierendes Rediffusionssystem lassen sich in einem Satz zusammenfassen:

> Die Lachgasdiffusion
> aus dem Pilotballon heraus
> muß effizienter sein
> als die Lachgasdiffusion
> in den Cuff hinein.

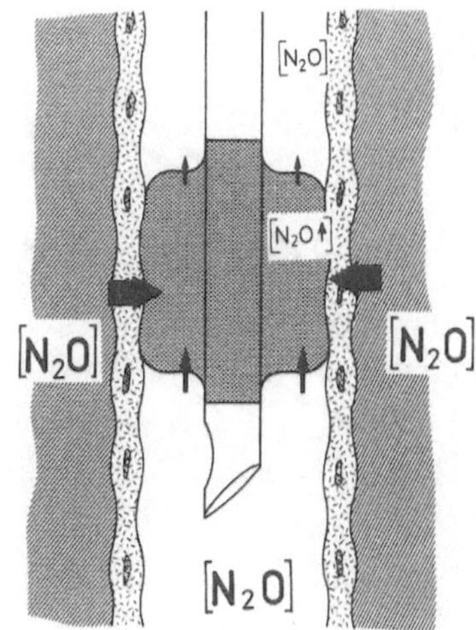

Abb. 5. Diffusionsvorgänge an der Cuffwand während einer Narkose im Steady state: Die Stärke der *Pfeile* symbolisiert die Menge des diffundierenden Lachgases, bezogen auf das jeweilige Diffusionsareal. Die Lachgaskonzentrationen im Tracheallumen distal des Cuffs und im Trachealgewebe sind identisch, der Lachgaspartialdruck im Cuff nimmt zu. Im subglottischen Raum herrscht eine geringe Lachgaskonzentration

Dies erreicht man durch eine gegenüber der Cuffdiffusionsfläche größere Pilotballonoberfläche, durch eine größere Cuffwandstärke als Pilotballonwandstärke und durch eine derart beschaffene Materialkombination, daß die Lachgasdiffusionskonstante des Cuffmaterials geringer ist als die des Pilotballonmaterials.

Damit kommt dem Pilotballon eine entscheidende Bedeutung für die Limitierung des Cuffdruckes zu.

Realisierung

Um die Wirksamkeit des Rediffusionssystems zu prüfen und zu beweisen, konstruierten wir eine Reihe von Blockungssystemen, die sich nur im Pilotballon unterscheiden, aber identische Cuffs haben, und untersuchten das Druckverhalten unter Narkosebedingungen.

Die Kurven in Abb. 6 geben das Druckverhalten der einzelnen Systeme in einem In-vitro-Versuch bei Exposition des Cuff in eine Narkosegasatmosphäre mit einem Lachgasanteil von 66% über 6 h wieder.

System 1: Cuff ohne Pilotballon. Von einem initialen Druck von 15 mmHg ausgehend – dieser Druck ist bei Niederdruckmanschetten im Durchschnitt erforderlich, um die Trachea abzudichten – steigt der Cuffdruck in 6 h auf 87 mmHg an.

System 2: Starrer Pilotballon ohne Diffusionskapazität. Die Verbesserung der Systemcompliance durch eine Vergrößerung des Volumens des Blockungssystems bewirkt trotz vermehrter Lachgasdiffusion infolge eines langsameren Abfalls des Diffusionsgradienten eine Verminderung des Druckanstieges auf 79 mmHg.

System 3: Cuff und Pilotballon in Material, Größe und Wandstärke (0,05 mm) identisch. Bei identischer Diffusionskapazität von Cuff und Pilotballon beträgt der Druckanstieg nur noch etwa 50% des ursprünglichen Anstieges.

System 4: Latexpilotballon. Reduzierung des lachgasbedingten Cuffdruckanstieges auf 38 mmHg.

System 5: Pilotballon größer als der Cuff und geringere Wandstärke (0,03 : 0,05 mm). Der Druck bleibt auch nach 6 Narkosestunden unter dem Kapillarperfusionsdruck der Trachealschleimhaut. Er erreicht nur 28 mmHg.

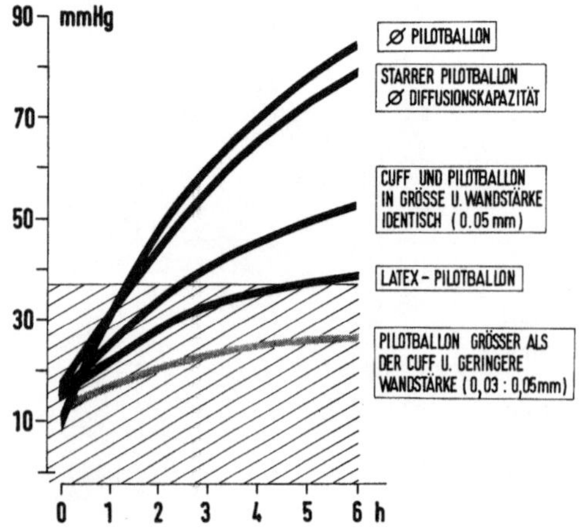

Abb. 6. Lachgasdiffusionsbedingter Druckverlauf in 5 Blockungssystemen mit identischem Cuff, aber mit Pilotballonen mit unterschiedlichem Rediffusionseffekt. Weitere Erklärungen s. Text

Daß das Modell mit dem PVC-Pilotballon ein besseres Druckverhalten zeigt als das Modell mit dem Latexpilotballon, liegt wahrscheinlich an der ungünstigen Compliance des verwendeten Latexballons. Die Complianceänderung des Blockungssystems ist übrigens ein Faktor, der theoretisch die erzielten Ergebnisse wenigstens z. T. auch verursacht haben könnte.

Daß bei unseren Untersuchungen aber tatsächlich der Rediffusionseffekt die entscheidende Rolle spielt – und nicht, wie z. B. beim Lanz-Tubus, die Compliance –, konnten wir durch die Bestimmung der Volumenzunahme in den einzelnen Blockungssystemen beweisen. Am Versuchsende hat das Volumen im System 5 nur um 10,8 ml oder 20,7% des Ausgangsvolumens, im System 1 ohne Pilotballon dagegen um 17,8 ml = 79,9% des Ausgangsvolumens zugenommen. Ohne Rediffusion hätte das Umgekehrte eintreten müssen: Bei großem Pilotballon kann wegen der langsameren Abnahme des Lachgaskonzentrationsgradienten, bedingt durch das große Verteilungsvolumen, im gleichen Zeitraum wesentlich mehr Lachgas über dieselbe Cufffläche diffundieren. Da aber ein Großteil des in das Blockungssystem diffundierten Lachgases über den Pilotballon wieder aus dem System in die Raumluft abdiffundiert, ist die tatsächliche Volumenzunahme so gering. Damit ist die Effektivität des Rediffusionssystems bewiesen.

Literatur

1. Bernhard WN, Yost LC, Turndorf H, Cottrell JE, Paegle RD (1978) Physical characteristics of and rates of nitrous oxide diffusion into tracheal tube cuffs. Anesthesiology 48:413–417
2. Black AMS, Seegobin RD (1981) Pressures on endotracheal tube cuffs. Anaesthesia 36:498–511
3. Brandt L, Pokar H, Renz D (1981) Die gasdiffusionsbedingte Druckkinetik in Niederdrucktubusmanschetten. Anaesthesist 30:200–205
4. Brandt L, Beck H, Pokar H ((1981) Die Wahl des Endotrachealtubus zur Narkose – Vergleichende Untersuchungen verschiedener Niederdruckmanschettentuben. 17. Zentraleuropäischer Anästhesiekongreß Berlin G8.8
5. Brandt L, Pokar H, Schütte H (1982) Cuffdruckänderungen durch Lachgasdiffusion. Symposion Erlangen, im Druck
6. Brandt L, Pokar H, Renz D, Schütte H (1982) Cuffdruckänderungen durch Lachgasdiffusion. Anaesthesist 31:345–348
7. Brandt L, Pokar H, Schütte H (1982) Nitrous oxide diffusion into the tracheal tube cuff. Problems and solutions. 6th European Congress of Anaesthesiology, London, No. 697
8. Curry J (1815) Observations on apparent death. Cox, London
9. Eisenmenger V (1893) Zur Tamponade des Larynx nach Prof. Maydl. Wien Med Wochenschr 5:200–202
10. Ikeda S, Schweiss JF (1980) Tracheal tube cuff volume changes during extracorporeal circulation. Can Anaesth Soc J 27:453–457
11. Ilberg C (1979) Intubationsfolgeschäden. Dtsch Aerztebl 76:77–81
12. Jensen PJ, Hommelgard P, Söndergaard P, Eriksen S (1982) Sore throat after operation: Influence of tracheal intubation, intracuff pressure and type of cuff. Br J Anaesth 54:453–457
13. Junghänel S, Bräutigam KH (1979) Rüsch Tubomat. Ein Gerät zur fortlaufenden Messung und Begrenzung des Intracuffdrucks von Niederdruckmanschetten. Anaesthesist 28:201–203
14. Kamen JM, Wilkinson CJ (1971) A new low pressure Cuff for endotracheal tubes. Anesthesiology 34:482–485
15. Klainer AS, Turndorf H, Wu WH, Meawal H, Allender PG (1975) Surface alterations due to endotracheal intubation. Am J Med 58:674–683
16. Knowlson GTG, Bassett HFM (1970) The pressure exerted on the trachea by endotracheal inflatable cuffs. Br J Anaesth 42:834–837
17. Lanz E, Zimmerschitt W (1976) Volumen- und Druckänderungen durch Lachgasdiffusion in herkömmlichen Niederdruckblockungsmanschetten von Endotrachealtuben. Anaesthesist 25:491–498

18. Loeser EA, Stanley TH, Jordan W, Machin R (1980) Postoperative sore throat: Influence of tracheal tube lubrication versus cuff design. Can Anaesth Soc J 27:156–158
19. Lomholt N (1971) A new tracheostomy tube. Acta Anaesthesiol Scand [Suppl] 15
20. Magovern GJ, Shively JG, Fecht D, Theroz F (1972) The clinical and experimental evaluation of a controlled pressure intratracheal cuff. J Thorac Cardiovasc Surg 64:747–756
21. McGinnis GE, Shively JG, Patterson RL, Magovern GJ (1971) An engineering analysis of intratracheal tube cuffs. Anesth Analg (Cleve) 50:557–564
22. Nordin U (1977) The trachea and cuff-induced tracheal injury. Acta Anaesthesiol Scand [Suppl] 21
23. Revenäs B, Lindholm CE (1976) Pressure and volume changes in tracheal tube cuffs during anaesthesia. Acta Anaesthesiol Scand 20:321–326
24. Saarnivaara L, Grahne B (1981) Clinical study on an endotracheal tube with a high-residual volume, low pressure cuff. Acta Anaesthesiol Scand 25:89–92
25. Scheurecker F, Thalhammer F, Schneider J (1978) Druckveränderungen im Inneren der Tubusmanschette am intubierten Patienten. Anaesthesist 27:336–339
26. Stanley TH (1974) Effects of anaesthetic gases on endotracheal tube cuff gas volumes. Anesth Analg (Cleve) 53:480–482
27. Stanley TH (1975) Nitrous oxide and pressures and volumes of high- and low-pressure endotracheal-tube cuffs in intubated patients. Anesthesiology 42:637–640
28. Stanley TH, Kawamura R, Graves C (1974) Effects of nitrous oxide on volume and pressure of endotracheal tube cuffs. Anesthesiology 41:256–262
29. Thompson WR, Oh TE (1979) Increases in cuff volume and pressure in red rubber endotracheal tubes during anaesthesia. Anaesth Intensive Care 7:152–157
30. Trendelenburg F (1870) Beiträge zu den Operationen an den Luftwegen. Arch Klin Chir 12:112–133
31. Wolff G (1973) Vermeidung von trachealen Spätkomplikationen nach Langzeitintubation zur Dauerbeatmung. Eine neue Methode der Cuffblähung. Anaesthesist 22:317–323

Systolische Zeitintervalle nach intramuskulärer Prämedikation mit verschiedenen Sedativa und Analgetika – Eine präoperative Verlaufsstudie

W. Seitz, D. Schaps, T. Schultze-Florey und E. Kirchner

Die Feinabstimmung der Kreislaufhomöostase und damit des bei Orthostase in Funktion tretenden Regelkreises wird durch die inhibitorischen Wirkungen der Morphinderivate und ganglienblockierenden Psychopharmaka (wie z. B. Benzodiazepine, Phenothiazine) – Hauptsubstanzen der intramuskulären Prämedikation – beeinträchtigt. Präoperative Blässe, psychomotorische Unruhe, Nausea, Schwindelgefühl sowie Neigung zu Schweißausbrüchen und Ohnmacht bei Lagewechsel sind z. T. die Folge der hypotonen Kreislaufregulationsstörungen.

In der vorliegenden Studie haben wir bei 50 jungen und kardiopulmonal gesunden Patienten (Durchschnittsalter $\overline{x} = 26{,}4 \pm 4{,}5$ Jahre) unter präoperativer Streßbelastung die Veränderungen des Blutdrucks, der Herzfrequenz sowie der pre- und afterloadabhängigen systolischen Zeitintervalle nach i.m.-Gabe verschiedener Analgetika (0,3 mg/kg KG Morphin, 1 mg/kg KG Dolantin, 0,2 mg/kg KG Dipidolor) und Sedativa (0,5 mg/kg KG Promethazin, 10 mg Diazepam) überprüft.

Die Aussagekraft der systolischen Zeitintervalle (STI) im Sinne nichtinvasiv meßbarer semiquantitativer Funktionsparameter des Myokards ist durch die Arbeiten von Ahmed et al. [2], Garrard et al. [7], Lewis et al. [10] und Weissler [14] und Weissler et al. [16] hinreichend belegt. Ihre Registrierung ist nahezu komplikationsfrei, beliebig oft wiederholbar und für den Patienten – zumal unblutig – weitgehend belastungsfrei (Abb. 1).

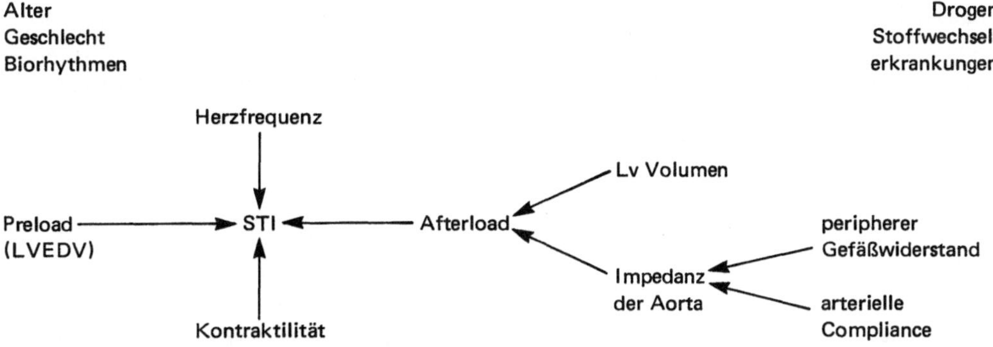

Abb. 1. Faktoren, die die Dauer der systolischen Zeitintervalle (*STI*) beeinflussen

Tabelle 1. Wirkungseintritt, Wirkungsmaximum und Wirkungsdauer i.m. verabreichter Analgetika und Sedativa

Medikament	Wirkungseintritt	Wirkungsmaximum	Wirkungsdauer
Morphin (0,3 mg/kg KG)	30 min	90 min	2–6 h
Pethidin (1 mg/kg KG)	20–40 min	60–75 min	2–4 h
Piritramid (0,2 mg/kg KG)	10–15 min	30 min	3–6 h
Diazepam (10 mg)	30–60 min	60–120 min	2–8 Tage (Metabolit)
Promethazin (0,5 mg/kg KG)	20–40 min	30–60 min	3–6 h

Methodik

Über einen Zeitraum von 60 min wurden nach Injektion der Prüfsubstanzen (Tabelle 1) außer der Herzfrequenz und dem Blutdruck (Methode nach Riva Rocci) durch simultane Registrierung von Elektrokardiogramm, Phonokardiogramm und Karotispulskurve folgende STI in Abständen von 5 min aufgezeichnet:

1. Gesamtdauer der elektromechanischen Systole (QS_2)
2. Linksventrikuläre Anspannungszeit (PEP)
3. Linksventrikuläre Auswurfzeit (LVET)

Die Auswertung ging jeweils über 12 artefaktfreie Systolen (Myocardscheck AVL 970). Darüber hinaus wurden die Diastolendauer (S_2Q) und der reziproke Quadratwert der Anspannungszeit ($1/PEP^2$) bestimmt, der nach Reitan et al. [13] eng mit der maximalen Auswurfbeschleunigung korreliert.

Die PEP und LVET wurden nach den von Weissler et al. [15, 16] angegebenen Formeln frequenzkorrigiert und der Quotient PEP/LVET ermittelt, der nach Garrard et al. [7] mit der Austreibungsfraktion (EF) ($EF = 1{,}125 - 1{,}25 \cdot PEP/LVET$) korreliert ist. Das Herzschlagvolumen (SV) wurde nach der von Harley et al. [8] angegebenen Formel $SV = 0{,}501 \cdot LVET + 0{,}13 \cdot HR - 67{,}2$ berechnet.

Um direkte und indirekte, d. h. pre- und afterloadabhängige Beeinträchtigungen der Herzfunktion zu erfassen, wurde bei dem gleichen Patientenkollektiv vor, und 60 min nach i.m.-Applikation der Prüfsubstanzen (Tabelle 1) das Verhalten von Herzfrequenz, Blutdruck und STI zusätzlich noch über jeweils 6 min im orthostatischen Belastungsversuch bei 30° und 60° Schräglage geprüft.

Signifikanzberechnungen erfolgten mit dem Student-t-Test für verbundene Wertpaare. Aus Übersichtsgründen wurde in den Abbildungen auf eine Darstellung der Standardabweichung der Mittelwerte ($s_{\bar{x}}$) verzichtet.

Ergebnisse

Nach i.m.-Gabe der Analgetika Dolantin (1 mg/kg KG), Dipidolor (0,2 mg/kg KG) und Morphin (0,3 mg/kg KG) konnten unter Ruhebedingungen präoperativ bei weitgehender Konstanz der Herzfrequenz keine signifikanten Veränderungen der pre- und afterloadabhängigen

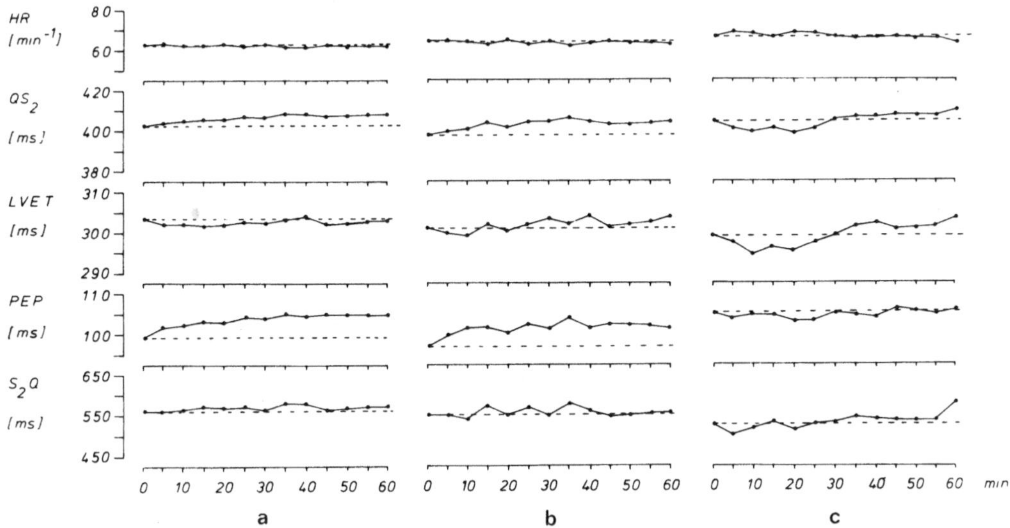

Abb. 2a–c. Veränderungen linksventrikulärer STI nach i.m.-Gabe von 0,3 mg/kg KG Morphin (a), 1 mg/kg KG Pethidin (b) bzw. 0,2 mg/kg KG Piritramid (c) in der präoperativen Vorbereitungsphase bei jeweils 10 Patienten. *HR* Herzfrequenz, QS_2 elektromechanische Systolendauer, *LVET* Auswurfzeit, *PEP* Anspannungszeit, S_2Q Diastolendauer

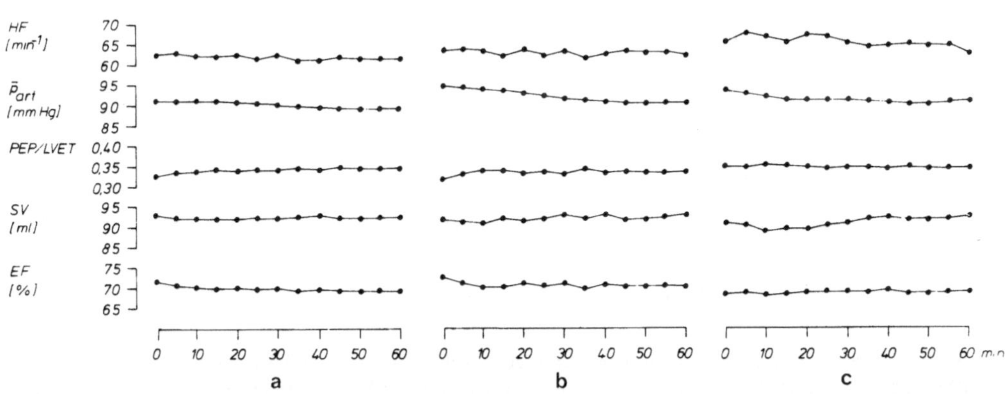

Abb. 3a–c. Veränderungen hämodynamischer Parameter nach i.m.-Gabe von 0,3 mg/kg KG Morphin (a), 1 mg/kg KG Pethidin (b) bzw. 0,2 mg/kg KG Piritramid (c) in der präoperativen Vorbereitungsphase bei jeweils 10 Patienten. *HR* Herzfrequenz, $\bar{p}_{art}$ arterieller Mitteldruck, *PEP/LVET* Weissler-Index, *SV* Schlagvolumen, *EF* Austreibungsfraktion

Parameter PEP und LVET registriert werden (Abb. 2). Der Quotient PEP/LVET und der reziproke Quadratwert der Anspannungszeit $1/PEP^2$ wurden damit ebensowenig beeinträchtigt wie der arterielle Mitteldruck ($\bar{p}_{art}$), die Austreibungsfraktion (EF) und das Herzschlagvolumen (SV) (Abb. 3). Vergleichbare Ergebnisse wurden nach i.m.-Injektion von 10 mg Diazepam notiert (Abb. 4).

Unter 0,5 mg/kg KG Promethazin wurde dagegen bei nahezu unveränderter QS_2 über den Untersuchungszeitraum von 60 min eine signifikante Verlängerung der PEP von 101,6 ± 1,8

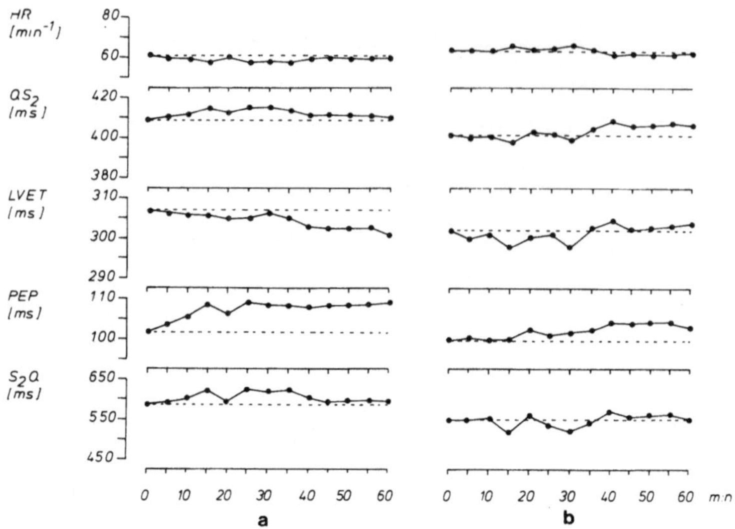

Abb. 4a, b. Veränderungen linksventrikulärer STI nach i.m.-Gabe von 0,5 mg/kg KG Promethazin (Atosil) (a) bzw. 10 mg Diazepam (Valium) (b) in der präoperativen Vorbereitungsphase bei jeweils 10 Patienten

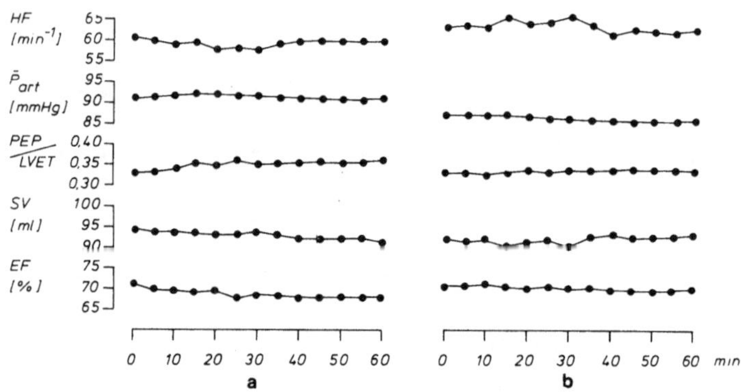

Abb. 5a, b. Veränderungen hämodynamischer Parameter nach i.m.-Gabe von 0,5 mg/kg KG Promethazin (Atosil) (a) bzw. 10 mg Diazepam (Valium) (b) in der präoperativen Vorbereitungsphase bei jeweils 10 Patienten

auf 109,0 ± 2,6 ms ($p < 0,01$) gemessen (Abb. 4). Im gleichen Zeitraum nahm die frequenzkorrigierte Anspannungszeit (ΔPEP) um 7,2 ms zu, während die frequenzkorrigierte Auswurfzeit (ΔLVET) um 7,3 ms verkürzt wurde. Die Abnahme der EF und des SV um 5,5% bzw. 3,3% war klinisch jedoch bedeutungslos (Abb. 5).

Die Kipptischversuche haben gezeigt, daß die orthostatische Toleranz 60 min nach i.m.-Gabe stark wirksamer Analgetika und Sedativa deutlich abgenommen hat. Im Vergleich zum Kontrollversuch wurde während einer Zeitspanne von 3 min selbst bei geringer Orthostasebelastung (30° Schräglage) je nach Substanz ein 10–15 mmHg niedrigerer systolischer Blutdruck aufrechterhalten, wobei die Herzfrequenz meist etwas stärker anstieg, während das Schlagvolumen oft stärker abfiel.

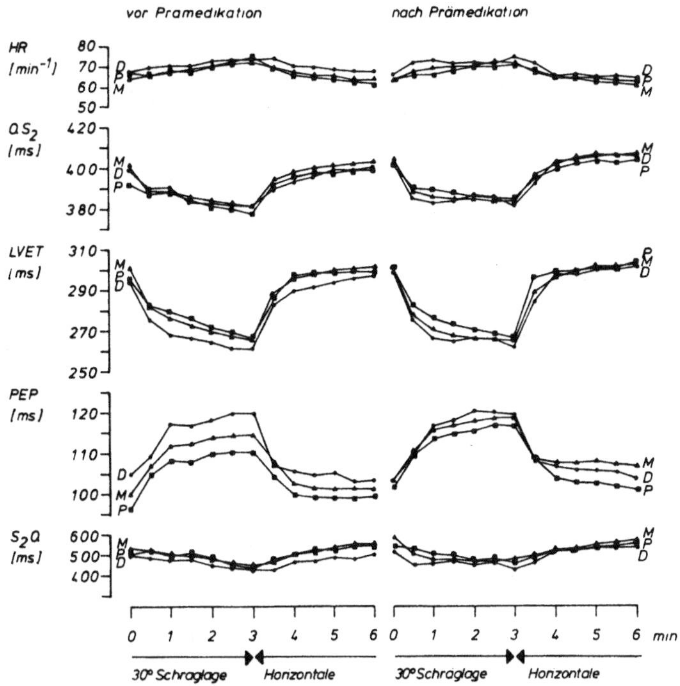

Abb. 6. Veränderungen der STI vor und 60 min nach i.m.-Gabe von 0,3 mg/kg KG Morphin, 1 mg/kg KG Pethidin bzw. 0,2 mg/kg KG Piritramid bei geringer orthostatischer Belastung; ●——● 1 mg/kg KG Dolantin ■——■ 0,2 mg/kg KG Piritramid ▲——▲ 0,3 mg/kg KG Morphin

Im orthostatischen Belastungsversuch registrierten wir 60 min nach i.m.-Applikation der Prüfsubstanz bei abnehmender QS_2 z. T. deutlicher als im Kontrollversuch eine signifikante Verlängerung der PEP bei gleichzeitiger Verkürzung der LVET (Abb. 6 u. 7). Daraus resultierte eine Zunahme des Weissler-Quotienten PEP/LVET und eine Abnahme des reziproken Quadratwerts der Anspannungszeit $1/PEP^2$. Eine medikamentenspezifische Beeinträchtigung der Myokardfunktion konnte nach i.m.-Gabe verschiedener Analgetika und Sedativa im präoperativen orthostatischen Belastungsversuch, gemessen an den Veränderungen der systolischen Zeitintervalle, nicht nachgewiesen werden.

Diskussion und Zusammenfassung

Die Erfahrung lehrt, daß die Injektion von Analgetika und Sedativa kurz vor der Operation (z. B. auf Abruf) häufig zu keiner präoperativen Sedierung führt, da die Relation zwischen dem Zeitpunkt der Injektion und dem Zeitpunkt der erwünschten Wirkung oft nicht bedacht wird. Emotioneller Streß bedingt vielmehr eine Erhöhung der Aktivität des sympathoadrenalen und des sympathonervalen Systems und nimmt damit Einfluß auf das Verhalten zahlreicher Regulationsmechanismen, insbesondere auch der des Kreislaufs.

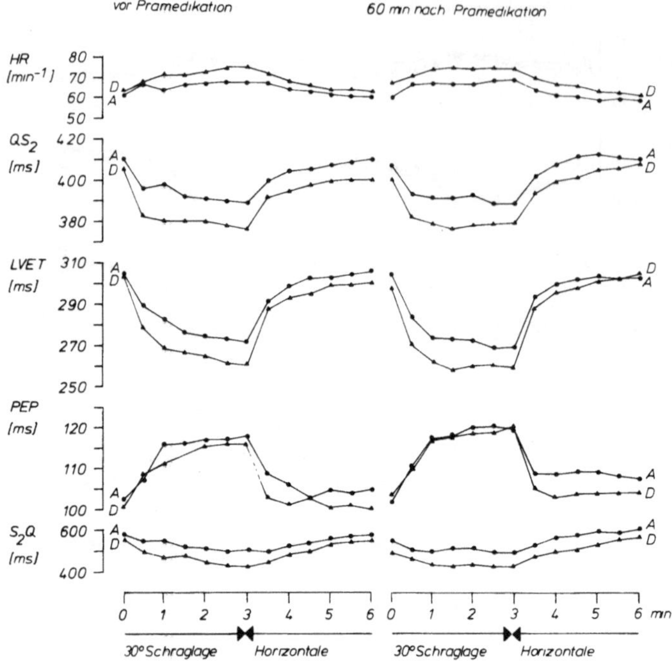

Abb. 7. Veränderungen der STI vor und 60 min nach i.m.-Gabe von 0,5 mg/kg KG Promethazin (Atosil) bzw. 10 mg Diazepam (Valium) bei geringer orthostatischer Belastung, d. h. 30° Schräglage bei jeweils 10 Patienten; ●——● 0,5 mg/kg KG Atosil ▲——▲ 10 mg Diazepam

Die vorliegende Untersuchung hat gezeigt, daß i.m.-Einzelgaben ausgewählter Sedativa und Analgetika vom Opiattyp (Tabelle 1) über einen Zeitraum von 60 min zu keiner Beeinträchtigung der Myocardfunktion führen, die, gemessen an den Veränderungen der Rechnungsgrößen PEP/LVET bzw. $1/PEP^2$, einer Dämpfung des sympathikoadrenergen Systems entsprechen [4, 9]. Hinweise auf eine medikamentöse Beeinflussung des peripheren Gefäßsystems – diskutiert wird neben der Änderung der sympathikoadrenergen Aktivität [1, 3, 6] und einem direkten, unspezifischen Angriff der Substanzen an der glatten Gefäßmuskulatur [12] gegenwärtig noch die Freisetzung biogener Amine [5, 11, 17] – konnten in Anbetracht der dargestellten Verlaufsanalyse pre- und afterloadabhängiger STI unter präoperativen Ruhebedingungen weder erhoben noch bestätigt werden.

Die orthostatische Toleranz der Probanden nahm jedoch während der gezielten medikamentösen Vorbereitung am Operationstag deutlich ab. Blutdruckabfall, Herzfrequenzanstieg, geringe Verkürzung der LVET bei gleichzeitiger Verlängerung der PEP 1 h nach i.m.-Gabe der wichtigsten z. Z. gebräuchlichen Prämedikationsmittel Promethazin, Diazepam, Dipidolor, Dolantin und Morphin wiesen im Vergleich zum Kontrollversuch bereits bei geringer orthostatischer Belastung (z. B. 30° Schräglage) auf eine erhebliche Zunahme hypotoner Kreislaufregulationsstörungen mit Kollapsneigung hin. Jegliches Aufstehen bzw. Aufrichten der Patienten sollte daher nach der Prämedikation sorgfältig vermieden werden. Darüber hinaus sollte unseres Erachtens vor Spinal- und Periduralanästhesien auf die Gabe von Morphinderivaten und ganglienblockierenden Psychopharmaka (Phenothiazine) verzichtet werden, da diese die Kompensation der peripheren Widerstandsreduktion in den Gefäßen der unteren

Körperhälfte durch die rückenmarksnahe Leitungsanästhesie beeinträchtigen. Die Anwendung von Analgetika sollte sich auf die Fälle beschränken, in denen die Behandlung des präoperativen Schmerzes notwendig ist. Ausgeprägten hypotonen Kreislaufregulationsstörungen während der Prämedikationsphase, z. B. bei der Vorbereitung rückenmarksnaher Leitungsanästhesien in sitzender Position, kann durch Volumenzufuhr und ggf. vorsichtigen Gaben von Vasopressiva begegnet werden, wobei auch Substanzen mit β-stimulierender Komponente, wie Cafedrin/Theoadrenalin (Akrinor), Etilefrin (Effortil) oder Amezinium (Supratonin), verwendet werden können.

Literatur

1. Abel RM, Reis RL, Staroscik RN (1970) The pharmacological basis of coronary and systemic vasodilator actions of diazepam. Br J Pharmacol 39:261
2. Ahmed SS, Lewinson GE, Schwartz CJ, Ettinger PO (1972) Systolic time intervals as measures of the contractile state of the left ventricular myocardium in man. Circulation 46:559
3. Cano Puerta G, Angulo Estrada D (1972) Accion del diazepam en la dinamica cardiovascular. Efecto protector sobre el miocardio. Sem Med 141:645
4. Deyk K van, Seybold-Epting W, Voigt E, Schorer R (1981) Systolische Zeitintervalle bei steigenden linksventrikulären Füllungsdrucken nach extrakorporaler Zirkulation. Anaesthesist 30:555
5. Feldberg W, Patton WD (1951) Release of histamine from skin and muscle in the cat by opium alcaloids and other histamine liberators. J Physiol 144:490
6. Fennessy MR, Rattray JF (1971) Cardiovascular effects of intravenous morphine in the anaesthetized rat. Eur J Pharmacol 14:1
7. Garrard GL, Weissler AM, Dodge HT (1970) The relationship of alterations in systolic time intervals to ejection fraction in patients with cardiac disease. Circulation 42:455
8. Harley H, Starmer CF, Greenfield JC (1969) Pressure flow studies in man. An evaluation of the duration of the phases of systole. J Clin Invest 48:895
9. Hartung E, Purschke R, Henning R, Brucke R, Wüst H, Zindler M (1975) Die Impedanzkardiographie, eine neue nichtinvasive Methode zur Beurteilung der Herzleistung. In: Bergmann H, Blauhut B (Hrsg) Anaesthesiologie und Intensivmedizin, Bd 93. Springer, Berlin Heidelberg New York, S 107
10. Lewis RP, Rittinger SE, Forrester WF (1977) A critical review of the systolic time intervals. Circulation 56:146
11. Lowenstein ET, Whiting RB, Dittar DA, Sanders CA, Powell WJ (1972) Local and neurally mediated effects of morphine on sceletal vascular resistance. J Pharmacol Exp Ther 180:359
12. Pasch T, Bugsch LA (1979) Beeinflussung der glatten Muskulatur kleiner Arterien durch Analgetika, Droperidol, Diazepam und Flunitrazepam. Anaesthesist 27:273
13. Reitan JA, Smith NT, Borison VS (1972) The cardiac preejection period. A correlation of peak ascending aortic blood-flow acceleeration. Anesthesiology 36:76
14. Weissler AM (1977) Systolic time intervals. N Engl J Med 296:321
15. Weissler AM, Peeler RG, Roehl WH (1961) Relationship between left ventricular ejection time, stroke volume, and heart rate in normal individuals and patients with cardiovascular disease. Am Heart J 62:367
16. Weissler AM, Harris WS, Schoenfeld CD (1969) Bedside techniques for the evaluation of ventricular function in man. Am J Cardiol 23:577
17. Zelis R, Amsterdamm EA, Mason DT, Davis D (1971) Morphine: effects on determinants of myocardial oxygen consumption in man. Clin Res 1:121

Nichtinvasive Bestimmung der pulmonalen Kapillarperfusion unter Beatmung

T. Stokke, H. Burchardi, I. Hensel, W. Ohrdorf und H. Boch-Fiola

Einleitung

Die Bestimmung des Herzzeitvolumens (HZV) ist bei vielen Patienten während einer Intensivbehandlung von großer Bedeutung. Als Routinemethode gilt seit Einführung des Pulmonaliseinschwemmkatheters die Thermodilutionsmethode ($\dot{Q}_T$), die im Vergleich zum Fick-Prinzip ($\dot{Q}_{Fick}$) in der technischen Durchführung einfacher ist. Beide Verfahren sind jedoch invasiv und mit den Komplikationsmöglichkeiten der Katheterisierung der A. pulmonalis behaftet [10].

Nichtinvasive Methoden wurden bislang nicht klinisch eingesetzt. In dieser Publikation wird eine speziell für die Anwendung am intubierten Patienten adaptierte, nichtinvasive Methode für die Bestimmung der pulmonalen Kapillarperfusion ($\dot{Q}_{N_2O}$) vorgestellt. Es handelt sich dabei um eine Modifizierung des von Teichmann et al. [9] im Jahre 1974 publizierten Verfahrens.

$\dot{Q}_{N_2O}$-Bestimmung

Die Methode beruht auf einer Analyse der alveolokapillären Äquilibrationskinetik für Lachgas, die auf Grund der physikalischen Eigenschaften des N_2O perfusionslimitiert ist [9].

Das Testgas N_2O (Konzentration 9%) wird in einem geschlossenen Rückatmungssystem mit Hilfe einer 1-l-Spritze, die über einen Dreiwegehahn mit dem Tubus des Patienten verbunden ist, in die Lunge eingewaschen (Abb. 1). Dabei wird der zeitliche Verlauf der Testgaskonzentrationen kontinuierlich massenspektrometrisch (Perkin Elmer MGA 1100) verfolgt und mit einem Schreiber registriert (Abb. 2).

Die Apparatur und die praktische Durchführung der Rückatmung sind die gleichen wie bei der Bestimmung der funktionellen Residualkapazität und der Diffusionskapazität; sie werden an anderer Stelle ausführlich beschrieben [7, 8].

Die Berechnung erfolgt nach einer neuen analytischen Lösung [3] des von Adaro et al. [1] publizierten Modell II des Rückatmungssystems und impliziert eine Exponentialfunktionsanalyse der N_2O-Rückatmungskurve:

$$\dot{Q}_{N_2O} = \frac{\beta_g}{\beta_b} \cdot V_R \cdot \frac{k_1 - k_2}{S_A(k_1 - k_2)}$$

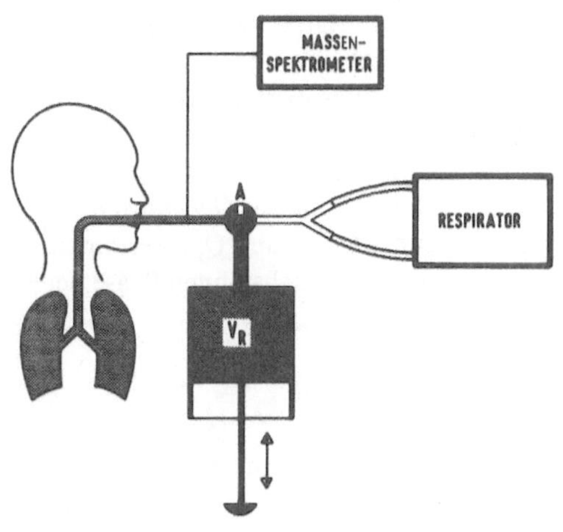

Abb. 1. Schematische Anordnung der Apparatur zur Bestimmung der pulmonalen Kapillarperfusion mit Lachgas im geschlossenen Rückatmungssystem. Das Testgas (9% N_2O) befindet sich in einer großen Spritze (V_R = 1000 ml), die über einen Dreiwegehahn (*A*) mit dem Tubus des Patienten verbunden ist. Durch manuelle Rückatmung mit der Spritze wird das Testgas in die Lunge eingewaschen. Dabei wird der zeitliche Verlauf der N_2O-Konzentration massenspektrometrisch bestimmt

Abb. 2. Zeitlicher Verlauf der Lachgaskonzentration während einer Rückatmung zur Bestimmung der pulmonalen Kapillarperfusion. *Abszisse:* Zeit (*t*) in Sekunden (s). *Ordinate:* fraktionelle Lachgas-(N_2O)-Konzentration in %

Es bedeuten:

β_g: Kapazitätskoeffizient in der Gasphase [5] (1,159 $ml_{STPD}/l \cdot mmHg$)

β_b: Kapazitätskoeffizient für Lachgas in der Blutphase [5] (0,546 $ml_{STPD}/l \cdot mmHg$)

V_R: Volumen der Rückatmungsspritze

k_1: Zeitkonstante des schnellen Kompartiments der N_2O-Kurve

k_2: Zeitkonstante des langsamen Kompartiments der N_2O-Kurve

S_A: Interzept des langsamen Kompartiments der N_2O-Kurve

Der Vorteil dieser neuen Auswertung liegt darin, daß die Ventilationslimitierung besser als bei allen bisher gängigen Verfahren berücksichtigt wird. Die Auswertung erfolgt halbautomatisch mit einem Kurvenlesegerät, Plotter und Rechner (Hewlett Packard Tischrechner Nr. 9820 A).

Experimentelle Untersuchung

Im Rahmen einer größeren tierexperimentellen Untersuchung wurde an 22 narkotisierten, intubierten und kontrolliert beatmeten Zwergschweinen der $\dot{Q}_{N_2O}$ bestimmt.

Zur Untersuchung der *Reproduzierbarkeit* wurden Doppelbestimmungen durchgeführt.

Zur Untersuchung der *Genauigkeit* wurde der $\dot{Q}_{N_2O}$ mit dem $\dot{Q}_{Fick}$ verglichen. Die Bestimmungen des $\dot{Q}_{N_2O}$ und $\dot{Q}_{Fick}$ erfolgten in einem zeitlichen Abstand von etwa 10–15 min in einer kardiopulmonal stabilen Phase bei lungengesunden Tieren.

Material und Methodik

Der Versuchsaufbau ist an anderer Stelle ausführlich beschrieben [4].

Die für die Bestimmung des $\dot{Q}_{Fick}$ erforderliche Sauerstoffaufnahme wurde aus dem Atemminutenvolumen (Pneumotachograph Fleisch Nr. 1) und der inspiratorischen und gemischt-exspiratorischen Sauerstoffdifferenz (Massenspektrometer Perkin Elmer MGA 1100) berechnet [2, 6]. Die arteriovenöse Sauerstoffgehaltsdifferenz wurde im Blut aus der A. pulmonalis und der Aorta abdominalis mit dem Lex-O_2-Con bestimmt.

Ergebnisse

Bei den $\dot{Q}_{N_2O}$-Doppelbestimmungen ergibt sich ein Variationskoeffizient von ± 5%.

Der Quotient $\dot{Q}_{N_2O}/\dot{Q}_{Fick}$ bei lungengesunden Tieren beträgt bei 58 vergleichenden Bestimmungen 1,0 ± 0,10 (Mittelwert ± Standardabweichung). In einem Meßbereich zwischen 2 und 8 l/min korrelieren $\dot{Q}_{N_2O}$ und $\dot{Q}_{Fick}$ signifikant mit der Gleichung der Regressionsgeraden (Abb. 3):

$$\dot{Q}_{N_2O} = 0{,}03 \text{ l/min} + 0{,}99\ \dot{Q}_{Fick}$$

$$r = 0{,}96;\ n = 58$$

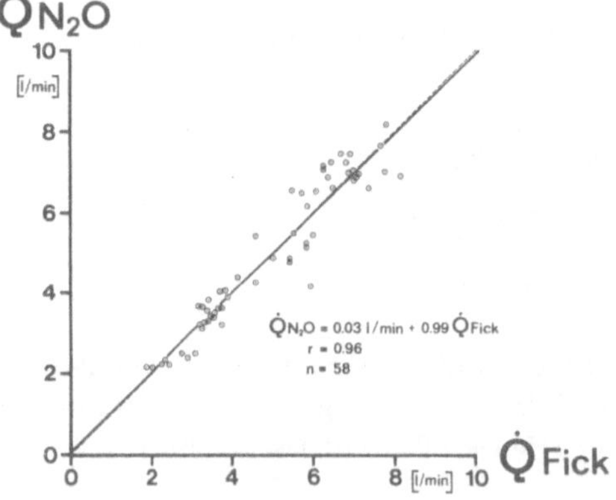

Abb. 3. Vergleich zwischen der pulmonalen Kapillarperfusion ($\dot{Q}_{N_2O}$) und dem mit dem direkten Fick-Prinzip bestimmten Herzminutenvolumen ($\dot{Q}_{Fick}$) an narkotisierten Zwergschweinen. *Unterbrochene Linie:* Identitätslinie. *Durchgezogene Linie:* Regressionsgerade

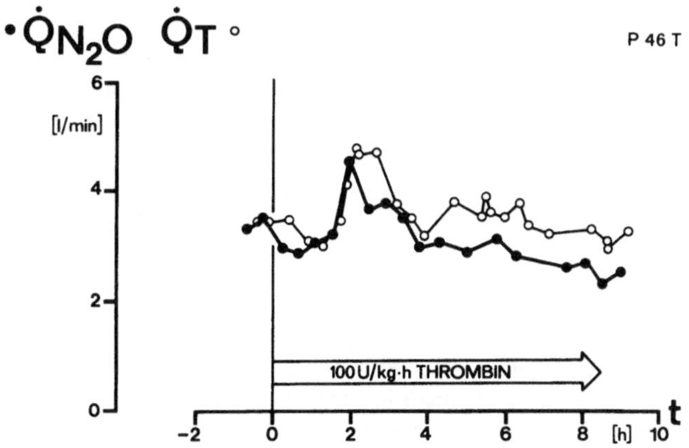

Abb. 4. Zeitlicher Verlauf der pulmonalen Kapillarperfusion ($\dot{Q}_{N_2O}$) und des mit der Thermodilutionsmethode bestimmten Herzminutenvolumens ($\dot{Q}_T$) bei einem narkotisierten Zwergschwein. Durch kontinuierliche Thrombininfusion (100 E/kg KG · h) wurde eine disseminierte intravaskuläre Gerinnung mit sich daraus entwickelnden Lungenfunktionsstörungen induziert. *Abszisse:* Zeit (t) in Stunden (h). Bei Zeitpunkt 0 Beginn der Thrombininfusion. *Ordinate:* Perfusionen ($\dot{Q}_{N_2O}$ und $\dot{Q}_T$) in l/min. Während der Thrombininfusion sinkt die Kapillardurchblutung ($\dot{Q}_{N_2O}$) mehr ab als das Herzminutenvolumen ($\dot{Q}_T$). Dies kann als Ausdruck eines zunehmenden intrapulmonalen Shunts interpretiert werden; • $\dot{Q}_{N_2O}$; ○ Q_T

Diskussion

Die effektive alveoläre Ventilation während der Rückatmung kann unter klinischen und experimentellen Bedingungen nie unendlich groß sein. Daraus ergibt sich eine Ventilationslimitierung für den Gastransport von der Spritze bis zum Kapillarblut.

Eine nicht korrekte mathematische Erfassung und Berücksichtigung dieser Ventilationslimitierung war bisher die Ursache für eine ungenaue $\dot{Q}_{N_2O}$-Bestimmung durch Rückatmung. Die hervorragende Übereinstimmung zwischen $\dot{Q}_{N_2O}$ und $\dot{Q}_{Fick}$ in dieser Untersuchung bestätigt somit die Richtigkeit und Anwendbarkeit der von Hook u. Meyer [3] entwickelten Gleichung. Dadurch wird die Methode auch für den Einsatz im klinischen Bereich attraktiver.

Jedoch muß beachtet werden, daß der $\dot{Q}_{N_2O}$ nur bei normalem Gasaustausch dem HZV entspricht. Mit dieser Methode wird die Durchblutung der am Gasaustausch teilnehmenden Lungenkapillaren gemessen. Dadurch können bei Gasaustauschstörungen intrapulmonale Mikrozirkulationsstörungen erfaßt werden (Abb. 4), und die Methode könnte über die HZV-Bestimmung hinaus noch eine zusätzliche klinische Bedeutung erhalten.

Zu niedrige Werte bei der $\dot{Q}_{N_2O}$-Bestimmung können durch wesentliche inhomogene Verteilung von Lungenvolumen, Ventilation und Perfusion entstehen. Eine andere Fehlermöglichkeit ist ein nicht korrekter Wert für die Löslichkeit von Lachgas im Blut. Diese Löslichkeit ist z. B. vom Hämatokritwert des Kapillarblutes abhängig.

Schlußfolgerung

Mit dieser nichtinvasiven Methode (Lachgasrückatmung) wird die Perfusion in den am Gasaustausch teilnehmenden Lungenkapillaren bestimmt. Bei normalen Gausaustauschverhältnissen kann das Herzminutenvolumen bei intubierten Patienten bestimmt werden. Die Reproduzierbarkeit und die Genauigkeit sind auch für wissenschaftliche Zwecke zufriedenstellend.

Literatur

1. Adaro F, Scheid P, Teichmann J, Püper J (1973) A rebreathing method for estimating pulmonary DO_2: theory and measurements in dog lungs. Respir Physiol 18:43–63
2. Davies NJH, Denison DM (1979) The measurement of metabolic gas exchange and minute volume by mass spectrometry alone. Respir Physiol 36:261–267
3. Hook C, Meyer M (1982) Pulmonary blood flow, diffusing capacity and tissue volume by rebreathing: Theory. Respir Physiol 48:255–279
4. Ohrdorf W, Stokke T, Beverungen G, Boch-Fiola H, Kaethner T, Hensel I, Burchardi H, Schlag G (1981) Granulozytose der Lunge nach Elastase-Infusion. Tierexperimentelle Untersuchungen zum ARDS. I. Methodischer Ablauf und Kreislaufveränderungen. ZAK, Berlin, September 1981 (im Druck)
5. Püper J, Dejours P, Haab P, Rahn H (1971) Concepts and basic quantities in gas exchange physiology. Respir Physiol 13:292–304
6. Stokke T, Burchardi H (1982) Einfache, exakte Trennung von In- und Exspirationsgas während maschineller Beatmung. Anaesthesist 31:293–294
7. Stokke T, Hensel I, Burchardi H (1981) Eine einfache Methode für die Bestimmung der funktionellen Residualkapazität während Beatmung. Anaesthesist 30:124–130
8. Stokke T, Röhrborn W, Hensel I, Hilfiker O, Braun U, Burchardi H (1981) Bestimmung der pulmonalen Diffusionskapazität während Beatmung. Anaesthesist 30:602–609
9. Teichmann J, Adaro F, Veicsteinas A, Cerretelli P, Püper J (1974) Determination of pulmonary blood flow by rebreathing of soluble inert gases. Respiration 31:296–309
10. Wöltjen H-H, Rahlf G, Stokke T, Junge H-H (1980) Klappenschäden des rechten Herzens nach Anwendung von Pulmonalisverweilkathetern. Anaesthesist 29:341–345

Erniedrigung der Sauerstoffaffinität des Hämoglobins von Patienten- und Konservenblut durch den Wiederaufbereitungsvorgang mit dem „Cell aver"

K. Reinhart, H. v. Lessen, K. Eyrich und T. Kersting

Einleitung

Verschiebungen der Sauerstoffbindungskurve (SBK) und damit Änderungen der Affinität des Hämoglobins für Sauerstoff gehören mit zu den Faktoren, die das Sauerstoffangebot für den Organismus beeinflussen. Wichtig für den Kliniker ist dabei

1. die Frage, ob es in klinischen Situationen, die zur raschen Gabe größerer Mengen gelagerter Blutkonserven zwingen, zu relevanten Linksverschiebungen der SBK kommt und
2. inwieweit eine derartig bedingte Verschlechterung der Sauerstoffdissoziationsfähigkeit des Hämoglobins zu Organläsionen infolge eines unzureichenden Sauerstoffangebotes an die Zelle führen kann.

Die Parameter, die die Sauerstoffaffinität des Hämoglobins beeinflussen, zeigt die Tabelle 1.

Seit 1967 Benesch u. Chanutin [1] unabhängig voneinander darauf hingewiesen haben, ist bekannt, daß der 2,3-Diphosphoglycerat-(2,3-DPG-)Gehalt der Erythrozyten indirekt proportional zur Sauerstoffaffinität des Hämoglobins ist. Der durch Lagerung bedingte Abfall des 2,3-DPG ist der Grund für die erhöhte Sauerstoffaffinität des Hämoglobins in alten Konserven – die SBK wird dadurch nach links verschoben (Abb. 1 u. 2).

Tabelle 1. Faktoren, die zu einer Links- bzw. Rechtsverschiebung der Sauerstoffbindungskurve des Hämoglobins führen

Erniedrigung der Affinität (d. h. Rechtsverschiebung von $P_{50}\uparrow$)	Erhöhung der Affinität (d. h. Linksverschiebung von $P_{50}\downarrow$)
pH↓ pCO_2↑	pH↑ pCO_2↓
Temperatur↑	Temperatur↓
2,3-DPG-Gehalt↑	2,3-DPG-Gehalt↓
Na^+Cl^-, K^+Cl^-↑	Na^+Cl^-, K^+Cl^-↓
Hb↑	Hb↓
Hypoxie	Endotoxinschock?
Leberzirrhose	Einige Hämoglobinopathien
Urämie	Schilddrüsenerkrankungen?
Methylprednisolon?	Diabetes?
Inhalationsnarkotika?	

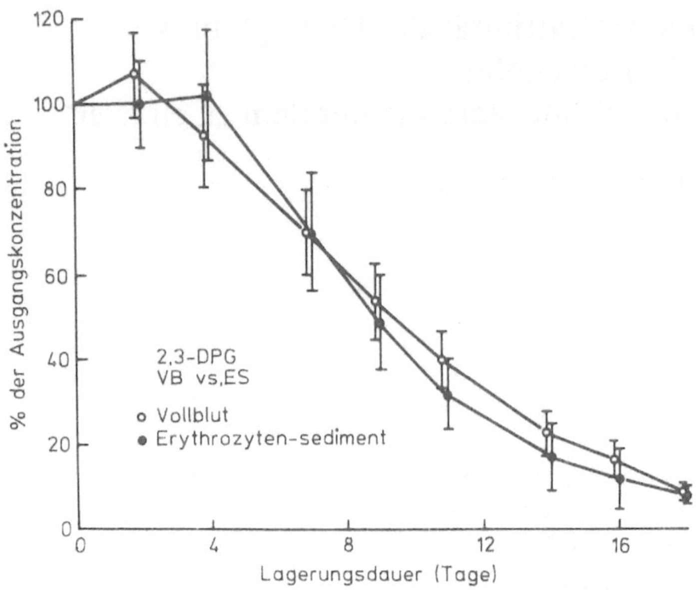

Abb. 1. Verhalten des 2,3-DPG-Gehalts in Vollblut und Erythrozytenkonzentrat in Abhängigkeit von der Lagerdauer. (Nach Sheldon [5])

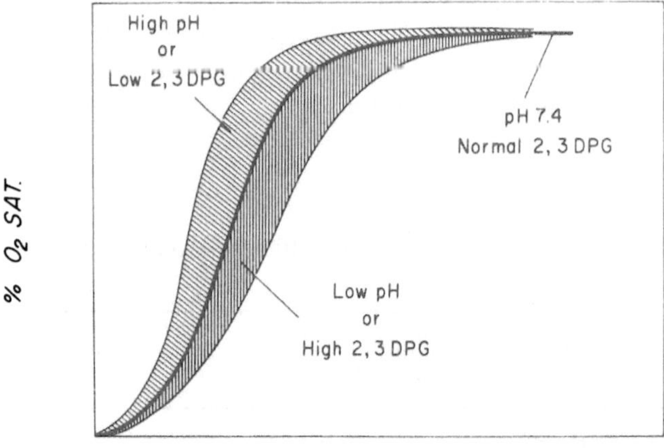

Abb. 2. Verhalten der Sauerstoffbindungskurve von Erythrozyten bei Veränderung des pH-Werts und der 2,3-DPG-Konzentration. (Nach Laver [3])

Eine Möglichkeit, Verschiebungen der SBK anzugeben, ist die Bestimmung des pO_2, bei dem eine 50%ige Sättigung des Hb mit Sauerstoff vorliegt. Liegt eine große Affinität vor, ist ein niedrigerer pO_2 nötig, das Hb zu 50% zu sättigen, das gleiche gilt umgekehrt bei verminderter Affinität (Abb. 3).

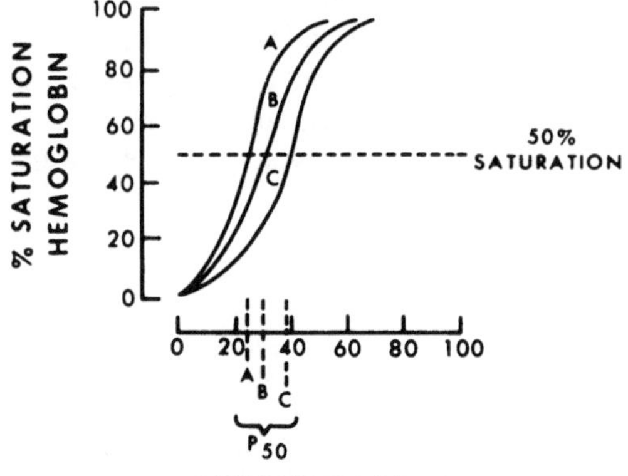

Abb. 3. Lage der Sauerstoffbindungskurve und des entsprechenden P_{50}-Wertes bei Linksverschiebung *A*, Normallage *B* und Rechtsverschiebung *C*. (Nach Sheldon [5])

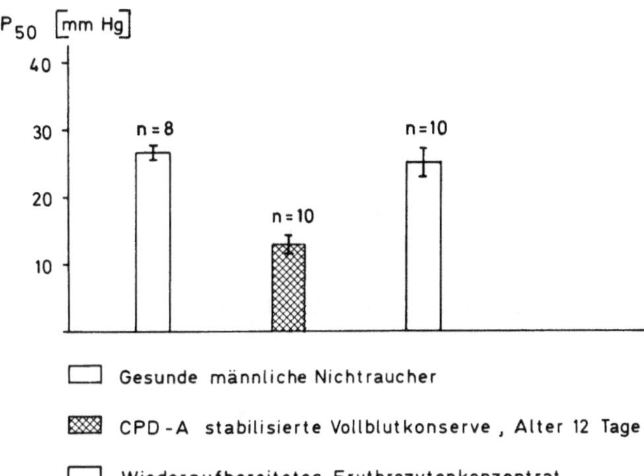

Abb. 4. Verhalten des Halbsättigungsdruckes (P_{50}-Wert) des Hämoglobins bei gesunden männlichen Nichtrauchern, in CPD-A-stabilisierten Vollblutkonserven, Alter 12 Tage, und in aus dem Operationsgebiet gewonnenen, wiederaufbereiteten Erythrozytenkonzentraten

Methodik und Ergebnisse

Wir fanden (Abb. 4) bei 8 gesunden männlichen Nichrauchern, bei denen eine normale SBK vorausgesetzt werden kann, einen Halbsättigungsdruck – auch P_{50} genannt – von 26,7 ± 0,8 mmHg. Im Vergleich dazu sahen wir bei Patienten nach Gabe von 6 bis zu 22 CPD-stabilisierten Blutkonserven, die zwischen 4 und 18 Tage alt waren, Erniedrigungen der P_{50}-Werte von 25–21 mmHg.

Bei im Durchschnitt 12 Tagen gelagerten CPD-stabilisierten Vollblutkonserven haben wir einen mittleren P_{50}-Wert von 12,8 ± 1,2 mmHg bestimmt. Dies bedeutet eine 100%ige Linksverschiebung der SBK gegenüber Frischblut. Von ACD-stabilisiertem Blut ist bekannt, daß der Abfall des 2,3-DPG-Gehalts der Erythrozyten noch schneller erfolgt. Im Vergleich dazu haben wir die P_{50}-Werte von 10 Erythrozytensedimenten bestimmt, die durch Wiederaufbereitung von Blut aus dem Operationsgebiet gewonnen waren. Wir führten die Blutwiederaufbereitung mit dem „cell saver" der Firma Haemonetics durch.

Nach Mikrofiltration und Konzentrierung wird das beim Absaugen aus dem Operationsgebiet mit Heparin antikoagulierte Blut mit physiologischer Kochsalzlösung gewaschen und steht dann zur Retransfusion zur Verfügung.

Die pH- und temperaturkorrigierten P_{50}-Werte dieser Erythrozyten lagen mit 25,2 ± 2,1 mmHg nahe bei der Norm.

Diskussion

Zur klinischen Relevanz der veränderten Sauerstoffaffinität des Hämoglobins:

Der Organismus verfügt über einige Kompensationsmechanismen zur Gewährleistung des Sauerstoffbedarfs bei Linksverschiebungen der SBK infolge von Massivtransfusionen mit älteren Blutkonserven.

Wooddson konnte am Affen bei einer Verminderung des P_{50}-Wertes um 13 mmHg eine Verdoppelung des Blutflusses zum Herzen und Hirn zeigen. Eine entsprechende Veränderung war auch durch die Reduzierung des Hämatokrits auf die Hälfte erzielbar.

Neben der Steigerung des Blutflusses zur Aufrechterhaltung des verwertbaren Sauerstoffangebotes stellt die Erniedrigung des Gewebesauerstoffpartialdruckes einen der wesentlichen Gegenregulationsmechanismen dar.

Dem koronarkranken Patienten mit seiner Einschränkung der koronaren Autoregulation fehlt z. B. ein wichtiger Kompensationsmechanismus. Hinzu kommt, daß im Myokard bereits physiologischerweise mit 55–65% eine sehr hohe Sauerstoffausschöpfung des Hämoglobins vorliegt. Eine weitere Erniedrigung des pO_2 im Herzmuskel ist ohne Hypoxieschäden kaum möglich. Somit entfällt für dieses Organ von vornherein eine wesentliche Adaptionsmöglichkeit an eine erhöhte Sauerstoffaffinität des Hämoglobins.

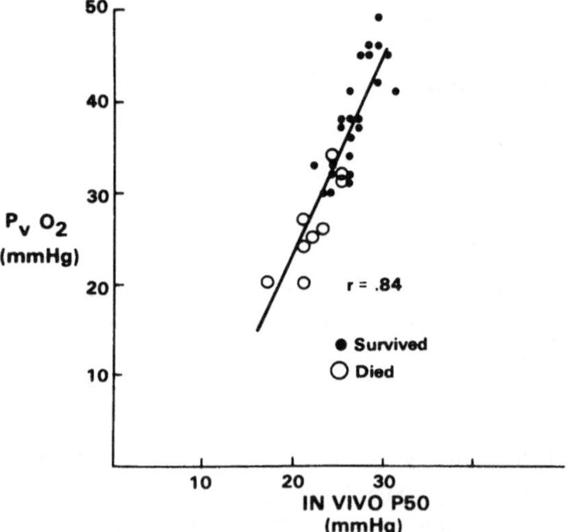

Abb. 5. Korrelation des Sauerstoffpartialdrucks (p_vO_2) in der Pulmonalarterie und des Halbsättigungsdrucks des Hämoglobins für Sauerstoff (P_{50}) zur Überlebensrate bei Patienten nach Massivtransfusion wegen Resektion rupturierender Aortenaneurysmata. (Nach Weisel [6])

Weisel et al. [5] haben 1978 eine Untersuchung veröffentlicht, die den Einfluß einer Massivtransfusion auf die P_{50}-Werte, die gemischtvenöse Sauerstoffspannung und die kardiale Funktion zum Gegenstand hat. Verglichen wurden Patientengruppen nach Aortenaneurysmaresektion, die je 5 bzw. 17, durchschnittlich 11 Tage alte Blutkonserven erhalten hatten. Die Patienten nach Massivtransfusion zeigten eine deutliche Linksverschiebung der SBK und eine ausgeprägte Erniedrigung der gemischtvenösen Sauerstoffspannung. Die Überlebensrate der Patienten korrelierte mit den P_{50}-Werten und dem $p_{\bar{v}}O_2$ (Abb. 5).

Keine Unterschiede zwischen den Gruppen fanden sich bezüglich des Herzindex. Diese Tatsache wird von den Autoren so interpretiert, daß die Patienten mit Linksverschiebung der SBK auf eine Verminderung des verfügbaren Sauerstoffs für den Gesamtorganismus nicht mit einer Steigerung des Herzminutenvolumens reagieren konnten, da das Myokard durch die erhöhte Sauerstoffaffinität beeinträchtigt war. 71% dieser Patienten zeigten Hinweise auf eine Koronarsklerose.

Durch die intraoperative Blutwiederaufbereitung läßt sich die Zahl von Fremdblutkonserven deutlich verringern. Gerade für Patienten mit hohen intraoperativen Blutverlusten stellt dieses Verfahren eine Bereicherung dar. Inwieweit die dabei erzielbare Verbesserung des effektiven Sauerstoffangebotes an den Organismus von klinischer Relevanz ist, muß weiteren Untersuchungen vorbehalten bleiben.

Literatur

1. Benesch R, Benesch RE (1967) Effect of organic phosphates from the human erythrocytes on the allosteric properties of hemoglobin. Biochem Biophys Res Commun 26:162
2. Chanutin A, Curnish RR (1967) Effect of organic and inorganic phosphates on oxygen equilibrium of human erythrozytes. Arch Biochem 96:121
3. Laver MB (1975) Recent experiments on the pharmacology of oxygen transport. In: Payne IP, Hill DW (eds) Butterworth, London
4. Riggs TE, Shafer AW, Guenter CA (1973) Acute changes in oxyhemoglobin affinity. Effects on oxygen transport and utilization. J Clin Invest 52:2660
5. Sheldon GF (1979) Hemotherapy in a trauma center. In: Barnes (ed) Hemotherapy in trauma and surgery. American Association of Blood Banks, Washington
6. Weisel RD, Dennis RC, Manny J et al. (1978) Adverse effects of transfusion therapy during abdominal aortic aneurysmectomy. Surgery 86:682

Suppression der Lymphozytentransformation durch Thiopental und Halothan in vitro

P. Schmucker, C. Hammer, K. Peter und W. Brendel

Veränderungen mehrerer Parameter, v. a. der zellulären Immunität, im Anschluß an Narkose und Operation wurden bereits mehrfach beschrieben [3]. So kann u. a. eine postoperative Hemmung der Transformation menschlicher Lymphozyten nach Stimulation durch unspezifische Mitogene oder Alloantigene beobachtet werden [7].

Das Ausmaß der postoperativen Immunsuppression korreliert in höherem Grade mit der Gewebstraumatisierung als mit Art und Dauer der durchgeführten Anästhesie [1]. Dennoch muß eine erst disponierende oder aber eine additive Wirkung der Narkose im Sinne einer Immundepression angenommen werden. Dies geht auch aus der Tatsache hervor, daß sich sowohl in vitro [5] als auch in vivo [6] eine Inhibition insbesondere der Lymphozytentransformation sowohl durch volatile [2] als auch durch intravenöse [4] Anästhetika nachweisen ließ.

Unter den injizierbaren Anästhetika ist das Thiopental von besonderem Interesse, unter den volatilen das Halothan. Beide Verbindungen finden weltweit Anwendung, sowohl in Mono- als auch in Kombinationsnarkosen. Thiopental wird zusätzlich zum Zweck der zerebralen Protektion in hohen Konzentrationen eingesetzt.

In der vorliegenden Studie wurde der Einfluß von verschiedenen Thiopentalkonzentrationen sowie von Halothan in einer Konzentration von 2,0 Vol.-% auf die Stimulierbarkeit menschlicher Lymphozyten in vitro untersucht.

Lymphozyten wurden aus peripherem Blut von freiwilligen Spendern gewonnen und unter Zusatz von Thiopental (0,2,4,8,16,32,64,128 μg/ml Endkonzentration) in Kulturen eingesetzt. Die Stimulation erfolgte durch optimale Konzentrationen der unspezifischen Mitogene Phytohämagglutinin (PHA), Pokeweed mitogen (PWM) und Concanavalin A (ConA) oder durch bestrahlte heterogenetische Lymphozyten (gemischte Lymphozytenreaktion, MLR). Als Kontrollen dienten Kulturen ohne Mitogenzusatz (Mitogenstimulation) bzw. Kulturen mit dem Zusatz bestrahlter autogenetischer Lymphozyten (MLR). Die Kulturdauer betrug bei der Mitogenstimulation 96 h, bei der gemischten Lymphozytenreaktion 120 h. Nach diesem Zeitraum wurde jede einzelne Kultur durch Zusatz von tritiummarkiertem Methylthymidin markiert und nach weiteren 24 h die in die Lymphozyten inkorporierte Radioaktivität als Maß für die DNS-Synthese der in Blasten transformierten Lymphozyten gemessen.

Die Abb. 1 zeigt den Einfluß verschiedener Thiopentalkonzentrationen auf die Stimulierbarkeit durch PHA. Die Stimulation ist bereits bei niedrigen Konzentrationen deutlich vermindert. Bei Thiopentalkonzentrationen von 32 μg/ml und darüber ist diese Hemmung der Lymphozytentransformation statistisch zu sichern.

Hier ist anzumerken, daß die Serum-Thiopental-Spiegel unter einer mit Thiopental eingeleiteten Narkose während der Einleitungsphase bei etwa 16 μg/ml und während des weiteren Narkoseverlaufes zwischen 2 und 8 μg/ml liegen.

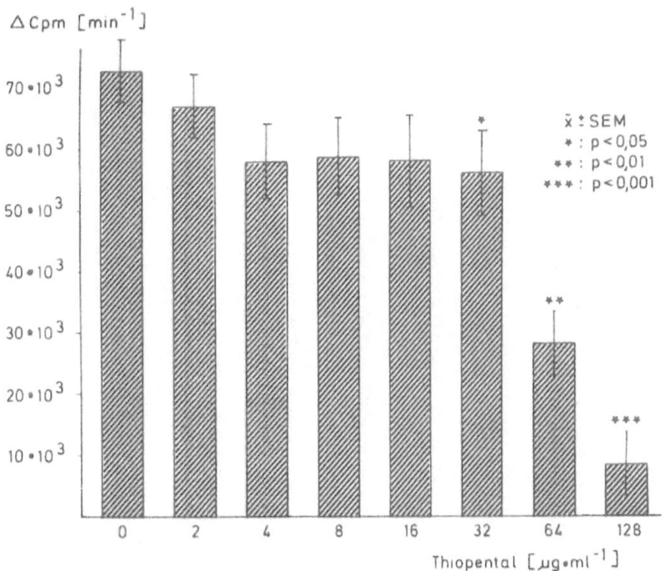

Abb. 1. Einfluß verschiedener Thiopentalkonzentrationen auf die Lymphozytentransformation nach Stimulation durch Phytohämagglutinin (PHA) (n = 12). Gemessen wurde die DNS-Synthese als Maß für die Transformation in Lymphoblasten durch den Einbau von tritiummarkiertem Methylthymidin. Angegeben sind jeweils die Mittelwerte mit den mittleren Standardfehlern ($\bar{x}$ ± SEM). Auf der *Ordinate* ist Δ*Cpm* als Differenz zwischen der bei stimulierten Lymphozyten und bei unstimulierten Lymphozyten als Kontrolle gemessenen Radioaktivität angegeben

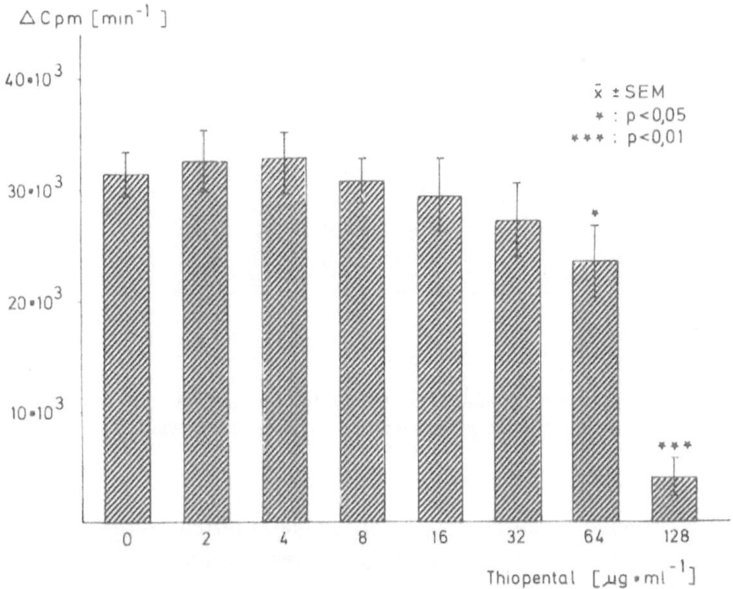

Abb. 2. Einfluß verschiedener Thiopentalkonzentrationen auf die Stimulation menschlicher Lymphozyten durch Pokeweed mitogen (PWM). Darstellung wie in Abb. 1

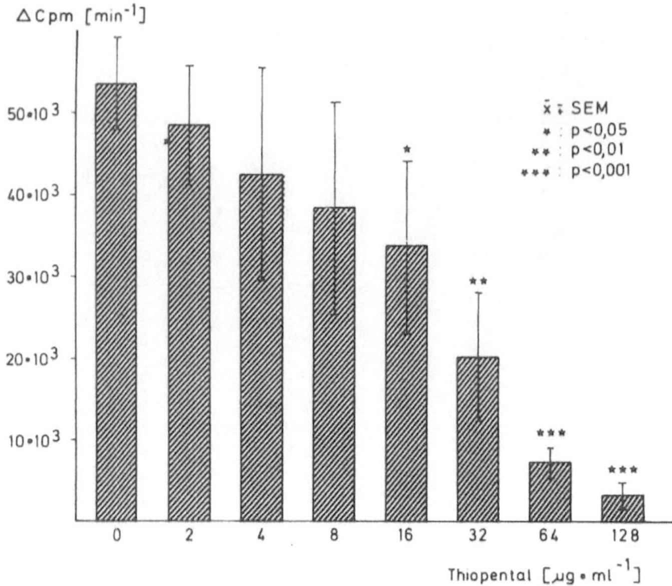

Abb. 3. Hemmung der Transformation menschlicher Lymphozyten nach Concanavalin-A-(ConA)(-)Stimulation durch verschiedene Thiopentalkonzentrationen. Darstellung wie in Abb. 1

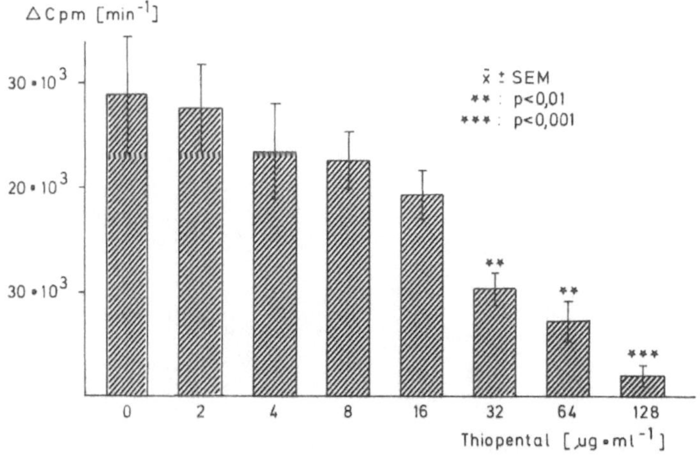

Abb. 4. Suppression der Lymphozytentransformation in gemischten Lymphozytenreaktionen (MLR) durch verschiedene Thiopentalkonzentrationen (n = 7). Darstellung wie in Abb. 1

Die Stimulation durch PWM (Abb. 2) bleibt durch Thiopental in einem weiten Dosisbereich unbeeinflußt, eine Suppression der Stimulierbarkeit ist erst ab Thiopentalkonzentrationen von 64 µg/ml zu sichern.

Bei der Stimulation durch ConA (Abb. 3) stellen sich die Verhältnisse anders dar. Man sieht hier im Gegensatz zur PWM- bzw. PHA-Stimulation eine enge Korrelation zwischen

Thiopentalkonzentration und Suppression der Lymphozytenstimulierbarkeit. Dieser Effekt ist bei Thiopentalkonzentrationen von 16 µg/ml und darüber statistisch signifikant.

Ähnlich wie bei der ConA-Stimulation stellen sich die Verhältnisse bei der gemischten Lymphozytenreaktion dar (Abb. 4). Auch hier korreliert die Suppression der Lymphozytentransformation eng mit der Thiopentalkonzentration. Dies ist ab Thiopentalkonzentrationen von 32 µg/ml statistisch signifikant.

Nach den vorgelegten Befunden zeigt sich deutlich, daß die Lymphozytentransformation, abhängig vom gewählten Mitogen, durch Thiopental unterschiedlich beeinflußt wird. Bei Konzentrationen über 100 µg/ml ist die Stimulierbarkeit gegenüber allen Mitogenen praktisch aufgehoben. Dies ist wohl durch einen zytotoxischen Effekt der hohen Thiopentakonzentrationen erklärbar.

Die Stimulierbarkeit der Lymphozyten durch T-Zell-Mitogene, wie etwa Concanavalin A, wird durch Thiopental weit stärker beeinflußt als die Stimulierbarkeit durch B-Zell-Mitogene, wie Pokeweed mitogen. Möglicherweise ist dies dadurch zu erklären, daß T-Zellen allgemein oder aber eine weitere T-Zell-Subpopulation gegenüber Thiopental empfindlicher ist, als B-Zellen es sind.

In einer weiteren Serie von Experimenten wurde der Einfluß von Halothan in einer Konzentration von 2,0 Vol.-% sowie der Einfluß von Thiopental zusammen mit Halothan auf die Stimulation menschlicher Lymphozyten durch unspezifische Mitogene untersucht. Hierzu wurden die präparierten Lymphozyten von den jeweils gleichen Spendern in 2 Aliquots unterteilt und in 2 Brutschränken gleichzeitig unter identischen Bedingungen kultiviert. Der Atmosphäre in einem dieser Brutschränke wurde unter ständiger Messung der Konzentration durch einen Narkosegasmonitor Halothan in der Konzentration von 2,0 Vol.-% während der gesamten Kulturdauer zugefügt. Zusätzlich war einem Teil der Lymphozytenkulturen in beiden Brutschränken Thiopental in einer Endkonzentration von 32 µg/ml hinzugefügt worden.

Die Abb. 5 zeigt den Effekt von Halothan allein in der genannten Konzentration. Es wird deutlich, daß sich die Stimulierbarkeit der Lymphozyten durch PHA und PWM unter Halothan kaum verändert. Dagegen ist die Stimulierbarkeit durch ConA signifikant auf etwa 1/3 des Kontrollwertes vermindert.

In Abb. 6 sind die Auswirkungen von Thiopental sowie von Thiopental in Kombination mit 2 Vol.-% Halothan dargestellt. Dabei sind alle Werte jeweils auf den Kontrollwert der

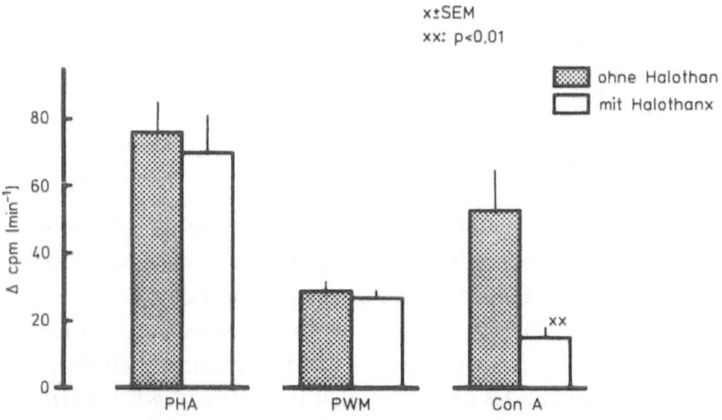

Abb. 5. Einfluß von 2,0 Vol.-% Halothan auf die Transformation menschlicher Lymphozyten durch PHA, PWM und ConA (n = 12). Einteilung der *Ordinate* wie in Abb. 1

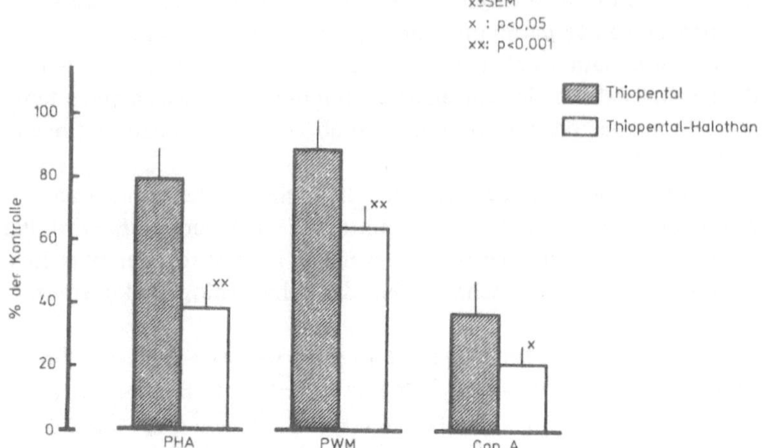

Abb. 6. Einfluß von Thiopental (32 μg/ml) sowie von Thiopental und Halothan (2,0 Vol.-%) auf die Lymphozytentransformation (n = 5). Angegeben ist die inkorporierte Radioaktivität bei Lymphozytenkulturen in Thiopental sowie in Thiopental und Halothan als Prozentsatz der Radioaktivität, welche von Kulturen ohne Zusatz von Thiopental und Halothan inkorporiert wurde

Stimulation ohne Halothan und ohne Thiopental als 100% bezogen. Es zeigt sich, daß, wie bereits oben dargestellt, Thiopental zu einer Reduktion der Stimulierbarkeit durch alle Mitogene, insbesondere jedoch durch ConA, führt. Halothan in einer Konzentration von 2 Vol.-% zusätzlich zum Thiopental führt zu einer weiteren signifikanten Reduktion der Stimulierbarkeit durch alle 3 verwendeten Mitogene. Demnach können die Effekte von Thiopental und Halothan auf die Stimulierbarkeit menschlicher Lymphozyten durch unspezifische Mitogene als additiv bezeichnet werden.

Die dargestellten Ergebnisse können wie folgt zusammengefaßt werden:

1. Die Stimulierbarkeit menschlicher Lymphozyten in vitro sowohl durch unspezifische Mitogene als auch in gemischten Lymphozytenreaktionen wird durch Thiopental dosisabhängig gehemmt. In besonderem Ausmaß ist dabei die Stimulation durch ConA betroffen.
2. Halothan in einer Konzentration von 2,0 Vol.-% führt ebenso wie Thiopental zu einer Suppression der Lymphozytenstimulierbarkeit in vitro durch unspezifische Mitogene. Auch durch Halothan wird besonders die ConA-Stimulation beeinträchtigt. Diese Effekte von Halothan und Thiopental verhalten sich additiv.

Die klinische Bedeutung dieser in vitro erhobenen Befunde kann erst durch weitere Untersuchungen in vivo genauer erhellt werden. Möglicherweise ist dabei besonderes Augenmerk auf Patienten zu richten, welche eine hochdosierte Barbiturattherapie zur zerebralen Protektion erhalten. Die angestrebten Serum-Thiopental-Spiegel liegen in diesen Fällen zwischen 30 und 60 μg/ml, also in einem Konzentrationsbereich, bei welchem die Transformierbarkeit der Lymphozyten in unseren Versuchen in vitro bereits ganz erheblich unterdrückt wird. Ferner wird noch zu überprüfen sein, ob die Kombination von Thiopental und Halothan, welche unter klinischen Bedingungen außerordentlich häufig angewandt wird, auch unter einer Narkose zur Suppression der Lymphozytentransformation führt.

Literatur

1. Berenbaum MC, Fluck PA, Hurst NP (1973) Depression of lymphocyte response after surgical trauma. Br J Exp Pathol 54:597
2. Bruce DL (1972) Halothane inhibition of phytohemagglutinin – induced transformation of lymphocytes. Anesthesiology 36:201
3. Cullen BF, Belle G van (1975) Lymphocyte transformation and changes in leukocyte count: Effects of anesthesia and operation. Anesthesiology 43:563
4. Formeister JF, MacDermott RP, Wickline D, Locke D, Nash GL, Reynold DG, Robertson BS (1980) Alteration of lymphocyte function due to anesthesia: In vivo and in vitro suppression of mitogen-induced blastogenesis by sodium pentobarbital. Surgery 87:573
5. Neuwelt EA, Kidudi K, Hill SA, Lipsky P, Frenkel E (1982) Barbiturate inhibition of lymphocyte function. J Neurosurg 56:254
6. Puppo F, Adami GF, Cossini G, Zavarise GM, Zattoni J (1980) Effect of single oral dose of phenobarbitone on lymphocyte blastogenic response in man. Br. J Anaesthesiol 52:1205
7. Slace MS, Simmons RL, Yanis E, Greenberg LJ (1975) Immunodepression after major surgery in normal patients. Surgery 78:363

Anästhetika senken den Sauerstoffverbrauch am abgerichteten Hund nicht unter die minimalen Ruhewerte

J. Peters, M. Mikat, H. Steinhoff und M. Zindler

Einleitung

Es wird allgemein angenommen, daß Anästhetika den O_2-Verbrauch senken. Veränderungen des O_2-Verbrauches als Maß für den Stoffwechsel sind aber nur dann richtig einzuschätzen, wenn sie auf Grundumsatzbedingungen relativiert werden.

Obwohl schon 1954 Brendel et al. [1] auf diese Problematik hinwiesen, wurde diesem Gesichtspunkt in der Literatur bisher kaum Rechnung getragen.

Wir haben deshalb bei 6 abgerichteten Hunden über Monate die individuelle O_2-Aufnahme unter Grundumsatzbedingungen gemessen, sowie die Wirkung der Anästhetika Methohexital, Thiopental, Etomidat und Halothan auf den O_2-Verbrauch in Relation zu den Grundumsatzwerten untersucht.

Material und Methodik

Unsere Schlußfolgerungen basieren auf Beobachtungen an 6 trainierten Hunden, bei denen der O_2-Verbrauch über einen Zeitraum von Monaten wiederholt unter Grundumsatzbedingungen nach der Methode von Neuhof [3] bestimmt wurde. Bei dieser Methode liegt das Tier unter einer durchsichtigen Plastikhaube, aus der mit einer konstanten Stromstärke Luft abgesaugt wird, während an den Rändern der Haube kontinuierlich Raumluft nachfließt. Der O_2-Verbrauch ergibt sich dann fortlaufend als Produkt von Absaugströmung und O_2-Konzentrationsdifferenz zwischen Raumluft und abgesaugter Luft. Eine Belästigung der abgerichteten Tiere durch die Meßmethode erfolgt nicht. Bei den Versuchen waren die Hunde stets nüchtern und mit den Versuchsbedingungen vertraut. Es herrschte eine indifferente Raumtemperatur von 23–24 °C.

Bei den Versuchen mit Halothan wurde der O_2-Verbrauch unter kontrollierter normokapnischer Beatmung mit der von Herr u. Sullivan [2] beschriebenen Methode bestimmt.

Ebenfalls fortlaufend gemessen wurden Herzfrequenz und Blutdruck (Karotisschlingen). Blutgasanalysen und Messungen der Körpertemperatur wurden stichprobenartig durchgeführt.

Die Wirkung der einzelnen Narkosemittel wurde jeweils in Relation zu den am Versuchstag in der Kontrollperiode vor Narkose gemessenen minimalen und maximalen O_2-Verbrauchswerten (STPD) beurteilt.

Folgende Anästhetika wurden untersucht:

1. Die Injektionsanästhetika Methohexital (4 mg/kg KG), Thiopental (10 mg/kg KG) und Etomidat (0,8 mg/kg KG): Nach einer einstündigen Kontrollperiode mit Messung des O_2-Verbrauchs unter Grundumsatzbedingungen wurde in insgesamt 34 Versuchen der O_2-Verbrauch nach Injektion der Anästhetika fortlaufend in Spontanatmung bestimmt. Nach jeweils 15 min wurden die angegebenen Dosen wiederholt i.v. verabreicht.
2. Das Inhalationsanästhetikum Halothan: Nach einer einstündigen Kontrollperiode wurden 6 Hunde nach Intubation unter Thiopental normokapnisch ventiliert und die Wirkung ansteigender Halothankonzentrationen (0,5, 1,0, 1,5, 2,0 Vol.-% inspiratorisch in Luft) auf den O_2-Verbrauch untersucht.

Verglichen wurden insbesondere die minimalen und maximalen Kontrollwerte vor Narkose mit den Werten in Narkose, d. h. für die i.v.-Anästhetika die Steady-state-Werte nach der dritten Injektion und für Halothan die Werte des O_2-Verbrauchs bei 2 Vol.-%. Die statistische Prüfung der Ergebnisse erfolgt mit dem Student-t-Test für gepaarte Daten.

Ergebnisse

Messung des O_2-Verbrauchs unter Grundumsatzbedingungen

Die Abb. 1 zeigt eine typische Originalregistrierung, Mit zunehmender Beruhigung des Hundes und abnehmender Vigilanz nimmt auch der O_2-Verbrauch ab und zwar von 5,5 auf 2 ml/kg KG · min. Der Maximalwert ist also – wartet man nur lang genug – fast 3mal so hoch wie der Minimalwert. Schon dieses Beispiel zeigt, daß man bei der Beurteilung des O_2-Verbrauchs in Narkose im Vergleich zu den Kontrollwerten zu völlig unterschiedlichen quantitativen, vielleicht auch qualitativen Ergebnissen kommen muß, je nachdem, von welchem Punkt einer solchen Kurve aus man mit einer Narkose beginnt. Die Häufigkeitsverteilung der Minimal- und Maximalwerte aller 201 Versuche unter Grundumsatzbedingungen ist in Abb. 2 dargestellt. Von Tier zu Tier sowie von Tag zu Tag ergaben sich außerordentlich starke Schwankungen des O_2-Verbrauchs von 1,6–10 ml/kg KG · min. Diese Verteilung begründet u. E. erhebliche Zweifel an der Aussagekraft von Durchschnittswerten als Kontrollwert für die Beurteilung des O_2-Verbrauchs in Narkose.

Die niedrigsten Werte des O_2-Verbrauchs wurden im natürlichen Schlaf erreicht, wobei gleichzeitig die Streuung der Werte abnahm.

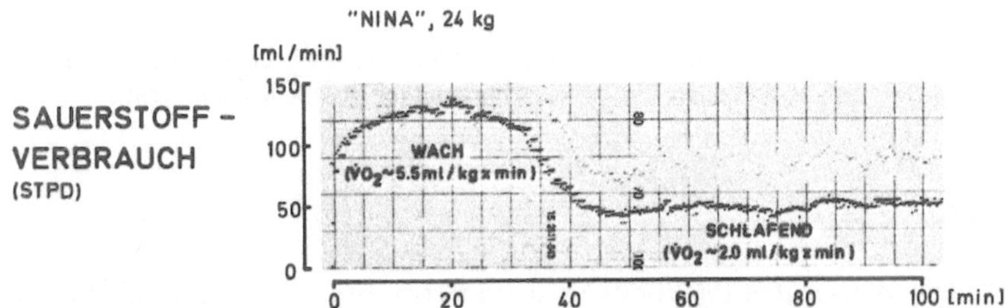

Abb. 1. Kontinuierliche Registrierung des O_2-Verbrauchs unter Grundumsatzbedingungen. Mit abnehmender Vigilanz sinkt auch der O_2-Verbrauch

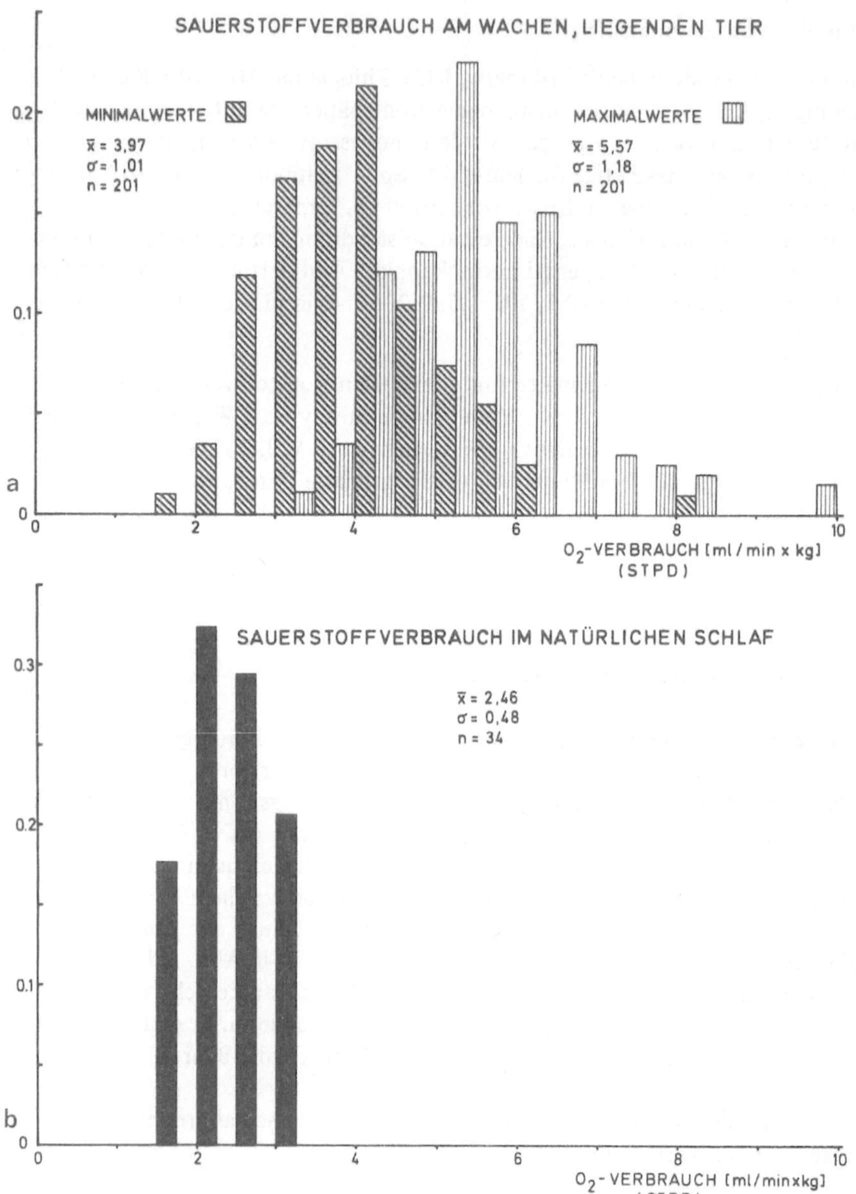

Abb. 2a, b. Häufigkeitsverteilung der Minima und Maxima des O_2-Verbrauchs unter Grundumsatzbedingungen beim wachen, liegenden Tier (n = 201) (**a**) und im natürlichen Schlaf (**b**)

Intravenöse Narkose

Bei allen untersuchten Injektionsanästhetika ergaben sich prinzipiell ähnliche Ergebnisse. Stets war der O_2-Verbrauch in Narkose geringer als die maximalen Kontrollwerte, jedoch auch stets höher als die minimalen Kontrollwerte. Die Abb. 3 verdeutlicht dies am Beispiel von

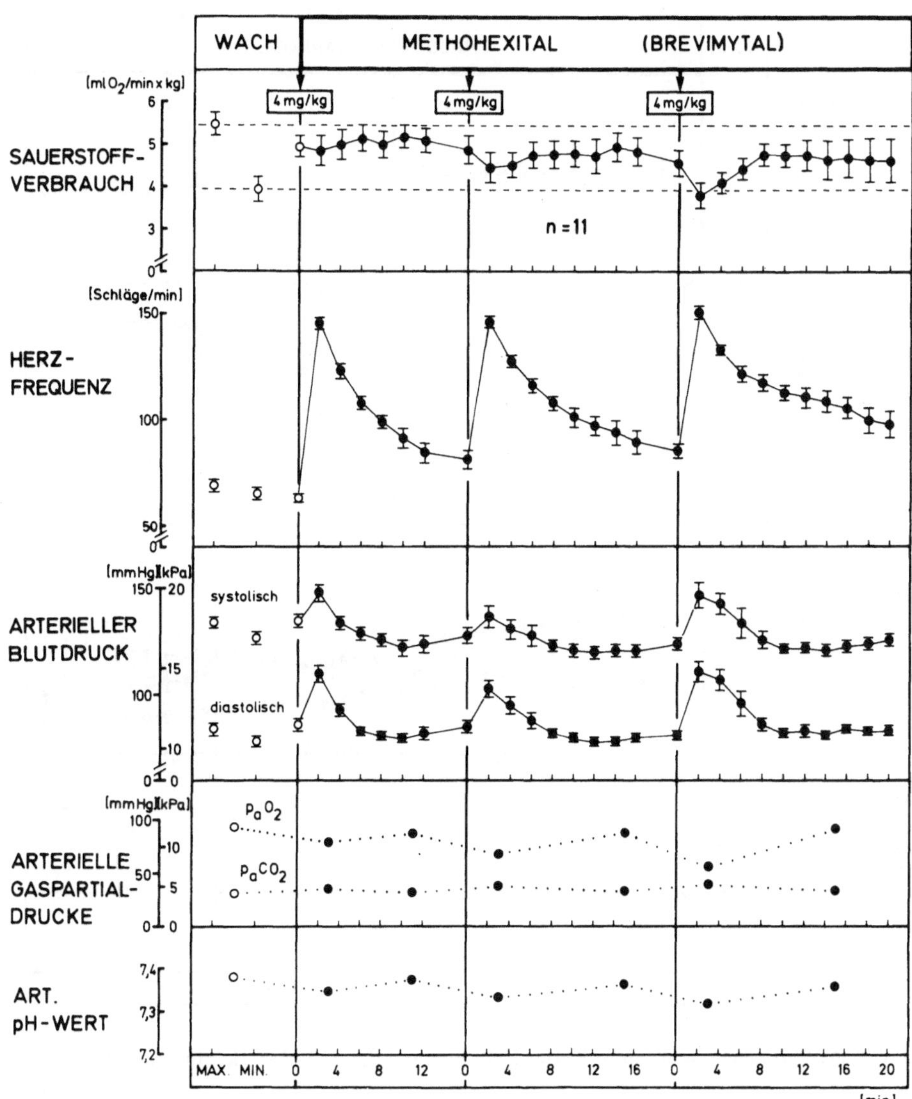

Abb. 3. O_2-Verbrauch in Methohexitalnarkose bei spontaner Atmung (n = 11)

Methohexital. Trotz starkem Anstieg von Herzfrequenz und Blutdruck nach Methohexitalinjektion steigt der O_2-Verbrauch nur vergleichsweise gering an. Er ist jedoch im Steadystate nach Abklingen der initialen unbehandelten Apnoe auch nach der dritten Methohexitalinjektion deutlich höher als der minimale Kontrollwert. Zu diesem Zeitpunkt waren die Tiere gegenüber starken Schmerzreizen noch völlig unempfindlich und die Blutgase entsprachen weitgehend den Kontrollmessungen.

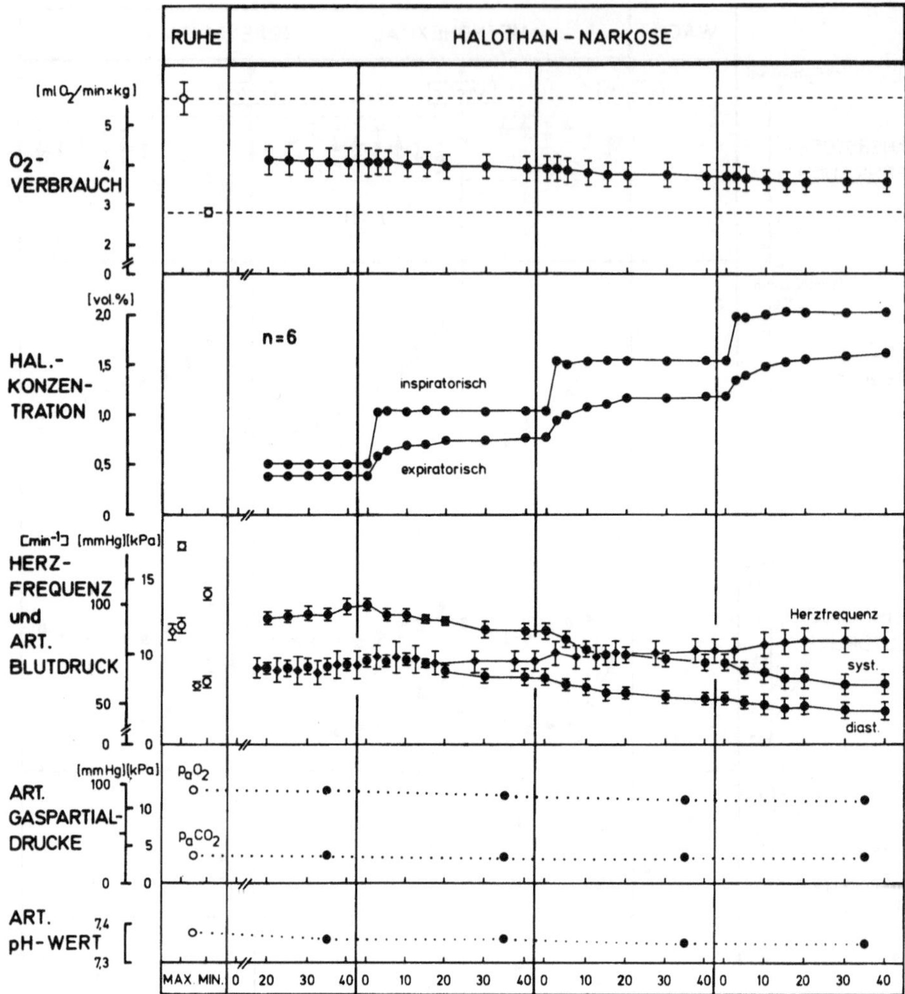

Abb. 4. O_2-Verbrauch unter kontrollierter Beatmung mit 0,5–2 Vol.-% Halothan in Luft (n = 6)

Halothannarkose

Bei den Versuchen mit Halothan zeigt sich eine dosisabhängige Reduktion des O_2-Verbrauchs, in etwa parallel verlaufend mit einer Abnahme des Blutdrucks (Abb. 4). Auch in tiefer Halothannarkose werden jedoch die minimalen Kontrollwerte nicht unterschritten. Die O_2-Aufnahme in Halothannarkose war im übrigen sehr viel geringer als in i.v.-Narkose. Andererseits war der unter Grundumsatzbedingungen im natürlichen Schlaf gemessene O_2-Verbrauch deutlich niedriger als in Halothannarkose.

Eine Gegenüberstellung aller untersuchten Anästhetika zeigt Abb. 5.

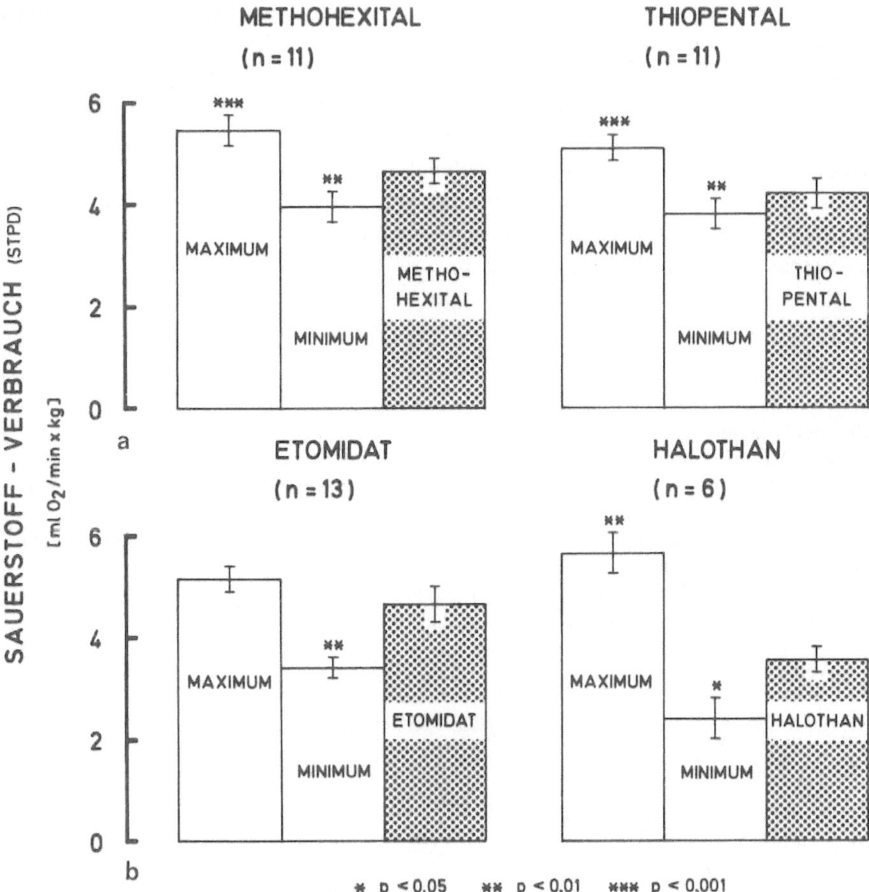

Abb. 5a, b. O_2-Verbrauch bei intravenöser Narkose (**a**) und Halothannarkose (**b**) in Relation zu den minimalen und maximalen Kontrollwerten

Schlußfolgerungen

Unsere Ergebnisse beweisen, daß die allgemeine Auffassung, Anästhetika würden den Stoffwechsel stets vermindern, unzutreffend ist. Die Wirkung der Anästhetika ist vielmehr je nach den gewählten Ausgangswerten qualitativ und quantitativ unterschiedlich zu bewerten. Bezogen auf die maximalen Kontrollwerte findet sich eine Verminderung, bezogen auf die minimalen Kontrollwerte aber eine Erhöhung des O_2-Verbrauchs. Eine Senkung des O_2-Verbrauchs durch eine Narkose wird also nur dann zu erwarten sein, wenn der O_2-Verbrauch vor Einleitung der Narkose hoch ist.

Unsere Ergebnisse bestätigen damit Untersuchungen von Brendel et al. [1] mit Chloralose und Evipan.

Da auch Grundumsatztabellen von Mittelwerten ausgehen, haben die in der Literatur mitgeteilten widersprüchlichen Angaben über die Höhe des O_2-Verbrauchs in Narkose ihre Ursache vermutlich in unterschiedlichen Bezugswerten bzw. in unzureichend definierten Kontrollbedingungen. So berichtet z. B. Westenskow [4] über eine Senkung des O_2-Verbrauchs in Thiopental-Fentanyl-Lachgas-Narkose. Mit ca. 8 ml/kg KG · min ist der von ihm ermittelte O_2-Verbrauch jedoch fast doppelt so hoch wie bei unseren abgerichteten Hunden.

Demnach sollte eine Beurteilung der Wirkung von Anästhetika auf Stoffwechsel und Kreislauf nur unter Berücksichtigung der individuellen Grundumsatzwerte erfolgen.

Auf jeden Fall zeigen unsere Beobachtungen, daß keines der untersuchten Anästhetika in der Lage ist, bei normalen Herz-Kreislauf-Verhältnissen die O_2-Aufnahme unter die minimal gemessenen Kontrollwerte zu senken.

Literatur

1. Brendel W, Koppermann E, Thauer R (1954) Der respiratorische Stoffwechsel in Narkose. Pflugers Arch 259:177
2. Herr GP, Sullivan SF (1978) On-line acquisitation of pulmonary exchange data. IEEE Trans Biomed Eng 25:83
3. Neuhof H (1973) Schocküberwachung durch kontinuierliche Registrierung der Sauerstoffaufnahme und anderer Parameter. Dtsch Med Wochenschr 98:1227
4. Westenskow DR (1978) Correlation of oxygen consumption and cardiovascular dynamics during N_2O-Fentanyl and N_2O-Thiopental-anesthesia in the dog. Anesth Analg (Cleve) 57:37

Einfluß von Halothan und Enfluran auf die Aktivität der DNase I und des DNase-I-Inhibitors G-Aktin im zellfreien System

A. Leicher, M. Reitz, R. Knitza und E. Lanz

Einleitung

Inhalationsanästhetika können Störungen biologischer Vorgänge auf molekularer und zellulärer Ebene hervorrufen. In Zellen von Pflanzen und Säugetieren wurden z. B. nach Halothanbegasung eine Hemmung der Nukleinsäure- und Proteinsynthese sowie Chromosomen- und Mitoseanomalien beobachtet [2]. Ähnliche Ergebnisse liegen auch für Enfluran vor [3].

DNasen sind DNS spaltende Enzyme, die an der Replikation, Rekombination und Reparatur der DNS beteiligt sind [6]. Aktivitätsänderungen von DNasen könnten somit zu einer Störung dieser Mechanismen führen und in einem Zusammenhang mit chromosomalen Anomalien stehen.

Aus diesem Grund untersuchten wir den Einfluß einer Halothan- und Enfluranbegasung auf die Aktivität der DNase I im zellfreien System.

DNase I wird von einem ubiquitär in Zellen vorhandenen Protein, dem G-Aktin [4] durch Bildung eines 1 : 1-Komplexes inaktiviert.

Wir untersuchten deshalb in einer zweiten und dritten Versuchsreihe den Einfluß von Halothan und Enfluran auf den DNase-I-G-Aktin-Komplex und das isolierte G-Aktin.

Material und Methode

Wasserdampfgesättigte Luft wurde bei einem Flow von 6 l/min dem Verdampfer zugeführt. Halothan in den Konzentrationen von 0–4 Vol.-% bzw. Enfluran in den Konzentrationen von 0–5 Vol.-% wurden dem Inkubator zugeleitet, in dem sich jeweils 12 parallele Untersuchungsproben in einem temperaturregulierten Wasserbad bei 37 °C befanden.

Die Proben enthielten in der ersten Untersuchungsreihe DNase I, in der zweiten Untersuchungsreihe den DNase-I-G-Aktin-Komplex und im dritten Untersuchungsgang G-Aktin (einen Inhibitor der DNase I) in Puffer zu je 50 μl in Mikroreaktionsgefäßen gelöst.

Die in den Lösungsansätzen vorhandenen Halothan- und Enflurankonzentrationen wurden gaschromatographisch bestimmt und zu den am Verdampfer eingestellten Konzentrationen in Beziehung gesetzt. Es bestand eine lineare Korrelation zwischen den am Verdampfer eingestellten Konzentrationen und den tatsächlich in den Proben gelösten molaren Konzentrationen von Halothan und Enfluran.

Die DNase-I-Aktivität wurde vor Versuchsbeginn und nach definierten Begasungszeiten gemessen. Hierzu wurde den entgasten Proben eine DNS-Lösung zugesetzt und das Reaktionsgemisch 30 min bei 37 °C inkubiert. Nach Säurefällung und Zentrifugation wurde die Konzentration der DNS-Bruchstücke im Überstand als Maß für die Aktivität der DNase photometrisch bei λ = 260 nm, wie in den Arbeiten von Alfrey u. Mirsky [1] und Reitz et al. [5] beschrieben, bestimmt.

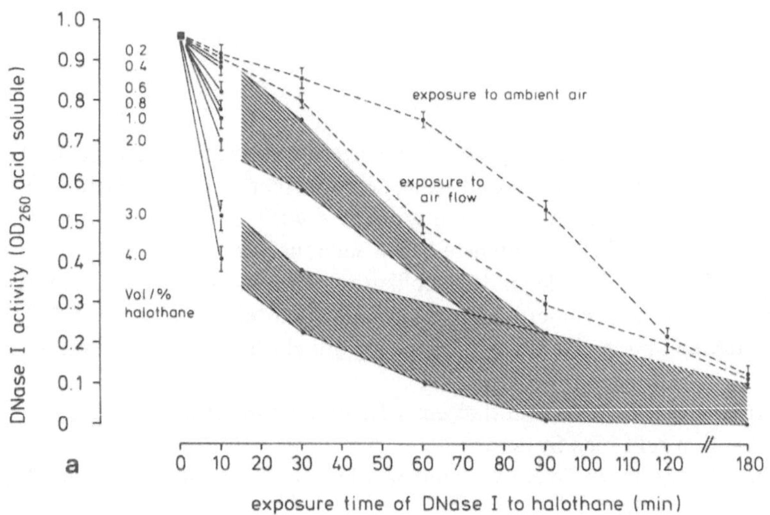

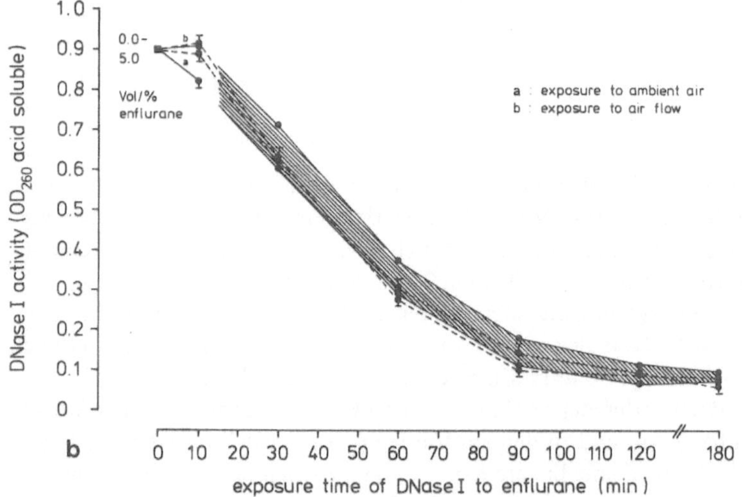

Abb. 1a, b. DNase I wurde über 180 min mit Halothan (**a**) und Enfluran (**b**) begast. Die Kontrollen – Begasung mit Preßluft und keine Begasung – sind als *Linien*, die Begasungsreihen als *schraffierte Fläche* dargestellt, deren Randpunkte die extremen Mittelwerte und deren Standardabweichungen darstellen

Ergebnisse

In der ersten Versuchsreihe untersuchten wir den Einfluß der Halothan- und Enfluranbegasung über 180 min auf die DNase-I-Aktivität (Abb. 1).

Bei Halothanbegasung zeigte sich bereits nach 10 min eine konzentrationsabhängige Abnahme der DNase-I-Aktivität im Bereich von 0,6–2,0 Vol.-% und stärker bei 3,0 und 4,0 Vol.-%. Die Aktivität der Kontrollen – Begasung mit Preßluft und keine Begasung – fiel bis zur 10. min nur gering ab. Im weiteren zeitlichen Verlauf verringerte auch sie sich deutlich.

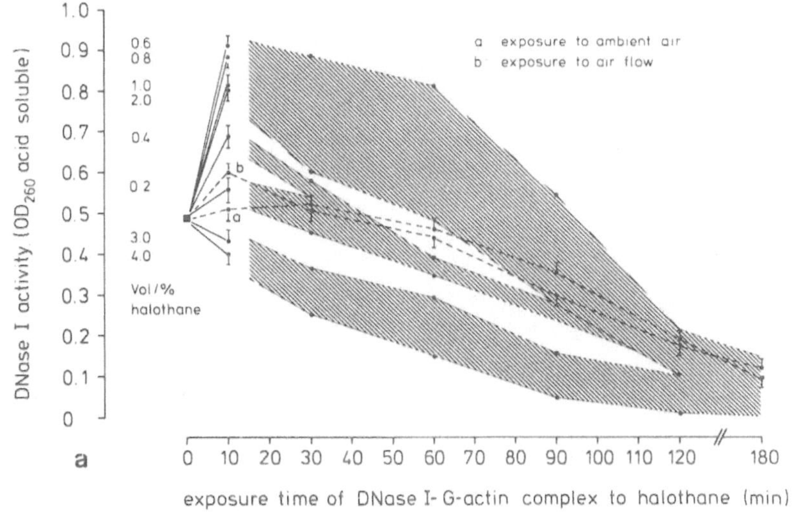

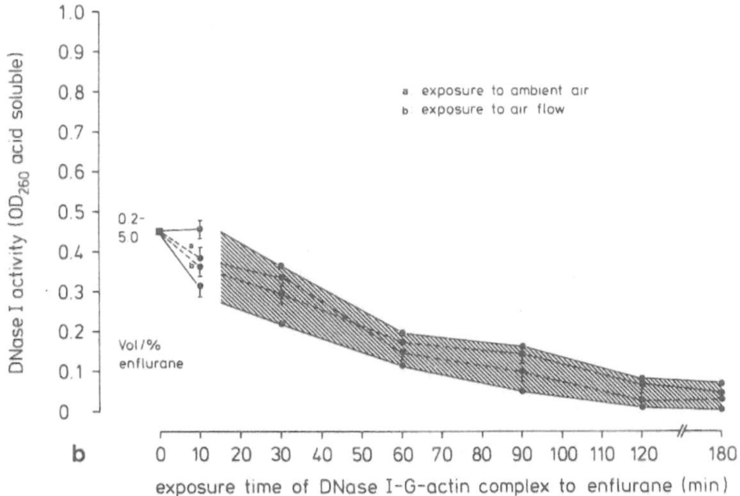

Abb. 2a, b. Der DNase-I-G-Aktin-Komplex wurde über 180 min mit Halothan (**a**) und Enfluran (**b**) begast. Dargestellt ist das Verhalten der DNase-I-Aktivität im Komplex mit G-Aktin. Weiteres ist der Legende zu Abb. 1 zu entnehmen

Als Ursache wird die zeitabhängige Veränderung der Enzymstruktur auf Grund der Oberflächenspannung des Puffers angenommen.

Halothankonzentrationen zwischen 0,6 und 2,0 Vol.-% führten nach 10 min zu signifikanten Unterschieden gegenüber den Kontrollen, Konzentrationen von 3 und 4 Vol.-% zu hochsignifikanten Unterschieden.

Bei Begasung mit Enfluran in Konzentrationen von 0,2–5,0 Vol.-% konnte im Vergleich zu den gleichen Kontrollen keine Hemmung der Enzymaktivität festgestellt werden.

In der zweiten Versuchsreihe untersuchten wir den DNase-I-G-Aktin-Komplex auf seine Stabilität bei Begasung mit Halothan und Enfluran (Abb. 2).

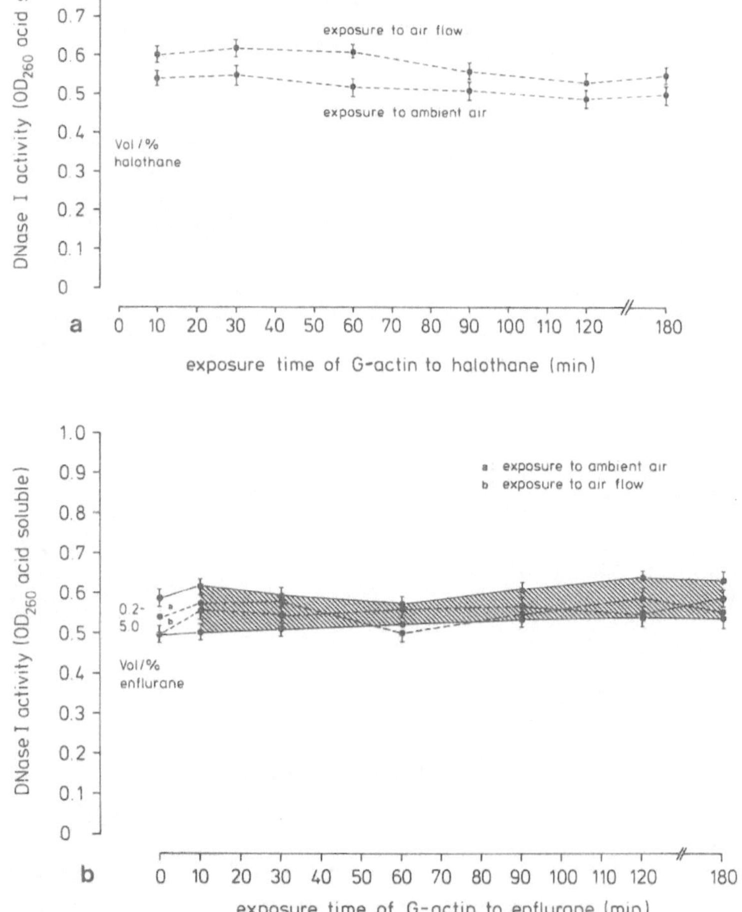

Abb. 3a, b. G-Aktin wurde über 180 min mit Halothan (**a**) und Enfluran (**b**) begast und danach unbegaste DNase I zugegeben. Die Aktivität der DNase I nach deren Zugabe zu dem begasten G-Aktin wurde gemessen. Weiteres ist der Legende zu Abb. 1 zu entnehmen

Vor Beginn der Begasung wurde die Aktivität der DNase I durch Zugabe von G-Aktin auf ca. 50% der Ausgangsaktivität gehemmt.

Bereits nach 10 min Begasung des Komplexes mit Halothankonzentrationen von 0,4–2,0 Vol.-% nahm die Aktivität der DNase I deutlich zu.

Der Anstieg der Aktivität läßt sich durch eine Auflösung des Komplexes und Freisetzung der DNase I erklären

Halothankonzentrationen von 3,0 und 4,0 Vol.-% führten zu keiner Aktivitätszunahme der DNase I.

Diese hohen Halothankonzentrationen inaktivieren das freigesetzte Enzym sofort nach der Komplexauflösung. Die Kontrollen zeigten nach 10 min keine Aktivitätsveränderung. Danach nahm die Aktivität wie in der ersten Versuchsreihe allmählich ab.

Die Begasung des DNase-I-G-Aktin-Komplexes mit Enfluran in Konzentrationen von 0,2–5,0 Vol.-% führte zu keiner nachweisbaren Freisetzung der DNase I.

Um weiteren Aufschluß über diese Beobachtungen zu erhalten, begasten wir in der dritten Versuchsreihe zunächst freies (ungebundenes) G-Aktin und gaben anschließend DNase I zu (Abb. 3).

Die Versuchsansätze wurden so eingestellt, daß die unbegaste G-Aktin-Probe die DNase-I-Aktivität auf 50% hemmte.

Bereits nach 10 min veränderten alle Halothankonzentrationen von 0,2–4,0 Vol.-% die DNase-I-Aktivität nicht mehr. Diese Beobachtung galt auch für alle anderen Zeitpunkte.

G-Aktin hatte somit seine hemmende Wirkung auf die DNase I verloren.

Bei den Kontrollen kam es zu keiner Beeinträchtigung der Hemmfähigkeit des G-Aktins auf die DNase I.

Nach Enfluranbegasung blieb die DNase-I-Aktivität im Bereich der Kontrollversuche. Somit hatte Enfluran keine Inaktivierung des G-Aktins zur Folge. Seine hemmende Wirkung auf die DNase I blieb erhalten.

Diskussion

Die Untersuchungen lassen folgende Schlußfolgerungen zu: Im zellfreien System hemmt Halothan konzentrationsabhängig die Aktivität der DNase I und des DNase-I-Inhibitors G-Aktin und löst den DNase-I-G-Aktin-Komplex auf. Als Ursache können Wechselwirkungen zwischen dem hydrophoben Halothan und den hydrophoben Aminosäuren des DNase-I- bzw. des Aktinmoleküls diskutiert werden. Dadurch wird die Struktur der Moleküle verändert und sie verlieren ihre biologische Funktion [5].

Enfluran ruft im zellfreien System diese Veränderungen nicht hervor. Über den Grund kann nur spekuliert werden: Möglicherweise verhindern seine von Halothan unterschiedliche Molekülgröße und Molekülstruktur die hydrophoben Wechselwirkungen.

Die vorliegenden Untersuchungen zeigen, daß Halothan im Gegensatz zu Enfluran den DNS-Stoffwechsel, an dem die DNase I beteiligt ist, beeinträchtigt. Eine unmittelbare Übertragung der Ergebnisse auf In-vivo-Bedingungen ist nicht möglich.

Die Beobachtungen treten bei Konzentrationen auf, wie sie während der Narkose angewendet werden. Dringt Halothan in die Zelle ein, sind die beschriebenen Wechselwirkungen denkbar. Beobachtete Chromosomenanomalien nach Halothanbegasung könnten als Folge dieser Wirkungen erklärt werden. Die Zelle könnte jedoch diesen Mechanismen aktiv gegensteuern.

Literatur

1. Alfrey VG, Mirsky AE (1952) Some aspects of desoxyribonuclease activities of animal tissues. J Gen Physiol 36:227–241
2. Baden JM, Simmon VF (1980) Mutagenic effects of inhalational anaesthetics. Mutat Res 75:169–189
3. Conklin KA, Lau SS (1980) Enflurane effects on cell division and macromolecular synthesis in Tetrahymena pyriformis: Comparison with halothane. Anaesthesiologie 53:287–292
4. Lazarides R, Lindberg U (1974) Actin is the naturally occuring inhibitor of desoxyribonuclease. Proc Natl Acad Sci USA 71:4742
5. Reitz M, Knitza R, Lanz E, Zahn RK (1982) The effects of halothane on the DNase I activity in an isolated enzyme preparation and in the DNase I-G-Aktin complex. Chem Biol Interact (in press)
6. Sierakowska H, Shugar D (1977) Mammalian nucleolytic enzymes. In: Cohn WE (ed) Progress in nucleic acid research and molecular biology, vol 20. Academic Press, New York San Francisco London, pp 59–130

Proteasenaktivität in der Lunge bei 2 tierexperimentellen Modellen zum akuten Atemnotsyndrom des Erwachsenen (Thrombin, Elastase)

T. Stokke, W. H. Hörl, I. Hensel, W. Ohrdorf und H. Burchardi

Einleitung

Das akute Atemnotsyndrom des Erwachsenen (ARDS) tritt als pulmonale Komplikation bei einer Reihe verschiedener extrapulmonaler Erkrankungen auf. Auffällig ist die Häufigkeit der disseminierten intravasalen Gerinnung (DIC) als Begleiterscheinung des ARDS. In früheren Untersuchungen [2, 6, 8] konnten wir in Übereinstimmung mit anderen Autoren [7] zeigen, daß eine im Tierexperiment durch Thrombininfusion induzierte DIC zum ARDS führt. Neuere Untersuchungen [4] haben gezeigt, daß hierbei Granulozyten auch eine Rolle spielen. Die selektive Ansammlung von polymorphkernigen Granulozyten in der Lunge, die sog. pulmonale Leukostase, ist eine der frühesten Veränderungen beim ARDS. Diese polymorphkernigen Leukozyten enthalten verschiedene proteolytische Enzyme, deren Beteiligung beim ARDS diskutiert wird. Ein solches Enzym ist die Elastase, die unter physiologischen Bedingungen in einer Menge von etwa 1 g täglich im Körper umgesetzt wird und in der Lage ist, alle Bestandteile des Bindegewebes zu verdauen. Erhöhte Elastaseaktivität konnte in der Spülflüssigkeit aus dem Bronchialsystem beim ARDS nachgewiesen werden [3]. Wir konnten demonstrieren, daß eine Elastaseinfusion im Tierexperiment ein ARDS-ähnliches Syndrom verursacht [1, 5, 9]. Sowohl nach Thrombin- als auch nach Elastaseinfusion kommt es zur Granulozytose der Lunge [1, 6].

Um die Bedeutung der proteolytischen Enzyme bei diesen beiden ARDS-Modellen zu untersuchen, haben wir nach Thrombin- bzw. Elastaseinfusion am Zwergschwein die proteolytische Aktivität im Plasma und in verschiedenen Organen gemessen.

Material und Methodik

Die Untersuchungen wurden an 15 narkotisierten (Azaperon, Metomidat), relaxierten (Hexacarbacholinbromid), intubierten und kontrolliert beatmeten (Engström 200, 40% O_2 in N_2) Zwergschweinen (Göttinger Minipig) durchgeführt. Zur Bestimmung von kardiopulmonalen und laborchemischen Parametern wurden die großen Halsgefäße katheterisiert. Die Methodik ist an anderer Stelle [1, 2, 5, 6, 8, 9] ausführlich beschrieben.

9 Tiere bekamen 300 E/kg KG · h Elastase kontinuierlich infundiert, 3 Tiere 100 E/kg KG · h Thrombin und 3 Tiere dienten als Kontrolle. In stündlichen Abständen fanden Blutentnahmen zur Bestimmung der proteolytischen Aktivität im Plasma statt. Nach 3,2 ± 0,6 h Elastaseinfusionsdauer bzw. 4,4, 3 und 9,2 h Thrombininfusionsdauer und 8 h Narkose-

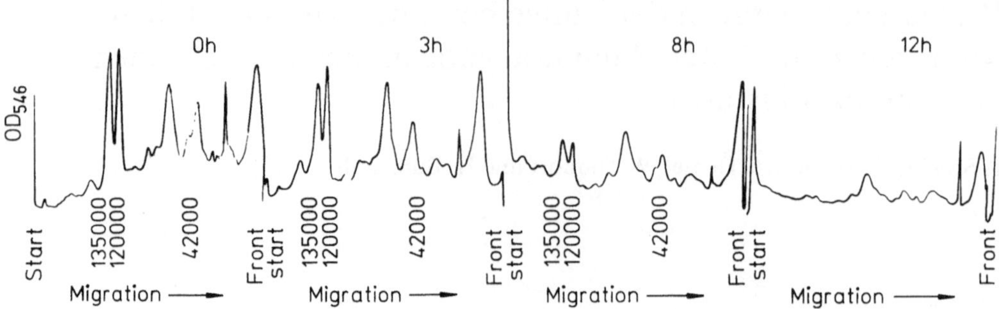

Abb. 1. Das Ergebnis der SDS-Polyacrylamidgel-Elektrophorese nach 0, 3, 8 und 12 h Inkubationszeit mit Lungenhomogenat und Phosphorylase-Kinase. Die zeitabhängige Verdauung der Phosphorylase-Kinase mit den Enzymuntereinheiten (MG 42000, 120000 und 135000) ist Ausdruck der hohen proteolytischen Aktivität des Lungengewebes, die sowohl nach Elastase- als auch nach Thrombininfusion am Zwergschwein identisch und gleich stark ausgeprägt war

dauer bei den Kontrolltieren wurden bei noch lebendem Tier die Gewebeproben (Lunge, Leber, Niere, Herz- und Skelettmuskulatur) entnommen und mit flüssigem Stickstoff sofort tiefgefroren.

Als Substrate zum Nachweis proteolytischer Aktivität dienten Phosphorylase-Kinase, das Schlüsselenzym des Glykogenstoffwechsels, isoliert aus Skelettmuskulatur von Kaninchen, und Azocasein. Phosphorylase-Kinase wurde mit dem jeweiligen Organprotein bis zu 12 h inkubiert. Die Auswertung der proteolytischen Verdauung des Enzyms erfolgte mit SDS-Polyacrylamidgel-Elektrophorese (Abb. 1). Die proteolytische Aktivität der Plasmaproben wurde mit Azocasein als Substrat ermittelt. Um freie Elastase im Plasma nachzuweisen, wurde als Substrat Inter-α-Trypsin-Inhibitor benutzt. Dabei wird, wenn freie Elastase vorhanden ist, aus dem 160000-MG-Protein ein 30000-MG-Bruchstück abgespalten.

Ergebnisse

Die Ergebnisse sind aus Tabelle 1 ersichtlich.

Tabelle 1. Proteolytische Aktivität der Elastase und des Thrombins

	Kontrolle	Thrombin	Elastase
Proteolytische Aktivität			
Plasma	0	0	linearer Anstieg
Freie Elastase			
Plasma	0	0	0
Proteolytische Aktivität			
Lunge	0	sehr hoch	sehr hoch
Leber, Niere, Herz- und Skelettmuskulatur	0	sehr niedrig	sehr niedrig

Diskussion

In früheren Untersuchungen [1, 2, 5, 6, 8, 9] konnten wir zeigen, daß es nach Thrombininfusion ebenso wie nach Elastaseinfusion am Zwergschwein zu einer DIC, Leukostase der Lunge sowie zur Beeinträchtigung der pulmonalen Strombahn, der Atemmechanik und des Gasaustausches kommt. Nach Thrombininfusion besteht ein ausgeprägtes interstitielles Ödem [6], während die interstitielle Flüssigkeitsansammlung nach Elastaseinfusion deutlich geringer ist [1].

Die Ergebnisse dieser Untersuchung bestätigen, daß die Lunge das Hauptorgan der Thrombin- bzw. Elastasewirkung ist.

Freie Elastase im Plasma der Versuchstiere ließ sich mit Inter-α-Trypsin-Inhibitor als Substrat nicht nachweisen. Wir interpretieren dieses Ergebnis dahingehend, daß die applizierte Elastasemenge kleiner war als die Inhibitorkapazität des Plasmas, d. h. daß die beobachteten Veränderungen nicht durch die Applikation einer unrealistisch hohen Elastasemenge zustande gekommen sind.

Einer so hohen proteolytischen Aktivität, wie wir sie zumindest in diesen beiden Tiermodellen gefunden haben, müßte eine wesentliche pathophysiologische Bedeutung zugeschrieben werden. Diese proteolytischen Enzyme könnten aus den Granulozyten stammen, die in der Lunge festgehalten werden. Zur Zeit führen wir Untersuchungen durch, um deren Herkunft zu klären.

Übertragen auf unsere Patienten könnte dies bedeuten, daß die pulmonale Leukostase, die im Frühstadium des ARDS regelmäßig beobachtet wird, durch Freisetzung proteolytischer Enzyme zu der initialen Lungenschädigung beiträgt.

Literatur

1. Heine H, Rahlf G, Stokke T, Ohrdorf W, Hörl WH, Hensel I, Burchardi H (1981) Granulozytose der Lunge nach Elastase-Infusion. Tierexperimentelle Untersuchungen zum ARDS. III. Elektronenmikroskopische Befunde. ZAK Berlin 1981 (im Druck)
2. Hensel I, Burchardi H, Stokke T, Hallecker P, Jörck J, Turner E, Weber D, Wencker KH (1980) Thrombininduzierte intravasale Gerinnung am Zwergschwein als Modell zur Schocklunge – Veränderungen der Atemmechanik und der ventilatorischen Verteilung. Springer, Berlin Heidelberg New York (Anaesthesiologie und Intensivmedizin, Bd 130, S 612–617)
3. Lee CT, Fein AM, Lippmann M, Holtzman H, Kimbel P, Weinbaum G (1981) Elastolytic activity in pulmonary lavage fluid from patients with adult respiratory distress syndrome. N Engl J Med 304:192
4. Malik AB, Tahamont MV, Johnson A (1981) Effects of fibrin and formed elements on pulmonary hemodynamics and fluid exchange. Conference on mechanisms of lung microvascular injury. New York, Mai 1981
5. Ohrdorf W, Stokke T, Beverungen G, Boch-Fiola H, Kaethner T, Hensel I, Burchardi H, Schlag G (1981) Granulozytose der Lunge nach Elastase-Infusion. Tierexperimentelle Untersuchungen zum ARDS. I. Methodischer Ablauf und Kreislaufveränderungen. ZAK Berlin 1981 (im Druck)
6. Rahlf G, Hensel I, Burchardi H (1980) Thrombininduzierte intravasale Gerinnung am Zwergschwein als Modell zur Schocklunge – morphologische Befunde. Springer, Berlin Heidelberg New York (Anaesthesiologie und Intensivmedizin, Bd. 130, S 623)
7. Saldeen T (1976) The microembolism syndrome. Microvasc Res 11:227
8. Stokke T, Burchardi H, Hensel I, Hallecker P, Turner E, Weber D (1980) Thrombininduzierte intravasale Gerinnung am Zwergschwein als Modell zur Schocklunge – Veränderungen der pulmonalen Kapillarperfusion und der Diffusionskapazität. Springer, Berlin Heidelberg New York (Anaesthesiologie und Intensivmedizin, Bd 130, S 618–622)
9. Stokke T, Ohrdorf W, Beverungen M, Boch-Fiola H, Kaethner T, Hensel I, Burchardi H (1981) Granulozytose der Lunge nach Elastaseinfusion. Tierexperimentelle Untersuchungen zum ARDS. II. Veränderungen der Lungenfunktion. ZAK Berlin 1981 (im Druck)

Morphin epidural – Wirkung von Dosis und Volumen

E. Lanz, D. Theiß, K. Oberling und E. Bloh

Die postoperative analgetische Wirkung von Morphin epidural wurde in zahlreichen Studien zweifelsfrei nachgewiesen [6]. Dabei wurden unterschiedliche Dosen zwischen 0,5 mg und mehr als 10 mg in unterschiedlichen Volumina zwischen 3 und 25 ml verabreicht. Es ist noch nicht geklärt, wie die Dosis und das Injektionsvolumen die postoperative Analgesie und die Nebenwirkungen beeinflussen. Deshalb untersuchten wir in einer prospektiven, randomisierten Doppelblindstudie die postoperative Analgesie und die Nebenwirkungen von 2 unterschiedlichen Morphindosen in jeweils 2 unterschiedlichen Injektionsvolumina.

Methodik

174 Patienten erhielten für orthopädische Operationen der unteren Extremität eine lumbale Periduralanästhesie mit Mepivacain 2%. Sie wurden 4 Gruppen randomisiert zugeteilt:

1. Morphin-Hydrochlorid, 0,05 mg/kg KG in 7,5 ml NaCl (n = 45)
2. Morphin-Hydrochlorid 0,05 mg/kg KG in 15 ml NaCl (n = 46)
3. Morphin-Hydrochlorid 0,1 mg/kg KG in 7,5 ml NaCl (n = 46)
4. Morphin-Hydrochlorid 0,1 mg/kg KG in 15 ml NaCl (n = 35)

Die Injektion erfolgte bei Operationsende.

Die Patienten wurden auf der Station im Raum für Frischoperierte für etwa 20 h sorgfältigst überwacht. Bei Bedarf erhielten sie Analgetika, gelegentlich kombiniert mit einem Sedativum. Es wurde ein postoperatives Überwachungsprotokoll geführt. Die Gruppenzugehörigkeit der Patienten war auf der Station unbekannt.

Am Nachmittag des Operationstages sowie am Morgen und Nachmittag des 1. postoperativen Tages befragte immer derselbe Anästhesist die Patienten zur postoperativen Analgesie und zu Nebenwirkungen. Auch er kannte die Gruppenzugehörigkeit der Patienten nicht.

Ergebnisse

Die Patienten der 4 Gruppen waren bezüglich Alter, Geschlecht, Gewicht, Operationsort und -art vergleichbar (Tabelle 1).

Tabelle 1. Patientendaten [n.s. (Kruskall-Wallis-Test und χ^2-Test)]

	0,05 mg/kg KG Morphin		0,1 mg/kg KG Morphin	
	in 7,5 ml (n = 48)	in 15 ml (n = 45)	in 7,5 ml (n = 46)	in 15 ml (n = 35)
Alter (Jahre)	48,9 ± 19,6	54,7 ± 19,1	48,1 ± 21,2	46,7 ± 20,1
Geschlecht (männlich/weiblich)	17/31	15/30	15/31	17/18
Gewicht (kg)	68,8 ± 12,5	68,4 ± 11,8	67,1 ± 12,5	70,0 ± 14,3
Operationsort (%)				
Hüfte	38	44	39	14
Oberschenkel	8	5	7	9
Knie	33	38	39	60
Unterschenkel und Fuß	21	13	15	17

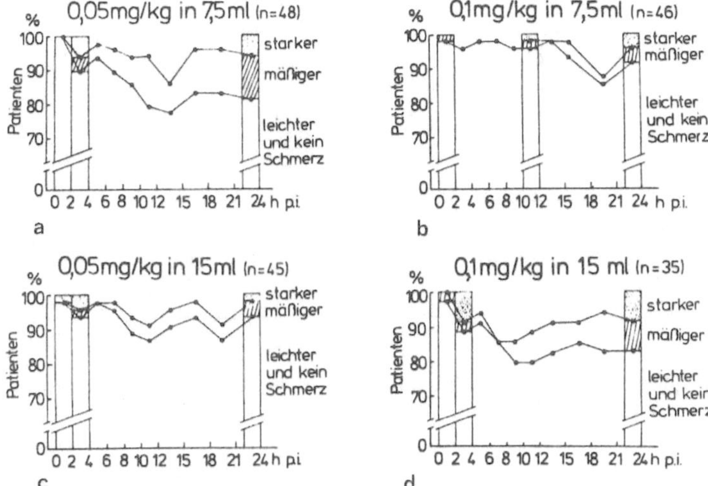

Abb. 1a–d. Häufigkeit der verschiedenen Schmerzbenotungen über 24 h nach 4 verschiedenen epiduralen Morphindosierungen, verabreicht am Ende orthopädischer Operationen der unteren Extremitäten. Es bestand kein signifikanter Unterschied zwischen den Gruppen (χ^2-Test)

Postoperative Analgesie

Die Patienten der 4 Gruppen nannten die verschiedenen Schmerzeinstufungen „kein und leichter Schmerz", „mäßiger Schmerz", „starker und sehr starker Schmerz" über 24 h vergleichbar häufig (Abb. 1). Es bestanden keine signifikanten Unterschiede zwischen den Gruppen.

Die Mittelwerte der Schmerzeinstufung lagen in allen 4 Gruppen zwischen „kein Schmerz" und „leichter Schmerz" (Abb. 2). Auch hier bestanden keine signifikanten Unterschiede.

Zusammenfassend beurteilten die Patienten der 4 Gruppen ihre postoperative Analgesie während der gesamten Beobachtungszeit gleich häufig als keine, erträgliche und starke Schmerzen (Tabelle 2).

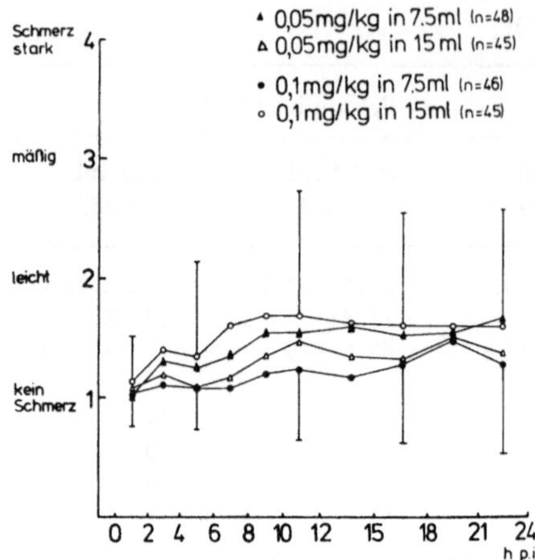

Abb. 2. Subjektiv benotete Intensität des postoperativen Schmerzes ($\bar{x} \pm$ SD) über 24 h nach 4 verschiedenen epiduralen Morphindosierungen, verabreicht am Ende orthopädischer Operationen der unteren Extremitäten. Es bestand kein signifikanter Unterschied zwischen den Gruppen (Kruskall-Wallis-Test)

Tabelle 2. Gesamtbeurteilung der postoperativen Analgesie [n.s. (χ^2-Test)]

	0,05 mg/kg KG Morphin		0,1 mg/kg KG Morphin	
	in 7,5 ml (n = 48) [%]	in 15 ml (n = 45) [%]	in 7,5 ml (n = 46) [%]	in 15 ml (n = 35) [%]
Keine Schmerzen	48	62	65	51
Erträgliche Schmerzen	23	13	17	26
Starke Schmerzen	29	24	17	23

Tabelle 3. Erstes Auftreten von Schmerzen, zusätzlicher Verbrauch an Analgetika und Sedativa [n.s. (χ^2-Test)]

	0,05 mg/kg KG Morphin		0,1 mg/kg KG Morphin	
	in 7,5 ml (n = 48)	in 15 ml (n = 45)	in 7,5 ml (n = 46)	in 15 ml (n = 35)
Erstes Auftreten von Schmerzen ($\bar{x} \pm$ SD nach Morphin)	10,4 ± 6,1	9,9 ± 4,4	10,7 ± 6,0	9,2 ± 3,6
Analgetika (% der Patienten)	33	31	24	34
Sedativa (% der Patienten)	8	7	4	17

Wenn postoperativer Schmerz auftrat, so setzte er in den 4 Gruppen zu vergleichbaren Zeiten, nämlich nach etwa 9–11 h, ein (Tabelle 3). Zusätzliche Analgetika und Sedativa wurden in den 4 Gruppen etwa gleich häufig verabreicht.

Den Schlaf während der 1. postoperativen Nacht benoteten die 4 Gruppen vergleichbar häufig mit gut, mäßig und schlecht (Tabelle 4).

Die gesamte postoperative Phase bewerteten die Patienten der 4 Gruppen ähnlich, meist mit gut, seltener mit mäßig und vereinzelt mit schlecht (Tabelle 5).

Tabelle 4. Schlaf während der 1. postoperativen Nacht [n.s. (χ^2-Test)]

	0,05 mg/kg KG Morphin		0,1 mg/kg KG Morphin	
	in 7,5 ml (n = 48) [%]	in 15 ml (n = 45) [%]	in 7,5 ml (n = 46) [%]	in 15 ml (n = 35) [%]
Gut	54	56	65	54
Mäßig	25	22	24	20
Schlecht	10	22	11	20

Tabelle 5. Gesamtbeurteilung des postoperativen Verlaufs [n.s. (χ^2-Test)]

	0,05 mg/kg KG Morphin		0,1 mg/kg KG Morphin	
	in 7,5 ml (n = 48) [%]	in 15 ml (n = 45) [%]	in 7,5 ml (n = 46) [%]	in 15 ml (n = 35) [%]
Gut	75	78	89	80
Mäßig	25	20	11	14
Schlecht	–	2	–	6

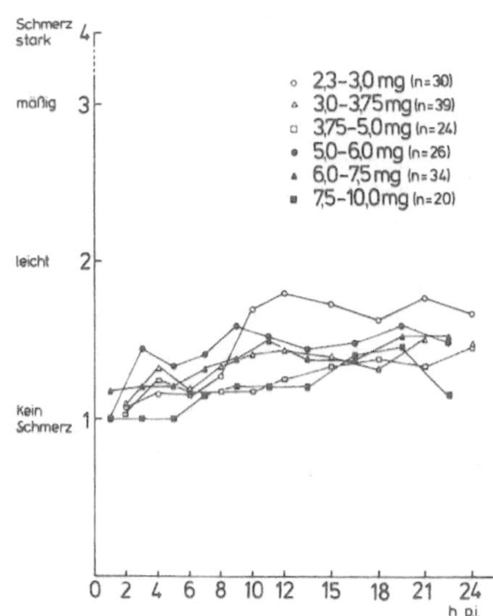

Abb. 3. Mittlere subjektiv benotete Intensität des postoperativen Schmerzes über 24 h nach 6 verschiedenen Dosen zwischen 2,3 und 10 mg Morphin epidural, verabreicht am Ende orthopädischer Operationen der unteren Extremitäten. Körpergewicht und Injektionsvolumina wurden außer acht gelassen. Die Unterschiede zwischen weniger als 3 mg und mehr als 7,5 mg waren von der 10.–15. h und in der 24. h statistisch auffällig (p = 0,05, Mann-Whitney-Wilcoxon-Test). Aus Gründen der Übersichtlichkeit wurden die Mittelwerte der Schmerznoten innerhalb der jeweils untersuchten Zeitspannen gegeneinander versetzt

Schließlich versuchten wir, eine Beziehung zwischen Dosis und Wirkung herzustellen, indem wir die Patienten 6 Dosisgruppen zuteilten. Bei dieser Analyse ließen wir das Gewicht der Patienten und die beiden Injektionsvolumina außer acht.

Die 6 Dosisgruppen zwischen 2,3 und 10 mg führten zu keinen signifikanten Unterschieden der postoperativen Analgesie (Abb. 3). Jedoch führten weniger als 3 mg zu einer kürzer dauernden und schwächeren Analgesie. Die Unterschiede der Schmerzintensität zwischen der höchsten und der niedrigsten Dosis waren von der 10.–15. h und in der 24. h statistisch auffällig ($p = 0,05$). Nach epiduralem NaCl-Placebo war die postoperative Analgesie deutlich geringer als nach den hier verabreichten Dosen. Dies hatten wir in einer vorangegangenen Doppelblindstudie beobachtet [5].

Nebenwirkungen

Nach den 4 Verabreichungsformen waren Miktionsstörungen vergleichbar häufig, z. B. unangenehmer Harndrang und Notwendigkeit eines Blasenkatheters (Tabelle 6). Sie waren signifikant häufiger als nach NaCl epidural [5]. Juckreiz war in den 4 Gruppen häufig, nach 0,1 mg/kg KG in 15 ml signifikant häufiger als in den anderen Gruppen. Nach NaCl epidural trat Juckreiz nie auf [5].

Erbrechen trat in den 4 Gruppen vergleichbar häufig auf, nicht wesentlich häufiger als nach NaCl epidural [5].

Es zeigte sich die Tendenz, daß in den Gruppen mit höheren Dosen bei vergleichbaren Injektionsvolumina die Nebenwirkungen zunahmen (n. s.). Ebenso zeigte sich die Tendenz, daß die Nebenwirkungen in den Gruppen mit größeren Volumina bei vergleichbaren Dosen zunah-

Tabelle 6. Nebenwirkungen nach unterschiedlichen Dosen und Volumina

	0,05 mg/kg KG Morphin		0,1 mg/kg KG Morphin		15 ml NaCl (n = 60)
	in 7,5 ml (n = 48)	in 15 ml (n = 45)	in 7,5 ml (n = 46)	in 15 ml (n = 35)	(n = 60)
Miktionsstörungen					
Unangenehmer Harndrang (%)	31	22	28	31	3
Blasenkatheter (%)	29	40	39	46	12
Juckreiz[a] (%)	15	20	22	40	0
Erbrechen (%)	13	13	22	31	24

[a] $p < 0,05$ (χ^2-Test) zwischen allen Gruppen

Tabelle 7. Nebenwirkungen nach 6 Dosisgruppen von Morphin [n.s. zwischen allen Gruppen (χ^2-Test)]

	2,3– 3,0 mg (n = 30)	3,0– 3,75 mg (n = 39)	3,75– 5,0 mg (n = 24)	5,0– 6,0 mg (n = 26)	6,0– 7,5 mg (n = 34)	7,5– 10 mg (n = 20)	15 ml Saline (n = 60)
Miktionsstörungen							
Unangenehmer Harndrang (%)	33	21	29	19	30	40	3
Blasenkatheter (%)	43	24	42	27	45	50	12
Juckreiz (%)	20	8	29	23	32	30	0
Erbrechen (%)	17	13	8	42	26	5	24

men (n.s.). Die Gruppe, die die höchste Dosis im größten Injektionsvolumen erhielt, zeigte die häufigsten Nebenwirkungen (n.s.).

Die Auswertung der Patienten in 6 Dosisgruppen, ohne Rücksicht auf Gewicht und Injektionsvolumen, brachte vergleichbare Häufigkeiten der Nebenwirkungen (Tabelle 7). Jedoch waren Miktionsstörungen und Juckreiz nach der höchsten Dosis häufiger als nach den beiden niedrigsten Dosen (n.s.).

Diskussion

Unsere Ergebnisse zeigen, daß die unterschiedlichen Dosierungen von 0,05 und 0,1 mg/kg KG keinen wesentlichen Unterschied der postoperativen Analgesie bewirken. Da die gewichtsproportionale Morphindosierung fragwürdig ist – ähnlich wie die Dosierung eines Lokalanästhetikums bei Periduralanästhesie –, schien uns eine gewichtsunabhängige Betrachtung der hier verwendeten Morphindosen und ihrer Wirkung gerechtfertigt. Dosen zwischen 2,3 und 10 mg führten zu nichtsignifikanten Unterschieden der Intensität der postoperativen Analgesie und der Häufigkeit der Nebenwirkungen. Die Tendenz zu stärkerer Analgesie, aber häufigeren Nebenwirkungen bei höherer Dosierung wurde erkennbar.

Vielleicht reicht bereits die niedrige Dosis um 3 mg aus, um die Opiatrezeptoren der die unteren Extremitäten innervierenden Spinalsegmente ($T_{12} - S_2$) zu besetzen. Eine Dosissteigerung scheint diese Rezeptorenbesetzung nicht wesentlich zu vervollständigen.

Auch in anderen kontrollierten Studien führten unterschiedliche Morphindosen zu vergleichbarer postoperativer Analgesie: 2 und 4 mg nach Hüftoperationen [3], 3 und 5 mg nach Hernienoperationen und Eingriffen an den unteren Extremitäten [8], 5 und 10 mg nach totalen Hysterektomien [2].

Die Ergebnisse dieser Studie stimmen gut überein mit denen von Martin et al. [7], die die Wirkung von 0,5–8 mg Morphin in 10 ml NaCl auf die postoperative Analgesie nach orthopädischen Operationen prüften. Sie fanden auch keine signifikanten Unterschiede der postoperativen Analgesie nach 2–8 mg. Dosen unterhalb von 2 mg führten jedoch zu geringer ausgeprägter Analgesie. Auch die Nebenwirkungen nach 0,5–8 mg waren nicht unterschiedlich; nur Übelkeit und Erbrechen waren bei 8 mg häufiger.

Die Dosis von 2–4 mg gilt in Schweden als die Standarddosis [4].

Unsere Ergebnisse zeigen, daß die Volumina der Morphinlösungen von 7,5 bzw. 15 ml keinen unterschiedlichen Einfluß auf die postoperative Analgesie haben. Bei beiden Volumina gelangen ausreichend Morphinmoleküle an die Rezeptoren der entscheidenden Hinterhörner.

Das höhere Volumen mag jedoch bei jeweils gleicher Dosis zu geringfügig häufigeren Nebenwirkungen führen. Größere Volumina breiten sich bereits bei der Injektion im Epiduralraum weiter nach kranial aus. Nach der Diffusion in den Liquor dürften Morphinmoleküle das Ventrikelsystem des Gehirns früher und in größerer Zahl erreichen, da weniger Zeit für die Resorption zur Verfügung steht [1].

Unsere Ergebnisse sprechen dafür, nach Operationen der unteren Extremitäten die niedrige Dosis um 3 mg Morphin im niedrigen Volumen um 7,5 ml zu verabreichen. Diese Dosierung wirkt ausreichend analgetisch und ist nebenwirkungsärmer und sicherer.

Literatur

1. Bromage PR, Camporesi EM, Durant PAC, Nielsen CH (1982) Rostral spread of epidural morphine. Anesthesiology 56:431–436
2. Crawford RE, Batra MS, Fox F (1981) Epidural morphine dose response for postoperative analgesia. Anesthesiology 55:A150
3. Gerig HJ, Kern F (1982) Postoperative Analgesie mit Morphium epidural nach Hüftoperationen. Anaesthesist 31:87–89
4. Gustaffson LL, Schildt B, Jacobsen K (1982) Adverse effects of extradural and intrathecal opiates: report of a nationwide survey in Sweden. Br J Anaesthesiol 54:479–486
5. Lanz E, Theiß D, Riess W, Sommer U (1982) Epidural morphine for postoperative analgesia: a double-blind study. Anesth Analg (Cleve) 61:236–240
6. Lanz E, Theiß D, Oberling K, Bloh E (to be published) Epidural morphine: effect of dose and volume on postoperative analgesia.
7. Martin R, Salbaing J, Blaise G, Tétrault J-P, Tétreault L (1982) Epidural morphine of postoperative pain relief: a dose-response curve. Anesthesiology 56:423–426
8. Mihic DN, Binkert E, Hess FA, Orucevic J, Turner J (1982) Die peridurale Morphingabe zur Behandlung postoperativer Schmerzen. Region Anaesthesie 42–46

Epidurale Opiatanalgesie mit Buprenorphin-HCl. Erfahrungen mit thorakaler Applikationsweise nach Oberbaucheingriffen

B. Zinck, K. W. Fritz und E. Lüllwitz

Einleitung

Bedingt durch eine vorausgegangene Renaissance rückenmarknaher Leitungsanästhesien und verbesserter Möglichkeiten im Rahmen der Kathetertechniken gewinnt die epidurale Opiatanalgesie (EOA) in zunehmendem Maße an Bedeutung. Einsatzschwerpunkte sind u. a. die Bekämpfung starker postoperativer und schwerster Karzinomschmerzen. Bisherige Erfahrungsberichte hierüber wurden überwiegend über die lumbale Zugangsweise mitgeteilt [1, 4, 5, 15].

Ziel unserer Untersuchungen war es, Buprenorphin bezüglich seiner Verwendbarkeit und Wirkungsdauer, insbesondere jedoch auf seine Nebenwirkungen hin bei thorakaler Applikation nach Oberbaucheingriffen zu untersuchen, wobei schwerpunktmäßig Wert darauf gelegt wurde, durch engmaschige Kontrollen der Blutgase und der Atemmechnanik eine mögliche Atemdepression unmittelbar zu erfassen.

Material und Methodik

Wir untersuchten 52 Patienten der Risikogruppen I und II (American Society of Anesthesiologists, ASA), die sich Oberbaucheingriffen unterziehen mußten. 10 Patienten schlossen wir von dieser Studie aus, weil sie nachbeatmet wurden (Tabelle 1). Die Patienten erhielten über einen präoperativ in Höhe von $Th_{7/8}$ gelegten Epiduralkatheter, dessen Spitze auf $Th_{6/7}$ plaziert und dessen Lage mit 10 mg Bupivacain 0,25% mit Adrenalin (entsprechend 4 ml) überprüft worden war, eine Epiduralanästhesie mit Bupivacain 0,75% und eine Basisneuroleptanalgesie mit Droperidol, Fentanyl, Alcuronium und kontrollierter Ventilation mit Lachgas-Sauerstoff-Gemisch im Verhältnis 2 : 1. Intraoperativ wurde eine flache Allgemeinanästhesie mit bedarfs-

Tabelle 1. Anzahl, Alter, Gewicht, Körpergröße und Geschlecht der untersuchten Patienten (n = 42)

Anzahl (n)	Alter	Gewicht (kg)	Körpergröße (cm)	Geschlecht
24	37,66	82,33	179,0	Männlich
18	50,33	68,88	160,0	Weiblich
42	42,87	74,22	170,86	Männlich und weiblich

Tabelle 2. Methodisches Vorgehen bei der verwendeten EOA

Präoperativ	1. Legen eines Epiduralkatheters Höhe: $Th_{7/8}$ Spitze auf $Th_{6/7}$ Testdosis: 4 ml Bupivacain 0,25% mit Adrenalin 2. Volle Wirkungsdosis: Bupivacain 0,75% 3. Allgemeinanästhesie (Basis-NLA + Relaxierung)
Intraoperativ	1. Allgemeinanästhesie (flach) 2. Nachrelaxierung (bedarfsweise) 3. Epidurale Nachdosierung (nur in 2 Ausnahmen) 4. Antagonisierung des Relaxans 5. a) Extubation / Spontanatmung mit O_2-Sonde oder b) Nachbeatmung (nicht in die Studie aufgenommen)
Postoperativ	1. „visual rating scale" (soweit möglich) 2. 0,3 mg Buprenorphin in 4 ml NaCl (epidural) 3. Postoperative Intensivtherapie/Überwachung 4. Kontrolle und Registrierung der klinischen Parameter

weiser Nachrelaxierung durchgeführt. Nach Operationsende erfolgte die Extubation, wobei das Relaxans routinemäßig antagonisiert wurde. Anschließend trugen die Patienten auf einer „visual rating scale" mit einer Ordinate von 10 cm Länge die empfundene Schmerzintensität ein. Danach applizierten wir 0,3 mg Buprenorphin in 4 ml physiologischer Kochsalzlösung epidural. Die Patienten erhielten routinemäßig sauerstoffangereicherte Luft über eine Nasensonde. Wir bestimmten die Wirkungsdauer, den arteriellen systolischen und diastolischen Druck, die Herzfrequenz, die Atemfrequenz und die arteriellen Blutgase (Tabelle 2).

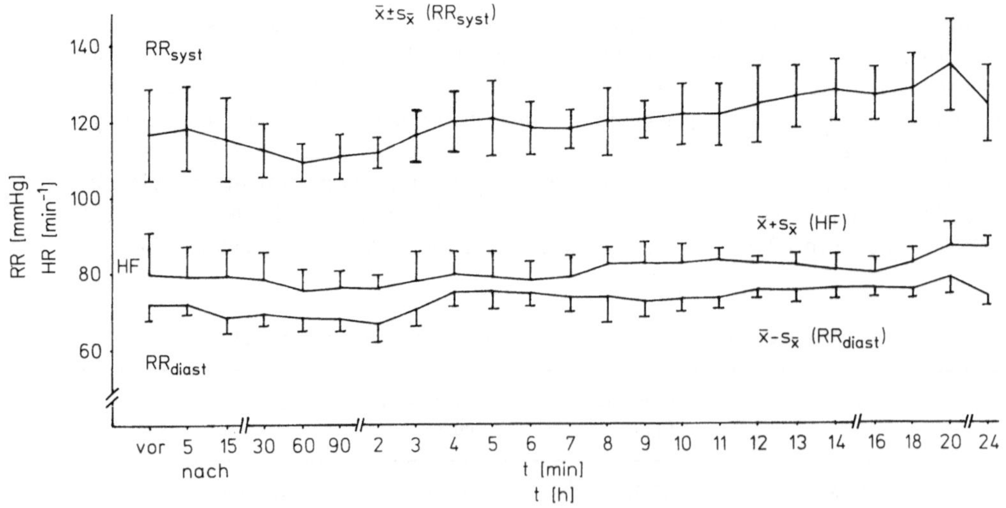

Abb. 1. Arterieller Blutdruck nach Riva-Rocci (RR_{syst} und RR_{diast}) und Herzfrequenz (*HR*) vor und nach thorakaler EOA mit Buprenorphin bei 42 Patienten (n.s.)

Ergebnisse

Verhalten von arteriellem Blutdruck und Herzfrequenz

Der systolische und der diastolische arterielle Blutdruck sowie die Herzfrequenz zeigten zunächst eine abfallende Tendenz und stiegen im Verlauf mäßig an. Diese Werte waren nichtsignifikant (Abb. 1).

Arterielle Sauerstoffpartialdrücke

Bei den arteriellen Sauerstoffpartialdrücken (p_aO_2) ergaben sich in den ersten Stunden relativ hohe Werte. Dies ist bedingt durch die Tatsache, daß die Patienten postoperativ routinemäßig sauerstoffangereicherte Luft erhielten (Abb. 2).

Arterielle Kohlendioxidpartialdrücke

Die p_aCO_2-Werte zeigten innerhalb der ersten 4 h einen signifikanten Anstieg ($p < 0{,}05$) von 37,95 ± 0,7 Torr 15 min nach Applikation auf 40,1 ± 0,95 Torr 4 h nach Applikation. Im weiteren Verlauf blieben diese Werte relativ konstant. 24 h nach Applikation erreichten die Patienten mit 38,5 Torr nahezu wieder den Ausgangswert. Den ersten Wert vor Buprenorphinapplikation haben wir nicht als Bezugsgröße gewählt, da direkt nach Extubation die Ventilation durch anderweitige Einflüsse mitbestimmt wird (Abb. 3).

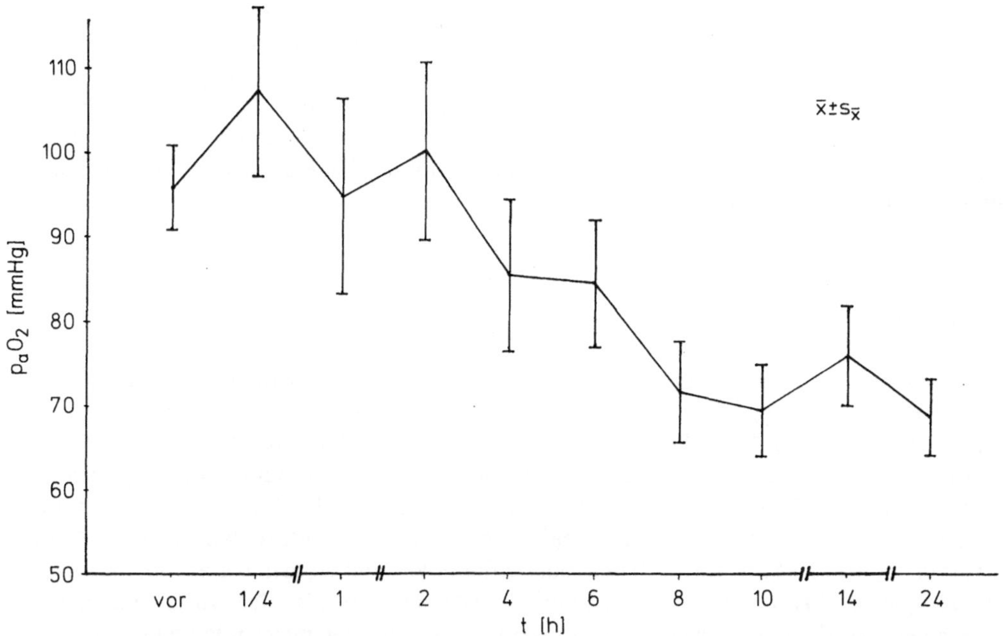

Abb. 2. Arterielle pO_2-Werte (p_aO_2) vor und nach thorakaler EOA mit Buprenorphin bei 42 Patienten

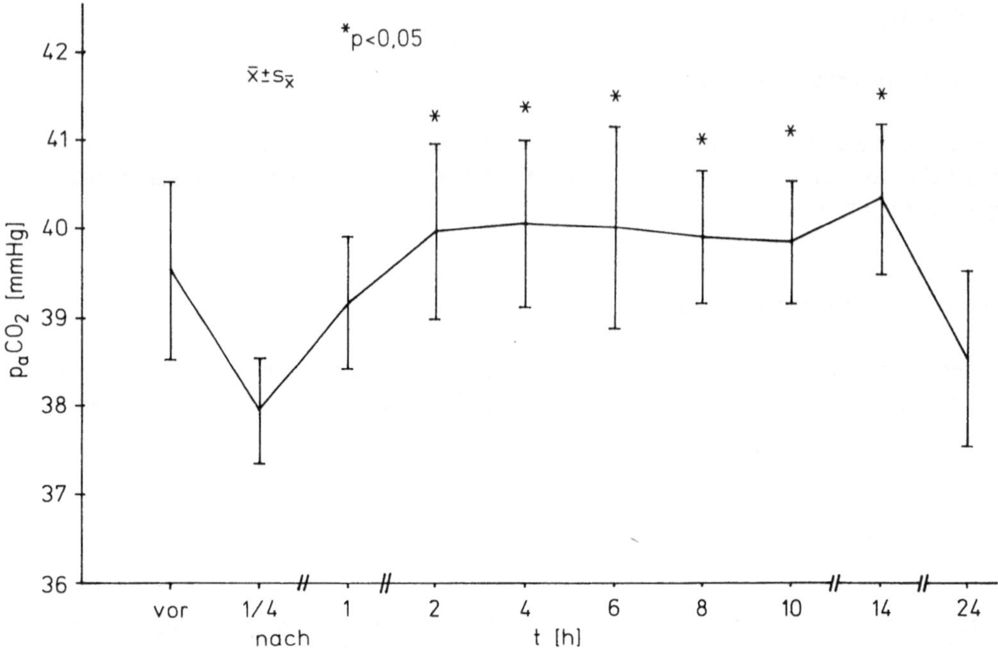

Abb. 3. Arterielle pCO_2-Werte (p_aCO_2) vor und nach thorakaler EOA mit Buprenorphin bei 42 Patienten

Wirkungsdauer

Die mittlere Wirkungsdauer, definiert als der Zeitraum zwischen Buprenorphinapplikation und der ersten Gabe eines Analgetikums, betrug 16 h 45 min. Im Abstrakt ist noch eine Wirkungsdauer von 10 h 48 min angegeben. Wir hatten zum damaligen Zeitpunkt zum einen nicht Bupivacain 0,75% zur Epiduralanästhesie verwendet, sondern Etodicain 1%, zum anderen hatten wir damals 0,3 mg Buprenorphin mit 9 ml physiologischer Kochsalzlösung verdünnt, heute tun wir dies mit 4 ml.

Nebenwirkungen

Die Nebenwirkungen waren insgesamt gering. Bei einem Drittel der Patienten fanden wir Zeichen einer Sedierung, jedoch in keinem Falle einer Somnolenz. Nausea und Vomitus konnten wir in 3 Fällen feststellen. 4 Patienten neigten zu erheblichen Schweißausbrüchen. Pruritus, wie nach Morphin wiederholt beschrieben, sahen wir nach Buprenorphinapplikation nicht. Ob die Veränderungen des arteriellen Blutdrucks und der Herzfrequenz auf Buprenorphin zu beziehen sind, kann nicht mit Sicherheit gesagt werden. Aufgefallen war, daß 14 von 18 Patienten, die nicht mit einem Blasendauerkatheter versorgt worden waren, über Harnverhalten klagten und katheterisiert werden mußten. Hervorzuheben ist, daß wir in keinem Fall eine Bradypnoe sahen, wenngleich sich die Atemfrequenz bei den meisten Patienten um 2–3/min verminderte (Tabelle 3).

Tabelle 3. Nebenwirkungen nach thorakaler EOA mit Buprenorphin (n = 42)

	Fälle (n)	[%]
Sedierung	15	35,7
Somnolenz	0	0
Nausea	2	4,8
Vomitus	1	2,4
Kopfschmerzen	0	0
Krampfanfall	0	0
Bradypnoe[a]	0	0
Schweißausbruch	4	9,5
Pruritus	0	0
Blutdruckanstieg[b]	1	2,4
Blutdruckabfall[c]	3	7,1
Herzfrequenzanstieg[b]	2	4,8
Herzfrequenzabfall[c]	0	0
Harnverhalten[d] (n = 18)	14	78

[a] $< 12\ \text{min}^{-1}$
[b] > 25%
[c] > 20%
[d] > 12 h

Diskussion

Lecron et al. [8] veröffentlichten 1980 ihre Ergebnisse über die Verwendung von Buprenorphin zur Epiduralanästhesie mit Etidocain, wobei sie eine deutliche Verlängerung der Wirkungsdauer gefunden hatten, wenn Buprenorphin in Kombination mit Etidocain gegeben worden war. Dies hatte unsere Arbeitsgruppe veranlaßt, in einer früheren Untersuchungsreihe zu prüfen, ob der Applikationszeitpunkt Einfluß auf die Wirkungsdauer haben würde [15]. Dabei hatte sich ergeben, daß die Wirkungsdauer signifikant kürzer war, wenn Buprenorphin erst nach dem Auftreten von Schmerzen gegeben worden war, im Gegensatz zu einer längeren Wirkungsdauer, wenn Buprenorphin direkt im Anschluß an die Operation appliziert wurde. Dabei war in diesem Fall die Wirkungsdauer länger als im ersten Fall die Wirkungsdauer und das freie Intervall zwischen Operationsende und Buprenorphinapplikation.

Die bei dieser früheren Untersuchung gefundenen Zeiten der Wirkungsdauer auf thorakalem Zugangsweg lagen im Mittel bei 9 h 6 min. Die Änderung in unserem Untersuchungsregime bestand, wie bereits erwähnt, zum einen darin, zur Epiduralanästhesie das Etidocain 1% durch Bupivacain 0,75% zu ersetzen und zum anderen die Konzentration von Buprenorphin durch Reduktion des Volumens von 10 ml auf 5 ml zu erhöhen. Dabei ergaben sich mit 16 h 45 min wesentlich verlängerte Wirkungszeiten. Es wird hierbei zu klären sein, ob diese Verlängerung der Wirkungsdauer nur durch die Änderung des verwendeten Lokalanästhetikums bedingt ist, oder ob auch die Konzentrationserhöhung von Buprenorphin eine Rolle spielen könnte. Untersuchungen von Viars [12], der die analgetische Wirkung unterschiedlich hoher Buprenorphindosen bei Patienten mit starker Neuralgie nach i.m.-Applikationsweise untersucht hatte, zeigten, daß unterschiedlich hohe Dosierungen eine nahezu gleiche Schmerzerleichterung gebracht hatten, daß aber die Wirkungsdauer in Abhängigkeit von der Dosishöhe verlängert war. Demgemäß könnte die bei unseren Untersuchungen festgestellte längere Wirkungsdauer, wie bereits angedeutet, durch die Erhöhung der Dosis, genauer gesagt, der Dosis pro Segment, auf Grund des geringeren Volumens bedingt sein. Nach Inthorn et al. [6], welche Veränderungen der Blutgase im Schlaf-Wach-Rhythmus bei frischoperierten Patienten untersuchten, müßte man eigentlich auch im Rahmen einer EOA den Schlaf-Wach-Rhythmus berücksichtigen, insbesondere dann, wenn man Veränderungen im Gasaustausch untersucht. Wir haben dies bei unseren Untersuchungen berücksichtigt, halten jedoch eine Aussage hierüber angesichts noch zu geringer Fallzahlen für verfrüht.

Eine Atemdepression, wie sie von Christensen [2], Reiz [9], Sybrecht et al. [11] und anderen nach Morphinapplikation mehrfach beschrieben worden ist, haben wir nach Buprenorphinapplikation in Übereinstimmung mit de Castro [1], Lecron et al. [8], Rondomanska [10] und Zenz et al. [13] in dieser und in früheren Untersuchungen [4, 5, 15] nicht gesehen. Lediglich in einem Fall kam es zu einer auffälligen Veränderung der p_aO_2-Werte, die etwa 4 h nach Buprenorphinapplikation auf Werte um 50 Torr abfielen, sich jedoch nach erneuter Buprenorphinapplikation normalisierten. Wir führten diesen Effekt auf eine beginnende „schmerzbedingte Hypoventilation" zurück, wobei die p_aCO_2-Werte keine wesentlichen Änderungen aufwiesen. Es handelte sich hier nicht um eine echte Hypoventilation, da die p_aCO_2-Werte, wie bereits erwähnt, keine wesentlichen Änderungen aufwiesen und außerdem immer unter 40 Torr lagen, teilweise sogar sehr deutlich. Wir deuteten diese Partialinsuffizienz als möglicherweise schmerzbedingte Gasaustauschstörung, deren Ursache nicht endgültig geklärt werden konnte, mit Sicherheit jedoch nicht durch das Buprenorphin bedingt war, denn eine erneute epidurale Buprenorphinapplikation führte zu einem Anstieg von durchschnittlich 16 Torr.

Unsere Untersuchungen zeigten einen statistischen signifikanten Anstieg ($p < 0,05$) innerhalb der ersten 4 h nach thorakaler epiduraler Buprenorphinapplikation. Dies ist klinisch jedoch nicht relevant, da sich die p_aCO_2-Werte über einen Zeitraum von 24 h nie im pathologischen Bereich befanden (Abb. 3). Auch Lanz et al. [7] fanden einen signifikanten p_aCO_2-Anstieg ohne klinisch relevante Atemdepression.

Daß sich bei unseren Untersuchungen nach 14 h ein Maximalwert von 40,4 Torr ergibt, könnte einerseits auf die physikochemischen und pharmakokinetischen Eigenschaften von

Tabelle 4. Physikochemische und pharmakokinetische Eigenschaften von Morphin und Buprenorphin. (Nach de Castro [1])

	Morphin	Buprenorphin
Molekulargewicht	375,85	467,33
pH-Wert	3,5	4,0
Proteinbindung (in %) bei pH 7,4 und 37 °C	35	96
Analgetische Dosis (mg/70 kg KG)		
epidural	2	0,15–0,3
i.v.	10	0,3
Passage der Blut-Hirn-Schranke	Schwer	Leicht
Hirn-Plasma-Rediffusion	Schwer	Leicht
Toleranz	+	Gering
Abhängigkeit	+	Gering
Rezeptoraffinität	Gering	Sehr stark

Buprenorphin zurückzuführen sein (Tabelle 4), andererseits allerdings auch dadurch bedingt sein, daß die Wirkung zu diesem Zeitpunkt zumindest teilweise nachläßt und somit eine schmerzbedingte Abnahme der alveolären Ventilation bewirkt.

Rondomonska [10] fand Zeichen einer Sedierung in 52% der Fälle nach lumbaler Applikationsweise, wir fanden sie nur in 7% [5], bei diesen Untersuchungen mit thorakaler Applikation allerdings in 36% der Fälle. Ob hier ein echter Unterschied bezüglich der Sedierung bei lumbaler und bei thorakaler Applikationsweise vorliegt, kann demgemäß nicht mit Sicherheit entschieden werden.

Auffallend war eine ausgeprägte Tendenz zum Harnverhalten, welches bei 78% der Patienten, die keinen Blasendauerkatheter erhalten hatten, gesehen wurde.

Zusammenfassung

Buprenorphin – im Rahmen einer lumbal durchgeführten epiduralen Opiatanalgesie bereits ein gut untersuchtes Medikament [1, 3, 4, 5, 7, 8, 10, 13, 14, 15] – ist möglicherweise auch für die thorakale Applikation geeignet. Es wird allerdings noch weiterer Untersuchungen und intensiver Bemühungen bedürfen, um diese derzeitige Meinung zu untermauern oder evtl. zu widerlegen. Wir stimmen derzeit nicht mit Christensen u. Andersen [3] überein, die Buprenorphin für die EOA nicht als geeignet ansehen. Uns erscheint Buprenorphin aufgrund seiner geringen Nebenwirkungen, insbesondere jedoch hinsichtlich der *möglicherweise* geringeren Gefahr einer Atemdepression, derzeit geeigneter als Morphin.

Literatur

1. Castro J de, Lecron L (1981) Peridurale Opiat-Analgesie, verschiedene Opiate, Komplikationen und Nebenwirkungen. In: Zenz M (Hrsg) Peridurale Opiat-Analgesie. Fischer, Stuttgart New York, S 103
2. Christensen V (1980) Respiratory depression after extradural morphine. Br J Anaesth 52:841
3. Christensen FR, Andersen LW (1982) Adverse reaction to extradural buprenorphine. Br J Anaesth 54:476
4. Fritz KW, Zinck B, Lüllwitz E, Kirchner E (1982) Die epidurale Anwendung von Buprenorphin Hydrochlorid – Erste klinische Erfahrungen. Krankenhausarzt (im Druck)
5. Fritz KW, Zinck B, Lüllwitz E (1982) Erste Ergebnisse in der postoperativen Schmerzbekämpfung durch peridurale Buprenorphinapplikation. 3. Internationales Symposium über Anaesthesie-Intensivmedizinische und Reanimationsprobleme, Zürs, Österreich
6. Inthorn D, Walter P, Büchels H (1982) Veränderungen der Blutgase im Schlaf- Wachrhythmus bei frischoperierten Patienten. Anaesthesist 31:174
7. Lanz A, Simko G, Theiss D (1982) Epidural buprenorphine for post-operative analgesie – a double blind study. Buprenorphine und Anaesthesiology Symposium, London, Great Britain
8. Lecron L, Levy D, Toppet-Balantonie E (1980) Use of buprenorphine in conjunction with etidocaine in peridural injection 7th World Congress of Anaesthesiology, Hamburg
9. Reiz S, Westberg M (1980) Side effects of epidural morphine. Lancet II:203
10. Rondomonska M (1980) Postoperative epidural anaesthesia and analgesia with buprenorphine. 7th World Congress of Anaesthesiology, Hamburg
11. Synbrecht GW, Piepenbrock S, Zenz M (1981) Einfluß von periduraler Morphin-Analgesie auf den Mundokklusionsdruck und die ventilatorische CO_2-Antwort. In Zenz M (Hrsg) Peridurale Opiat-Analgesie. Fischer, Stuttgart New York, S. 19

12. Viars P (1981) Buprenorphins in severe chronic neuralgic pain. 6th nat. congress of Anaesthesia, Valencia, Spain
13. Zenz M, Piepenbrock S, Hübner B, Glocke M (1981) Periduale Analgesie mit Buprenorphin und Morphin bei postoperativen Schmerzen. Anaesth Intensivther Notfallmed 16:333
14. Zinck B, Fritz KW (1982) Atemdepression nach epiduraler Opiat-Analgesie mit Buprenorphin-Hydrochlorid? Anaesth Intensivther Notfallmed 17:345
15. Zinck B, Fritz KW, Evertz K, Fackler F (im Druck) Die perioperative epidurale Opiat-Analgesie mit Buprenorphin-HCL. Regionalanaesth

Doppelblindstudie zur Effektivität der periduralen Morphinapplikation im Vergleich zur intravenösen Morphinapplikation in der postoperativen Analgesie

K. H. Wollinsky, W. Dick, J. Harzenetter, B. Koßmann, E. Knoche und E. Traub

Einleitung

1976 berichteten Yaksh u. Rudy [7] als erste über die direkte analgetische Wirkung der Opiate an den Opiatrezeptoren im Hinterhorn des Rückenmarks. 1979 publizierten Wang u. Rudy [6] die ersten Ergebnisse intraspinaler Morphinapplikation bei Karzinomschmerzen.

Behar et al. [1] beschrieben vergleichbare Erfolge in der Behandlung akuter und chronischer Schmerzen mit periduraler Morphinapplikation.

Seit 1980 wurde in einer Vielzahl von Veröffentlichungen über die lang anhaltende Analgesie der rückenmarknahen Opiatapplikation bei den verschiedensten Schmerzzuständen berichtet. Dabei wurden die einzelnen Opiate ganz unterschiedlich dosiert. Bei einer Vielzahl dieser Berichte lagen die Dosierungen der Opiate in der Größenordnung der i.v.-Applikation. Wir erachteten es deshalb als notwendig, die analgetische Wirkung in einer exakten Studie zu überprüfen.

Methodik und Durchführung

20 weibliche Patienten, die sich alle dem gleichen gynäkologischen Eingriff, nämlich einer vaginalen Hysterektomie, unterzogen, wurden in einer randomisierten Doppelblindstudie untersucht. Alle Patientinnen gaben ihr schriftliches Einverständnis. Sie wurden postoperativ auf der Intensivstation überwacht. Die Patientinnen waren vergleichbar in bezug auf Alter, Größe, Körpergewicht und anästhesiologisches Risiko. Nach Prämedikation mit 20 mg Tranxilium oral am Vorabend und 10 mg Valium i.m. am Operationstag wurde für die Operation eine Periduralanästhesie durchgeführt. Die Katheter wurden bei $L_{4/5}$ oder $L_{3/4}$ plaziert. 15 ml Bupivacain 0,5% wurde injiziert, um eine segmentale Anästhesie bis Th_{10} zu erhalten. Alle Patientinnen erhielten zusätzlich eine oberflächliche Inhalationsanästhesie mit Enfluran und Sauerstoff-Lachgas-Gemisch und wurden mit Alloferin relaxiert. Am Operationsende wurden alle Patientinnen mit Mestinon antagonisiert.

Postoperativ, nach Ankunft auf der Intensivstation, schätzten die Patientinnen ihre Schmerzintensität anhand einer visuellen Analogskala mit einer Länge von 10 cm. Wenn die Patientinnen ihre Schmerzen auf mehr als 5 cm in der Intensität einschätzten, erhielten sie 2 Injektionen, eine in den Periduralkatheter, eine i.v. Eine der Spritzen enthielt 10 mg Morphin in 9 ml physiologischer Kochsalzlösung, die andere nur 10 ml Kochsalzlösung (Tabelle 1). Jede Patientin erhielt 0,5 ml/10 kg KG/Spritze injiziert. So erhielt jede Patientin 0,5 mg/10 kg

Tabelle 1. Intravenöse im Vergleich zu periduraler Morphinapplikation

Gruppe I	*Gruppe II*
i.v. 0,5 ml/10 kg KG NaCl 0,9% mit 0,5 mg Morphin/ml	i.v. 0,5 ml/10 kg KG NaCl 0,9%
Peridural 0,5 ml/10 kg KG NaCl 0,9%	Peridural 0,5 ml/10 kg KG NaCl 0,9% mit 0,5 mg Morphin/ml

KG Morphin entweder epidural oder i.v. Dabei war weder den Patientinnen noch den Untersuchern bekannt, welche der Spritzen das Morphin enthielt. 1, 4, 8 und 24 h nach der Behandlung wurde Blut entnommen und die Serum-Morphin-Spiegel mit einer Radioimmunoassaymethode bestimmt [5].

Wenn eine Patientin erneut über Schmerzen klagte, erhielt sie danach zur Analgesie Bupivacain 0,5% in den Periduralkatheter. So wurde die Bestimmung der Serum-Morphin-Spiegel während der Beobachtungsperiode nicht gestört. Die Dauer der Schmerzfreiheit wurde zum einen durch die visuelle Analogskala bestimmt und zum anderen durch die Zeitdauer, bis eine Nachinjektion von Lokalanästhetikum erforderlich war.

Von den erhaltenen Werten wurde der Median berechnet und die Ergebnisse mit dem Wilcoxon-Test verglichen.

Ergebnisse

Wirkungsdauer (Abb. 1)

In der Gruppe, die mit Morphin epidural behandelt wurde, berichteten alle bis auf 3 Patientinnen über eine lang anhaltende Analgesie. Eine Patientin benötigte keine weiteren Schmerzmedikamente in der postoperativen Phase. Im Gegensatz dazu klagte eine Patientin bereits 1 h nach Applikation wieder über starke Schmerzen, so daß Bupivacain injiziert werden mußte. 2 weitere Patientinnen gaben eine analgetische Wirkungsdauer an, die vergleichbar war mit dem i.v. applizierten Morphin. Die mittlere Wirkungsdauer des Morphins peridural betrug 17 h. In der anderen Gruppe, die mit Morphin i.v. behandelt wurde, fanden wir eine analgetische Wirkungsdauer von ca. 4 h. Zwischen den beiden Gruppen bestand ein statistisch signifikanter Unterschied ($2\alpha \leqslant 0{,}05$). Ein weiterer Hinweis für die bessere Analgesie in der Epiduralanästhesiegruppe war der Vergleich der benötigten Menge an Bupivacain in den ersten 24 h. In der Gruppe, in der das Morphin peridural appliziert wurde, war der mediane Verbrauch an Bupivacain 16 mg. In der Kontrollgruppe betrug dieser Verbrauch 100 mg. Der Unterschied war statistisch hoch signifikant ($2\alpha \leqslant 0{,}01$).

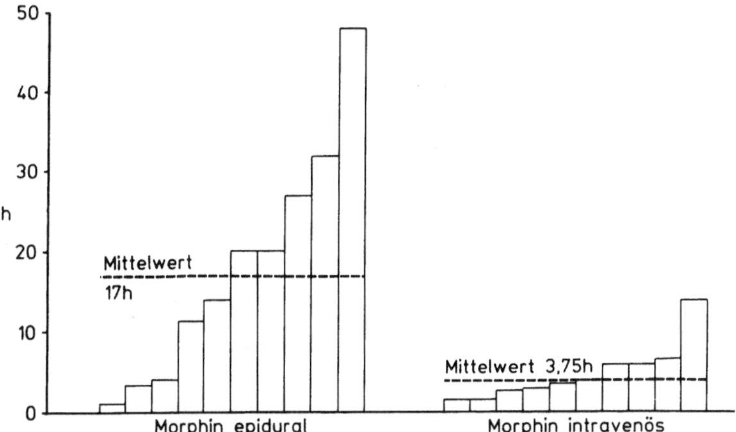

Abb. 1. Wirkungsdauer der Analgesie in Stunden für jede Patientin in beiden Gruppen. Der Medianwert ist *gestrichelt* eingetragen

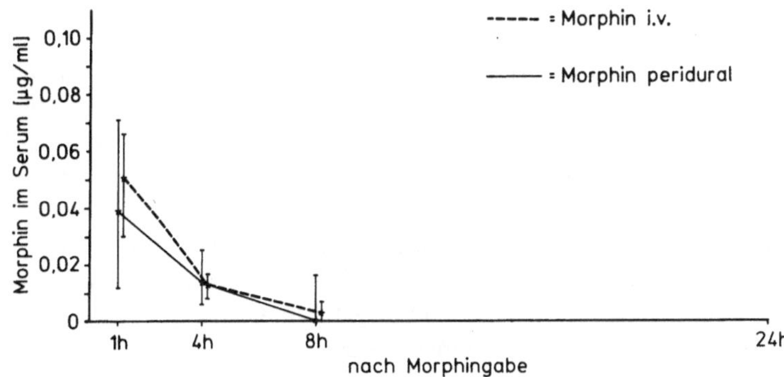

Abb. 2. Medianwert der Serum-Morphin-Spiegel beider Gruppen nach 1, 4, 8 und 24 h

Serum-Morphin-Spiegel (Abb. 2)

Die Serum-Morphin-Spiegel zeigten eine breite Streuung. 1 h nach Applikation lag der Median des Serum-Morphin-Spiegels bei 0,039 µg/ml in der Periduralanästhesiegruppe und bei 0,051 µg/ml in der i.v.-Anästhesiegruppe. Der Unterschied zwischen den beiden Gruppen war statistisch nicht relevant. In beiden Gruppen würden die Serum-Morphin-Spiegel eine analgetische Wirkung zu diesem Zeitpunkt erklären. Nach einer Untersuchung von Berkowitz [2] liegt die analgetische Wirkungskonzentration des Morphins bei einer Serumkonzentration von etwa 0,050 µg/ml. Die Serum-Morphin-Spiegel nach 4 h in Höhe von 0,014 bzw. 0,013 µg/ml erklären die kurze Wirkungsdauer des i.v. applizierten Morphins. Die länger anhaltende Analgesie der Opiate bei periduraler Gabe muß somit auf die direkte analgetische Wirkung an den Opiatrezeptoren im Bereich des Rückenmarks zurückgeführt werden. In beiden untersuchten Gruppen war nach 24 h kein Morphin im Serum mehr nachweisbar. Zu keinem Zeitpunkt konnten statistisch relevante Unterschiede zwischen den beiden Gruppen gefunden werden.

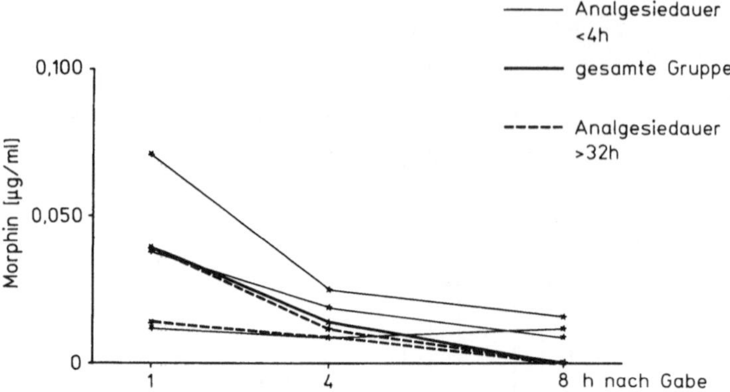

Abb. 3. Vergleich der Serum-Morphin-Spiegel von 3 Patientinnen der Periduralanästhesiegruppe mit einer Analgesie unter 4 h und 2 Patientinnen der Periduralanästhesiegruppe mit einer Analgesie über 32 h mit dem medianen Serum-Morphin-Spiegel der Gesamtgruppe mit periduraler Anästhesie

Analgesiedauer im Vergleich zu den Serum-Morphin-Spiegeln bei der periduralen Applikation (Abb. 3)

Die weite Streuung der Analgesiedauer in der Gruppe mit Morphin peridural, über die in der Literatur auch immer wieder berichtet wird, veranlaßte uns dazu, die einzelnen Patienten, die eine entsprechend lange oder eine entsprechend kurze Analgesie aufwiesen, im Verhältnis zu der Gesamtgruppe zu sehen. Bei den 2 Patientinnen mit besonders langer Analgesiedauer war in einem Fall der Verlauf des Serum-Morphin-Spiegels fast identisch zur Gesamtgruppe, im anderen Fall lag dieser deutlich niedriger. Bei den Patientinnen, die nur eine sehr kurze Analgesiedauer aufwiesen, fanden wir sowohl eine sehr rasche Abgabe des Morphins ins Serum, als auch sehr geringe Serum-Morphin-Spiegel. Ein Korrelat auf Basis einer speziellen Pharmakokinetik konnte somit nicht gefunden werden.

Diskussion

In einer kontrollierten, randomisierten prospektiven Doppelblindstudie konnten wir zeigen, daß die analgetische Wirkung von peridural appliziertem Morphin bei gynäkologischen Patientinnen mehr als 4fach länger anhält als i.v. appliziertes Morphin. In beiden Gruppen sahen wir eine vergleichbare Pharmakokinetik. Diese legt nahe, daß es nach epiduraler Applikation zu einer raschen Absorption in das Gefäßsystem kommt, wie es bereits von Chauvin et al. [3] nach intramuskulärer und periduraler Gabe vergleichbarer Morphindosen beschrieben wurde. Behar et al. [1] sowie Magora et al. [4] berichteten, daß nach extraduraler Verabreichung von Morphin eine analgetische Wirkung innerhalb von 5 min eintritt. Dieser Wirkungseintritt ist wesentlich schneller als nach intrathekaler Gabe. Die anfängliche analgetische Wirkung kann also durchaus mit einer systemischen Wirkung erklärt werden. Der identische Verlauf der Plasmaspiegel nach intravenöser und periduraler Applikation von Morphin legt nahe, daß nur sehr geringe Mengen von Morphin durch die Dura diffundieren und dort an den Opiatrezeptoren wirken. Die sehr unterschiedliche Analgesiequalität nach periduraler Morphingabe kann auch nicht an Hand unterschiedlicher Serumspiegel erklärt werden. Der Grund scheint also hier mehr in einer Diffusionsbarriere zum Subarachnoidalraum zu liegen als in einer vermehrten Absorption in das Gefäßsystem.

Literatur

1. Behar M, Magora F, Olshwang D, Dividson JT (1979) Epidural morphine in treatment of pain. Lancet I:527
2. Berkowitz BA (1976) The relationship of pharmacokinetics to pharmacological activity: morphine, methadone and naloxone. Clin Pharmacokinet 1:219
3. Chauvin M, Samii K, Schermann JM, Sandonk P, Bourdon R, Viars P (1981) Plasma concentration of morphine after i.m. extradural and intrathecal administration. Br J Anaesth 53:911
4. Magora F, Olshwang D, Eimerl D, Schorr J, Katzenelson R, Cotev S, Davidson JJ (1980) Observations on extradural morphine, analgesia in various pain conditions. Br J Anaesth 52:247
5. Möller MR, Bregel D (1978) Der Nachweis von Opiaten. Radio-Immun-Essay, Grundlage und praktische Anwendungen. Thieme, Stuttgart
6. Wang JK, Rudy TA (1979) Pain relief by intrathecally applied morphine in man. Anesthesiology 50:149
7. Yaksh TL, Rudy TA (1976) Analgesia mediated by a direct spinal action of narcotics. Science 192:1357

Buprenorphin (Temgesic) peridural zur postoperativen Schmerzbekämpfung. Eine Einjahresstudie

M. Ruppert, U. Jost, G. Putz und M. Hirschauer

Einleitung

Seit der ersten Anwendung der epiduralen Gabe von Morphinomimetika 1979 durch Behar et al. [1] hat diese Methode der postoperativen Schmerzbekämpfung eine stürmische Entwicklung genommen.

Eigene unangenehme Erfahrungen und Berichte aus der Literatur [2, 4, 10, 12] über die sehr spät noch auftretende Atemdepression nach epiduraler Morphingabe haben uns 1980 veranlaßt, diese Methode nur noch sehr zurückhaltend einzusetzen.

Nachdem Buprenorphin (Temgesic), ein lipophiles Morphinomimetikum vom Agonist–Antagonist–Typ, in den Handel kam, haben wir diese Substanz zunehmend zur epiduralen Applikation bei der postoperativen Schmerzbehandlung eingesetzt.

Diese aus theoretischen Überlegungen getroffene Entscheidung für eine lipophile Substanz hat sich, wie im folgenden gezeigt werden soll, nach unserer Meinung als richtig erwiesen. Dies, obwohl mit Buprenorphin ein möglicherweise nichtantagonisierbares Morphinomimetikum zum Einsatz kam.

Methodisches Vorgehen

Im folgenden sollen die klinischen Erfahrungen mitgeteilt werden, welche in einer prospektiven Einjahresstudie von Anfang April 1981 bis Ende März 1982 bei der anästhesiologischen Versorgung eines Verbundes von Krankenhäusern mittlerer Größenordnung gewonnen wurden.

Es handelte sich dabei um 164 Patienten (Tabelle 1) aus dem chirurgischen, gefäßchirurgischen, traumatologischen, orthopädischen, urologischen und gynäkologischen Krankengut der verschiedenen Häuser.

30–45 min nach der Prämedikation mit je 1 mg/kg KG Promethazin und Pethidin sowie 0,01 mg/kg KG Atropin hatten die Patienten zur intraoperativen Analgesierung eine Periduralanästhesie mit Lokalanästhetika unter Einlegen eines Teflonkatheters erhalten.

Als Lokalanästhetikum diente üblicherweise eine Mischung aus 2%iger Meaverinlösung ohne Adrenalin und 0,5%iger Bupivacainlösung mit CO_2 in einem Verhältnis von 1 : 1, wobei je nach Patient und durchgeführtem Eingriff Mengen zwischen 10 und 18 ml zur Anwendung gelangten.

Eine Nachinjektion der halben Anfangsdosis erwies sich in der Mehrzahl der Fälle nach ca. 2 h als angebracht.

Tabelle 1. Buprenorphin (Temgesic) peridural zur postoperativen Schmerzbekämpfung. Eine Einjahresstudie

	Frauen	Männer	Gesamt
Gynäkologie	29	–	29
Urologie	–	53	53
Gefäß- und Allgemeinchirurgie	10	17	27
Unfallchirurgie und Orthopädie	33	22	55
Gesamt	72	92	164

Am Ende des operativen Eingriffes erhielten alle Patienten über den liegenden Periduralkatheter 3 μg/kg KG Buprenorphin in 10 ml 0,25%iger Bupivacain-CO_2-Lösung.

Im Anschluß daran wurden die Patienten auf die Wachstation verbracht, wo eine adäquate Überwachung der Herz-Kreislauf-Funktion sowie der Atmungsparameter gewährleistet war.

Dort erfolgte ebenso die Registrierung von Nebenwirkungen, sowie bei erneutem Auftreten von Schmerzen die Nachinjektion von Buprenorphin in der oben genannten Dosierung, verdünnt in 10 ml physiologischer Kochsalzlösung.

Die meisten Katheter konnten am 2. postoperativen Tag entfernt werden, da der Analgetikabedarf der Patienten das Risiko einer Infektion über den liegenden Periduralkatheter nicht mehr rechtfertigte.

Ergebnisse

Die untersuchten Kollektive zeigten Unterschiede sowohl hinsichtlich der durch einmalige Buprenorphingabe am Op-Ende erreichten Schmerzfreiheit als auch im Hinblick auf die Dauer der Schmerzfreiheit zwischen den Nachinjektionen.

So schwankte der Prozentsatz der durch eine Injektion am Operationsende für die gesamte postoperative Zeit schmerzfreien Patienten, mit Ausnahme der Patientinnen mit vaginalen Eingriffen, zwischen 20 und 54%.

Insgesamt waren mit einer einmaligen Gabe von Buprenorphin 63 Patienten, entsprechend 38,41%, postoperativ schmerzfrei.

Bei vaginaloperativen Interventionen hingegen genügte in keinem einzigen Fall die einmalige Buprenorphingabe am Op-Ende, um dauernde Schmerzfreiheit zu erzielen.

Auch hinsichtlich der durch Nachinjektion erreichten schmerzfreien Zeit unterschieden sich die einzelnen Kollektive wesentlich.

Auffällig war, daß ein Dosisintervall von 5 h nur bei 6 Patienten, entsprechend 3,65%, unterschritten werden mußte.

Im einzelnen schwankte das mittlere erste Dosisintervall der verschiedenen Kollektive zwischen 9,4 und 20 h.

Daraus ergibt sich ein rein rechnerischer Mittelwert von 13,65 h, der an einer Anzahl von 101 Patienten, entsprechend 61,58% der Gesamtpopulation, gewonnen wurde.

Von diesen 101 Patienten benötigten wiederum nur 34, entsprechend 20,73% aller Patienten, eine weitere Nachinjektion.

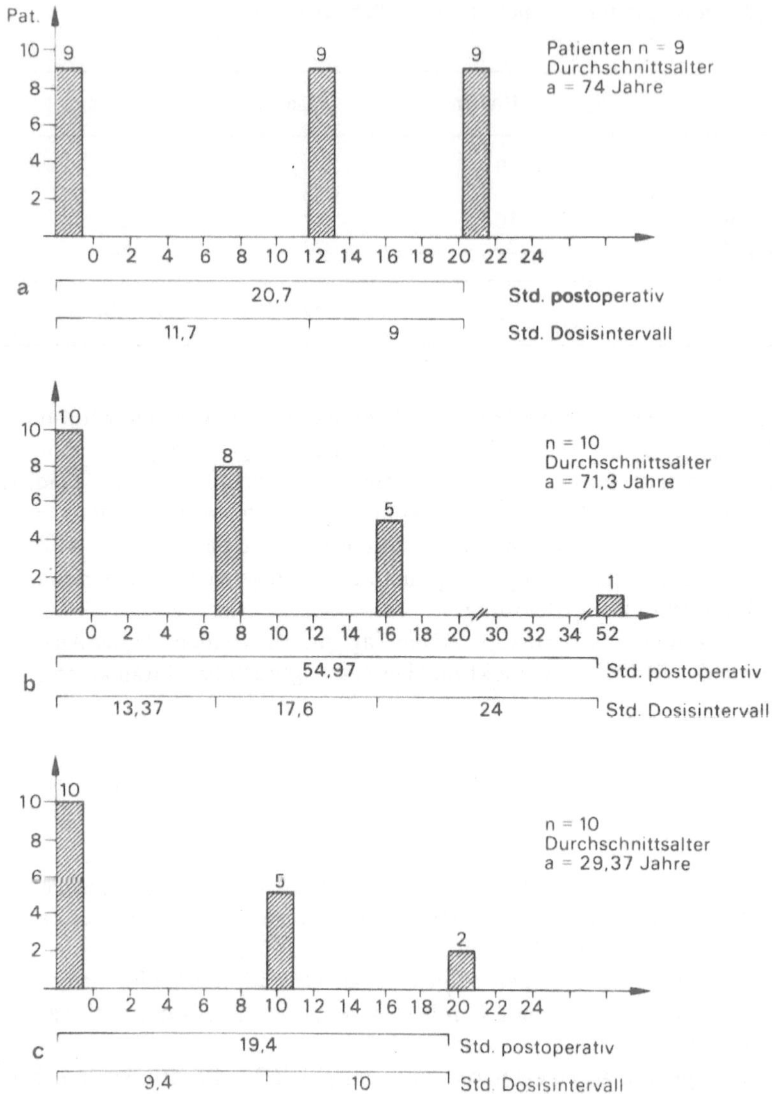

Abb. 1a–c. Durchschnittliche Dauer der Schmerzfreiheit (mittleres Dosisintervall) bei gynäkologischen Eingriffen. a Vaginale Eingriffe, b abdominale Eingriffe, c Sectiones caesareae

Die nächsten Dosisintervalle der einzelnen Kollektive schwankten zwischen 9 und 24 h, im Mittel um 15,77 h.

Nur 2 Patienten benötigten noch eine zusätzliche 4. Injektion, die zu 8 bzw. 24 h Schmerzfreiheit führte.

Eine weitere Analgetikagabe war danach nicht mehr nötig.

Die Abb. 1–4 zeigen im einzelnen die mittleren Dosisintervalle für die unterschiedlichen Kollektive.

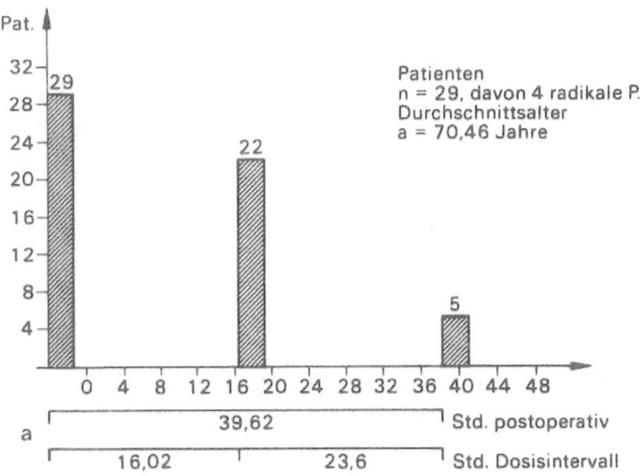

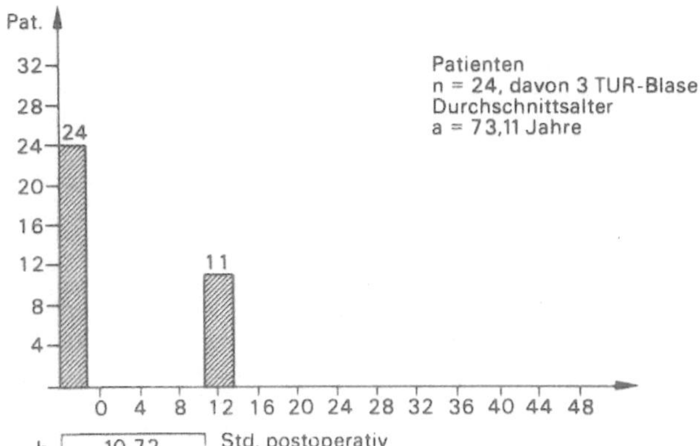

Abb. 2a, b. Durchschnittliche Dauer der Schmerzfreiheit (mittleres Dosisintervall) bei urologischen Eingriffen. **a** Suprapubische Prostataadenomektomie, radikale Prostatektomie; **b** TUR-Prostata, TUR-Blase

Insgesamt zeichnete sich die Therapie als ausgesprochen nebenwirkungsarm aus (Tabelle 2).

Am häufigsten, nämlich in knapp 62% der Fälle, fanden wir eine mäßige Sedierung, die sowohl von den Patienten als auch von dem Pflegepersonal als angenehm empfunden wurde.

Nur in einem einzigen Fall bedurfte eine 92jährige Patientin mit Versorgung einer Schenkelhalsfraktur durch Totalendoprothese einer sorgfältigeren Kontrolle wegen über mehrere Stunden wiederkehrender, mit Naloxon nicht antagonisierbarer, somnolenter Zustände ohne klinisch manifeste Atemdepression.

Blutdruckabfälle zwischen 20 und 35 mmHg systolisch beobachteten wir lediglich bei 7 Patienten (4,26%).

Über Übelkeit klagten 6 Patienten (3,65%) und von diesen zusätzlich 4 (2,43%) über Erbrechen.

Ein Fall von Dysurie wurde beobachtet.

Andere Nebenwirkungen, wie sie für Morphin typisch sind, wie Hautjucken, Kopfschmerzen, Agitation, Atemdepression und anderes mehr, sahen wir nicht.

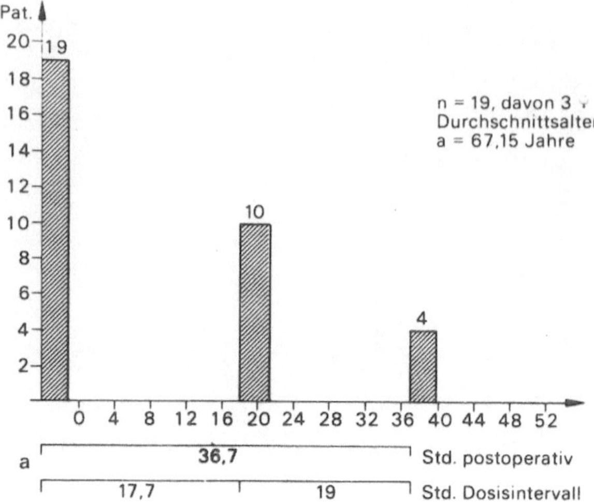

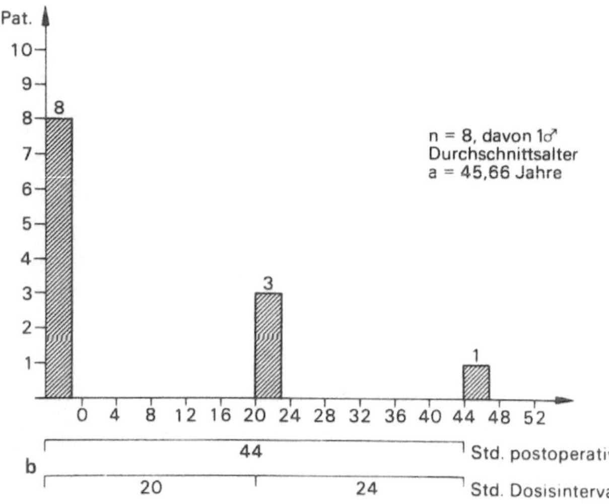

Abb. 3a, b. Durchschnittliche Dauer der Schmerzfreiheit (mittleres Dosisintervall) bei gefäßchirurgischen Eingriffen an der unteren Extremität. **a** Bypassoperationen, **b** Varizenoperationen

Tabelle 2. Nebenwirkungen der periduralen Buprenorphinapplikation bei 164 Patienten mit unterschiedlichen Eingriffen

		Patienten (n)	[%]
Sedierung	Mäßig	101	61,58
	Stark	1	0,60
RR-Abfall		7	4,26
Übelkeit		6	3,65
Erbrechen		4	2,43
Dysurie		1	0,60

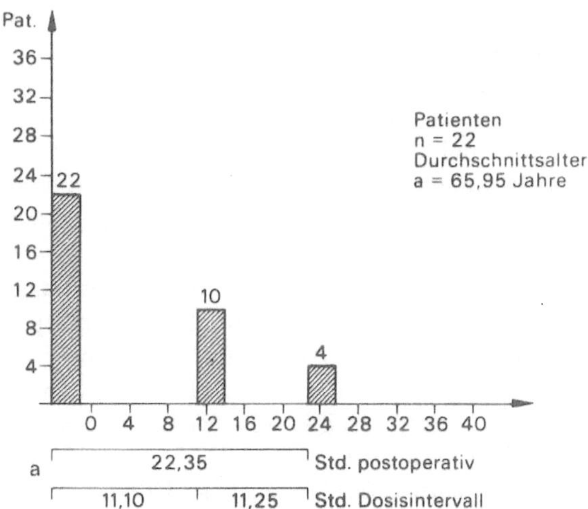

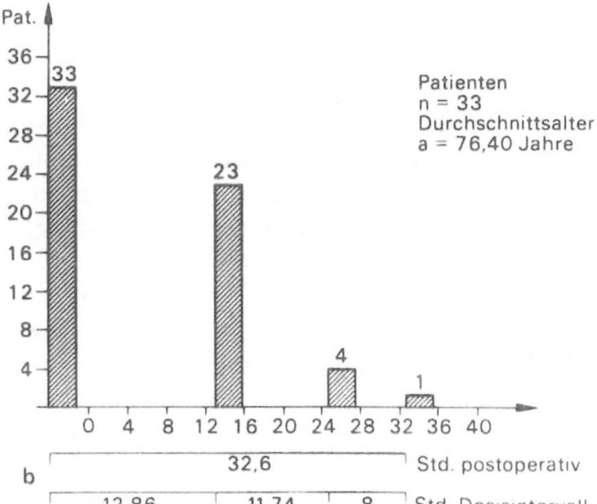

Abb. 4a, b. Durchschnittliche Dauer der Schmerzfreiheit (mittleres Dosisintervall) bei traumatologischen und allgemeinchirurgischen Eingriffen an der unteren Extremität (Versorgung von Schenkelhalsfrakturen und Koxarthrosen). **a** Totalendoprothesen bei Männern, **b** bei Frauen

Diskussion

Epidurale Opiatanalgesie mit Morphin wird bereits seit etwa 4 Jahren praktiziert. Diese Form der Schmerztherapie zeichnet sich, wie verschiedene klinische Untersuchungen zeigten, gegenüber der systemischen Opiatgabe durch eine Reihe von Vorteilen aus [3].

So kann häufig unter Dosisreduzierung des Opiates eine ausgeprägte und länger anhaltende Analgesie erreicht werden, als dies bei parenteraler Gabe möglich wäre. Trotzdem werden weiterhin eine Reihe unerwünschter Nebenwirkungen des klassischen Analgetikums Morphin beobachtet, so daß diese Methode gleichermaßen problematisch und unangenehm für Patient und Arzt geblieben ist [2, 8, 10].

Hautjucken, Übelkeit, Erbrechen und Urinretention sowie die besonders gefürchtete, oft erst nach 4–6 h auftretende und bis über 12 h post injectionem anhaltende Atemdepression haben dazu geführt, daß die epidurale Gabe von Morphin zuletzt wieder seltener eingesetzt wurde [4, 12].

Veröffentlichungen von De Castro u. Lecron [13], Rondomanska [11] und Orwon et al. [9] berichteten von Vorteilen des Morphinomimetikums Buprenorphin gegenüber Morphin.

Dies sind v. a. die hohe analgetische Potenz auf Grund hoher Rezeptoraffinität sowie die lange Wirkungsdauer infolge stabiler Rezeptorbindungen. Diese zunächst bei der i.v.- und i.m.-Anwendung gefundenen Vorteile [7, 9] veranlaßten uns, schon frühzeitig Buprenorphin auch für die peridurale Applikation vorzusehen, unter der Vorstellung, damit eine Substanz in der Hand zu haben, die an den Rezeptoren der Substantia gelatinosa eher haftet und weniger Tendenz zur Ausbreitung zu zentralen Opiatrezeptoren hin zeigt.

Diese auf Grund theoretischer Überlegungen getroffene Entscheidung hat sich, wie gezeigt werden konnte, an Hand unserer klinischen Erfahrungen als richtig erwiesen.

Als weiterer Vorteil erweist sich die geringe Gewöhnungs- bzw. Toleranztendenz bei minimaler Suchtgefahr [6].

Es zeigte sich, daß innerhalb des Untersuchungszeitraumes ein Wechsel des Analgetikums nicht notwendig wurde. Eine zusätzliche Analgetikagabe beschränkte sich auf die Verordnung von Spasmolytika bei Blasentenesmen von Patienten aus dem urologischen Krankengut (insgesamt 6 Patienten, entsprechend 11,3% aller urologischen Patienten).

Bezüglich der mittleren Wirkungsdauer liegen inzwischen unterschiedliche Ergebnisse für die epidurale Anwendung von Buprenorphin vor.

Zenz et al. [13] berichteten von knapp 9 h, Rondomanska [11] von 18 h postoperativer Schmerzfreiheit für unterschiedliche Eingriffe. Auch wir fanden für die verschiedenen Patientengruppen unterschiedliche mittlere Wirkungszeiten. Ein direkter Vergleich der einzelnen Untersuchungen untereinander erscheint allerdings problematisch, da z. T. mit, z. T. ohne Lokalanästhetikagabe gearbeitet wurde.

In Übereinstimmung mit De Castro u. Lecron [3] erscheint uns der Zusatz von 0,25%iger Carbostesin-CO_2-Lösung zumindest initial als günstig, da sich hierdurch offensichtlich eine Wirkungsverstärkung und Wirkungsverlängerung erzielen läßt. Allerdings müssen die von uns beobachteten stärkeren Blutdruckabfälle bei 7 Patienten wahrscheinlich in diesem Zusammenhang gesehen werden, da die alleinige Buprenorphingabe keine Kreislaufbeeinträchtigung hervorrufen soll [13].

Die durchgeführte Therapie erwies sich als nebenwirkungsarm. Übelkeit und Erbrechen in 3,65% bzw. 2,43% der Fälle erscheint uns angesichts des therapeutischen Erfolgs als durchaus akzeptabel, zumal die für Morphin bekannten und z. T. gefürchteten Nebenwirkungen, wie Atem- und Kreislaufdepression, daneben Hautjucken und Urinretention, von uns ebenso wie von anderen Autoren nicht beobachtet wurden [3, 11].

In diesem Zusammenhang soll jedoch nicht unerwähnt bleiben, daß ein großer Teil unserer Patienten, v. a. aus dem urologischen und gynäkologischen Krankengut, mit Blasenkathetern versorgt war, so daß daraus ein u. U. falsches Bild mit nur einem Fall von Dysurie resultierte.

Eine mäßige Sedierung bei etwa 62% aller Patienten, wie sie auch von anderen gefunden wurde [3, 5, 13], möchten wir nicht als unerwünschte Nebenwirkung klassifiziert sehen.

Zusammenfassend läßt sich sagen, daß durch das von uns vorgestellte Regime postoperativ eine langanhaltende Analgesie erzielt werden kann, bei einem geringen Maß an Nebenwirkungen.

Diese zunächst bei 164 Patienten erzielten Ergebnisse können zwischenzeitlich durch noch umfangreichere eigene Untersuchungen an über 250 Patienten bestätigt werden.

Das Verfahren erscheint bei allen Patienten angebracht, die aus anästhesiologischer Indikation eine Periduralanästhesie zur Operation erhalten hatten.

Für einen Patientenkreis, über dessen Zusammensetzung man diskutieren kann, erscheint auch die peridurale Buprenorphingabe unter der alleinigen Zielvorstellung der postoperativen Analgesie ebenso angezeigt wie bei Karzinompatienten im Endstadium ihres Leidens.

Literatur

1. Behar M, Davidson JF, Magora F, Olshwang D (1979) Epidural morphine in treatment of pain. Lancet I:527–529
2. Boas RA (1980) Hazards of epidural morphine. Anaesth Intensive Care 8:377
3. De Castro J, Lecron L (1981) Peridurale Opiat-Analgesie. Verschiedene Opiate. Komplikationen und Nebenwirkungen. In: Zenz M (Hrsg) In: Peridurale Opiat-Analgesie. Fischer, Stuttgart New York, S. 103–124
4. Glynn CJ, Mather LE, Cousins MJ, Wilson PR, Graham IR (1979) Spinalnarcotics and respiratory depression. Lancet II:356
5. Hovell BC (1977) Comparison of buprenorphine, pethidine and pentazocine for the relief of pain after operation. Br J Anaesth 49:913
6. Jasinski DR, Pevnick JS, Griffith JD (1978) Human pharmacology an abuse potential of the analgesic Buprenorphine. Arch Gen Psychiatry 35:501–516
7. McQuay HJ, Bullingham RES, Paterson GMC, Moore RA (1980) Clinical effects of buprenorphine during and after operation. Br J Anaesth 52:1013–1019
8. Müller H, Börner U, Stoyanow M, Hempelmann G (1981) Perioperative Analgesie durch peridurale Opiatgabe. In: Hempelmann G, Müller H (Hrsg) Peridurale Opiatanalgesie. Bibliometh Medizin. Verl.-Ges., Melsungen, S 117
9. Orwin JM, Orwin J, Price M (1976) A double blind comparison of buprenorphine and morphine in conscious subjects following administration by the intramuscular route. Acta Anaesthesiol 3:171–181
10. Reiz SM (1980) Side-effects of epidural morphine. Lancet I:203
11. Rondomanska M (1980) Post-operative epidural anaesthesia and analgesia with buprenorphine. 7th World Congress of anesthesiologist, Special topics and related free papers: E2 + FP6, Hamburg
12. Sybrecht GW, Piepenbrock S, Zenz M (1981) Einfluß von periduraler Morphinanalgesie auf den Mundocclusionsdruck und die ventilatorische CO_2-Antwort. In: Zenz M (Hrsg) Peridurale Opiat-Analgesie. Fischer, Stuttgart New York
13. Zenz M, Piepenbrock S, Hübner B, Glocke M (1981) Peridurale Analgesie mit Buprenorphin und Morphin bei postoperativen Schmerzen. Anaesth. Intensivther. Notfallmed 16:333–339

Ergebnisse der Akupunkturbehandlung bei funktionellem Kopfschmerz in Abhängigkeit von der Depressivität

J. Klimm, W. Tolksdorf, M. Penninger, K. Klimczik und J. Berlin

Problemstellung

In unsere Schmerzambulanz kamen ausschließlich Patienten, bei denen die herkömmliche Therapie des Kopfschmerzes zu keinem befriedigenden Erfolg führte. Wie zahlreiche Untersuchungen zeigen, gilt die Akupunktur als eine der alternativen Methoden zur Therapie chronischer Schmerzen, insbesondere funktioneller Kopfschmerzen [9, 11, 12]. Sie ist bei korrekter Durchführung praktisch frei von Nebenwirkungen auf andere Organe (toxische Nieren- und Leberschäden bei Medikamentenabusus) und erzeugt keine Gewöhnung.

Nun stehen aber auch chronische Schmerzen in enger Beziehung zu Persönlichkeitsmerkmalen, wie Neurotizismus, Psychotizismus, Extra- und Intraversion, Angst und Depressivität [1, 5, 6, 8, 13, 14, 16]. Deshalb stellte sich die Frage nach der Wirksamkeit der Akupunktur bei der Behandlung funktioneller Kopfschmerzen in Abhängigkeit von der Depressivität.

Material and Methodik

In einer prospektiven Studie wurde eine Akupunkturbehandlung bei 70 Patienten mit funktionellem Kopfschmerz durchgeführt. Vor der Akupunkturbehandlung wurden grundsätzlich bei allen Patienten zum Ausschluß somatisch-organischer Ursachen Konsilien verschiedener ärztlicher Fachrichtungen angefordert. Die neurologische Differentialdiagnose der Kopfschmerzen wurde durch konsiliarisch mitgeteilte Befunde sowie mit Hilfe des von uns modifizierten Fragenkataloges nach Ekbom [7] gestellt. Diesen Fragebogen füllten die Patienten vor Beginn der Untersuchung aus. Eine Kurzform dieses Fragebogens erhielten die Patienten dann wöchentlich zur Verlaufsbeobachtung. In diesem Selbstbeurteilungsbogen trug der Patient über einen Zeitraum von 4 Wochen vor Beginn der Behandlung täglich u. a. Daten folgender Parameter ein:

1. Anfallshäufigkeit
2. Anfallsintensität
3. Anfallsdauer
4. Medikamenteneinnahme (Art, Menge)

Die Erfassung dieser Parameter wurde auch während der anschließenden 10wöchigen Akupunkturbehandlung fortgesetzt. Akupunktiert wurde nach anerkannter Lehrmeinung [4, 10]. Die Punktwahl wurde primär nach der Lokalisation der Kopfschmerzen ausgerichtet und

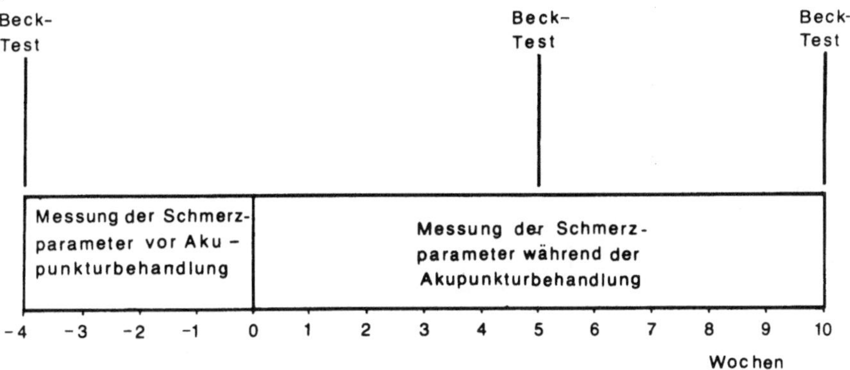

Abb. 1. Ablaufplan

je nach vegetativer Begleitsymptomatik durch zusätzliche Punkte ergänzt. Zum Ausschluß fremdhypnotischer und suggestiver Effekte wurden die Patienten abwechselnd von verschiedenen Therapeuten behandelt. Die Erfassung der Depressivität mit dem Depressionsinventar nach Beck [3] erfolgte vor, in der Mitte und am Ende der Behandlung (Abb. 1). Um eine Beeinflussung der Therapeuten durch die Meßergebnisse zu verhindern, erfolgte die Auswertung des Beck-Testes erst am Behandlungsende.

Ergebnisse

Von 70 Patienten kamen 61 (51 Frauen, 10 Männer) zur Auswertung. Das Durchschnittsalter betrug 42 Jahre.

Nach Auswertung des Depressionsinventars von Beck waren vor Behandlung 21, am Ende der Behandlung 20 Patienten depressiv. Als depressiv galten Patienten mit mehr als 11 Punkten.

Während 63% der Nichtdepressiven seit mehr als 10 Jahren Kopfschmerzen hatten, waren es bei den Depressiven 91%.

Die Auswertung der Ersterfassung sowie der Verlaufsbeobachtung ergab folgende Nebenresultate: An Dauerkopfschmerzen litten 38% der Depressiven und nur 12,5% der Nichtdepressiven. 66% der Depressiven waren Raucher, 47% tranken mehr als 5 Tassen Kaffee oder Tee pro Tag. Bei den Nichtdepressiven waren dagegen 80% Nichtraucher und nur 10% tranken täglich mehr als 5 Tassen Kaffee oder Tee.

Während sich 76% der Depressiven bei den Anfällen hinlegten und ausruhten, arbeiteten die Nichtdepressiven in 77,5% der Anfälle weiter.

Am meisten litten Nichtdepressive an Migraine blanche (37,5%), jedoch kamen bei ihnen auch andere Kopfschmerzformen häufig vor. Demgegenüber gab es bei den Depressiven nur 2 Kopfschmerzformen: Spannungskopfschmerz (71%) und Migraine blanche.

Eine ähnliche Relation bot die Lokalisation der Kopfschmerzen. Während die Nichtdepressiven eine heterogene Verteilung der Kopfschmerzen an verschiedenen Schädelpartien zeigten und häufig auch Lokalisationswechsel aufwiesen, hatten über 3/4 der Depressiven konstant diffuse Kopfschmerzen.

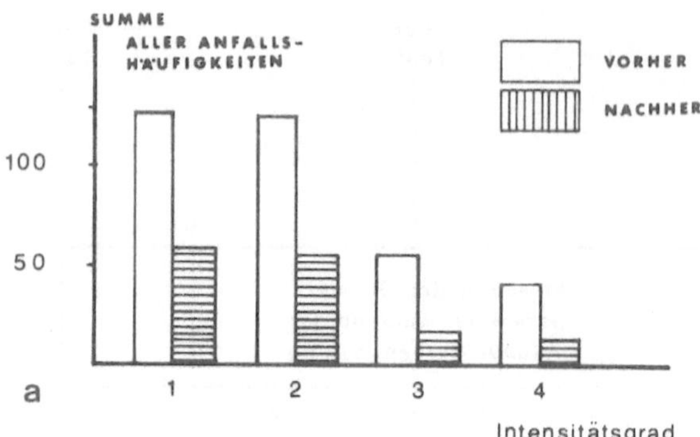

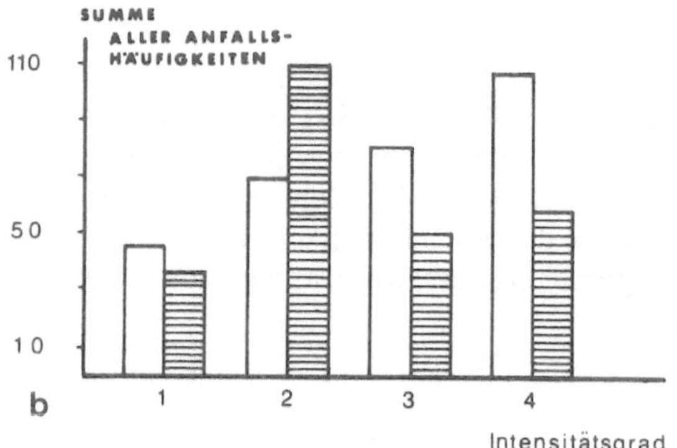

Abb. 2a, b. Abhängigkeit der Summe der Anfallshäufigkeiten vom Intensitätsgrad 4 Wochen vor und 4 Wochen nach Ende der Behandlung. a Nichtdepressive, b depressive Patienten. Intensitätsgrade: *1* leichtes Unwohlsein, *2* ziemlich stark, ohne Arbeitsbehinderung, *3* stark, mit Arbeitsbehinderung, *4* fast unerträglich

Über die Hälfte der Nichtdepressiven gab als auslösenden Faktor das Wetter, d. h. exogene Ursachen, an. Dagegen gab fast die Hälfte der Depressiven Aufregung und Angst, d. h. endogene Faktoren, als Ursachen an.

Die Hälfte der Nichtdepressiven empfand den Charakter ihres Kopfschmerzes als dumpf, während fast 3/4 der Depressiven ihre Kopfschmerzen als pulsierend empfand.

Als Hauptresultat soll im folgenden gezeigt werden, wie sich im Laufe der Behandlung die Nichtdepressiven von den Depressiven bezüglich der wichtigsten Schmerzparameter unterschieden (Abb. 2 u. 3).

Bei den Nichtdepressiven reduzierten sich die starken bzw. fast unerträglichen Anfälle prozentual mehr als die leichteren Anfälle. Insgesamt nahmen jedoch alle Anfälle um mehr als 50% ab. Auch bei den Depressiven gingen die starken bis unerträglichen Anfälle mit Arbeitsbehinderung zurück. Dagegen nahmen die ziemlich starken Anfälle ohne Arbeitsbehinderung erheblich zu (Abb. 2).

Ein weiterer Unterschied zwischen Nichtdepressiven und Depressiven zeigte sich in der Abhängigkeit der Summe der Anfallshäufigkeiten von der Dauer der Kopfschmerzen (Abb. 3). Bei den Nichtdepressiven verringerten sich prozentual am meisten die kurzdauernden Anfälle (bis 5 h) sowie die länger dauernden (über 15 h). Auch bei den Depressiven reduzierten sich, allerdings in geringerem Maße, die länger dauernden Anfälle (über16 h). Dafür stiegen jedoch bei ihnen teilweise die Anfälle mit mittlerer Dauer an.

Hinsichtlich des Medikamentenverhaltens zeigten sich ebenfalls große Unterschiede. Die 34 erfolgreich behandelten Nichtdepressiven senkten bis zum Ende der Behandlung ihren

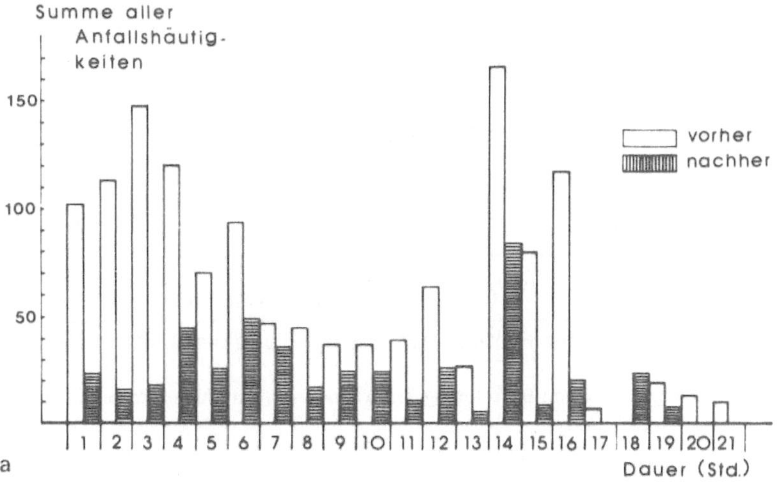

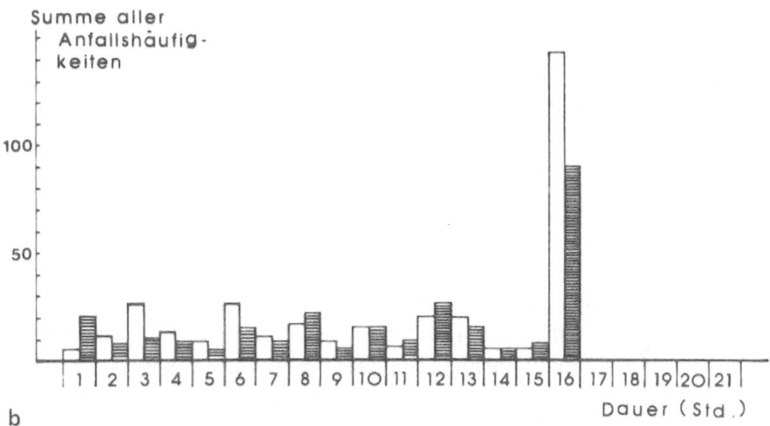

Abb. 3a, b. Abhängigkeit der Summe der Anfallshäufigkeiten von der Dauer der Kopfschmerzen. a Nichtdepressive, b depressive Patienten

Medikamentenverbrauch um durchschnittlich 80%. Anders verhielt sich der Medikamentenverbrauch bei den erfolglos behandelten Patienten. Die Nichtdepressiven reduzierten ihn um durchschnittlich 36% und die Depressiven sogar nur um 24%.

Wie eingangs erwähnt, wurde in einem Selbstbeurteilungsbogen zu Beginn unserer Studie einmalig die Häufigkeit des bisherigen Kopfschmerzes der Patienten erfaßt. Diese Angabe wurde mit dem Wert aus der 4-wöchigen täglichen Selbstkontrolle vor Akupunkturbeginn verglichen. Hierbei schätzte sich über die Hälfte der Nichtdepressiven korrekt ein, Unter- und Überschätzungen hielten sich in etwa die Waage. Dagegen unterschätzte über die Hälfte der Depressiven ihre Kopfschmerzhäufigkeit, d. h. sie hatten in Wirklichkeit häufiger Kopfschmerzen, als sie angaben.

Der Gesamterfolg wurde nach einer speziellen Erfolgsgleichung berechnet (Abb. 4). In sie geht das Verhältnis der Summe der Meßwerte aus Dauer, Intensität und Häufigkeit in den

Erfolgsmatrix

	Nichtdepressiv	Depressiv	
Erfolg	34	2	
Kein Erfolg	6	19	$p < 1\%$

$$\text{Gesamterfolg} = \frac{(\text{Dauer} + \text{Intensität} + \text{Häufigkeit}) \text{ von Behandlung}}{(\text{Dauer} + \text{Intensität} + \text{Häufigkeit}) \text{ in den 4 letzten Behandlungswochen}}$$

Abb. 4. Erfolgsmatrix und Berechnungskriterium des Behandlungserfolges pro Patient

4 Wochen vor zu den letzten 4 Wochen der Behandlung ein. Als Erfolg wurde eine Reduktion dieses Verhältnisses um mindestens 50% gewertet.

Hieraus ergab sich folgende Erfolgsmatrix: Erfolgreich behandelt wurden 34 (85%) der Nichtdepressiven. Bei 19 (90,5%) der Depressiven war unsere Behandlung erfolglos, d. h. depressive Patienten unterschieden sich bezüglich des Behandlungserfolges signifikant von Nichtdepressiven nach dem χ^2-Test ($p < 0{,}01$).

Diskussion

Bei der Therapie chronischer Schmerzen versagen häufig traditionelle Behandlungsmethoden, wie z. B. die medikamentöse Therapie, weil sie das Persönlichkeitsprofil des Patienten außer acht lassen [6]. Genau dasselbe gilt auch für eine sog. Außenseitermethode, wie die Akupunktur. Mit ihr ließen sich in unserer Studie gute Erfolge bei Nichtdepressiven erzielen. Jedoch konnte mit unserer Behandlungsmethode weder der Kopfschmerz noch die Depressivität bei Depressiven entscheidend beeinflußt werden. Dieses Ergebnis gewinnt zusätzlich an Bedeutung, wenn man bedenkt, daß fast 1/4 aller Kopfschmerzpatienten depressiv sind [12]. Deshalb sollten sich Depressive einer zusätzlichen oder anderen Behandlung unterziehen. Interessant ist in diesem Zusammenhang die erhöhte Suchtneigung der Depressiven, dokumentiert am durchschnittlich hohen Koffein- und Nikotinkonsum.

Was die Selbsteinschätzung der Depressiven betrifft, unterschätzt über die Hälfte der Depressiven ihre Kopfschmerzhäufigkeiten, wie es der Vergleich der einmaligen Anfangsmessung mit der Messung über 4 Wochen zeigte. Deswegen sollte die Messung des Behandlungserfolges nicht nur aus dem Vergleich zweier momentaner Meßwerte erfolgen. Vielmehr sollte er aus Meßwerten eines Zeitraumes vor Behandlung mit denen eines Zeitraumes am Ende der Behandlung berechnet werden.

Unser Behandlungsverfahren erfordert sowohl für den Therapeuten als auch für den Patienten einen hohen Zeitaufwand. Wird jedoch berücksichtigt, daß unsere Patienten im Durchschnitt 10 Jahre lang an Kopfschmerzen litten, hohe Dosen an Medikamenten einnahmen und bisher erfolglos therapiert wurden, so rechtfertigt dieser Erfolg den Zeitaufwand. Durch die erhebliche Reduktion der Medikamenteneinnahme v. a. bei Nichtdepressiven werden die toxischen Wirkungen eines Medikamentenabusus vermieden. Unsere Behandlungsmethode hat hier durchaus präventiven Charakter.

Abschließend wäre zu sagen, daß sich der Erfolg bei Nichtdepressiven nicht mit einem speziellen Akupunktureffekt interpretieren läßt. Hierzu wäre die Durchführung einer Vergleichsstudie notwendig gewesen [2, 15].

Im Rahmen einer Nachuntersuchung wird z. Z. der langfristige Erfolg unserer Studie nach Behandlungsende mit Hilfe eines Selbstbeurteilungsbogens untersucht.

Zusammenfassung

In einer prospektiven Studie wurde nach Ausschluß somatisch-organischer Ursachen bei 70 Patienten mit funktionellem Kopfschmerz eine Akupunkturbehandlung durchgeführt. Gleichzeitig wurde die Depressivität mit dem Depressionsinventar nach Beck vor, während und am Ende der Behandlung gemessen. Bei den Depressiven konnte während und nach der Behandlung keine wesentliche Veränderung der Depressivität festgestellt werden. Die erfolgreich behandelten Nichtdepressiven reduzierten ihren Medikamentenverbrauch bis zum Ende der Behandlung um durchschnittlich 80%, während die erfolglos behandelten depressiven Patienten ihn nur um 24% verminderten. Für jeden Schmerzparameter: Anfallshäufigkeit, Intensität und Dauer, wurden mit Hilfe einer speziellen Formel die Meßwerte 4 Wochen vor Behandlung mit denen der letzten 4 Behandlungswochen verglichen. Nach dieser Erfolgsdefinition wurden 34 (84%) der Nichtdepressiven erfolgreich behandelt. Bei 19 (90,5%) der Depressiven war die Behandlung erfolglos. Depressive Patienten unterschieden sich bezüglich des Behandlungserfolges signifikant von Nichtdepressiven ($p < 0{,}01$, χ^2Test).

Literatur

1. Barolin GS (1982) Kopfschmerz (unter besonderer Berücksichtigung der Migräne), Klassifizierung nach Phänomenologie und Ätiologie. In: Huber HP (Hrsg) Migräne. Urban & Schwarzenberg, München Wien Baltimore, S 37–41
2. Baust W, Stürtzbecher KH (1978) Akupunkturbehandlung der Migräne im Doppelblindversuch. Med Welt 29 (16):669–673
3. Beck AT (1981) Kognitive Therapie der Depression. Urban & Schwarzenberg, München Wien Baltimore
4. Bischko J (1977) Ludwig-Boltzmann-Institut für Akupunktur (Hrsg) Handbuch der Akupunktur und Aurikulotherapie. Haug, Heidelberg
5. Bond MR (1980) Personality and pain. In: Lipton S (ed) Persistent pain, vol 2, Academic Press, London Toronto Sydney, pp 1–25
6. Buchmüller H, Schick E, Oberpaul W (1982) Probleme bei der Behandlung des chronischen Schmerzes. Schmerz 1:16–22
7. Ekbom K (1970) A clinical comparison of cluster headache and migraine. Acta Neurol Scand [Suppl] 46:41
8. Grabow L, Eysenck HJ, Pyhel N (1980) Der funktionelle Kopfschmerz und seine Beziehung zur Persönlichkeit des Patienten. Anaesthesist 29:567–569
9. Kenyon J (1980) Acupuncture in pain relief. In: Lipton S (ed) Persistant pain, vol 2. Academic Press, London Toronto Sydney, pp 203–222
10. König G, Wancura J (1975) Neue chinesische Akupunktur. Maudrich, Wien München Bern
11. Mann E (1977) Acupuncture. In: Lipton S (ed) Persistent pain, vol 1. Academic Press, London Toronto Sydney, pp 101–112

12. Melzack R (1976) Akupunktur und Schmerzbeeinflussung. Anaesthesist 25:204–207
13. Merskey H (1977) Psychatric management of patients with chronic pain. In: Lipton S (ed) Persistent pain, vol. 1. Academic Press, London Toronto Sydney, pp 113–128
14. Merskey H (1980) Pain and emotion: Their correlation in head-ache. In: Critchley M et al. (eds) Advances in neurology, vol 33. Raven, New York, pp 135–143
15. Schnorrenberger CC, Baust W (1979) Akupunkturbehandlung der Migräne im Doppelversuch. Med Welt 11:425–428
16. Sternbach RA (1974) Pain Patients: Traits and treatment. Academic Press, New York

Erfahrungen mit einem oralen Morphincocktail in der Behandlung chronisch Schmerzkranker

B. Kossmann, I. Bowdler, W. Dick, W. Hügel und W. Schreml

Einleitung

Obwohl die regelmäßige, orale medikamentöse Behandlung von Karzinompatienten mit Opiaten eine sehr häufige Behandlungsform in anderen Ländern ist [1, 2, 3, 5], ist diese Behandlung in Deutschland nicht sehr verbreitet. Eine retrospektive Untersuchung an einem internistisch-onkologischen Krankengut [4] zeigt deutlich die Mängel der am häufigsten betriebenen Praxis einer Verschreibung nach Bedarf auf: Trotz fortschreitender Erkrankung und vermutlich damit zunehmender Schmerzen nahm die Tagesgesamtdosis an Analgetika eher ab. Wir überlegten uns deshalb, wo die Gründe für diese Ablehnung liegen könnten und versuchten in einer prospektiven Studie, Informationen über die Anschlagszeit und die Wirksamkeit einer oralen Morphinbehandlung zu gewinnen.

Patienten und Methoden

12 Karzinompatienten, die in unsere Schmerzambulanz des Zentrums für Anästhesiologie der Universität Ulm überwiesen wurden, wurden untersucht. Alle Patienten hatten fortgeschrittene Karzinome mit Weichteil-, Knochen- oder Wirbelsäulenmetastasen, die von Blasen-, Prostata-, Rektum-, Ovarial- oder Nierenkarzinomen ausgingen. Die Patienten waren nicht geeignet für die Chordotomie, weil sie über doppelseitige Schmerzen klagten, und sie wollten keine neurolytischen Nervenblockaden bei sich durchführen lassen, wegen der möglichen Nebeneffekte. Alle spezifischen Behandlungsmaßnahmen, wie Operationen, Bestrahlung und zytostatische Therapie, waren bereits durchgeführt.

Vor der Behandlung und täglich während der Behandlung wurde der Schmerz der Patienten vom Stationsarzt anhand einer numerischen Skala eingeschätzt (1: keine Schmerzen, 6: unerträgliche Schmerzen). Die Patienten erhielten eine visuelle Analogskala, um ihre Schmerzintensität einzuschätzen (von: keine Schmerzen, zu: kaum auszuhalten), ihre Schmerzdauer (von: nie Schmerzen, zu: die ganze Zeit Schmerzen), ihre Schlafqualität (von: einem guten Schlaf, zu: kann überhaupt nicht schlafen), und ihren Appetit (von: gutem Appetit, zu: habe überhaupt keinen Appetit). Die Länge der visuellen Analogskala beträgt jeweils 6 cm, Stationsarzt und Patient schätzten Schmerz, Schlaf und Appetit täglich zur gleichen Zeit, nämlich zwischen 11.00 und 12.00 Uhr. Alle Patienten erhielten einen oralen Morphincocktail nach Zeitschema in 4stündlichem Abstand. Dieser Morphincocktail enthielt zwischen 10 und 30 mg Morphin und 0,25 mg Haloperidol in 5ml Wasser. Alle Patienten verweilten wenigstens 1 Woche im Krankenhaus und wurden zwischen dem 12. und 14. und dem 18. und

21. Tag in der Ambulanz nachuntersucht. Nur wenige Patienten konnten über einen längeren Zeitraum nachbeobachtet werden. Dies lag teils an der räumlichen Entfernung zum Krankenhaus und teils an dem schlechten Allgemeinzustand der Patienten.

In der Auswertung maßen wir die Strecke, die der Patient angekreuzt hatte, und berechneten den Median der Ergebnisse.

Ergebnisse

Schmerzintensität, Einschätzung durch den Stationsarzt (Abb. 1)

Wie aus der Kurve ersichtlich, wurde bei allen Patienten vor Behandlung ein sehr starker Schmerz durch den Arzt geschätzt. Nach dem ersten Behandlungstag konnte bereits eine deutliche Abnahme der Schmerzintensität beobachtet werden. Diese Tendenz hielt an bis zum 3. Tag nach Behandlungsbeginn. Ab diesem Zeitpunkt hatte der Stationsarzt den Eindruck, daß die meisten Patienten nur noch unter leichten Schmerzen litten. Über den ganzen Beobachtungszeitraum wurde die Schmerzintensität von dem Stationsarzt auf diesen leichten Schmerz eingeschätzt.

Schmerzintensität, Einschätzung durch den Patienten (Abb. 2)

Vor Behandlungsbeginn schätzten alle Patienten ihre Schmerzintensität als fast unerträglich ein. Vergleichbar zu der Meinung des Stationsarztes fühlten die Patienten eine merkliche Abnahme ihrer Schmerzintensität täglich. Der beste Fortschritt wurde zwischen dem 2. und 3. Tag nach Behandlungsbeginn beobachtet. Da der Schmerz nicht bei allen Patienten nach einer Woche Behandlung gut unter Kontrolle war, war es in einigen Fällen nötig, die Morphindosis

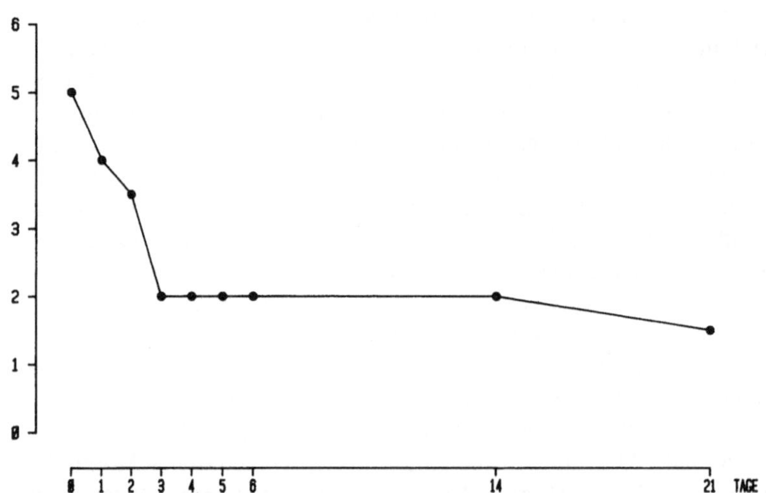

Abb. 1. Einschätzung der Schmerzintensität durch den Stationsarzt (*6*: unerträgliche Schmerzen, *1*: keine Schmerzen)

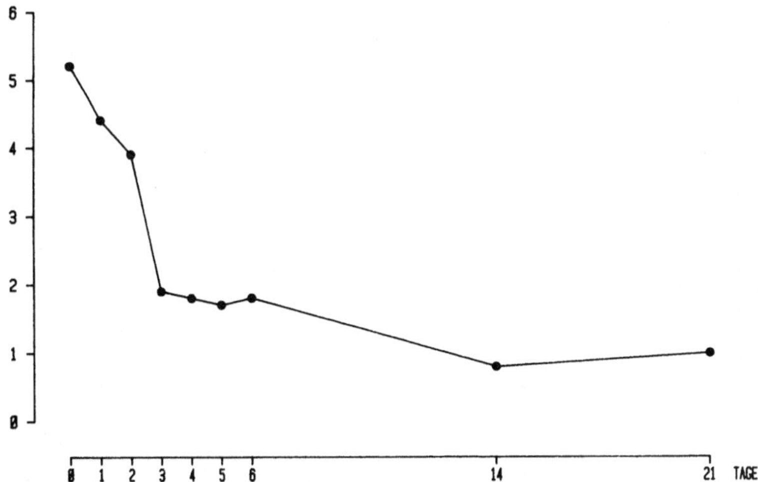

Abb. 2. Einschätzung der Schmerzintensität durch den Patienten mit einer 6 cm langen visuellen Analogskala (*6*: Schmerzen kaum auszuhalten, *0*: keine Schmerzen)

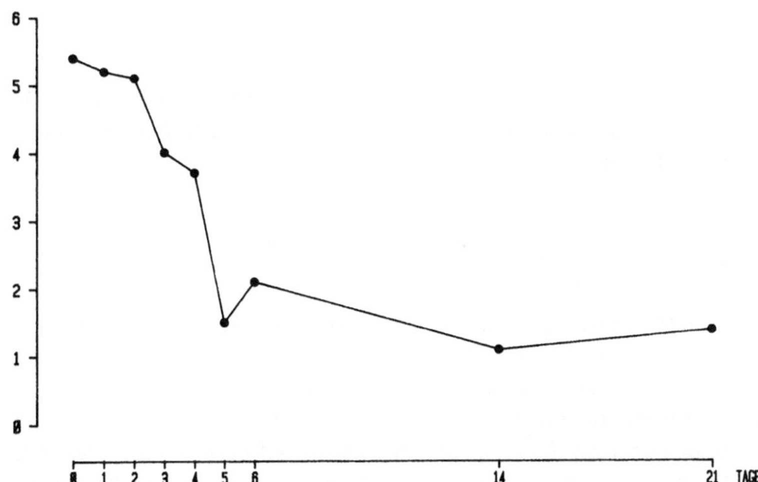

Abb. 3. Veränderung der Schmerzdauer unter einem oralen Morphincocktail (Morphindosis 10–30 mg, 4stündlich) (*6*: den ganzen Tag Schmerzen, *0*: nie Schmerzen)

zu steigern. Die besten Ergebnisse wurden deshalb nach 14tägiger Behandlung erzielt. Zu diesem Zeitpunkt war ein Patient völlig schmerzfrei, die anderen klagten nur über leichte, gut tolerable Schmerzen.

Schmerzdauer (Abb. 3)

Vor Behandlungsbeginn klagten alle Patienten über praktisch nicht erträgliche Schmerzen, die sie über beinahe den ganzen Tag spürten. Nach einer adäquaten Behandlung nach Zeitschema fanden wir vergleichbar zu der Schmerzreduktion eine Verkürzung der Schmerzdauer. Nach

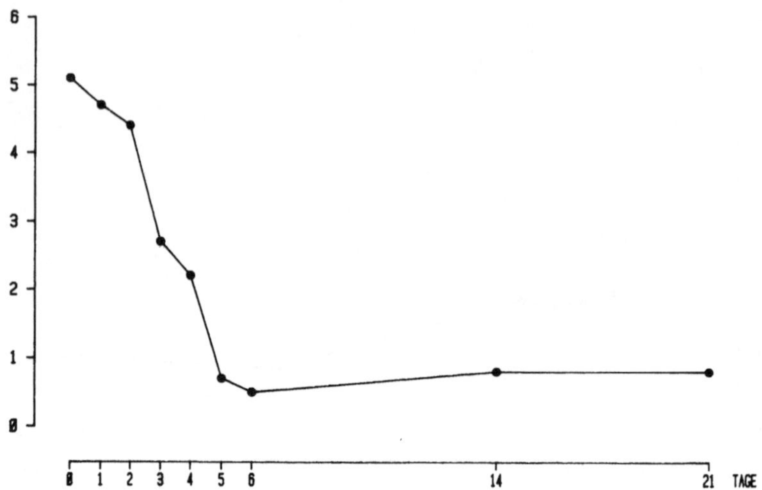

Abb. 4. Veränderung der Schlafqualität nach Beginn einer adäquaten Schmerztherapie. Einschätzung anhand einer 6 cm langen visuellen Analogskala durch den Patienten (*6*: kann überhaupt nicht schlafen, *0*: kann gut schlafen)

dem 2. Behandlungstag kam es täglich zu einer deutlichen Reduktion dieser Schmerzdauer und nach 5 Behandlungstagen wurde Schmerz nur noch während einer kurzen Zeitdauer des Tages empfunden.

Schlafqualität (Abb. 4)

Über die Veränderungen der Schlafqualität wird man sich vermutlich nicht wundern. Wenn ein Patient vor Behandlung beinahe unerträgliche Schmerzen über den ganzen Tag hat, wird er sehr schlecht schlafen. Wenn die Schmerzbehandlung anschlägt, d. h. Schmerzintensität und Schmerzdauer abnehmen, wird der Schlaf besser und besser werden. So fanden wir vergleichbar zu den anderen Kurven, daß ein guter Schlaf nach 6 Tagen Behandlung bei nahezu allen Patienten eingetreten war. Diese Beobachtung zeigt, daß ein Patient sich in seiner Schlafqualität wenig durch das Aufwecken bzw. das Wachwerden zur Medikamenteneinnahme eingeschränkt fühlt.

Appetit (Abb. 5)

Bei Karzinompatienten wird man meistens Klagen über einen schlechten Appetit hören. Da einer der Nebeneffekte des Morphins Nausea und Erbrechen ist, interessierte uns, ob der antiemetische Effekt von Haloperidol dies ausgleichen könne. Wie man aus der Abbildung sieht, nimmt der Appetit zu, allerdings nicht in einem Ausmaß wie Schmerzreduktion oder Schlafqualität, d. h. der Appetit wird nur bei etwa der Hälfte der Patienten verbessert. Keiner der Patienten klagte jedoch nach Behandlungsbeginn über mehr Übelkeit als vor der Behandlung.

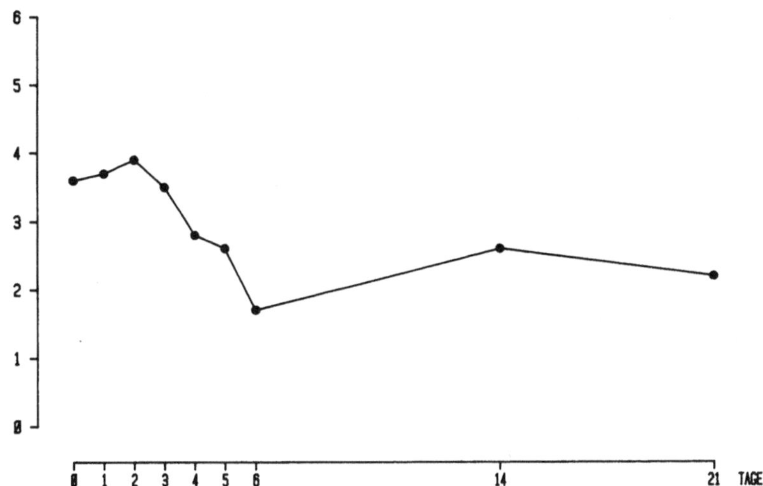

Abb. 5. Veränderungen des Appetits bei Karzinompatienten nach regelmäßiger Morphineinnahme. Einschätzung anhand einer 6 cm langen visuellen Analogskala (*6*: habe überhaupt keinen Appetit, *0*: habe guten Appetit)

Diskussion

Unsere Ergebnisse zeigen, daß eine regelmäßige 4stündliche Behandlung mit Morphin peroral eine sehr effektive Behandlung für Karzinomschmerzen ist. Die meisten der Patienten erhielten in einer relativ kurzen Behandlungsdauer eine gute Schmerzerleichterung. Da der Behandlungserfolg normalerweise zwischen dem 3. und 6. Tag nach Behandlungsbeginn eintritt, nehmen wir an, daß hier ein pharmakokinetisches Gleichgewicht eintritt. Sind Patienten zu diesem Zeitpunkt noch nicht schmerzfrei, ist hier eine Erhöhung der Dosis notwendig. Man sollte deshalb Patienten, die zu einer medikamentösen Einstellung in die Klinik kommen, erklären, daß etwa 14 Tage zur medikamentösen Einstellung ihrer Schmerzen notwendig sind.

Während der Behandlung sahen wir keine ernsthaften Nebeneffekte. 2 Patienten wurden zwar schläfrig, dies gab sich jedoch nach Reduktion der Haloperidoldosis. Obstipation wurde bei den meisten Patienten beobachtet. Wir gaben deshalb zur Prophylaxe ein Laxans.

Nach den guten Ergebnissen, die wir bei hospitalisierten Patienten erhielten, versuchten wir diese Behandlungsform auch auf ambulanter Basis. Wir stellten jedoch gleich beim ersten Patienten fest, daß er seinen Cocktail nicht auf einer regelmäßigen Basis einnahm. Nachdem wir ihn stationär aufnahmen, klagte er eine Woche nach Behandlung nur noch über leichte Schmerzen. Wir nehmen deshalb alle Patienten, die wir für diese Behandlungsmethode geeignet halten, stationär auf, um sie an die regelmäßige Einnahme ihrer Medikamente nach Zeitschema zu gewöhnen. Unsere Ergebnisse zeigen, daß eine der einfachsten Methoden, Karzinomschmerzen suffizient zu behandeln, die regelmäßige Medikamenteneinnahme darstellt.

Literatur

1. Anonymus (1980) Narcotic analgesics in terminal cancer. Drug Ther Bull 18:69
2. Pannuti F, Rossi AP, Iafelice G et al. (1982) Control of chronic pain in very advanced cancer patients with morphine hydrochloride administerd by oral, rectal and sublingual route. Clinical report and preliminary results on morphine pharmacokinetics. Pharmacol Commun 14:369
3. Rane A, Säwe J, Dahlström B, Paalzow L, Kager L (1982) Pharmacological treatment of cancer with special references to the oral use of morphine. Acta Anaesthesiol Scand 74:97
4. Schreml W, Merkle W, Heimpel H (1981) Medikamentöse Schmerztherapie bei Krebspatienten. Med Klin 76:43
5. Twycross RG (1979) The Brompton cocktail. Adv Pain Res Ther 2:291
6. Twycross RG (1982) Morphine and Diamorphine in the terminally III patient. Acta Anaesthesiol Scand 74:128

Zur Frage der Hämolyse bei intravenöser Regionalanästhesie

H. Petruschke, P. Gergs, J. Meyer und H. Nolte

Einleitung

Die von Bier [1] 1908 erstmals vorgestellte und gelegentlich auch als „Bier-Block" bezeichnete i.v.-Regionalanästhesie (IVRA) kam, trotz der Einfachheit des Verfahrens, lange Zeit kaum zur Anwendung.

Nach der „Wiederentdeckung" 1963 durch Holmes [12] folgte 1965 mit der Veröffentlichung von schweren Komplikationen (u. a. ein Herzstillstand) durch Kennedy et al. [13] erneut ein Dämpfer. Seither wurde häufig über meist leichte Nebenwirkungen bei der IVRA berichtet [6, 7, 9, 11, 17, 19], selten jedoch über Hämolysen in diesem Zusammenhang [4] und nie über die Tonizität der verwendeten Lösungen.

Auf Grund eines Berichtes von Wüst et al. [20] 1981 über Hämolysen untersuchten wir die Auswirkungen bei der Verwendung einer hypotonen und einer plasmaisotonen Mepivacainlösung bei der IVRA der oberen Extremität. Zur Kontrolle diente eine Gruppe von Patienten, bei der ebenfalls eine Operation in Blutleere durchgeführt und ein anderes Anästhesieverfahren gewählt wurde.

Patientengut und Methode

In die Prospektivstudie wurden insgesamt 30 Patienten einbezogen, bei denen eine Operation in Blutleere durchgeführt wurde. Alle Patienten waren älter als 15 Jahre und gehörten, mit einer Ausnahme, den Risikogruppen ASA I und II an. Eine Prämedikation erhielten alle Patienten, in der Regel Morphin und Scopolamin s.c.

Jeweils 10 Patienten erhielten eine IVRA der oberen Extremität mit Mepivacain 0,5% in isotoner (Gruppe A) oder hypotoner Lösung (Gruppe B) [60 mosmol/1 in der Dosierung 1 ml/kg KG bis zur Höchstdosis von 400 mg (entsprechend 80 ml)].

Bei den 10 Patienten (Gruppe C) der Kontrollgruppe wurde eine Blutleere an der unteren Extremität angelegt. 7 Patienten erhielten eine Leitungsanästhesie – Blockade des N. ischiadicus und des N. femoralis 3-in-1 nach Winnie – und jeweils 1 Patient eine Periduralanästhesie, Spinalanästhesie bzw. Allgemeinanästhesie mit Enfluran.

Bei allen Patienten wurden präoperativ 2 venöse Kontrollblutentnahmen vorgenommen. Die zu operierende Extremität wurde, nach Anlegen einer Einkammermanschette mit automatischem Druckreglersystem, mit einer Esmarch-Gummibinde ausgewickelt und mit einem Druck von 300 bzw. 600 mmHg (untere Extremität) abgedichtet. Bei der IVRA wurde dann distal der ersten Manschette eine zweite Manschette angelegt, die 5 min nach Injektion des Lokalanästhetikums mit 300 mmHg Druck gefüllt wurde. Intraoperativ wurde bis zu 1000 ml Ringer-Glucoselösung infundiert. Zum Teil wurde eine Sedierung mit Diazepam oder Dihydrobenzperidol durchgeführt. Bei Operationsende wurde die Infusion abgestellt. Jeweils 5, 10, 15 und 20 min nach einzeitigem Öffnen der Blutleere wurde Venenblut aus dem Unterarm entnommen, bei der IVRA aus dem kontralateralen Arm.

Patientengruppen und Ergebnisse wurden mit Methoden der deskriptiven Statistik ausgewertet. Bei statistischen Unterschieden sind Siginifikanzbereiche angegeben. Das freie Hämoglobin wurde indirekt durch Bestimmung der LDH ermittelt [16], die Ergebnisse wurden z. T. durch Kaliumbestimmung und spektrophotometrische Untersuchungen kontrolliert.

Ergebnisse

Die Gruppen weisen bezüglich Alter, Geschlechtsverteilung, Körpergewicht und Größe keine wesentlichen Unterschiede auf (Tabelle 1).

Operationsdauer und Dauer der Blutleere waren in der Gruppe B deutlich kürzer, der Unterschied zur Gruppe A ist im wesentlichen durch 2 fast einstündige Operationen in dieser Gruppe bedingt (Tabelle 2).

Die verwendete Lokalanästhetikamenge ist hingegen in Gruppe A und B fast identisch (Tabelle 3).

Tabelle 1. Zusammensetzung der 3 untersuchten Gruppen nach Alter, Geschlecht, Körpergewicht und Körpergröße (Mittelwerte und Standardabweichungen)

	Gruppe A n = 10	Gruppe B n = 10	Gruppe C n = 10
Alter (Jahre)	40,8 ± 17,3	44,0 ± 16,4	41,7 ± 18,0
Geschlecht	2 weiblich 8 männlich	3 weiblich 7 männlich	1 weiblich 9 männlich
Körpergewicht (kg)	76,3 ± 11,8	75,6 ± 11,7	75,4 ± 9,9
Körpergröße (cm)	174,4 ± 7,1	173,3 ± 10,4	176,4 ± 7,4

Tabelle 2. Operationsdauer und Dauer der Blutleere der 3 Gruppen (Mittelwerte und Standardabweichungen)

	Gruppe A n = 10	Gruppe B n = 10	Gruppe C n = 10
Op-Dauer (min)	26,3 ± 20,2	15,7 ± 4,8	26,3 ± 13,1
Dauer der Blutleere (min)	48,6 ± 21,8	30,7 ± 6,3	40,0 ± 15,0

Tabelle 3. Gesamtdosis Mepivacain in den Gruppen A und B (Mittelwerte und Standardabweichungen)

Gruppe A:	75,0 ml ± 13	Mepivacain 0,5%
Gruppe B:	73,9 ml ± 8,4	

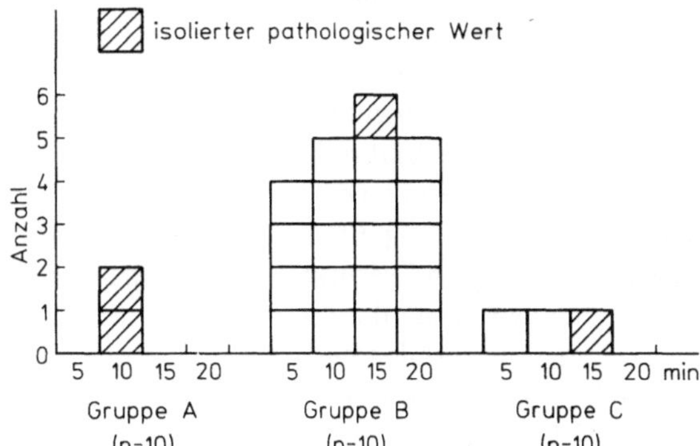

Abb. 1. Übersicht über die Anzahl pathologischer Hämolysewerte (freies Hb > 5 mg%) in allen 3 Gruppen

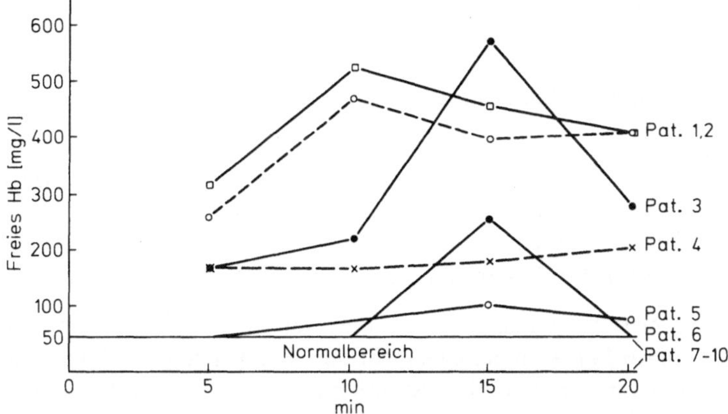

Abb. 2. Darstellung der pathologischen Hämolysewerte in der Gruppe B (hypotone Mepivacainlösung)

Die Kreislaufparameter Blutdruck und Pulsfrequenz bleiben nach Öffnen der Blutleere stabil, wesentliche Unterschiede in den 3 Gruppen werden nicht beobachtet.

Ein deutlicher Unterschied zeigt sich beim Nachweis von freiem Hämoglobin. Während in den Gruppen A und C nur 2 bzw. 3 Meßwerte über dem Normbereich von 5 mg/100 ml liegen (Abb. 1), liegen in der Gruppe B bei insgesamt 6 Patienten die Werte z. T. deutlich über der Normgrenze. Bei 4 Patienten liegen alle Werte im pathologischen Bereich mit einem Maximum nach 5 oder 10 min. Die Abweichung ist statistisch signifikant ($\alpha = 0{,}005$) (Abb. 2).

Nebenwirkungen, wie Schwindel, Krämpfe, Rhythmusstörungen etc., wurden nicht beobachtet. In den Gruppen A und B kehrte die Sensibilität, z. T. mit deutlicher Schmerzempfindung, nach 10–15 min zurück.

Diskussion

Wenn auch noch nicht alle Mechanismen der IVRA aufgeklärt sind, so soll doch versucht werden, die wichtigsten Vorgänge modellhaft zu skizzieren, um damit die Grundlage für eine Interpretation der Meßergebnisse zu schaffen.

Nach Anlegen einer sicherlich immer unvollständigen Blutleere, bedingt durch nicht kompressible Räume, insbesondere zwischen Radius und Ulna, wird eine plasmaisotone oder hypotone Lösung injiziert. Das zur Verfügung stehende Gefäßvolumen beträgt etwa 170 ml [15], zum Zeitpunkt der Injektion ist es mit wenigen Millilitern Blut angefüllt. Nach der Injektion kommt es zu einem relativ raschen Übertritt in das umgebende Gewebe, der durch erhöhte Gefäßpermeabilität infolge Hypoxie und Azidose gefördert wird [2, 20]. Dieses ist im Sinne einer Non-ionic-Diffusion bei – in Relation zum Intravasalraum – stärkerer Gewebsazidose erklärbar [5, 14]. Etwa 25–30% des injizierten Lokalanästhetikums verbleiben im Intravasalraum [8] und verursachen wahrscheinlich den ersten meßbaren Plasmaspiegelpeak im venösen drainierenden oder arteriellen Blut [2, 3, 18].

Dick et al. [4] fanden bereits 1972 deutlich erhöhte Kaliumspiegel und eine Hämolyse vor Öffnen des Tourniquet in der mit Mepivacain i.v. anästhesierten Extremität. Wurden damals noch spezielle toxische Eigenschaften des Mepivacains vermutet, so muß man nach unseren Untersuchungen davon ausgehen, daß nicht das verwendete Pharmakon, sondern die Hypotonie der Lösung zumindest für den größten Anteil der Hämolyse verantwortlich ist.

Es kann vermutet werden, daß diese osmotische Hämolyse bereits bei der Injektion der stark hypotonen Lösung stattfindet, da nach einiger Zeit mit einem Ausgleich der unterschiedlichen ionalen Verteilung zu rechnen ist. Die nicht bei allen Patienten meßbare Hämolyse läßt mehrere Interpretationsmöglichkeiten zu:

1. Es kann trotz des Versuchs einer möglichst identischen Vorgehensweise zur Erzeugung der Blutleere nicht damit gerechnet werden, daß die Relation zwischen verbleibener Blutmenge im Intravasalraum und injizierter Lösungsmenge bei allen Patienten gleich war.
2. Die Blutprobe wurde an der kontralateralen Seite venös entnommen, nachdem also bereits eine weitgehende Verteilung im Gesamtkörperblut stattgefunden hat.

Zusammenfassend muß davon ausgegangen werden, daß bei Applikation von hypotoner Lösung zur IVRA immer eine mehr oder weniger starke Hämolyse auftreten wird. Die klinische Relevanz der Hämolyse ist bisher nicht endgültig geklärt, es wird jedoch vermutet, daß nur in besonderen Fällen mit klinisch faßbaren Komplikationen gerechnet werden muß.

Literatur

1. Bier A (1908) Über einen neuen Weg, Lokalanästhesie an den Gliedmaßen zu erzeugen. Langenbecks Arch Chir 86:1007
2. Clauberg G, Schlaegel U, Harther P (1972) Die intravenöse Lokalanaesthesie im Bereich der oberen Extremität. Anaesthesist 21:277–291
3. Cotev S, Robin GG (1969) Experimental studies on intravenous regional analgesia using radioactive lidocaine. Acta Anaesthesiol Scand [Suppl] 36:172
4. Dick W, Teuteberg H, Willebrand H (1972) Klinische und experimentelle Untersuchungen zur intravenösen Regionalanaesthesie. Anaesthesist 21:104–112
5. Erikson E (1969) The effects of intravenous local anaesthetic agents on the central nervous system. Acta Anaesthesiol Scand [Suppl] 36:79

6. Finucane BT, McClain DA, Smith SR (1980) A doubleblind comparison of Etidocaine and Lidocaine for i.v. regional anesthesia. Region Anesth 5:17–18
7. Flemming SA (1969) Safety and Usefulness of intravenous regional anesthesia. Acta Anaesthesiol Scand [Suppl] 36:21–25
8. Hargrove RL, Hoyle JR, Parker JBR (1966) Blood lignocaine levels following intravenous regional anaesthesi. Anaesthesia 21:37
9. Harris WH (1969) Choice of anaesthetic agents for intravenous regional anaesthesia. Acta Anaesthesiol Scand [Suppl] 36:47
10. Harris WH, Slater EM, Bell HM (1965) Regional anaesthesia by the intravenous route. JAMA 194:1273
11. Hollinworth A, Wallace WA, Dabir R, Ellis SJ, Smith AF (1982) Comparison of bupivacaine and prilocaine used in Bier block. Injury 13:331–336
12. Holmes CM (1963) Intravenous regional analgesia. Lancet I:245
13. Kennedy BR, Duthie AM, Parbrook GD, Carr TL (1965) Intravenous regional anaesthesia: An appraisal. Br Med J 1:954
14. Milne MD, Scribner BH, Crawford MA (1958) Non-ionic-diffusion and the excretion of weak acids and bases. Am J Med 24:709
15. Raj PP, Garcia CE, Burleson JW, Jenkins MT (1972) The site of action of intravenous regional anesthesia. Anesth Analg (Clere) 51:776–786
16. Richterich Colombo (1978) Klinische Chemie. Karger, Basel, S 82–84
17. Roberts JR (1977) Intravenous regional anesthesia. Jacep 6:261–265
18. Thorn-Alquist AM (1969) Blood concentrations of local anaesthetics after intravenous regional anaesth. Acta Anaesthesiol Scand 13:229
19. Ware RJ (1975) Intravenous regional analgesia using Bupivacaine. Anaesthesia 30:817–822
20. Wüst HJ, Hort W, Wechsler W (1981) Lokale Reaktionen nach Epiduralanaesthesie. Symposion Düsseldorf (1981)

Verhalten systolischer Zeitintervalle unter Spinal- und Periduralanästhesie bei alten und jungen Patienten

W. Seitz, B. Choi, D. Schaps und E. Kirchner

Der Blockade präganglionärer sympathischer Fasern bei Spinal- und Periduralanästhesie folgt eine periphere Gefäßerweiterung, wobei die sympathische Denervation neben den arteriellen Widerstandsgefäßen auch die Kapazitätsgefäße auf der venösen Seite betrifft [12]. Nach den vorliegenden Untersuchungen von Stanton-Hicks [15], Tolksdorf et al. [17] sowie Zenz et al. [20] führt die deutliche Abnahme des peripheren Gefäßwiderstands zu einer erheblichen Mehrdurchblutung der abhängigen Organe, ohne jedoch eine wesentliche Steigerung der druckabhängigen venösen Kapazität zu bewirken. Nach Sandmann u. Wüst [14] kann demgemäß bei weitgehend unverändertem Gesamtquerschnitt der großen Venen der erhöhte arterielle Einstrom im Versorgungsgebiet der unteren Körperhälfte nur von einer erhöhten venösen Rückstromgeschwindigkeit gefolgt sein.

In der vorliegenden Studie wurden nunmehr die Auswirkungen der aufgeführten zirkulatorischen Veränderungen rückenmarknaher Leitungsanästhesien auf die linksventrikuläre Myokardfunktion mit nichtinvasiven Meßmethoden der Kardiologie untersucht.

Methodik

Bei 14 Patienten in höherem Alter von 61–80 Jahren ($\bar{x}$ = 72,6 ± 5,3 Jahre), die sich einem operativen Eingriff an der unteren Extremität unterziehen mußten, wurde die Dauer systolischer Zeitintervalle (STI) vor und nach tiefer Spinalanästhesie (sensibler Block Th_8-Th_{10}) bestimmt (Abb. 1). Während der Präparation der Sensoren wurden 500 ml Ringer-Laktat-Lösung infundiert. Anschließend erhielten alle Patienten in Seitenlage eine typische Spinalanästhesie mit 2 ml Scandicain 4 % hyperbar ohne Adrenalinzusatz (Punktionshöhe $L_{3/4}$-$L_{4/5}$).

Vergleichbare Untersuchungen wurden bei jungen Patienten im Alter von 20–30 Jahren ($\bar{x}$ = 24,4 ± 4,3 Jahre) vor und nach Katheterperiduralanästhesie (Punktionshöhe $L_{3/4}$) vorgenommen. In dieser Meßreihe wurden nach Vorgabe einer geringen Testdosis insgesamt 15 ml Carbostesin 0,5% injiziert.

Außer der Herzfrequenz und dem systolischen und diastolischen Blutdruck (Methode nach Riva-Rocci) wurden folgende Parameter zur Beurteilung der Funktion des linken Ventrikels 20 bzw. 30 min nach der Anlage der Spinal- bzw. Periduralanästhesie gemessen oder berechnet:

1. Gesamtdauer der elektromechanischen Systole (QS_2)
2. Isovolämische Kontraktionszeit (ICT)

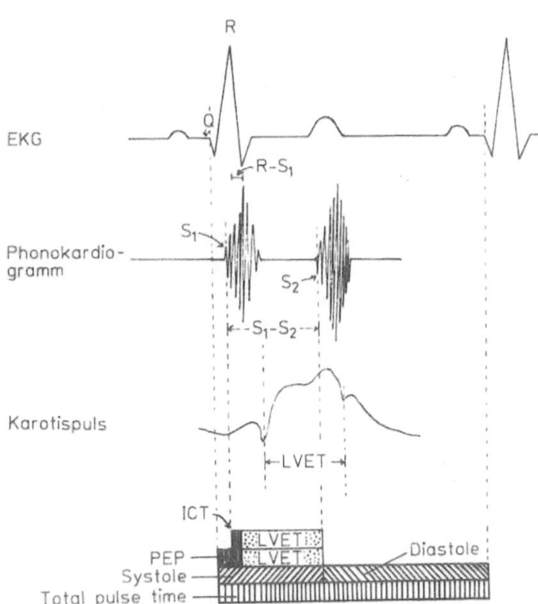

Abb. 1. Bestimmung der systolischen Zeitintervalle (STI)

3. Linksventrikuläre Anspannungszeit (PEP)
4. Linksventrikuläre Auswurfzeit (LVET)
5. Verhältnis zwischen Anspannungs- und Austreibungszeit des linken Ventrikels (PEP/LVET)
6. $1/PEP^2$
7. Verhältnis zwischen diastolischem Druck und linksventrikulärer Druckanstiegszeit (P_{diast}/RS_1)

Der PEP/LVET-Index erlangt besondere Bedeutung bei der Beurteilung der Herzinsuffizienz und korreliert nach Weissler et al. [19] mit der Austreibungsfraktion (EF), dem Herzschlagvolumen (SV) sowie dem Cardiac index (CI). Nach Hartung et al. [8] entspricht ein Anstieg des Quotienten PEP/LVET einer Verminderung der maximalen Druckanstiegsgeschwindigkeit dp/dt_{max}. Der Index p_{diast}/RS_1 (diastolischer Blutdruck/linksventrikuläre Druckanstiegszeit) darf nach Hamacher [6] mit der Steilheit des isometrischen Druckanstiegs dp/dt im linken Ventrikel korreliert werden.

Aus den Meßwerten wurden die Austreibungsfraktion (EF) und das Herzschlagvolumen (SV) nach den von Garrard et al. [4] sowie Harley et al. [7] angegebenen Formeln errechnet:

1. $EF = 1{,}125 - 1{,}25 \cdot PEP/LVET$
2. $SV = 0{,}501 \cdot LVET + 0{,}13 \cdot HR - 67{,}2$

Es sei erwähnt, daß die Aussagekraft der STI im Sinne nichtinvasiv meßbarer semiquantitativer Funktionsparameter des Myokards durch zahlreiche invasive Vergleichsmessungen ausreichend belegt ist [1, 3, 4, 11, 18, 19].

Ergebnisse

Der arterielle Mitteldruck ($\bar{p}_{art}$) sank in unserer Untersuchung unter der Spinalanästhesie bei nahezu unveränderter Herzfrequenz (HR) um durchschnittlich 4,1% nicht signifikant ab (Abb. 2). Es sei jedoch erwähnt, daß Hypotensionen mit einem Abfall des p_{art} um mehr als 20% vom Ausgangswert im Verlauf der Untersuchung bei keinem Patienten registriert wurden.

Während die QS_2 nahezu unbeeinflußt blieb und die LVET um 2,4% nur wenig verkürzt wurde, fanden wir eine signifikante Verlängerung der PEP um 8,7% von 101,6 ± 15,0 auf 109,9 ± 16,0 ms ($p < 0,01$). Im gleichen Zeitraum wurde die ICT von 36,2 ± 11,5 auf 42,9 ± 13,9 ms um 15,6% nicht signifikant verlängert (Abb. 2 u. 3). Die frequenzkorrigierte

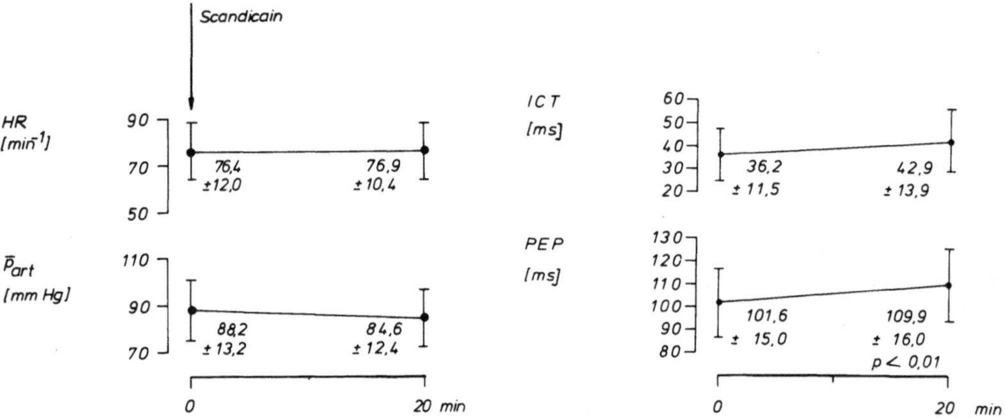

Abb. 2. Veränderungen kardiovaskulärer Parameter nach Injektion von 2 ml Scandicain 4% hyperbar in den Spinalraum (Punktionshöhe $L_{3/4}-L_{4/5}$, sensibler Block Th_8-Th_{10}) bei 14 Patienten im Alter von 61–80 Jahren (x = 72,6 Jahre). Abkürzungen s. Text

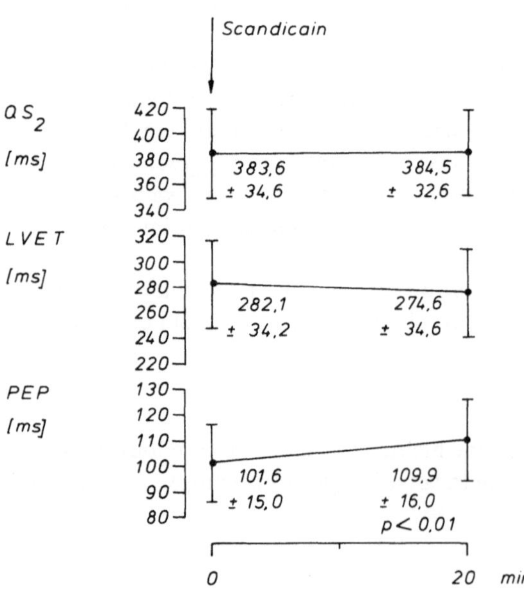

Abb. 3. Veränderungen linksventrikulärer systolischer Zeitintervalle nach Injektion von 2 ml Scandicain 4% hyperbar in den Spinalraum (Punktionshöhe $L_{3/4}-L_{4/5}$, sensibler Block Th_8-Th_{10}) bei 14 älteren Patienten wie in Abb. 2. Abkürzungen s. Text

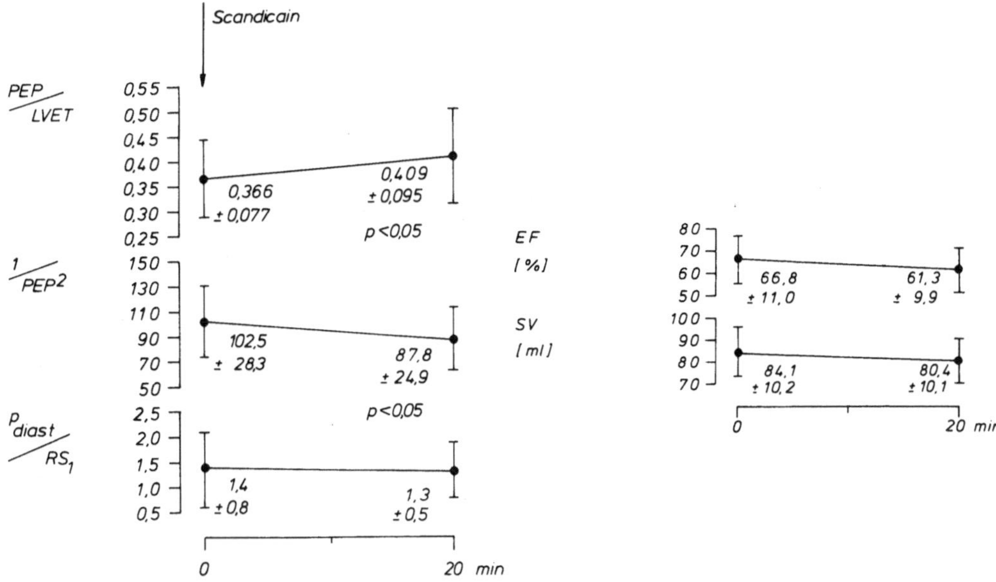

Abb. 4. Veränderungen linksventrikulärer Rechengrößen nach Injektion von 2 ml Scandicain 4% hyperbar in den Spinalraum (Punktionshöhe $L_{3/4}$, sensibler Block Th_8-Th_{10}) bei 14 älteren Patienten wie in Abb. 2. Abkürzungen und Berechnungen s. Text

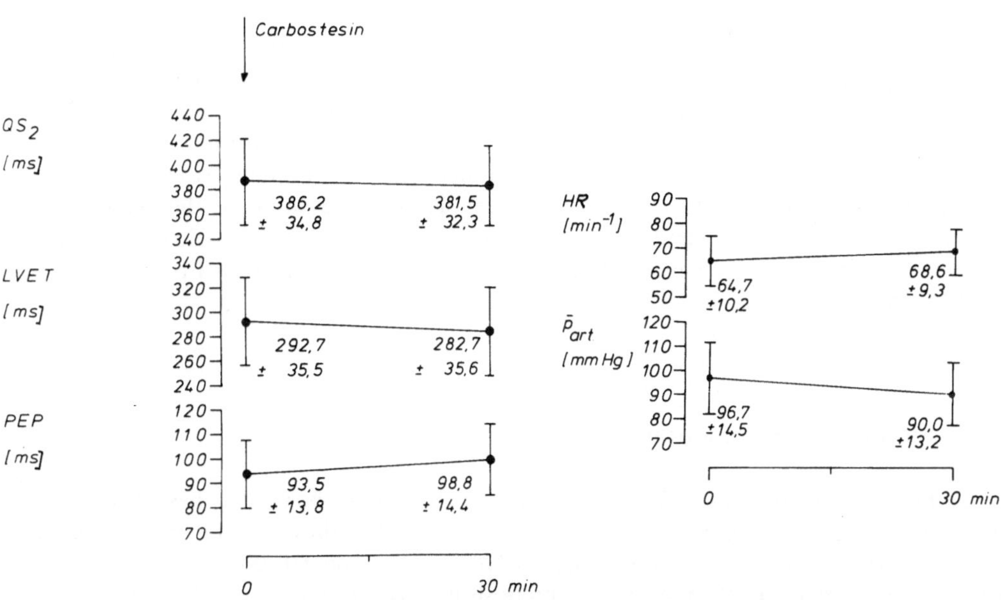

Abb. 5. Veränderungen kardiovaskulärer Parameter nach Injektion von 15 ml Carbostesin 0,5% in den Periduralraum (Punktionshöhe $L_{3/4}$) bei 10 jugendlichen Patienten im Alter von 20–30 Jahren (x = 24,4 Jahre). Abkürzungen s. Text

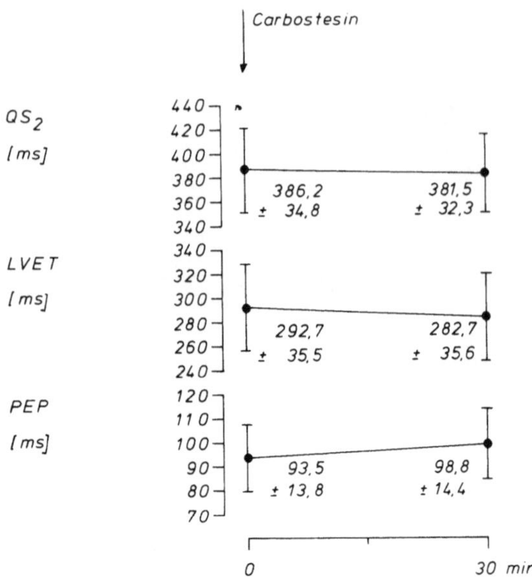

Abb. 6. Veränderungen kardiovaskulärer Parameter nach Injektion von 15 ml Carbostesin 0,5% in den Periduralraum (Punktionshöhe $L_{3/4}$) bei 10 jugendlichen Patienten wie in Abb. 5 Abkürzungen s. Text

Anspannungszeit (ΔPEP) nahm um 8,5 ms zu; der Quotient PEP/LVET wurde nach der Spinalanästhesie um 12,7% signifikant ($p < 0{,}05$) vergrößert. Der Wert $1/PEP^2$ fiel um den gleichen Prozentsatz signifikant ($p < 0{,}05$) ab. Der Quotient p_{diast}/RS_1 war gegenüber dem Ausgangswert um 6,8% kleiner geworden.

Aus den Meßwerten errechneten sich Abnahmen der EF und des SV um 8,2% bzw. 4,4% (Abb. 4).

Der $\bar{p}_{art}$ nahm unter der Periduralanästhesie nach Vorgabe von 500 ml Elektrolytlösung um 7,0% signifikant ($p < 0{,}05$) ab. Gleichzeitig stieg die HR um ca 4% leicht an.

Bei weitgehender Konstanz der Gesamtdauer der QS_2 registrierten wir eine geringe Verkürzung der LVET um durchschnittlich 10 ms (−3,4%, n.s.). Die PEP wurde von 93,5 ± 10,2 auf 98,8 ± 9,3 ms um 5,7% minimal, jedoch signifikant ($p < 0{,}05$) verlängert (Abb. 5).

Die ΔPEP nahm während der 30minütigen Meßperiode um 6,86 ms zu; der Quotient PEP/LVET wurde unter der Periduralanästhesie um 9,4% signifikant ($p < 0{,}05$) vergrößert.

Aus den Meßwerten errechneten sich nicht signifikante Abnahmen der EF und des SV um 5,1% (Abb. 6).

Diskussion und Zusammenfassung

Es steht außer Zweifel, daß die Wahl eines bestimmten Narkose- bzw. Anästhesieverfahrens durch die optimale Sicherheit, die ein Verfahren bzw. der Anästhesist dem Patienten bieten kann, diktiert wird. Sicher ist, daß Leitungsanästhesien in der operativen Geriatrie geeignete Anästhesieverfahren darstellen, die intra- und postoperative Morbidität und Mortalität zu senken, da Komplikationen von seiten des Kreislaufs und der Atmung in und nach Allgemeinanästhesie häufiger auftreten als nach Regionalanästhesie [2, 5, 9, 16]. Letztere ist dennoch nur mit Einschränkung als Anästhesiemethode der Wahl zu bezeichnen, da kardiovaskuläre

Depression und Hypotension in Regionalanästhesie gerade bei älteren Patienten mit sklerosierten Gefäßen und evtl. vorhandenen Stenosen die Gefahr der zerebralen und koronaren Ischämie durch Minderperfusion heraufbeschwören. Ausmaß und Dauer der Hypotension nach rückenmarknaher Leitungsanästhesie werden dabei nicht allein durch die Höhe des sympathischen Blocks, sondern auch vom zirkulierenden Blutvolumen, der Gefäßreagibilität, dem Suffizienzgrad des Herzens und der sympathikotonen Ausgangslage sowie den Auswirkungen der Diffusion der Lokalanästhetika ins Blut bestimmt.

Unsere Untersuchung hat gezeigt, daß die Sympathikusblockade unterhalb Th_5 nach Spinal- und Periduralanästhesien trotz Volumenzufuhr zu einer geringen Abnahme des $\bar{p}_{art}$ führt, ohne daß sich in Anlehnung an Harley et al. [7] eine Zunahme des Herzzeitvolumens (CO) [CO = HR · (0,501 · LVET + 0,13 · HR − 67,2)] kalkulieren läßt. Das Fehlen einer insbesondere frequenzbedingten kardialen Leistungssteigerung ist offenbar typisch für geriatrische Patienten und muß nach Hollmann u. Liesen [10] in enger Beziehung zur eingeschränkten Frequenzreserve dieser Altersgruppe gesehen werden, bei der sowohl die Ruhefrequenzen als auch die maximalen und submaximalen Frequenzen unter Belastung deutlich reduziert sind.

Die Verlängerung der PEP und die Verkürzung der LVET nach rückenmarknahen Leitungsanästhesien ist bei hypovolämischen Patienten in der operativen Geriatrie besonders ausgeprägt und weist bei erniedrigtem Afterload auch auf eine Preload-Reduktion, z. B. durch venöses „pooling", hin. Auf Grund der Beziehung zwischen dem Weissler-Quotienten (PEP/LVET) und invasiv meßbaren Kontraktilitätsparametern spiegelt der bei sinkenden linksventrikulären Füllungsdrücken nachweisbare Anstieg des Quotienten um nahezu 12,7% eine Verschlechterung der Myokardausgangsfunktion bei diesem Patientengut wider [8, 18]. Dies zeigt sich auch in

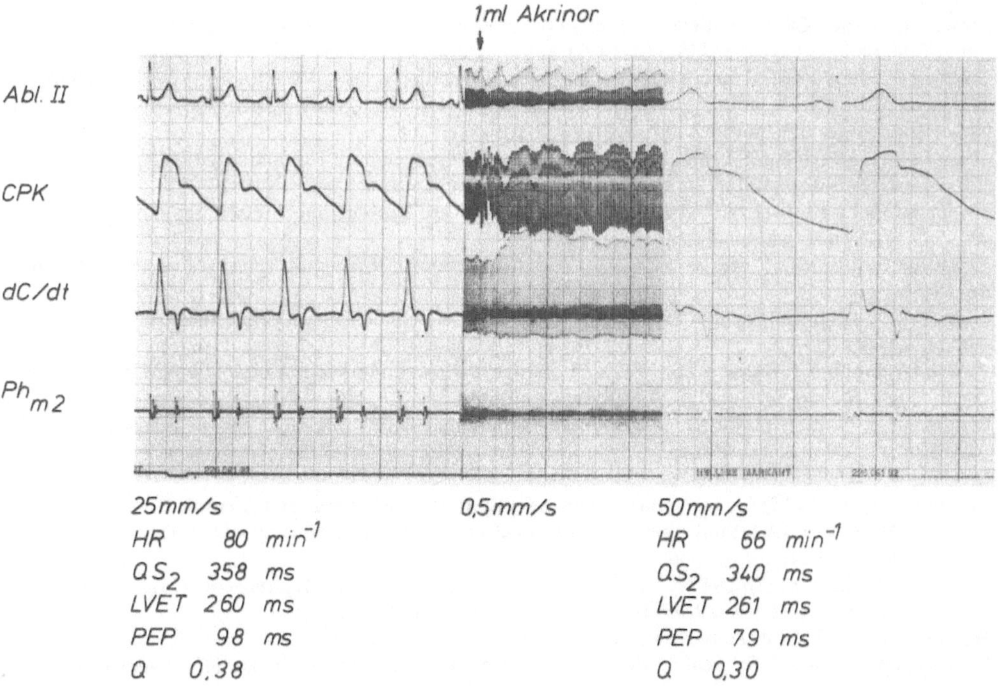

Abb. 7. Veränderungen systolischer Zeitintervalle nach i.v.-Injektion von 100 mg Cafedrin/5 mg Theoadrenalin (1 ml Akrinor). Abkürzungen unter der Abbildung s. Text

dem Verhalten des Quotienten p_{diast}/RS_1 sowie in dem Verhalten des Wertes $1/PEP^2$ (Abb. 4), der nach Reitan et al. [13] eng mit der maximalen Auswurfbeschleunigung korreliert.

Präoperative Volumengabe verbessert, gemessen an den Veränderungen der STI, die präanästhetische Ausgangssituation und führt nach Helms u. Weihrauch [9] durch Umstellung der Herzdynamik von einer Druckbelastung auf eine Volumenbelastung zu einer ökonomischeren und energetisch günstigeren Arbeitsweise des alternden Herzens und damit zu einer verbesserten Organperfusion. Darüber hinaus empfehlen wir bei starken Abnahmen des $\bar{p}_{art}$ die vorsichtige Gabe von Vasopressiva, wobei auch Substanzen mit β-stimulierender Komponente, wie Cafedrin/Theoadrenalin (Akrinor), Etilefrin (Effortil) oder Amezinium (Supratonin), verwendet werden können (Abb. 7).

Literatur

1. Ahmed SS, Lewinson GE, Schwartz CJ, Ettinger PO (1972) Systolic time intervals as measures of the contractile state of the left ventricular myocardium in man. Circulation 46:559
2. Aldrete JA, Hamilton SD, Hengston RA (1967) Anesthetic factors in the surgical management of hip fractures. J Trauma 7:818
3. Deyk E van, Seybold-Epting W, Voigt E, Schorer R (1981) Systolische Zeitintervalle bei steigenden linksventrikulären Füllungsdrucken nach extracorporaler Zirkulation. Anaesthesist 30:555
4. Garrard GL, Weissler AM, Dodge HT (1970) The relationship of alteration in systolic time intervals to ejection fraction in patients with cardiac disease. Circulation 42:455
5. Guillen J, Aldrete JA (1970) Anesthetic factors influencing morbidity and mortality of elderly patients undergoing inguinal herniorrhaphy. Am J Surg 120:760
6. Hamacher J (1963) Messung der Steilheit des isometrischen Druckanstiegs im linken Ventrikel zur Differenzierung nach cardialem und vasculärem Wirkungsanteil. Naunyn Schmiedebergs Arch Pharmacol 244:429
7. Harley H, Starmer CF, Greenfield JC (1969) Pressure flow studies in man. An evaluation of the duration of the phases of systole. J Clin Invest 48:895
8. Hartung E, Purschke R, Henning R, Brucke P, Wüst H, Hindler M (1975) Die Impedanzkardiographie, eine neue nichtinvasive Methode zur Beurteilung der Herzleistung. Springer, Berlin Heidelberg New York (Anaesthesiologie und Intensivmedizin, Bd 93, S 107)
9. Helms U, Weihrauch H (1979) Hämodynamische Veränderungen nach Periduralanästhesie mit zwei kurzwirksamen Lokalanästhetika bei hochbetagten Menschen. Prakt Anaesth 14:23–35
10. Hollmann W, Liesen H (1973) Über den Trainingseinfluß auf kardiopulmonale und metabolische Parameter des älteren Menschen. Sportarzt 7:145
11. Lewis RP, Rittiger SE, Forrester WF (1977) A critical review of the systolic time intervals. Circulation 56:146
12. Nolte H (1978) Physiologie und Pathophysiologie der subarachnoidalen und epiduralen Blockade. Region Anaesth 1:3
13. Reitan JA, Smith NT, Borison VS (1972) The cardiac pre-ejection period. A correlation of peak ascending aortic blood-flow acceleration. Anesthesiology 36:76
14. Sandmann W, Wüst HJ (1980) Das quantitative Verhalten der Blutströmung in rekonstruierten Arterien in Abhängigkeit von Narkose- und Analgesie-Verfahren. Springer, Berlin Heidelberg New York (Anaesthesiologie und Wiederbelebung, Bd 124, S 40)
15. Stanton Hicks M (1975) Cardiovascular effects of extradural anaesthesia. Br J Anaesth 47:253
16. Stevens KM, Aldrete JA (1968) Anesthetic factors affecting surgical morbidity and mortality in the elderly male. Am Geriatr Soc 17:659
17. Tolksdorf W, Klose R, Striebel JP, Lutz H (1978) Prophylaxe schwerer Hypotensionen durch Periduralanästhesie bei transurethralen Prostataresektionen. Prakt Anaesth 13:477
18. Weissler AM (1977) Systolic time intervals. N Engl J Med 296:321
19. Weissler AM, Harris WS, Schoenfeld CD (1969) Bedside techniques for the evaluation of ventricular function in man. Am J Cardiol 23:577
20. Zenz M, Berg B van den, Berg E van den (1981) Plethysmographische Untersuchungen zur Sympathicusblockade nach Periduralanästhesie und periduraler Morphin-Analgesie. Anaesthesist 30:70

Die kontinuierliche Katheterperiduralanästhesie mit Bupivacain 0,2 % und 0,125 % bei Patienten während und nach großen abdominellen Eingriffen

W. Seeling, K.-H. Altemeyer, S. Berg, E. Schmitz und M. Schröder

Einleitung

Es ist jetzt mehr als 35 Jahre her, seit Manual Martinez Curbelo am 13. Januar 1947 in Havanna erstmals eine segmentale kontinuierliche Katheterperiduralanästhesie durchführte [3]. Wenn diese Technik der rückenmarknahen Leitungsanästhesie zunächst auch vorwiegend zur Schmerzausschaltung während der Operation diente, wurde sie schon früh – durch Nachinjektion oder kontinuierliche Infusion des Lokalanästhetikums – zur postoperativen Schmerztherapie eingesetzt.

Wir wissen heute, daß man den Katheter bei entsprechender Pflege tagelang, ja sogar über viele Wochen in situ belassen kann, wobei über Liegezeiten von mehr als 100 Tagen berichtet wird [1]. Wenn der kontinuierlichen Periduralanästhesie auch spezielle Auswirkungen auf Kreislauf, Atmung und Stoffwechsel zugeschrieben werden, steht bei uns zunächst der Wunsch im Vordergrund, den postoperativen Wundschmerz des Patienten zu lindern, ohne schwerwiegende Nebenwirkungen in Kauf nehmen zu müssen. Hierzu ist das Verfahren zweifellos geeignet. Dennoch ist das angestrebte Ziel nicht problemlos zu erreichen. Wir wollen im folgenden erörtern, welche guten und schlechten Erfahrungen wir mit der kontinuierlichen Katheterperiduralanästhesie im Rahmen der intra- und postoperativen Schmerztherapie machten. Diese Erörterungen sind nicht das Ergebnis einer kontrollierten Studie, sondern Erkenntnisse, die wir bei der praktischen Anwendung der Methode in der klinischen Routine gewonnen haben.

Patienten, Methodik und intraoperative Befunde

Seit 1980 wurden in unserer Klinik ca. 250 Patienten, die sich großen thorakalen, abdominellen und thorakoabdominellen Eingriffen unterziehen mußten, in einer Kombination aus thorakaler Katheterperiduralanästhesie und Intubationsnarkose operiert. Den größten Teil der Eingriffe, bei denen wir dieses Verfahren anwenden, zeigt Tabelle 1. Postoperativ wird durch kontinuierliche Infusion einer niedrig konzentrierten Bupivacainlösung die segmentale Anästhesie in der Regel bis zum 4. postoperativen Tag (bei Bedarf auch wesentlich länger) aufrecht erhalten.

Die Patienten werden über die Art der rückenmarknahen Leitungsanästhesie voll aufgeklärt. Sie erfahren, daß der Katheter in Nähe des Rückenmarks zwischen äußeren Rückenmarkhäuten liegt. Somit haben sie Gelegenheit, nach punktionsbedingten Komplikationen zu fragen. Dabei wird sehr häufig (wenn auch nicht in jedem Fall) die Möglichkeit einer Rücken-

Tabelle 1. Operative Eingriffe, bei welchen im Zentrum für Anästhesiologie der Universität Ulm die thorakale Katheterperiduralanästhesie zur intra- und postoperativen Analgesie eingesetzt wird

Thorakale Eingriffe
- Lungensegmentresektion
- Lobektomie
- Pneumonektomie

Abdominothorakale Eingriffe
- Ösophagusresektion mit Magenhochzug
- Kardiaresektion
- Abdominothorakale Gastrektomie

Abdominelle Eingriffe
- Gastrektomie mit Jejunumersatzmagen
- B.-II-B.-I-Umwandlung
- Duodenohemipankreatektomie
- Duodenumerhaltende Pankreaskopfresektion
- Hemikolektomie, Kolektomie
- Anteriore, abdominoperineale Rektumresektion

Retroperitoneale Eingriffe
- Aortofemoraler Bifurkationsbypass
- Aortorenaler Bypass

markverletzung durch die Punktion erörtert, gleichzeitig aber klargestellt, mit welchen Methoden dieses verhindert wird. Wir waren erstaunt, daß bisher nur einzelne Patienten nach der beschriebenen Aufklärung das Verfahren ablehnten. Eine Risikoaufklärung ist also nicht gleichbedeutend mit Vertrauensverlust. Über epidurale Hämatome oder Abszesse wird nicht spontan aufgeklärt, sondern nur auf gezielte Fragen des Patienten nach weiteren Komplikationen.

Prämedikation und Technik der Katheterperiduralanästhesie, die wir an anderer Stelle ausführlich beschrieben haben [5, 6], sollen hier nicht im einzelnen erörtert werden. In den allermeisten Fällen wurde in der Medianlinie zwischen $Th_{7/8}$, $Th_{8/9}$ oder $Th_{9/10}$ punktiert, der Katheter plaziert, 5 ml Bupivacain 0,5% zum Ausschluß einer nicht bemerkten subarachnoidalen Katheterlage vorgegeben und nach einer Wartezeit von 5 min 10–25 ml Bupivacain 0,5% injiziert. Wir strebten eine segmentale Anästhesie von Th_4–Th_{12} (Oberbaucheingriffe, wie z. B. Gastrektomie) bzw. bis L_2 (aortofemoraler Bifurkationsbypass) an (Abb. 1). Bei thorakalen Eingriffen reicht eine Anästhesie von Th_2–Th_{10} aus. Bei medialer Sternotomie sollte man daran denken, daß das Dermatom über dem Manubrium sterni zum Segment C_4 gehört, welches auch bei „hoher" Periduralanästhesie nicht ausgeschaltet ist. Eine totale Periduralanästhesie von Th_8 –S_5, mit welcher eine völlige vegetative Ruhe bei Operationen im kleinen Becken erreicht werden kann [2], wurde auch bei Rektumoperationen von uns nicht angestrebt, da die entsprechende Katheterlage postoperativ eine eingeschränkte Mobilisationsfähigkeit des Patienten bedeutet.

Die Bolusinjektion zur Ausbreitung der erwünschten segmentalen Anästhesie führten wir bis vor kurzem mit 0,5- oder sogar 0,75%iger Bupivacainlösung durch. Nur bei Oberbaucheingriffen, wie Gastrektomien oder Pankreasresektionen, haben wir die Konzentration 0,5% beibehalten, nicht aber beim aortofemoralen Bifurkationsbypass und anderen Gefäßeingriffen.

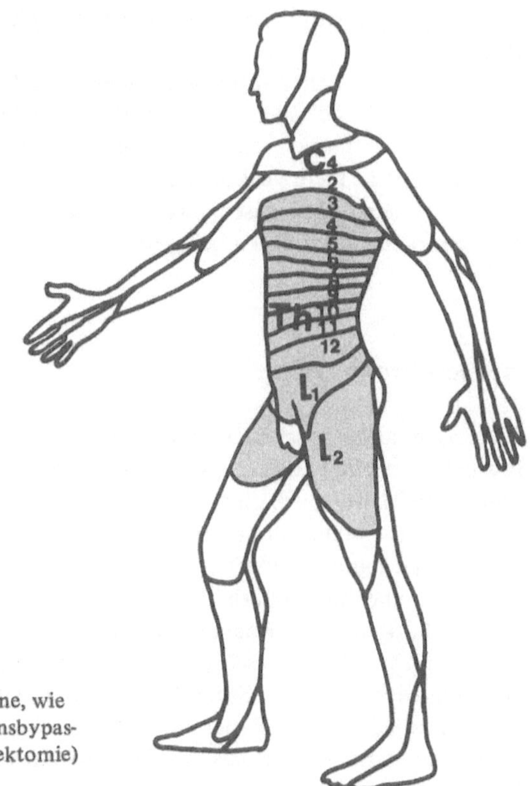

Abb. 1. Segmentale Ausbreitung der Anästhesiezone, wie sie zur Operation eines aortofemoralen Bifurkationsbypasses notwendig ist. Bei Oberbaucheingriffen (Gastrektomie) reicht die distale Ausbreitung bis $Th_{11/12}$ aus

Tabelle 2. Schema des Vorgehens bei aortofemoralem Bifurkationsbypass (Katheterperiduralanästhesie mit Hypnonarkose)

Zugang:	$Th_{7/8}$
Testdosis:	5 ml 0,5%ige Bupivacainlösung
Initialdosis:	15–20 ml 0,2%ige Bupivacainlösung
Perfusor:	0,25–0,3 ml/kg KG · h 0,125%ige Bupivacainlösung
Narkose:	1–2 mg Flunitrazepam
Relaxierung:	0,1 mg/kg KG Pancuronium
AWR:	In der Regel postoperative Nachbeatmung

Auch die Bupivacainkonzentration zur kontinuierlichen Perfusion, mit welcher wir bei Operationsbeginn starten, haben wir inzwischen von 0,2 auf 0,125% reduziert, dafür aber die Infusionsmenge gesteigert (Tabelle 2). Die Gründe hierfür sind:

Trotz großzügiger Vorgabe kolloidaler Volumenersatzmittel bei Ausbreitung der Periduralanästhesie sahen wir im Verlauf von Gefäßoperationen immer wieder stärkere Blutdruckabfälle, weil akute Blutverluste durch die begleitende Sympathikusblockade nicht mit einer Herzfrequenzsteigerung kompensiert werden können. Deshalb verwenden wir als Bolus bei Gefäßoperationen 0,2%ige Bupivacainlösung unter der Vorstellung, daß bei ausreichender

Analgesie die Sympathikusblockade in den peripher gerade noch erreichten Segmenten weniger ausgeprägt ist.

Zur kontinuierlichen Infusion nehmen wir jetzt nach allen Eingriffen Bupivacain 0,125%. Dadurch kann die Volumenzufuhr auf 0,25–0,3 ml/kg KG · h gesteigert werden, mit dem Erfolg, daß Schmerzphasen, die auf mangelnder segmentaler Ausbreitung der Anästhesie beruhen, fast gar nicht mehr vorkommen, ohne daß die Bupivacainzufuhr gesteigert werden muß. Wir möchten darauf hinweisen, daß die dabei verwendete Flüssigkeitsmenge u. U. in die tägliche Flüssigkeitsbilanz miteinbezogen werden muß.

Postoperativer Verlauf

Im Aufwachraum wünschen wir uns einen schmerzfreien, möglichst wenig sedierten Patienten, mit welchem Atemübungen, Bewegungsübungen und ein echtes Frühaufstehen möglich sind, Ungefähr die Hälfte der Patienten fühlt sich völlig schmerzfrei. Wir dürfen hier das wörtliche Zitat eines Patienten nach proximaler gastraler Vagotomie wiedergeben, der einen Tag nach der Operation spontan äußerte: „Als ich aufwachte, dachte ich, Donnerwetter, die haben mich nur betäubt, aber nicht operiert."

Sehr häufig wird die Frühmobilisation aber durch Wirkungsüberhang der zur Narkose verwendeten Hypnotika eingeschränkt. Hierbei ist es belanglos, ob kurz- oder langwirkende Benzodiazepine oder auch nur Etomidat verwendet wurden.

Immer wieder klagen Patienten im Aufwachraum über „Bauchschmerzen", auch wenn die segmentale Anästhesie eine ausreichende Anzahl von Dermatomen einschließt, um den Wundschmerz nicht empfinden zu lassen. Nach unserer Hypothese handelt es sich dabei um vagal geleitete Schmerzen. Diese Vermutung wird durch die Beobachtung unterstützt, daß Hyoscyamin-N-butylbromid (Buscopan) diesen als dumpf beschriebenen Tiefenschmerz behebt oder lindert.

Seit wir uns mit der Katheterperiduralanästhesie beschäftigen, beobachten wir regelmäßig ein starkes Kältezittern in den ersten Stunden nach der Operation. Die Patienten beklagen sich darüber, daß sie stark frieren. Nun ist durch Sympathikusblockade bei einer Periduralanästhesie die Wärmeisolierung der Körperschale konvektiv überbrückt. Wir vermuteten deshalb zunächst, daß Patienten, die in Katheterperiduralanästhesie operiert worden sind, besonders stark auskühlten. Nach einer vorläufigen Auswertung von protokollierten Temperaturverläufen scheint dies aber nicht der Fall zu sein. Wir wissen aber, daß die Empfindlichkeit des Temperaturregulationszentrums bei Kerntemperaturen um 36 °C besonders groß ist. Dieses wird aber postoperativ durch Nachwirkung von Neuroleptika und Opiaten in der Regel gedämpft, nicht aber nach einer Periduralanästhesie, wenn nur Benzodiazepine oder Etomidat zur Sedierung verwendet wurden. Diese ungehemmte Wärmebildung, die mit starkem Anstieg des Sauerstoffverbrauchs einhergeht, muß bei Patienten mit eingeschränkter Koronarreserve unbedingt vermieden werden. Dies ist für uns ein Grund dafür, Patienten nach aortofemoralen Bypassoperationen bis zur Stabilisierung der Kerntemperatur nachzubeatmen.

Die über das Muskelzittern hinausgehenden Erregungsphänomene in der unmittelbar postoperativen Phase (Rededrang, Nesteln, Verwirrtheit), über welche wir vor kurzem berichteten [5], sehen wir augenblicklich seltener, was vielleicht auf die Reduzierung der Bupivacaindosierung bei einem Teil der Eingriffe zurückzuführen ist.

Miktionsstörungen sind eine weitere, sehr häufig zu beobachtende Nebenwirkung der kontinuierlichen Periduralanästhesie, die aber am 2. oder 3. postoperativen Tag nachlassen oder verschwinden. Allerdings mußten wir bei einzelnen Patienten diese Analgesiemethode abbrechen, weil sich die Harnsperre unter der Analgesie nicht löste und die Patienten 2- bis 3mal täglich katheterisiert werden mußten.

Ein postoperativ noch bestehender Volumenmangel kann wegen der Sympathikusblokkade nicht durch Vasokonstriktion und Tachykardie kompensiert werden. Werden Patienten mit Volumenmangel oder kompletter Sympathikusblockade mobilisiert, kann es zur vasovagalen Synkope kommen.

Erste Anzeichen für eine zu starke Ausdehnung der segmentalen Anästhesie (mit begleitender kompletter Sympathikusblockade) sind motorische Schwäche in den Beinen und Parästhesien an der Innenseite des Unterarmes (Th_1) oder des Klein- und Ringfingers (C_8) mit begleitender Bradykardie.

Eine zu geringe Ausdehnung der segmentalen Anästhesie, mit Schmerzen im oberen oder unteren Teil eines langen Medianschnittes (aortofemoraler Bifurkationsbypass), kommt bei der oben genannten Infusionsmenge nur selten vor. Vorsichtige Anästhesisten reduzieren zuweilen im Nachtdienst die Infusionsrate, was ihnen einen ruhigen Schlaf, den Patienten aber oft Schmerzen einbringt, so daß am nächsten Morgen eine Bolusinjektion Bupivacain notwendig ist.

Den nach Oberbaucheingriffen als typische Nebenwirkung einer Periduralanästhesie beschriebenen Schulterschmerz haben wir bisher nur 3mal beobachtet.

Da die Liegedauer des Periduralkatheters zur postoperativen Schmerztherapie nur ausnahmsweise 4 Tage übersteigt, benutzen wir eine Operationsfolie, um ihn so am Rücken des Patienten zu verkleben, daß er bei der Mobilisation oder beim Betten nicht herausrutscht. Wir sahen dabei bisher 2mal eine allergische Hautreaktion auf den Klebstoff oder die Folie.

Bis heute haben wir 82 Katheterspitzen von Periduralkathetern, die 4 Tage oder länger in situ belassen worden waren, bakteriologisch untersucht. 69 davon waren steril (84%), in 12 Fällen wurde nach Anreicherung Staphylococcus epidermidis nachgewiesen (15%), einmal Acinetobacter (ca. 1%). Da es sich bei positiver Bakteriologie immer um Hautkeime handelte, nehmen wir an, daß zumindest ein Teil der Kontaminationen beim Entfernen des Katheters zustande kam. Eine Infektion von Stichkanal oder Epiduralraum haben wir nicht beobachtet.

Länger liegende Katheter nähen wir an der Einstichstelle an und bedecken diese mit einer sterilen Kompresse. Erst dann wird die Operationsfolie darüber geklebt. Durch die Folie werden 2tägig 5 ml Polyvinylpyrrolidon-Jod-Lösung (z. B. Braunol) in die Kompressen injiziert. Einmal wöchentlich werden Folie und Kompresse entfernt und die Eintrittsstelle des Katheters inspiziert. Dabei kann die von der Folie bedeckte Haut gereinigt und gepflegt werden.

Seltenere Nebenwirkungen und Komplikationen der kontinuierlichen Periduralanästhesie

Wir benützen zur kontinuierlichen Infusion der Bupivacainlösung den Perfusor EDL 2, bei dem die Infusionsrate auf 30 ml/h begrenzt ist. Unbeabsichtigte Fehleinstellungen mit gefährlich hoher Infusionsgeschwindigkeit kommen mit diesem Modell nicht vor. Bei Verwendung eines anderen Perfusors beobachteten wir diese Komplikation einmal: Bei einer Patientin wurde die Infusionspumpe nach dem Spritzenwechsel versehentlich auf die 10fache Geschwindigkeit eingestellt. 50 ml der 0,2%igen Bupivacainlösung wurden in 30 min infundiert. Danach trat eine motorische Schwäche beider Arme auf (was die Patientin beim Telefonieren bemerkte, da der Telefonhörer so schwer war), aber nur ein mäßiger Blutdruckabfall und keine Atemdepression.

Nachteile dieser Methode sind einmal der häufig notwendige Wechsel der Perfusorspritze mit Dekonnektion und erneuter Konnektion des Perfusionsverlängerungsschlauches. Zum einen entsteht hier eine bakterielle Kontaminationsmöglichkeit, zum anderen kann es zur Leckage kommen. Beim häufigen Spritzenwechsel entsteht manchmal ein haarfeiner Riß im Kunststoff des Konnektors, so daß die Infusionslösung den Weg des geringeren Widerstandes nach außen nimmt. Wir mußten entdecken, daß ein großer Teil von Schmerzphasen, die bei unseren Patienten in letzter Zeit auftraten, auf solchen Einrissen beruhte.

Zusammenfassung

Wir möchten unsere Erfahrungen mit der kontinuierlichen Katheterperiduralanästhesie zur intra- und postoperativen Analgesie folgendermaßen zusammenfassen:

1. Es ist kein Problem, Patienten nach großen abdominellen und thorakoabdominellen Eingriffen mit der beschriebenen Methode den postoperativen Wundschmerz zu nehmen oder zumindest deutlich zu lindern, so daß jede physikalische Therapie schmerzarm oder schmerzfrei möglich ist.
2. Bei Verwendung einer 0,125%igen Bupivacainlösung und einer Infusionsgeschwindigkeit von 0,25–0,3 ml/kg KG · h ist ein Nachlassen der Analgesie nicht zu erwarten, was die Erfahrungen von Ross et al. [4] bestätigt. Das Problem der Tachyphylaxie [7] kennen wir nicht.
3. Postoperativ als dumpf und nicht genau lokalisierbar beschriebene Schmerzen scheinen vagaler Natur zu sein. Sie sind mit Buscopan zu lindern.
4. Unter kontinuierlicher Periduralanästhesie ist jeder Volumenmangel, da vom Organismus nicht kompensierbar, zu erkennen, und zu beheben weil sonst bei der Mobilisation Bradykardie und starke Blutdruckabfälle vorkommen können.
   Bei blutreichen Eingriffen (Gefäßchirurgie, Lebertumoren u. a.) birgt die Methode die Gefahr schwer beherrschbarer Hypotensionen in sich. Hier sehen wir eine relative Kontraindikation. Die Anwendung bei aortobifemoralen Bypassoperationen wird in unserem eigenen Bereich kontrovers diskutiert.
   Besonders geeignet halten wir diese Methode für die intra- und postoperative Analgesie langdauernder, nicht blutreicher Oberbaucheingriffe, wie Gastrektomien, Pankreasresektionen, Hemikolektomien und Kolektomien.
5. Wenn der Patient den Aufwachraum verlassen hat, wird er 3mal täglich von einem Anästhesisten besucht, der Art und Ausmaß der Analgesie testet und erfragt. Vom Pflegepersonal des Patienten wird er über alle Nebenwirkungen unterrichtet. Es ist gewährleistet, daß bei auftretenden Störungen oder Komplikationen zu jeder Tages- und Nachtzeit ein Anästhesist erreichbar ist, der mit der Methode vertraut ist.
   Die positive Einstellung der Chirurgen wie des Pflegepersonals zu diesem Verfahren ist Voraussetzung für seine Durchführung.

Literatur

1. Berg B (1981) Anwendung der periduralen Opiat-Analgesie bei Karzinomschmerzen. In: Brückner JB, Hess W (Hrsg) Zentraleuropäischer Anästhesiekongress, ZAK 81 Berlin, Zusammenfassung der Vorträge, p 87
2. Brandt M, Kehlet H, Binder C, Hagen C, McNeilly AS (1976) Effect of epidural analgesia on the glycoregulatory response to surgery. Clin Endocrinol 5:107–114
3. Curbelo MM (1949) Continuous peridural segmental anaesthesia by means of a ureteral catheter. Anesth Analg (Cleve) 28:13–23
4. Ross RA, Clarke JE, Armitage EN (1980) Postoperative pain prevention by continuous epidural infusion. Anaesthesia 35:663–668
5. Seeling W, Altemeyer K-H, Berg S, Dick W, Kossmann B (1982) Bupivacainkonzentrationen im Serum von Patienten mit kontinuierlicher Katheterperiduralanästhesie. Anaesthesist 31:434–438
6. Seeling W, Altemeyer K-H, Berg S, Feist H, Schmitz E, Schröder M, Ahnefeld FW (1982) Die kontinuierliche thorakale Periduralanästhesie zur intra- und postoperativen Analgesie. Anaesthesist 31: 439–448
7. Wüst HJ, Liebau W, Richter O, Strasser K (1980) Tachyphylaxie bei kontinuierlicher thorakaler Epiduralanalgesie mit Bupivacain 0,125% und 0,25%. Anaesth Intensivmed Notfallmed 15:159–165

Einfluß der thorakalen Periduralanästhesie auf die hormonelle Regulation des Wasser-Elektrolyt-Haushaltes

B. Kossmann, E. D. Spilker, H. L. Fehm und J. Rosenthal

Einleitung

Die komplexe hormonelle Regulation des Stoffwechsels und des Wasser-Elektrolyt-Haushaltes wird im perioperativen Verlauf durch eine Vielzahl von Faktoren beeinflußt. Operatives Trauma, Angst und Schmerz sowie die Auswahl des Narkoseverfahrens beeinflussen das sog. Streß- oder Postaggressionssyndrom [8, 9]. Untersuchungen bei Unterbauch- und Extremitäteneingriffen konnten zeigen, daß es durch eine nervale Blockade gelingt, diese streßbedingten Veränderungen im perioperativen Verlauf zu modifizieren [1, 3, 6]. Bei großen intraabdominellen Eingriffen liegen bisher geringe Erfahrungen vor, obwohl gerade bei diesem Patientengut eine Dämpfung des Streßsyndroms wünschenswert scheint. Ziel unserer Untersuchungen war es, den Einfluß einer zusätzlichen thorakalen Periduralanästhesie im Vergleich zu einer reinen Neuroleptanästhesie auf die intra- und postoperative Wasser- und Elektrolytregulation zu erfassen.

Patientengut und Methodik

An einem einheitlichen Krankengut, Patienten, denen ein aortobifemoraler Bypass implantiert wurde, führten wir eine prospektive randomisierte Studie durch.

Wir untersuchten insgesamt 19 Patienten. 10 Patienten wurden in Neuroleptanästhesie, 9 Patienten in Kombination mit einer thorakalen Periduralanästhesie operiert. Die Gruppen unterschieden sich nicht in bezug auf Alter, Größe und Gewicht. Von der Untersuchung ausgeschlossen wurden Patienten mit endokrinologischen Vorerkrankungen, medikamentöser Behandlung mit Hormonen oder Hormonantagonisten sowie Patienten, die mit einem β-Blokker vorbehandelt waren. Auf Grund der präoperativ durchgeführten Gefäßdarstellung wurden Patienten mit Gefäßanomalien oder Nierenarterienstenosen nicht in die Untersuchung einbezogen. Die Blutdruckwerte aller Patienten lagen im Normbereich. In jeder Gruppe war ein Patient mit einem Antihypertensivum medikamentös eingestellt. Beide Gruppen wurden einheitlich prämediziert. Die Patienten der Periduralanästhesiegruppe erhielten einen thorakalen Periduralkatheter zwischen Th_8 und Th_{10} eingeführt. Eine segmentale Analgesie von Th_4–L_1 wurde durch Injektion von Bupivacain 0,5% erhalten. Bei beiden Gruppen erfolgte die Einleitung der Narkose mit Dehydrobenzperidol, Fentanyl, das in der Periduralanästhesiegruppe etwas reduziert wurde, und Thiopental. Nach Relaxation mit Pancuronium wurde intubiert und mit einem Lachgas-Sauerstoff-Gemisch 2 : 2 normoventiliert.

Bei Blutdruck- oder Pulsanstieg von mehr als 20% des Ausgangswertes wurde in der Neuroleptanästhesiegruppe 0,1 mg Fentanyl nachinjiziert. Eine Nachinjektion von Bupivacain erfolgte bei der Periduralanästhesiegruppe alle 90 min. Postoperativ wurden alle Patienten bis zur suffizienten Spontanatmung, Kreislaufstabilität und Normalisierung der Körpertemperatur nachbeatmet und anschließend im Aufwachraum bis zum 1. postoperativen Tag überwacht.

Beide Gruppen erhielten das gleiche Infusionsregime, eine 2/3-Vollelektrolytlösung mit 5% Sorbit (Tutofusion OPS) intraoperativ und in den ersten 24 h, anschließend vom 1.–3. postoperativen Tag eine Aminosäuren-Kohlenhydrate-Lösung mit 2,5% Aminosäuren und 12,5% Kohlenhydraten im Form von Xylit und Sorbit (TPE 1800).

Die postoperative Schmerztherapie erfolgte entweder mit Piritramid bei Bedarf oder über eine Bupivacaininfusion, bei der eine segmentale Analgesie von Th_4 bis L_1 erzielt wurde.

Blutproben wurden präoperativ, nach Intubation, 15 min nach Operationsbeginn, 15 min nach Abklemmung der Aorta und bei Operationsende sowie an den 3 postoperativen Tagen morgens zwischen 7.00 und 8.00 Uhr entnommen. Innerhalb von 30 min wurden die Blutproben zentrifugiert, das Plasma abpipettiert und anschließend bis zur Bestimmung bei –20 °C eingefroren.

Die Plasmareninaktivität und das Aldosteron wurden mit einer Radioimmunassaymethode bestimmt. Natrium und Kalium wurden flammenphotometrisch gemessen. Der Urin wurde gesammelt und die 24-h-Menge bestimmt. Aus den Ergebnissen wurde der Median berechnet und die Gruppen mit dem Wilcoxon-Test verglichen.

Ergebnisse

Plasmareninaktivität (Abb. 1)

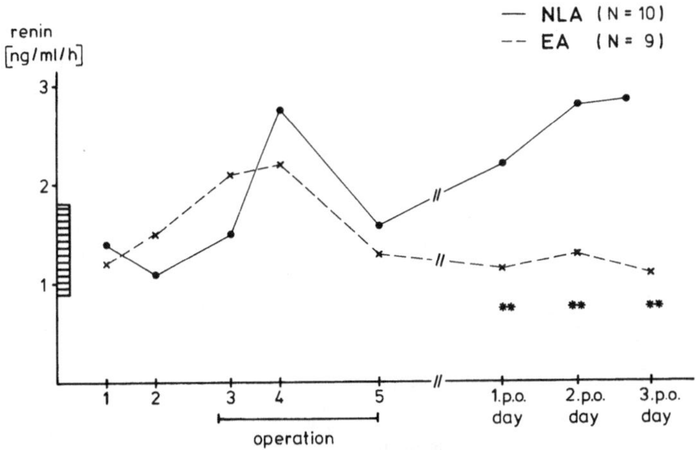

Abb. 1. Plasmareninaktivität während der Operation eines aortobifemoralen Bypasses und der ersten postoperativen Periode. *NLA* Neuroleptanästhesie, *EA* Kombination Neuroleptanästhesie mit thorakaler Periduralanästhesie. ** Signifikanter Unterschied (0,01) zwischen der Neuroleptanästhesiegruppe und der Periduralanästhesiegruppe

Die Plasmareninaktivität liegt in beiden Gruppen vor Einleitung der Narkose und 5 min nach Intubation im Normbereich. 15 min nach Operationsbeginn ist die Plasmareninaktivität in beiden Gruppen angestiegen, um 15 min nach Clamping der Aorta, d. h. etwa zwischen 0,5 und 1 h nach Operationsbeginn, das Maximum zu erreichen. Bereits am Operationsende liegt die Plasmareninaktivität in beiden Gruppen wieder im Normbereich. Während der intraoperativen Phase konnte kein statistisch signifikanter Unterschied gefunden werden. Im Gegensatz dazu steigt die Reninaktivität in der Neuroleptanästhesiegruppe im weiteren postoperativen Verlauf zu leicht erhöhten pathologischen Werten an, während die Epiduralanästhesiegruppe im Normbereich liegt. Im gesamten postoperativen Bereich fanden wir einen hochsignifikanten Unterschied zwischen den beiden Gruppen.

Plasmaaldosteronspiegel (Abb. 2)

Die Aldosteronsekretion blieb konstant während der Einleitungsphase und der ersten operativen Phase. Im weiteren Verlauf der Operation stiegen die Plasmaaldosteronspiegel an, um am Ende der Operation leicht pathologische Werte zu erreichen. Im weiteren postoperativen Verlauf normalisierten sich diese Aldosteronwerte in beiden Gruppen gleichsinnig. Zu keinem Zeitpunkt fanden wir einen Unterschied zwischen den beiden Gruppen.

Natriumkonzentration im Plasma (Abb. 3)

Kein einziger Patient zeigte während der Beobachtungsperiode pathologische Werte. Bei beiden Narkoseformen fand sich ein uniformes Verhalten im gesamten Beobachtungszeitraum.

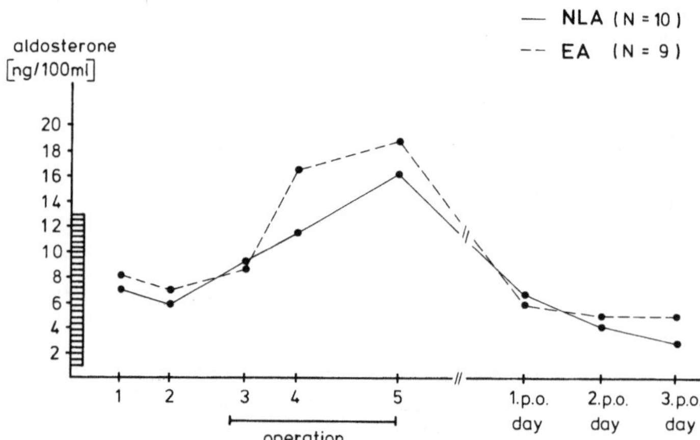

Abb. 2. Plasmaaldosteronspiegel bei 2 verschiedenen Narkoseverfahren. Es besteht kein Unterschied zwischen einer reinen Neuroleptanästhesie und der Kombination einer Neuroleptanästhesie mit einer thorakalen Periduralanästhesie

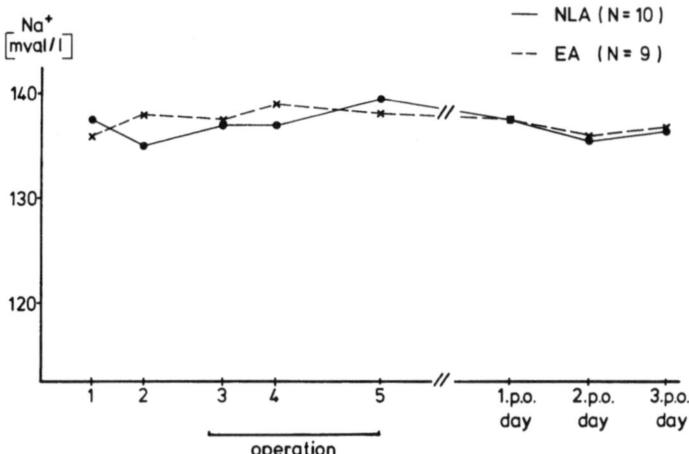

Abb. 3. Konstantes Verhalten der Serumnatriumwerte in beiden Narkoseformen

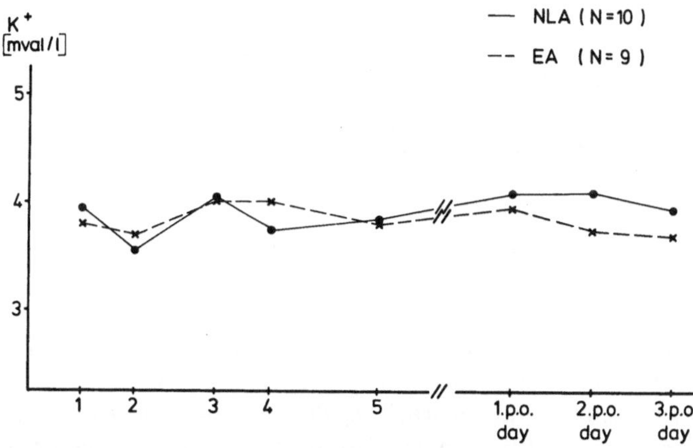

Abb. 4. Konstantes Verhalten der Serumkaliumspiegel in beiden Narkoseformen. In beiden Untersuchungsgruppen wird kein pathologischer Wert gefunden.

Plasmakaliumspiegel (Abb. 4)

Ebenso wie die Natriumspiegel zeigt der Kaliumspeigel nur sehr geringfügige Schwankungen. Kein einziger Patient kam je in pathologische Bereiche. Zu keinem Zeitpunkt wurde ein Unterschied zwischen den beiden Narkoseformen beobachtet.

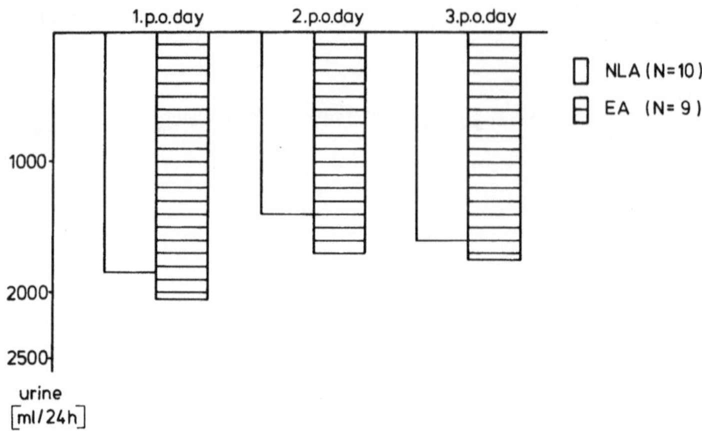

Abb. 5. Tägliche Urinausscheidung in der postoperativen Phase nach aortobifemoralem Bypass. Trotz unterschiedlicher Plasmareninaktivitäten (s. Abb. 1) finden sich keine Unterschiede in der täglichen Diurese

Diurese (Abb. 5)

Die tägliche Urinausscheidung war in beiden Gruppen ausreichend. Die mittlere tägliche Urinausscheidung betrug in der Periduralanästhesiegruppe etwas mehr, ohne daß hier signifikante Unterschiede gefunden wurden.

Diskussion

Bereits bei früheren Untersuchungen [4] konnten wir zeigen, daß im Gegensatz zu Unterbaucheingriffen die Modifikation des operativen und postoperativen Streßverhaltens durch eine Periduralanästhesie mit Ausschaltung der Segmente von Th_4 bis L_1 nur bedingt möglich ist. Neben spezifischen Effekten der Narkoseformen auf das Renin-Angiotensin-Aldosteron-System spielen hier hämodynamische Veränderungen während der Operation (infrarenales Clamping verringert die Nierenperfusion [2]), Ausmaß des Blutverlustes sowie die direkte nervale Reizung bei lumbaler Sympathektomie [2, 5] eine nicht unwesentliche Rolle. Unser Patientengut war in bezug auf alle diese Faktoren, d. h. Blutverlust und Anzahl der Sympathektomien in den einzelnen Gruppen, vergleichbar, so daß wir uns allein auf die Effekte von Narkose, intra- und postoperativem Streß bei der Betrachtung der hormonellen Veränderungen beschränken können. Die Anästhesie selbst zeigt keinen Einfluß auf die Plasmareninaktivität bzw. den Plasmaaldosteronspiegel. Der geringe Abfall des Aldosteronspiegels nach Narkoseeinleitung in beiden Gruppen und der geringe Abfall des Plasmareninspiegels in der Neuroleptanästhesiegruppe zeigt, daß der hier eintretende sedierende Effekt eher einen günstigen Einfluß hat. Bei der zusätzlichen Periduralanästhesie spielen hierbei 2 konkurrierende Faktoren eine Rolle: zum einen die totale Sympathikusblockade, die eher in einer Abnahme der Plasmareninaktivität resultieren müßte, auf der anderen Seite der unter Periduralanästhesie beobachtete Blutdruckabfall, der eher eine Stimulation des Plasmarenins hervorrufen müßte. In Übereinstimmung mit den Untersuchungen von Sivarajan u. Amory [7] konnten wir bei unseren Untersuchungen feststellen, daß die Plasmareninaktivität durch diese beiden gegensätzlichen Mechanismen nicht beeinflußt wird.

Während des operativen Stresses verhalten sich beide Hormone gleichsinnig. Ein Anstieg in leicht pathologische Werte wird in beiden Gruppen beobachtet. In der postoperativen Phase überwiegt der Effekt der Sympathikusblockade der Periduralanästhesiegruppe, die diese ja kontinuierlich weiter über den Zeitraum von 3 Tagen erhielt. Die Plasmareninspiegel sind hier im Normbereich und verbleiben konstant auf diesem Niveau. In der Neuroleptanästhesiegruppe, d. h. in der Patientengruppe, die postoperativ Piritramid zur Schmerzbekämpfung erhielt, stiegen sie wieder zu leicht pathologisch erhöhten Werten an. Da hohe Plasmareninaktivitäten in Zusammenhang mit akuter Niereninsuffizienz gebracht werden, betrachten wir dies als einen geringen Vorteil in der Periduralanästhesiegruppe [2]. Im Verhalten der Aldosteronspiegel fanden wir hingegen keinen Unterschied. Das Verhalten von Serumnatrium und Serumkalium sowie die ausreichende Diurese in beiden Gruppen zeigte jedoch, daß diese protektive Wirkung der Periduralanästhesie bei unserem Patientengut keine entscheidende Rolle gespielt hat. Das dissoziative Verhalten der Plasmareninaktivität und Aldosteronsekretion, das wir postoperativ in der Neuroleptanästhesiegruppe beobachteten, weist darauf hin, daß eine sympathikotone Komponente hier eine Rolle spielt. Die chronische Freisetzung von Renin führt hier in Übereinstimmung mit den Untersuchungen von Witassek et al..[10] sowie von Brandt et al. [1] nicht notwendigerweise zu einem erhöhten Plasmaaldosteronspiegel. Die bei unserer Untersuchung zweier verschiedener Narkoseverfahren gefundenen Vorteile einer zusätzlichen Periduralanästhesie waren sehr geringfügig. Außer einer Erhöhung der Plasmareninaktivität in der postoperativen Phase, die sich aber auf die Regulation des Wasser- und Elektrolythaushaltes nicht auswirkte, fanden wir keine Unterschiede. In Übereinstimmung mit unserer Untersuchung über die hormonelle Regulation des Kohlenhydratstoffwechsels [4] konnten wir eine Auswirkung auf die hormonelle Regulation des Wasser-Elektrolyt-Haushaltes durch eine zusätzliche thorakale Katheterperiduralanästhesie nicht nachweisen. Eine Modifikation des postoperativen Streßverhaltens durch eine Katheterperiduralanästhesie, wie dies für gynäkologische Unterbaucheingriffe und Extremitäteneingriffe beschrieben wurde [1, 6], konnten wir somit bei großen intraabdominellen Eingriffen nicht finden.

Literatur

1. Brandt MR, Ølgaard K, Kehlet H (1979) Epidural analgesia inhibits the renin and aldosterone response to surgery. Acta Anaesthesiol Scand 23:267
2. Gal TJ, Cooperman LH, Berkowitz HD (1974) Plasma renin activity in patients undergoing surgery of the abdominal aorta. Ann Surg 179:65
3. Kehlet H (1978) Influence of epidural analgesia on the endocrine-metabolic response to surgery. Acta Anaesthiol Scand 70:39
4. Kossmann B, Völk E, Spilker ED, Maier V, Fehm HL (In press) Influence of thoracic epidural analgesia on glucose, cortisol, insulin, and glucagon responses to surgery. Region Anesth
5. Oyama T, Taniguchi K, Jin T, Satone T, Kudo T (1979) Effect of anaesthesia and surgery on plasma aldosterone concentration and renin activity in man. Br J Anaesth 51:747
6. Pflug AE, Halter JB (1981) Effect of spinal anesthesia on adrenergic tone and the neuroendocrine responses to surgical stress in humans. Anesthesiology 55:120
7. Sivarajan M, Amory DW (1980) Effect of total sympathetic blockade on plasma renin activity during surgery. Can Anaesth Soc J 27:471

8. Wesemann G, Grote E (1980) Pathophysiology of intra- and postoperative stress. In: Stoeckel H, Oyama T (eds) Endocrinology in anaesthesia and surgery. Springer Berlin Heidelberg New York
9. Wilmore DW, Long JM, Mason AD, Pruitt BA (1976) Stress in surgical patients as a neurophysiologic reflex response. Surg Gynecol Obstet 142:257
10. Witassek F, Hack G, Marx M, Vetter H (1980) Effect of anaesthesia and surgery on the renin-angiotension-aldosterone system. In: Stoeckel H, Oyama T (eds) Endocrinology in anaesthesia and surgery. Springer, Berlin Heidelberg New York, p 83

Katastrophenmedizinische Organisation im Ruhrbergbau

H. P. Harrfeldt

Katastrophenmedizinische Maßnahmen im Ruhrbergbau weichen nicht ab von bewährten Empfehlungen für Ersthelfer, Rettungsmannschaften und Notärzte bis hin zur Triage bei anderweitigen Massenunfällen.

Alle organisatorischen und technischen Maßnahmen im Zusammenhang mit größeren Grubenunglücken werden in der Bundesrepublik Deutschland unter dem Begriff *Rettungswerk* von 5 Hauptstellen für das Grubenrettungswesen koordiniert, entsprechend ihrer regionalen Zuordnung zu den jeweiligen Bergbaugebieten. Für den Ruhrbergbau arbeitet die Grubenrettungsstelle in Essen zusammen mit freiwilligen Grubenwehren der Schachtanlagen, Berufsgrubenwehren der Bergbaugesellschaften und Gasschutzwehren aus Übertagebetrieben. Auf Grund der Berggesetzgebung muß auf jeder fördernden Schachtanlage eine Grubenwehr auf jeder Kokerei eine Gasschutzwehr bereitstehen. Die Durchschnittsstärke einer Grubenwehr liegt im Ruhrgebiet bei 60 Mitgliedern.

Wegen schwieriger atmosphärischer Verhältnisse bei Grubenunglücken müssen Atemschutzgeräte und zahlreiche Meßgeräte (Kohlenmonoxidmeßgeräte, Methangasmeßgeräte, Sauerstoffmangelwarngeräte, Explosimeter, Temperaturmeßgeräte, Horchgeräte und Hygrometer, um nur einige zu nennen) bevorratet werden.

Die Geräte dienen zur Überwachung der Wetterverhältnisse während des Rettungseinsatzes und sollen unvorhersehbare Zwischenfälle während der Rettung Verunfallter und Gefährdungen der Rettungsmannschaften vermeiden helfen.

Wegen der besonderen Verhältnisse unter Tage mit langen Anmarschwegen durch gasverseuchte Strecken bis zum Unglücksort sind Grubenwehren mit Sauerstoffschutzgeräten für 4stündige Gebrauchsdauer und jeder unter Tage tätige Bergmann mit einem Filterselbstretter ausgerüstet, den er beim Auftreten von Brandgasen als Fluchtgerät nutzen kann. Darüber hinaus stehen Sauerstoffselbstretter und Bergungsgeräte zur Verfügung.

Die Betreuung von Notfallpatienten, meist Polytraumatisierten, Verbrennungskranken und Gasvergifteten unter Tage, weist gegenüber Rettungseinsätzen in anderen Bereichen insofern Besonderheiten auf, als die sich ständig in explosionsgefährdeter Umgebung bewegenden Helfer physischen und psychischen Beanspruchungen auf langen beschwerlichen Anmarschwegen durch enge, teilweise einsturzgefährdete Strebe, Temperatursprüngen und hohen Lärm- und Staubbelastungen ausgesetzt sind.

Da es nicht sinnvoll ist, einen mit den Verhältnissen unter Tage nicht vertrauten Arzt in die Gefahrenzone zu bringen, wird auf eine qualifizierte Ausbildung der Grubenwehren ganz besonderer Wert gelegt, damit sie die Erstversorgung von Verletzten unter Tage übernehmen können und den überwachten Transport Verunglückter in nicht gasverseuchte Untertagebereiche durchzuführen in der Lage sind.

Der Weitertransport nach über Tage erfolgt dann von sachkundigen, in der Nothilfe ausgebildeten Bergleuten.

Auf Grund bergpolizeilicher Vorschriften darf nach Schlagwetterexplosionen, Grubenbränden oder Großunfällen betriebsfremdes ärztliches Personal nur im äußersten Ausnahmefall – z. B. zur operativen Befreiung eingeklemmter oder nicht zu bergender Personen – anfahren.

Über Tage kann der katastrophenmedizinisch erfahrenste Arzt erstmals in vorbereiteten Räumen des Ärztlichen Hilfswerks Geborgene nach der Schwere ihrer Verletzung sichten, lebensbedrohlich Verletzten und Verbrennungsverletzten gezielte lebensrettende Maßnahmen zukommen lassen, und Verletzte, deren Behandlung weniger dringlich erscheint, einer erforderlichen Betreuung zuführen.

Lag der Katastrophenort räumlich in der Nähe unserer Krankenanstalten, hat es sich für uns bewährt, einen qualifizierten Kollegen mit einem Notarzteinsatzwagen (NEW) am Unglücksbetrieb zu stationieren, der bei der Triage und der schwierigen Erstversorgung behilflich war, funktelefonisch die Krankenhausleitung über den Stand der Bergung und zu erwartende Verletzte auf dem laufenden zu halten, und bei entsprechender Gefährdung den direkten Weitertransport Verletzter übernehmen oder Rettungshubschrauber-(RTH-)Einsätze veranlassen konnte.

Entsprechend den Richtlinien für das Ärztliche Hilfswerk bei einem größeren Grubenbrand oder Explosionsunglück werden von den Mitgliedsbetrieben geeignete Räumlichkeiten, Verbandsstoffe, Medikamente und Instrumente bereitgehalten. Je nach Größe des Grubenunglücks wird auf nichtärztliches und ärztliches Personal benachbarter Schachtanlagen zurückgegriffen oder um Hilfeleistung des örtlichen Katastrophenschutzes, der Dienststellen des Deutschen Roten Kreuzes oder bei Sanitätseinheiten der Bundeswehr nachgesucht.

Aus der Tabelle 1 ist nach dem Stand von 1980 ersichtlich, daß sich 50 Krankenhäuser am Ärztlichen Hilfswert für den Steinkohlenbergbau im Land Nordrhein-Westfalen beteiligen.

Von 17108 Betten dieser Krankenhäuser sollen für Not- und Katastrophenfälle 1050 Betten verfügbar sein, das sind 6,12%.

Von den 1050 verfügbar gehaltenen Betten sollen 261 (das sind 25%) zur Behandlung von Verbrennungsverletzten nutzbar sein.

Tabelle 1. Nach dem Stand von 1980 wird ersichtlich, daß sich 50 Krankenhäuser im Land NRW am Ärztlichen Hilfswerk für den Steinkohlenbergbau beteiligen

Bettenzahl			Verfügbarkeit				
Gesamt zahl	Davon für Notfälle	Hiervon zur Behandlung von Verbrennungsverletzten	Von 50 beteiligten Krankenhäuser verfügen über				
			Anästhesist (Blutgase)	Blutdepot im Hause	Dialyse im Hause	Möglichkeit für	
						RTW	RTH
17108	1050	261 (24,9%)	50	38	29	48	46
100%	6,12%	1,53%	100%	76%	58%	96%	92%

An den 50 beteiligten Krankenhäusern sind Anästhesisten angestellt, 76% haben ein eigenes Blutdepot, in 58% der Häuser können Dialysen durchgeführt werden und 96% der Häuser haben Anfahrmöglichkeiten für Rettungstransportwagen (RTW) und 92% Landungsmöglichkeiten für Rettungshubschrauber (RTH).

Mit seinen Planvorbereitungen ist der Bergbau relativ gut gerüstet für ein Massenunglück.

Inwieweit die angegebenen Bettenzahlen im Not- oder Katastrophenfall, insbesondere für die Behandlung von Verbrennungsverletzten, verfügbar sein werden, kann ich nicht mit der erforderlichen Wahrscheinlichkeit voraussagen, weil ich aus eigener Erfahrung weiß, wie schwierig es ist, Räumlichkeiten für zusätzliche 30.Betten mit ihrer Grundausstattung bereitzuhalten; ganz abgesehen von Infusionslösungen für die ersten 3 Tage. Es handelt sich hier z. B. um 150 l Plasmaexpander, 120 l Kristalloidlösungen, 40 l hochkalorische Lösungen, 40 l Eiweißlösungen sowie 40 l Fettemulsionen, die im Rahmen der Vorrathaltung ständig ausgetauscht werden müssen. Neben Einmalartikeln, Verbandsstoffen und Lagerungsmaterial – allein für 6 Schwerbrandverletzte – werden für die ersten 3 Tage 60 kg Betaisodonasalbe und 36 l Betaisodonalösung benötigt.

Diese Volumina müssen nicht nur organisatorisch, sondern auch materiell verkraftet werden. Sie sind erforderlich, weil nach unseren Erfahrungen Massenunfälle auch in zeitlichem Zusammenhang mit Feiertagen anfallen und eine kurzfristige Aufstockung der Routinebevorratung dann leicht auf Schwierigkeiten stößt.

Anästhesieerfahrungen in einem Flüchtlingslager in Thailand

R. Stehle

Ich möchte über einen Einsatz berichten, der vor 2 Jahren in Südostasien ablief.

Dort waren zu dieser Zeit Millionen Menschen auf der Flucht. Sie lebten in teilweise unvorstellbar elenden Lagern. Das Internationale Rote Kreuz koordinierte die medizinische Versorgung dieser Menschen. So wurde in Khao I Dang, einem der größten Lager, ein Feldhospital in langen Bambushütten eingerichtet. Das Deutsche Rote Kreuz stellte eine der operativen Einheiten. Auf anästhesiologischer Seite arbeiteten neben dem Anästhesisten eine Fachschwester und ein Flüchtlingshelfer. In der Zeit von Mitte Mai bis Mitte Juli 1980 wurden von unserem Team 420 Operationen vorgenommen (Tabelle 1).

Zunächst einige Worte zu den Arbeitsbedingungen in diesem Feldhospital. Der Operationssaal war in der großen Bambushütte untergebracht. Nur eine dünne Bambuslattenwand trennte ihn vom Bettenraum. Es herrschte ein ungewohntes tropisches heiß-feuchtes Klima. Vergeblich kämpften wir gegen Ungeziefer, Ratten und Mäuse.

Die Anästhesieausrüstung war gut. Wir hatten für jeden Op-Tisch ein Narkosegerät. Das übrige Anästhesiematerial war in stapelbaren Holzkisten untergebracht.

Wir erkannten bald, daß unsere gewohnten westlichen Maßstäbe der Anästhesieversorgung angesichts der allgemeinen Not und Dringlichkeit vieler operativer Notfälle nicht angebracht waren.

So setzten wir auch Flüchtlingshelfer ein, um Anästhesien zu überwachen und zu beenden.

Und wir wendeten, wo immer es möglich war, Leitungsanästhesien an. Größere Sicherheit und geringerer Überwachungsbedarf waren hier maßgebend (Tabelle 2).

Tabelle 1. Operationen

	n
Laparotomien	55
Schädeltrepanationen	2
Versorgung drittgradig offener Frakturen	22
Extremitätenchirurgie	55
Débridement nach Kriegsverletzungen	133
Andere Operationen	153
Operationen insgesamt	420

Tabelle 2. Anästhesien

	n	[%]
Leitungs- und Regionalanästhesien	111	30,5
Ketanest-Mononarkosen	23	64,2
Ketanest-Diazepam-Luftatmung	79	
Ketanest-Diazepam-Intubation + O_2	8	
Ketanest-Diazepam-N_2O-O_2-Halothan + Relaxierung	123	
Halothan-N_2O-O_2	2	0,6
Thiopental-Kombinationsnarkosen	14	3,9
Reanimationen	3	0,8
Anästhesien insgesamt	363	

Die Allgemeinanästhesien wurden in der Regel als Ketanest-Kombinationsnarkosen durchgeführt (Tabelle 2).

Wir konnten die bekannten Vorteile von Ketanest unter Katastrophen- oder Notfallbedingungen bestätigen: einfache sichere Handhabung unter Feldhospitalbedingungen, keine weitere Kreislaufverschlechterung bei Narkoseeinleitung und bestehendem hämorrhagischem Schock, gute postoperative Schmerzausschaltungen durch Ketanest-Infusion (50–100 mg/h), nicht unbedingt notwendige Nahrungskarenz [1, 2, 3, 4, 7, 8, 9]. Kleinere chirurgische Eingriffe, wie Verbandswechsel, Abszeßinzisionen, aber auch längerdauernde Hauttransplantationen, konnten in Ketanest-Mononarkose durchgeführt werden.

Lediglich bei wenigen Patienten mit Eklampsie, Schädelschußverletzungen mit Verdacht auf Hirndrucksteigerung und hyperthyreoter Struma wurden die Kombinationsnarkosen mit Thiopental oder Diazepam eingeleitet [2, 7, 8].

Über einen ernsthafteren Zwischenfall ist zu berichten: Während der Ketanest-Diazepam-Narkose für eine Zirkumzision bei einem 2 Monate alten Säugling trat ein Laryngospasmus mit rasch zunehmender Zyanose und Bradykardie auf. Die sofortige Intubation und Beatmung mit Sauerstoff vermied weitere Komplikationen. Bei diesem Kind war präoperativ eine vermehrte Salivation auffällig, und der Laryngospasmus ist im Zusammenhang mit den unter Ketanest erhaltenen Reflexen im Rachen- und Kehlkopfbereich zu sehen [2, 6].

Als nachrangig können im Katastropheneinsatz sicher die unter Ketanest-Mononarkosen beobachteten psychomimetischen Aufwachreaktionen gelten [8].

In der peri- und postoperativen Phase waren 3 Problemkreise zu überwinden.

1. Der Blutersatz bei den vielen Schwerstverletzten: Die vorrätigen Blutkonserven waren meistens überaltert.

Einen Ausweg fanden wir durch die Zusammenstellung eines primitiven Autotransfusionssets . Ein großer Schöpfer und Trichter aus der Rot-Kreuz-Feldküche und einige leere Infusionsflaschen wurden zusammengepackt und sterilisiert bereitgelegt.

War eine große intraabdominale Blutung zu erwarten, so wurde dieses Set geöffnet. Über Mullagen wurde dann das Blut in die leere Infusionsflasche geschöpft und sofort retransfundiert.

2. Weitere Schwierigkeiten stellten sich ein, wenn Blutgerinnungsstörungen auftraten. Wir hatten keinerlei Laborwerte und auch keine gerinnungsbeeinflussenden Medikamente.

Bei einer Schwangeren mit retroplazentarem Hämatom mußte eine Sectio caesarea durchgeführt werden. Postoperativ kam es zu einer starken Nachblutung aus dem Uterus mit sich rasch entwickelndem hämorrhagischem Schock. Abgenommenes Blut zeigte keine Gerinnungstendenz. Bei der erneuten Laparotomie wurde der Uterus entfernt. Trotz Transfusion zahlreicher Blutkonserven erholte sich die Patientin nicht, in der Peripherie war kein Puls mehr tastbar. Sie verblieb nach der Laparotomie auf dem Op-Tisch und wurde mit Sauerstoff beatmet.

Von Angehörigen konnte Frischblut abgenommen werden, das sofort gruppengleich ungekreuzt unter Druck transfundiert wurde. Unter den Augen der Angehörigen erholte sich die Patientin rasch und konnte bereits eine halbe Stunde später extubiert und ins Bett gebracht werden.

Klinisch faßbare Organstörungen traten trotz der langen Kreislaufdepression nicht auf.

Ich glaube, daß das Gerinnungspotential des Frischblutes das Vollbild der Verbrauchskoagulopathie klinisch vollständig rückgängig machen konnte.

3. Der dritte Problemkreis betraf die postoperative Versorgung der Schwerstverletzten oder Risikopatienten.

Es fehlten geeignete Geräte zur Beatmung und auch spezielle intensivmedizinische Medikamente.

Ein 12jähriger Junge erlitt durch Kriegseinwirkung eine drittgradige offene Trümmerfraktur des linken Unterarmes. Er kam erst nach Tagen in unser Feldhospital zur Behandlung. Auf der weit offenen Wundfläche wimmelte es von kleinen weißen Maden. Die ganze Wunde war wie von einem weißen Überzug davon bedeckt. Nach Tetanusimpfung wurde die Oberarmamputation durchgeführt. 3 Tage später traten dennoch die ersten Zeichen einer Tetanusinfektion mit Trismus und Risus sardonicus auf.

Die Behandlung bestand in hohen Gaben von Tetanusantitoxin, hohen Dosen Penicillin und massiver Sedierung mit bis täglich 300 mg Valium, 600 mg Luminal und 300 mg Atosil. Erst nach Tagen ließen die Krämpfe nach. Konsequenter Lagewechsel und stündliche Bronchialtoilette über einen Tubus bei Spontanatmung verminderten pulmonale Komplikationen. Der ausreichende Flüssigkeits-, Elektrolyt- und Kalorienersatz konnte durch Infusion über einen Kavakatheter und durch eine Ernährungssonde mit Milch und Fruchtsäften gesichert werden. 2 Tage vor unserer Heimreise wurde der Junge extubiert. Wie uns berichtet wurde, ging der Heilungsverlauf ungestört weiter.

Wie wir auch bei anderen postoperativen Verläufen von Schwerstverletzten erleben konnten, ist eine befriedigende Therapie auch ohne Laborwerte und auch ohne genaue Bilanzierung der Infusionen allein auf Grund des klinischen Aspektes und der Erfahrung des Arztes möglich.

In der zweiten Hälfte unseres Einsatzes kam es ganz in der Nähe zu kriegerischen Grenzkonflikten. Sprunghaft stieg die Zahl der Verletzten an. Sie wurden in umgebauten Lastwagen antransportiert.

Wir richteten eine zentrale Aufnahmestation ein, in der die Triage von einem unserer Chirurgen durchgeführt wurde. So konnten die Patienten nach Verletzungsschweregraden auf die verschiedenen operativen Einheiten verteilt werden. Zeitweise wurde durchgehend an 7 Op-Tischen gearbeitet. Die Bettenstationen quollen über, Notbetten wurden in den engen Gängen aufgestellt.

Wir hatten eine Zeit hoher psychischer und physischer Belastung durchzustehen. Erfreulich war dabei die spontane Zusammenarbeit aller medizinischer Abteilungen, die das gemeinsame Ziel verfolgten, diese Patientenflut zu verteilen und fachgerecht weiter zu versorgen.

Der medizinische Einsatz im Feldhospital in Thailand erbrachte insgesamt einen wertvollen fachlichen Erfahrungszuwachs, erforderte aber auch ein hohes Maß an Selbstdisziplin und Gemeinschaftsgeist, da das Team auf engstem Raum zusammenarbeitete und -lebte.

Letztlich ausschlaggebend war allerdings die gemeinsame Motivation zur humanitären Hilfe an Flüchtlingen.

Literatur

1. Ahnefeld FW (1979) Anästhesie im Katastrophenfall. Notfallmed 5:176
2. Borst RH (1981) Ketamin. In: Anästhesie und Intensivmedizin Teil 1, Fresenius Stiftung Bad Homburg
3. Dick W (Hrsg) (1981) Ketamin (Ketanest) in Notfall- und Katastrophenmedizin. Internationaler Workshop anläßlich des 7th World Congress of Anaesthesiologists (Hamburg 1980). perimed, Erlangen
4. Gorgaß B, Böhm H (1978) Erfahrungen aus dem Erdbebeneinsatz der Deutschen Bundeswehr in der Osttürkei. Notfallmed 4:72
5. Knoche E, Traub E, Dick W (1978) Möglichkeiten der medikamentösen Beeinflussung von unerwünschten Nebenwirkungen und Aufwachreaktionen nach Ketamin-Anästhesie. Anaesthesist 27:302
6. Lenz G, Rehbein R, Domres B, Kieninger G (1981) Notfallanästhesie im Rotkreuz-Feldhospital Khao I Dang in Thailand. Notfallmed 7:62
7. Makowski HV (1979) Anästhesie im Katastrophenfall. Notfallmed 5:177
8. Rust M, Landauer B, Kolb E (1978) Stellenwert von Ketamin in der Notfallsituation. Anaesthesist 27:205
9. Stehle R, Mandrella B, Schunder E, Kling F (1981) Erfahrungen in einem Feldhospital in Thailand. Notfallmed 7:466

Fachspezifische Unterschiede im Erkennen und Behandeln von Notfällen beim Einsatz von Anästhesisten, Chirurgen und Internisten im Notarztdienst

M. Meßelken, R. Kurz und P. Milewski

Einleitung und Fragestellung

Im Sinne einer Qualitätskontrolle unseres am 1.4. 1980 in Göppingen eingerichteten interdisziplinären Notarztdienstes sind wir der Frage nachgegangen, ob Ärzte der Fachabteilungen Anästhesie, Unfallchirurgie und Innere Medizin genügend dahingehend ausgebildet sind, elementare Gefährdung des Notfallpatienten zu erkennen und folgerichtig zu therapieren. Nachstehende Fragestellungen wurden untersucht:

1. Hängt die Qualität der Befunddokumentation von der Form eines Notarzteinsatzprotokolls ab?
2. Liegen fachspezifische Unterschiede im Verhalten als Notarzt bei Anästhesisten, Chirurgen und Internisten vor?

Material and Methodik

Als Grundlage der Untersuchung dienten 2 verschiedene Notarzteinsatzprotokolle, die in aufeinanderfolgenden vergleichbaren Zeiträumen zur Einsatzdokumentation angewendet wurden.

Einsatztaktische Merkmale, notärztliche Befunddokumentation und therapeutische Maßnahmen von 2183 Notarzteinsätzen wurden EDV-gerecht verschlüsselt und am Rechenzentrum der Universität Ulm analysiert.

3 Kollektive von Notärzten, Anästhesisten, Chirurgen und Internisten wurden hinsichtlich ihrer Befunddokumentation und ihrer notärztlicher Tätigkeit bei typischen Notfallsituationen untersucht. Als adäquate Therapie sahen wir die Durchführung definierter notärztlicher Maßnahmen an.

Tabelle 1. Qualifikationsmerkmale der Notärzte des Notarztdienstes Göppingen

Anästhesisten	Assistenzärzte mit mindestens 2jähriger Weiterbildung und intensivmedizinischer Erfahrung
Chirurgen	Fachärzte für Chirurgie in unfallchirurgischer Weiterbildung
Internisten	Assistenzärzte mit mindestens 2jähriger Weiterbildung und intensivmedizinischer Erfahrung

Ergebnisse

Schweregradeinteilung der Einsätze

Die nach dem von Tryba et al. [2] modifizierten NACA-Schema vorgenommene Schwergradeinteilung der Einsätze ergab folgendes Bild:

Absolut indiziert waren 36,6% aller Einsätze (NACA 5, 6, 7), 46% unterlagen einer relativen ärztlichen Indikation (NACA 3, 4), 17,4% mußten als Fehleinsatz verzeichnet werden (NACA 0, 1, 2).

35% der Notfälle waren unfallbedingt, 65% die Folge einer akuten Erkrankung.

Bei 2183 Notarzteinsätzen waren in 34,3% Anästhesisten, in 31,8% Chirurgen und in 33,9% Internisten als Notarzt tätig.

Vergleich von Notarztprotokollen

Durch den direkten Vergleich zweier Notarztprotokolle aus 2 Anwendungszeiträumen ließen sich Unterschiede hinsichtlich der Befunddokumentation der Notärzte herausarbeiten. Wir gingen davon aus, daß ein Notarzt einen Befund, der das Bewußtsein, die Neurologie, die Atmung, das Herz-Kreislauf-System und Verletzungen/Frakturen betrifft, erheben und dokumentieren sollte.

Das alte Göppinger Norarztprotokoll erforderte diese Befunddokumentation in freier Wortwahl und war entsprechend lückenhaft ausgefüllt. Mit Einführung der von uns entwickelten neuen Protokolle ließen sich fehlende Befunde von durchschnittlich 32,5% auf 3,9% reduzieren.

Fachspezifische Unterschiede: Die Dokumentationslücken in den alten Protokollen waren bei den Anästhesisten geringer als bei Chirurgen und Internisten.

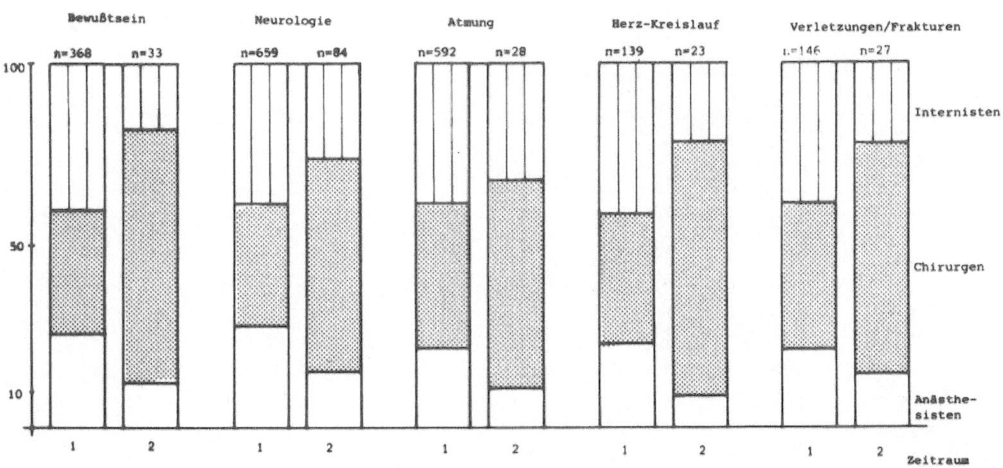

Abb. 1. Häufigkeitsverteilung fehlender elementardiagnostischer Befunde. *1* Zeitraum vom 1. 4. 1980–31. 3. 1981, *2* Zeitraum vom 1. 4. 1981–31. 12. 1981

Mit den neuen Formularen protokollierten Anästhesisten und Internisten deutlich sorgfältiger. Der Unterschied zu den Chirurgen war statistisch signifikant (Abb. 1).

Notärztliches Basisprogramm

Einfachste diagnostische und therapeutische Maßnahmen wie

- Untersuchung,
- Blutdruck- und Pulskontrolle,
- EKG-Monitoring,
- Legen eines venösen Zugangs mit anschließender Infusion sowie
- Sauerstoffgabe

stellen die Grundlage einer notärztlichen Versorgung dar. Unabhängig von der höheren Anwendungsrate einzelner Maßnahmen, auf die noch einzugehen sein wird, mußten wir feststellen, daß ein solches Basisprogramm nur bei 23,7% der Patienten vollständig durchgeführt wurde.

An dieser Quote waren die Anästhesisten mit 58,4% beteiligt, die Chirurgen führten nur bei 25,2%, die Internisten lediglich bei 16,5% der Notfallpatienten die gleichen Maßnahmen durch.

Bezogen auf die nach NACA-Gruppen eingeteilten Patienten zeigt eine nähere Betrachtung, daß Chirurgen und Internisten das Basisprogramm gezielt bei den Patienten mit höherer

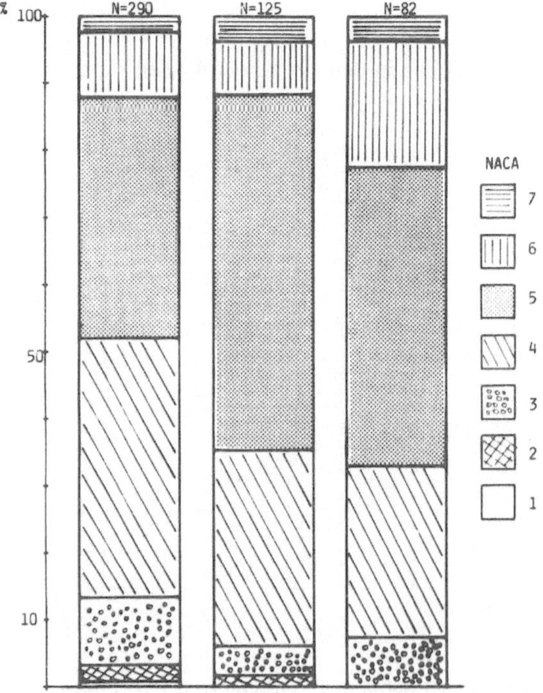

Abb. 2. Anwendungsrate des notärztlichen Basisprogramms

vitaler Gefährdung einsetzten, während für die Anästhesisten eine mehr routinemäßige Anwendung bei allen Patienten im Vordergrund stand (Abb. 2).

Fachspezifische Unterschiede bei der Behandlung typischer akuter und traumatologischer Notfälle

Zur Frage nach fachspezifischen Unterschieden bei der Behandlung typischer akuter und traumatologischer Notfälle erhielten wir die in Tabelle 2–5 dargestellten Ergebnisse.

Tabelle 2. Notärztliche Basisversorgung bei Myokardinfarkt, vitalgefährdender Atemstörung und Koma

Myokardinfarkt	Vitalgefährdende Atemstörung	Koma
Venöser Zugang EKG-Monitoring O_2-Applikation Analgesie Gabe von Herz-Kreislauf-wirksamen Medikamenten	Venöser Zugang EKG-Monitoring O_2-Applikation Intubation	Venöser Zugang EKG-Monitoring Intubation

Tabelle 3. Durchgeführte notärztliche Basisversorgung bei Myokardinfarkt, vitalgefährdender Atemstörung und Koma

	Myokardinfarkt		Vitalgefährdender Atemstörung		Koma	
	n	[%]	n	[%]	n	[%]
Von Anästhesisten	78	35	74	30	105	53
Von Chirurgen	87	10	72	11	83	25
Von Internisten	56	14	56	14	100	27

Tabelle 4. Notärztliche Basisversorgung bei Schädel-Hirn-Trauma und hämorrhagischen Schock

Schädel-Hirn-Trauma mit Bewußtlosigkeit	Hämorrhagischer Schock
Venöser Zugang EKG-Monitoring Intubation Gabe von Steroiden	Venöser Zugang Volumensubstitution O_2-Applikation

Tabelle 5. Durchgeführte notärztliche Basisversorgung bei Schädel-Hirn-Trauma und hämorrhagischem Schock

	Schädel-Hirn-Trauma		Hämorrhagische Schock	
	n	[%]	n	[%]
Von Anästhesisten	34	41	61	56
Von Chirurgen	27	15	59	35
Von Internisten	37	27	55	20

Infusions- und medikamentöse Therapie

76,6% der 2093 behandelten Patienten erhielten eine Infusion, und zwar 38% von Anästhesisten, 31% von Chirurgen und 31% von Internisten.

Eine i.v. Injektion und damit eine medikamentöse Therapie war bei 52% der Patienten erfolgreich.

Läßt man die Fehleinsätze außer Betracht und berücksichtigt lediglich die Patienten, bei denen eine relative oder absolute ärztliche Indikation vorlag, so erhielten sogar 88% von ihnen eine Infusion und 60% eine i.v.-Injektion.

40% der Medikamente wurden von den Notärzten der Anästhesieabteilung, 27% von chirurgischen Notärzten und 33% von Notärzten der Medizinischen Klinik eingesetzt.

Die Indikationsstellung für die Gabe von Analgetika und Sedativa wurde von den 3 Notarztgruppen unterschiedlich gehandhabt. Bei Patienten mit koronarischämischen Erkrankungen wurde ihr erheblich mehr Bedeutung beigemessen als bei Unfallverletzten. Die Chirurgen gaben im letzten Fall signifikant weniger Sedativa und Analgetika als die Internisten und Anästhesisten.

Nicht signifikant waren dagegen die fachspezifischen Unterschiede bei koronarischämischen Erkrankungen. Anästhesisten hielten jedoch hier häufiger Analgetika für indiziert als Chirurgen und Internisten (Abb. 3).

Schlußfolgerungen

1. Die Erhebung eines normalen oder pathologischen Befundes steht am Anfang einer therapeutischen Entscheidung. Eine Notfallcheckliste, die Vitalfunktionen betreffende Befunde in klinisch relevanter Graduierung vorgibt, kann dabei eine große Hilfe sein. Wir konnten zeigen, daß ein so gestaltetes Notarzteinsatzprotokoll zu einer umfassenden Befunderhebung und Dokumentation führt (Abb. 4).
   Die aus unserer Sicht ebenso wichtige Verlaufsdokumentation macht therapeutische Konsequenzen in ihrem zeitlichen Zusammenhang deutlich. Eine ausführliche Skizzierung der Kreislaufverhältnisse hat sich bei uns Anästhesisten ohnehin bewährt. Wie sich gezeigt hat, ist sie jedoch auch von Chirurgen und Internisten, die naturgemäß weniger mit derartigen Dokumentationsformen vertraut sind, unproblematisch zu handhaben.

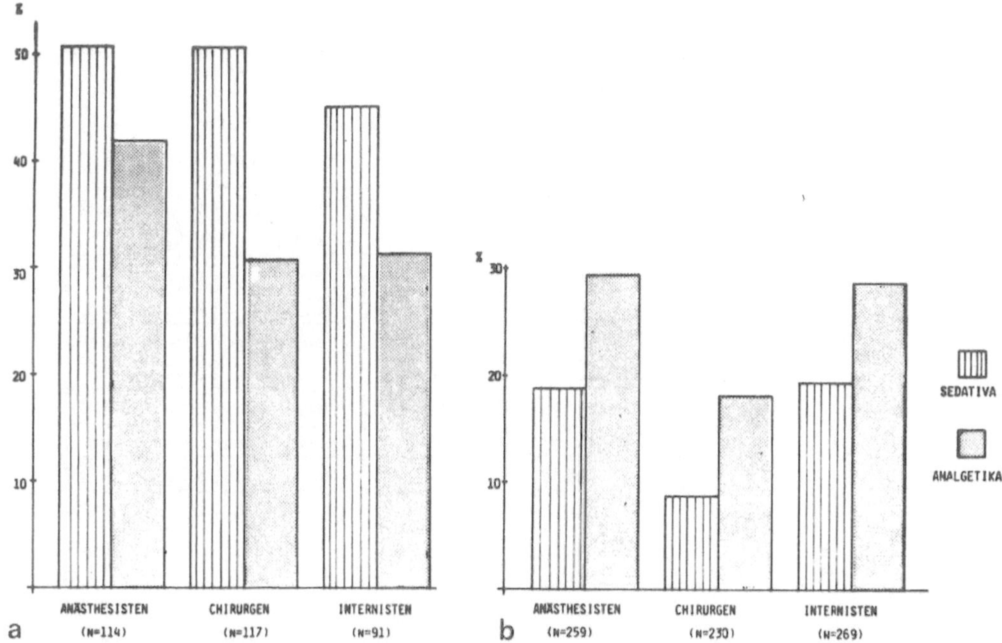

Abb. 3a, b. Häufigkeitsverteilung notärztlicher medikamentöser Therapie, **a** Medikamentöse Therapie bei koronarischämischen Erkrankungen, **b** medikamentöse Therapie bei Verletzungen und Frakturen

2. Die konsequente Anwendung des von uns so genannten notärztlichen Basisprogramms bietet für Notärzte jeder Fachrichtung die Gewähr einer frühzeitigen Erfassung und Behandlung vitaler Gefährdungen durch eine engmaschige Patientenüberwachung, verbunden mit einer unspezifischen Basistherapie.
   Im direkten Vergleich der 3 Notarztkollektive zeigen sich bei unserer Untersuchung Unterschiede bei der Umsetzung der Elementardiagnose einer vitalen Gefährdung in die spezifische Elementartherapie. Gemessen an den für typische Notfallsituationen zu fordernden Behandlungskriterien lag die Quote der insgesamt adäquat behandelten Patienten noch zu niedrig. Als Konsequenz aus dieser Untersuchung haben wir mittlerweile die Anwendung des vorgestellten diagnostischen und therapeutischen Basisprogramms für unsere Notärzte obligatorisch gemacht.
3. Hinsichtlich der Bedeutung von Infusions- und medikamentöser Therapie im Notarztdienst bestätigen die in einer Erhebung von Ahnefeld et al. [1] kürzlich vorgelegten Zahlen im wesentlichen unsere Ergebnisse.
   Wir konnten darüber hinaus anhand typischer Notfallkrankheitsbilder fachspezifische Unterschiede bei der Anwendung wichtiger Notfallmedikamente aufzeigen, wobei sich Anästhesisten im Umgang mit Analgetika und Sedativa als besser vertraut erwiesen.
   Aus der auffallend unterschiedlichen Handhabung der Medikamentenanwendung folgern wir, daß im Rahmen der Notarztweiterbildung der medikamentösen Therapie größere Bedeutung beigemessen werden muß, d. h. Kenntnisse über Indikation, Wirkung und Nebenwirkung von Notfallmedikamenten müssen wesentlicher Bestandteil notärztlicher Weiterbildung und Qualifikation sein.

Notarztwagen Göppingen Einsatzbericht **Notarzt**

Name: Vorname: Einsatz-Nummer:
Straße: Geb.-Dat.: Datum:
Wohnort: Notarzt:
Arbeitgeber: Arztbrief erbeten O ja
Kostenträger:

ERSTBEFUNDE

Bewußtsein	O unauffällig/klar	O abnorme Reaktion	O Bewußtsein getrübt	O bewußtlos mit Schmerzreaktion	O bewußtlos ohne Schmerzreaktion
Neurologie	O unauffällig	Pupillen-differenz O re > li O li > re	O Krämpfe	O Lähmungen	O Pupillen weit lichtstarr
Atmung	O regelrecht	O Cyanose	O Dyspnoe	O Spastik	O Lungenödem
	O Atemwege verlegt	O Aspiration	O instabiler Thorax	O path. Atmungstyp	O Atemstillstand
Herz/Kreislauf	O unauffällig	O Blutung	O Schock	O Herzinsuffizienz	O Infarktverdacht
	O Rhythmusstörungen	O Tachykardie O Bradykardie	O Hypertonie	O Flimmern	O Asystolie
Verletzungen/Frakturen	O keine	O Schädel/Hirn	O Augen/Gesicht	O Thorax	O Gefäße/Nerven
	O Abdomen	O Wirbelsäule	O Becken	O ob. Extremität	O unt. Extremität
Schädigung	O keine	O Verbrennung	O Vergiftung	O Sonstige	O klin. Tod O biolog. Tod

Notfallhergang

Zusatzbefunde:

Vorläufige Diagnose:

Zeit

El. lyt. Lsg.
Vol. Ers.

Medikamente

O_2-Gabe Ltr./min.

Überwachung / Verlauf

Puls ·
Blutdruck
Beatmung
In/Extubation
Herzmassage O
Deffibrillation
Transportbeginn T
Lagerung Rücken Ⓡ
Lagerung Seite Ⓢ

220
180
140
100
60
20

Maßnahmen	Notfallart	Transport
Untersuchung		
amb. Versorgung		
Überwachung Monitor		
RR/Pulskontrolle		
venöser Zugang peripher		
venöser Zugang zentral		
Infusion HEL		
Infusion Vol. Ersatz		
Injektion i. v.		
Reanimation		
Defibrillation		
Atemwege freimachen		
O_2-Gabe		
Intubation		
Beatmung		
Bergung		
Lagerung		
Wundversorgung		
Narkose		
Todesfeststellung		
Abs. ärztl. Indikation		NACA
Rel. ärztl. Indikation		
Rel. Fehleinsatz		
Abs. Fehleinsatz		
Zustand gebessert		
Zustand gleichbleibend		
Zustand verschlechtert		
Reanimation erfolglos		
lebensbedrohlicher Zustand beseitigt		

Transport nach

Befundänderungen / Komplikationen / Todesursache

Unterschrift Notarzt

Abb. 4. Notarzteinsatzprotokoll

4. Abschließend können wir feststellen, daß sich Anästhesisten bei der Befunderhebung und Dokumentation, bei der Anwendung des notärztlichen Basisprogramms und bei der Therapie typischer akuter oder traumatologischer Notfälle gegenüber Chirurgen und Internisten häufiger an dem zu fordernden Standard orientieren. Durch ihre tägliche Praxis sind sie es gewohnt, eine Vielzahl von sich einander ergänzenden Maßnahmen zu Sicherung und Wiederherstellung der Vitalfunktionen zu ergreifen. Damit ist jedoch nicht gesagt, daß der Anästhesist der allein geeignete Notarzt ist, die im wesentlichen vom Notarzt zu erbringenden Maßnahmen halten wir vielmehr für von jedem Arzt erlernbar. Sie müssen deshalb Inhalt und Lernziel einer künftigen Notarztqualifikation sein. Die aus dem Fachbereich der Anästhesie stammenden etablierten Verfahren der routinemäßigen Überwachung und Basistherapie können für den Notarztdienst zur obligaten Anwendung empfohlen werden.

Literatur

1. Ahnefeld FW, Dick W, Kilian J, Mehrkens H-H, Spilker ED (1982) Der Notarzt im Rettungsdienst. Notfallmed 8:1071
2. Tryba M, Brüggemann H, Echtermeyer V (1980) Klassifizierung von Erkrankungen und Verletzungen in Notfallrettungssystemen. Notfallmed 6:725–727

Orciprenalin oder Adrenalin in der Reanimation?

G. H. Meuret, H. G. Lenders und K. L. Scholler

Einleitung

Seit der Einführung von Orciprenalin (Alupent) im Jahre 1961 wird diese rein β-sympathomimetische Substanz zur Wiederherstellung der autonomen Pumpfunktion bei der Reanimation im deutschsprachigen Raum empfohlen und angewandt [1, 3, 5, 7, 8, 13]. Diese Empfehlung wird hauptsächlich aus der guten Wirkung von Orciprenalin bei atrioventrikulären Überleitungsstörungen abgeleitet [7]. Erst wenn Orciprenalin nach mehrmaliger Applikation ineffektiv bleibe, solle auf Adrenalin umgestellt werden [22].

Ein experimenteller Nachweis der positiven Wirkung von Orciprenalin bei der Reanimation wurde bisher jedoch nicht erbracht.

In Amerika wird fast ausschließlich Adrenalin in der Reanimation verwendet [21]. Der Wert β-rezeptorenstimulierender Substanzen wurde dagegen kürzlich erneut widerlegt [15].

Wir untersuchten deshalb Orciprenalin im Vergleich zu Adrenalin bei der Reanimation von 19 Hunden.

Methode

In Piritramid[1]-Lachgas-Narkose wurden nach entsprechender Präparation folgende Parameter gemessen:

1. linksventrikulärer enddiastolischer Druck (Hohlkatheter),
2. linksventrikulärer Druck (Mikro-Tipkatheter),
3. Aortenwurzeldruck (Mikro-Tipkatheter),
4. zentralvenöser Druck (Hohlkatheter),
5. Druck in der A. pulmonalis (Swan-Ganz-Katheter).

Über elektromagnetische Flußmeßköpfe wurden folgende Flüsse gemessen:

1. A. carotis,
2. A. renalis,
3. A. coronaria sinistra,
4. A. femoralis.

---

1 Dipidolor; Fa. Jansen, Düsseldorf

Die Registrierung der hämodynamischen Parameter erfolgte auf 2 Mehrkanalschreibern[2,3].

Blutentnahmen erfolgten aus der Aorta sowie aus dem Sinus coronarius (Goodale-Lubin-Katheter). Die Beatmung war kontrolliert (Engstroem-Respirator[4]). Die exspiratorische Kohlendioxidkonzentration[5] und inspiratorische Sauerstoffkonzentration[6] wurden fortlaufend gemessen. Blutgase und Säure-Basen-Status sowie Elektrolyte[7] wurden vor Versuchsbeginn bestimmt und Abweichungen von der Norm korrigiert.

Durch Abklemmen des intratrachealen Tubus wurde ein asphyktischer Herzstillstand von 5 min Dauer erzeugt.

Die danach eingeleiteten Reanimationsmaßnahmen bestanden in:

1. Kopftieflage 30°,
2. Beatmung (F_iO_2 0,33),
3. interner Herzmassage,
4. Applikation der adrenergen Substanzen Adrenalin (Suprarenin[8]) oder Orciprenalin (Alupent[9]) zentralvenös,
5. intrathorakaler Defibrillation (40 Ws) bei Auftreten von Flimmern[10].

10 min nach erfolgloser Reanimation mit Orciprenalin wurde Adrenalin appliziert. Die Reanimation wurde als erfolglos bezeichnet, wenn innerhalb von 30 min nach Beginn der Reanimationsmaßnahmen keine spontane Zirkulation von mindestens 30 min Dauer erreicht wurde. Die Beobachtungszeit nach Beginn der spontanen Zirkulation betrug mindestens 120 min, in einzelnen Fällen 240 min.

Ergebnisse

Reanimationserfolg

Alle 11 Hunde, die Adrenalin (1 mg/Tier) erhielten, konnten innerhalb von ca. 4 min erfolgreich reanimiert werden (Abb. 1). Es wurde danach eine spontane Zirkulation erreicht, die bis zum Versuchsende andauerte.

Von den 8 Hunden der Orciprenalingruppe konnten nur 2 innerhalb der ersten 4 min erfolgreich reanimiert werden.

Bei den übrigen 6 Hunden konnte auch nach 4maliger Oriprenalinapplikation innerhalb von 10 min kein Reanimationserfolg erzielt werden. 2 Hunde waren nach 15 bzw. 30 min mit Adrenalin noch reanimierbar. Es konnten also 4 Hunde nach 4maliger Orciprenalingabe auch mit Adrenalin nicht reanimiert werden. Die Unterschiede dieser Häufigkeiten sind statistisch signifikant ($p < 0{,}0005$, χ^2-Test).

---

2 10-Kanal-Direkt-Pigmentschreiber; Fa. Hellige, Freiburg i. Br.
3 8-Kanal-Direktschreiber (Tintensystem); Fa. Brush, USA
4 Fa. Engstroem, Schweden
5 URASS; Fa. Hartmann u. Braun, Frankfurt
6 Oxicom; Fa. Dräger, Lübeck
7 Fa. AVL, Bad Homburg
8 Fa. Hoechst, Frankfurt
9 Fa. Boehringer, Ingelheim
10 Servocard-Defibrillator; Fa. Hellige, Freiburg i. Br.

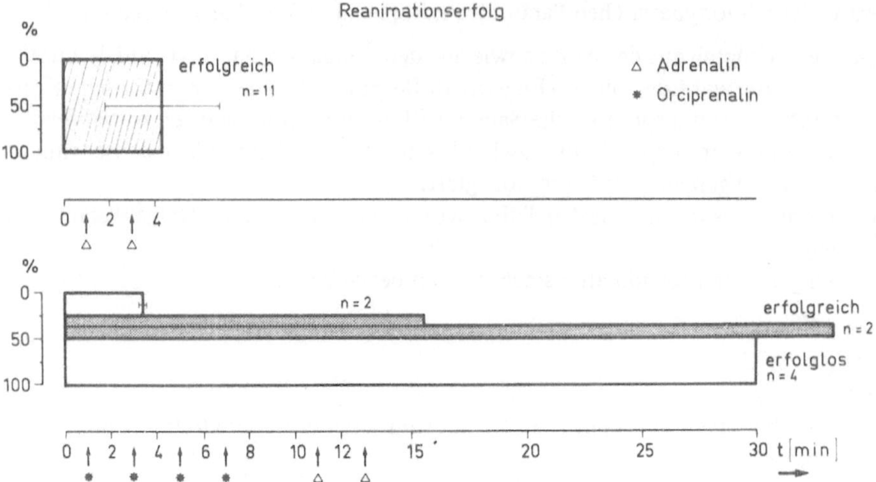

Abb. 1. Reanimationserfolg nach asphyktischem Herzstillstand in % der reanimierten Tiere mit Adrenalin oder Orciprenalin sowie Reanimationszeit bis zum Auftreten einer spontanen Zirkulation von mindestens 30 min Dauer

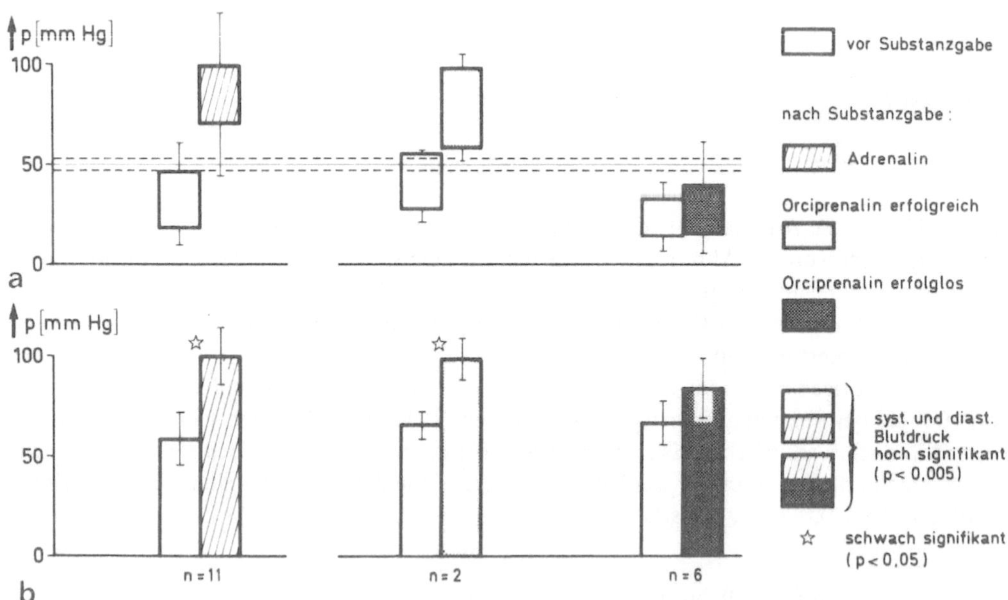

Abb. 2a, b. Reanimation nach asphyktischem Herzstillstand. Systolischer und diastolischer Blutdruck im Aortenbogen (**a**) sowie linksventrikulärer Spitzendruck (**b**) während interner Herzmassage vor und 1 min nach Applikation von Adrenalin oder Orciprenalin

Linksventrikulärer Spitzendruck und Blutdruck im Aortenbogen

In Abb. 2 sind die Blutdruckverhältnisse im Aortenbogen und im linken Ventrikel vor und 1 min nach Applikation von Adrenalin oder Orciprenalin gegenübergestellt. Durch die Herzmassage wurde in beiden Gruppen ein linksventrikulärer Spitzendruck von etwa 65 mmHg erreicht. Nach Substanzgabe stieg der linksventrikuläre Spitzendruck signifikant auf 98 mmHg unter Adrenalin bzw. 88 mmHg unter Orciprenalin an. Der Druck im Aortenbogen lag unter Herzmassage für beide Gruppen zwischen 40 und 50 mmHg systolisch und 17–20 mmHg diastolisch.

Nach Substanzgabe war der Druck in der Aorta jedoch signifikant unterschiedlich zwischen den Gruppen. 1 min nach Adrenalininjektion betrug er 100/70 mmHg, dagegen 1 min nach Orciprenalinapplikation 55/27 mmHg (alle Hunde der Orciprenalingruppe) bzw. 41/16 mmHg bei den nicht erfolgreich mit Orciprenalin reanimierten Hunden. Mehrfache Gaben von Orciprenalin senkten den systolischen und diastolischen Aortendruck unter Herzmassage weiter, wie die Originalregistrierung (Abb. 3) zeigt.

Mit Adrenalin nach mehrfacher Orciprenalinvorinjektion konnte keine bleibende spontane Zirkulation erreicht werden. Vielmehr kam es bei 5 dieser 6 Hunde zu mehreren Blutdruckabfällen und Herzstillständen, die nur durch erneute Herzmassage oder weitere Adrenalininjektionen beherrschbar waren. Bei 4 dieser 6 Hunde blieben alle weiteren Reanimationsmaßnahmen erfolglos.

Koronarer Fluß

Der coronare Fluß, gemessen im Ramus intraventricularis anterior, konnte aus technischen Gründen nur in wenigen Fällen verläßlich gemessen werden. Der dabei registrierte Flow lag unter Adrenalin fast ebenso hoch wie die Ausgangswerte unter Steady-state-Bedingungen. Unter Orciprenalin war kein meßbarer Fluß nachweisbar.

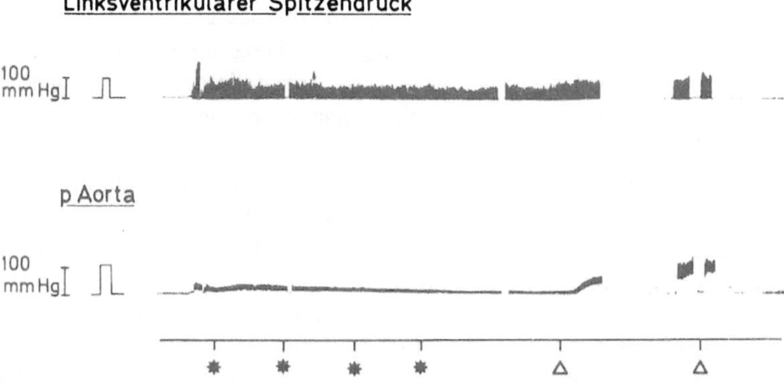

Abb. 3. Reanimation nach asphyktischem Herzstillstand. Originalregistrierung von linksventrikulärem Spitzendruck und Blutdruck im Aortenbogen während interner Herzmassage. 4malige Applikation von 0,5 mg Orciprenalin. Nach 10minütiger erfolgloser Reanimation mehrfache Applikation von 1 mg Adrenalin; * Orciprenalin; △ Adrenalin

Flimmern

Bei 8 von 11 Hunden, die mit Adrenalin reanimiert wurden, trat mehrfach Flimmern auf. In der Orciprenalingruppe kam es bei 4 von 8 Fällen zu Flimmern, und zwar nur einmal. Unter Adrenalin wurde nach 10minütiger erfolgloser Reanimation mit Orciprenalin bei allen Tieren Flimmern registriert. Die Häufigkeit war hier sehr groß (mehr als 15mal).

Defibrillation

Die Defibrillation führte in der Adrenalin- und Orciprenalingruppe zu unterschiedlichen Ergebnissen. Es wurde nämlich mit der Defibrillation in der Adrenalingruppe immer eine spontane Herzaktion erreicht. Das erneute Auftreten von Flimmern bei 2 von 8 Hunden konnte ebenfalls sofort beherrscht werden. Die Herzaktionen führten nach Defibrillation zur bleibenden Zirkulation.

In der Orciprenalingruppe wurden meist (Ausnahme 1 Fall) nur frustrane Aktionen durch die Defibrillation erreicht. Die gleiche Situation ergab sich, wenn Adrenalin nach Orciprenalin injiziert wurde.

Diskussion

Als wichtigstes Ergebnis unserer Untersuchungen muß hervorgehoben werden, daß die Reanimation mit Orciprenalin i. allg. erfolglos war. In experimentellen Untersuchungen zur Reanimation waren die β-Mimetika Isoprenalin [9, 19, 25] und Dobutamin [15] ebenso unwirksam wie in unserer Studie Orciprenalin. Diesen Arbeiten steht eine Reihe von Untersuchungen gegenüber, die den Nachweis der Wirksamkeit von Adrenalin in der Reanimation erbracht haben [9, 10, 14, 16, 18, 20, 25].

Für den Erfolg der Reanimation ist die Anhebung des diastolischen Drucks durch Adrenalin offenbar ausschlaggebend. Nur damit ist eine ausreichende myokardiale Perfusion möglich. So fanden wir in Übereinstimmung mit Livesay et al. [11] unter Adrenalin Werte für den koronaren Fluß, die dem spontan schlagenden Herzen entsprachen oder sogar darüber lagen. Die von uns während der Reanimation mit Adrenalin gemessenen diastolischen Blutdruckwerte von über 35 mmHg entsprechen den Angaben vergleichbarer experimenteller Studien [9, 11, 14, 17, 25].

Die von uns ohne Erfolg reanimierten Hunde wiesen 1 min nach Orciprenalingabe einen mittleren diastolischen Druck von 16 mmHg auf. Pearson u. Redding [17] gaben unter Herzmassage mit Isoproterenol an Hunden einen durchschnittlichen diastolischen Blutdruck von 12 mmHg an, wobei kein Tier überlebte.

Ein koronarer Fluß war in unseren Untersuchungen unter Orciprenalin nicht meßbar. In der Studie von Holmes et al. [9] führte Isoprenalin zum Abfall der koronaren, zerebralen und renalen Perfusion, während Adrenalin den koronaren und zerebralen Fluß erhöhte.

Die Autoren, die Orciprenalin für die Reanimation empfohlen haben, wiesen besonders darauf hin, daß unter Orciprenalin Flimmern weniger häufig auftrete als unter Adrenalin [1, 8, 22]. Außerdem könne sowohl durch Orciprenalin als auch Adrenalin „träges Flimmern in grobes Flimmern, das besser defibrillierbar sei", übergeführt werden [1, 8, 22, 23].

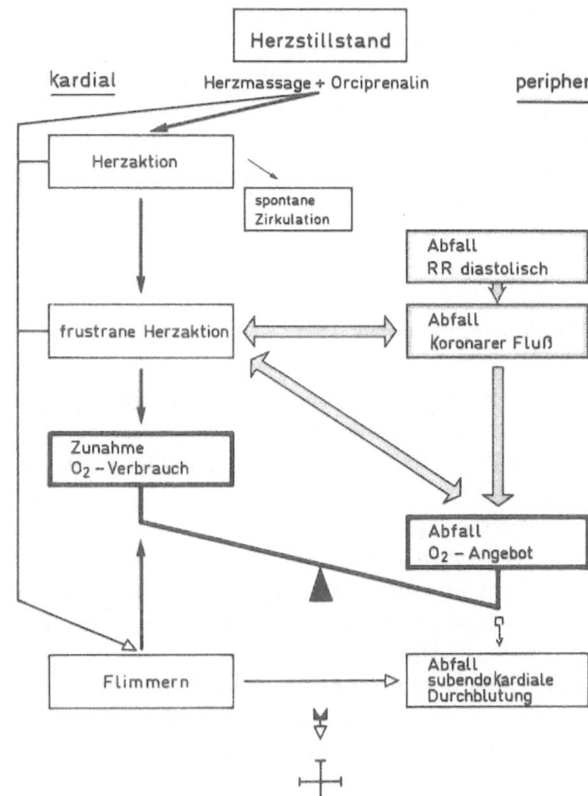

Abb. 4. Modellvorstellung des Effekts von Orciprenalin in der Reanimation (Einzelheiten s. Text)

Beides konnten wir experimentell nicht bestätigen. Die Flimmerhäufigkeit war zwar in der Adrenalingruppe geringfügig höher, der Unterschied statistisch aber nicht signifikant. In der Orciprenalingruppe war das Flimmern deutlich träger als in der Adrenalingruppe. Wesentlicher ist jedoch, daß nach Defibrillation unter Orciprenalin trotz geordneter elektrischer Aktivität keine suffizienten Herzkontraktionen resultieren.

Auf Abb. 4 sind die möglichen Ursachen für die Erfolglosigkeit der Reanimation mit Orciprenalin zusammengefaßt: In der Regel führt Orciprenalin unter Herzmassage zu einer im EKG sichtbaren geregelten Herzaktion. Diese zeigt aber nur in wenigen Fällen eine suffiziente Pumpfunktion an, die zu einer dauerhaften spontanen Zirkulation führt. Vielmehr bleiben die Herzaktionen nach Orciprenalininjektion hämodynamisch frustran, wenn die periphere vasodilatierende Wirkung eingesetzt hat. Über den verminderten koronaren Perfusionsdruck entsteht ein Circulus vitiosus, der letztlich zu einem verminderten Sauerstoffangebot führt. Dadurch bleibt die Herzaktion hämodynamisch frustran und der koronare Perfusionsdruck niedrig. Gleichzeitig wird aber durch die bekannte positiv chronotrope und den Stoffwechsel stimulierende Wirkung von β-Mimetika der Sauerstoffverbrauch angehoben [2, 4, 6].

Orciprenalin führt also zu einer deletären Diskrepanz zwischen erhöhtem Sauerstoffbedarf und gleichzeitig vermindertem Sauerstoffangebot in der Reanimation. Dies gilt besonders für das flimmernde Herz. Nach Livesay et al. [11] wird der Sauerstoffverbrauch des flimmernden Herzens durch β-Stimulation erhöht, gleichzeitig wird v. a. der subendokardiale Flow vermindert.

Diese Modellvorstellung wird weiter gestützt durch Befunde von Daniell et al. [6], die den verminderten Perfusionsdruck und den damit verringerten koronaren Flow als limitierenden Faktor für die Kontraktionskraft des Herzens nach Isoprenalin bei intaktem Kreislauf von Hunden nachgewiesen haben. Darüber hinaus trat in einer Studie von Vatner et al. [24] bei globaler Ischämie des Myokards eine paradoxe Antwort auf Isoprenalin auf. Eine nur kurze Verbesserung der linksventrikulären Funktion war gefolgt von der raschen Entwicklung einer akuten kardialen Insuffizienz.

Schlußfolgerungen

1. Orciprenalin (Alupent) ist aufgrund der vorliegenden Untersuchung sowie der Literaturangaben in der Reanimation abzulehnen, ja es muß sogar als kontraindiziert angesehen werden.
2. Dies gilt auch für die Vorinjektion von Orciprenalin. Sie verschlechtert die Wirksamkeit von Adrenalin und stellt ein positives Reanimationsergebnis in Frage.
3. Angesichts der eindeutigen Befunde über die fehlende Wirksamkeit reiner β-Sympathomimetika ist man überrascht, daß Alupent seit vielen Jahren im deutschsprachigen im Gegensatz zum angloamerikanischen Raum angewandt wird.
   Die Richtlinien für die Anwendung von Medikamenten in der Reanimation sind entsprechend zu ändern.
4. Adrenalin stellt noch nicht die ideale Substanz für die Reanimation dar. Nach neuen Substanzen muß geforscht werden. Ein vielversprechender Weg scheint z. B. das pharmakologische Prinzip Kalziumantagonismus zu sein, das wir erstmals experimentell in der Reanimation untersucht haben [12].

Literatur

1. Ahnefeld FW, Dölp R (1972) Maßnahmen zur kardio-pulmonalen Wiederbelebung. Dtsch Med Wochenschr 97:1008
2. Alella A, Williams FL, Bolene-Williams C, Katz LN (1955) Interrelation between cardiac oxygen consumption and coronary blood flow. Am J Physiol 183:570
3. Blömer H (1965) Differenzierung der Elementartherapie akuter, lebensbedrohlicher Störungen der Herztätigkeit. Therapiewoche 15:1013
4. Breining H, Strubelt O (1965) Die Bedeutung der adrenergischen β-Rezeptoren für die cardiotoxische Wirkung sympathicomimetischer Amine. Med Pharmacol exp 13:169
5. Büchner C (1965) Die Notfalltherapie akuter Herzrythmusstörungen. Landarzt 41:859
6. Daniell HB, Bagwell EE, Walton RP (1967) Limitation of myocardial function by reduced coronary blood flow during Isoproterenol action. Circ Res 21:85
7. Friese G, Thorspecken R (1961) Erste Erfahrungen über Alupent bei der Behandlung der AV-Überleitungsstörung des Herzen. Dtsch Med Wochenschr 86:1045
8. Gall F, Leutschaft R (1963) Wiederbelebung beim akzidentellen Herz- und Kreislaufstillstand. Med Klin 58:591
9. Holmes HR, Babbs CF, Voorhees WD, Tacker WA, De Garavilla B (1980) Influence of adrenergic drugs upon vital organ perfusion during CPR. Crit Care Med 8:137
10. Kirimli B (1969) Evaluation of sodium bicarbonate und epinephrine in cardiopulmonary resuscitation. Anesth Analg (Cleve) 48:649

11. Livesay JJ, Follette DM, Fey KH, Nelson RL, Deland EC, Barnard RI, Buckberg GD (1978) Optimizing myocardial supply/demand balance with α-adrenergic drugs during cardiopulmonary resuscitation. J Thorac Cardiovasc Surg 76:244
12. Meuret G, Schindler H, Steinbrecher W (1982) Vergleich von Calcium-Antagonisten und Calcium in der Reanimation. Schweiz Med Wochenschr Im Druck
13. Nusser E, Nusser-Meggendorfer H (1963) Erfolgreiche Behandlung des asystolischen Herzstillstandes durch intrakardiale Alupent-Injektion. Med Welt 37:1891
14. Otto CW, Yakaitis RW, Blitt CD (1981) Mechanism of action of epinephrine in resuscitation from asphyxial arrest. Crit Care Med 9:321
15. Otto CW, Yakaitis RW, Redding JS, Blitt CD (1981) Comparison of dopamine, dobutamine and epinephrine in CPR. Crit Care Med 9:366
16. Pearson JW, Redding JS (1963) Epinephrine in cardiac resuscitation. Am Heart J 66:210
17. Pearson JW, Redding JS (1965) Influence of peripheral vascular tone on cardiac resuscitation. Anesth Analg (Cleve) 44:746
18. Redding JS, Pearson JW (1962) Resuscitation from asphyxia. JAMA 182:283
19. Redding JS, Pearson JW (1963) Evaluation of drugs for cardiac resuscitation. Anesthesiology 24:203
20. Redding JS, Pearson JW (1968) Resuscitation from ventricular fibrillation. JAMA 203:255
21. Safar P (1981) Cardiopulmonary cerebral resuscitation. Saunders, Philadelphia USA
22. Schuster HP (1979) Notfallmedizin. Enke, Stuttgart
23. Stauch M (1977) Kreislaufstillstand und Wiederbelebung. Thieme, Stuttgart
24. Vatner BF, McRitchie RJ, Maroko PR, Patrick TA, Braunwald E (1974) Effects of catecholamines, exercise and nitroglycerine on the normal and ischemic myocardium in conscious dogs. J Clin Invest 54:563
25. Yakaitis RW, Otto CW, Blitt CD (1979) Relative importance of α- and β-adrenergic receptor during resuscitation. Crit Care Med 7:293

Der Umgang des Notarztes mit den Angehörigen nach erfolgloser Reanimation

F. Salomon

Erwartungen an das Notarztteam

Erwartungen und Hoffnungen knüpfen sich an Notarztwageneinsätze. Die Angehörigen eines akut Erkrankten erwarten, daß der Notarzt die Lebensgefahr abwendet, die Krankheit bessert oder sogar heilt [5]. Solchen Ansprüchen stellt sich das Notarztteam nicht ungern, denn zum einen decken sich die Erwartungen weitgehend mit denen des Teams an sich selbst, und zum anderen ist ein wichtiges Stück des positiven Bildes vom Notarzt in der Öffentlichkeit an diese Erwartungen gebunden [7]. Die meisten Einsätze erfüllen diese Ansprüche und enden daher mit einer gewissen Befriedigung auf beiden Seiten.

Erwartungen können nicht immer erfüllt werden

Jeder im Notarztdienst kennt Ereignisse, die diese Befriedigung nicht aufkommen lassen, weil die Erwartungen nicht erfüllt werden können. Besonders deutlich wird das bei erfolglosen Reanimationsversuchen. Ich habe mehrfach solche Situationen erlebt und die Spannung verspürt, die alle erfaßte (Tabelle 1). Erfolglose Kinderreanimationen sind mir bislang erspart geblieben. Die Belastung dabei ist noch erheblich größer.

Die veränderte Situation nach erfolgloser Reanimation

Anfangs sind die Rollen noch klar verteilt: im Zentrum der Notfallpatient, auf der einen Seite die Angehörigen in der Erwartung der Hilfe, auf der anderen Seite das handelnde Notarztteam. Das Gespräch zwischen beiden Gruppen beschränkt sich in der Regel auf knappe Fragen und Informationen. Die zügige Versorgung des Patienten läßt selten Zeit zu mehr. Der Kontakt wird sogar gezielt unterbrochen, indem man die Angehörigen in einen Nebenraum führt oder sie selbst das Zimmer verlassen, weil sie die für Laien sicher brutal wirkenden Maßnahmen nicht sehen wollen.

Mit der Einstellung der Reanimation ändert sich die Situation. Die Interaktionspartner für das Notarztteam sind nun die abseits bangenden Angehörigen, denen mitgeteilt werden muß, daß der Tod eingetreten ist.

Tabelle 1. 14 erfolglose Reanimationsversuche in Anwesenheit von Angehörigen und/oder engen Vertrauten bei Notarztwageneinsätzen

Nr.	Alter (Jahre)	Geschlecht	Anwesende Personen	Reanimation versucht	Besondere Umstände
1	83	w.	Ehemann Kinder	–	Totenwaschung schon vorbereitet
2	60	m.	Ehefrau	+	Klinikeinweisung geplant, Nebenniereninsuffizienz
3	50	m.	Ehefrau Kirchgänger	+	Tod vor der Kirche
4	56	m.	Ehefrau Sohn	+	Koronare Herzkrankheit
5	26	m.	Freunde	–	Suizid im Studentenheim
6	35	m.	Ehefrau Nachbarn	–	Suizid
7	22	m.	Kollegen	+	Schädel-Hirn-Trauma nach Absturz bei der Arbeit
8	45	w.	Ehemann Sohn	+	Diabetes, Adipositas, Hypertonus
9	68	m.	Ehefrau Sohn	–	Mitten im Gespräch verstorben
10	66	m.	Ehefrau Verwandte	–	Koronare Herzkrankheit, Tod bei Geburtstagsfeier
11	19	m.	Eltern	+	Autounfall nach einer Feier
12	39	w.	Ehemann Sohn	+	Nie krank gewesen, Tod am Heiligabend unterm Weihnachtsbaum
13	59	m.	Ehefrau Tochter	+	Klinikeinweisung geplant, bei Kenntnis des Grundleidens (Ösophaguskarzinom) Reanimation im Notarztwagen beendet
14	58	w.	Ehemann Krankenschwestern	+	Koronare Herzkrankheit, Tod im kleinen Krankenhaus

Kritische Punkte für die Interaktion

Für das Notarztteam

Betrachten wir zunächst den Notarzt stellvertretend für das ganze Team. Die Reanimation zu beenden und dies den Angehörigen unmittelbar danach mitzuteilen, ist für ihn sicher der belastendste Umstand bei solchen Einsätzen. Er wird dabei mit der Begrenztheit seiner ärztlichen Macht konfrontiert. Er kann seine Erwartungen und die der Angehörigen nicht er-

Tabelle 2. Grad der Betroffenheit des Notarztteams beim Tod des Patienten in Abhängigkeit verschiedener Umstände. > Betroffenheit nimmt ab

Kind	>	Greis
Freund/Kollege	>	Fremder
Tod ohne wesentliche Grundkrankheit	>	Tod bei schwerer maligner Erkrankung
Starke Gewalteinwirkung mit schwerer Verstümmelung	>	„Natürlicher" Tod
Tod unter den Händen des Notarztteams	>	Tod vor Eintreffen des Notarztteams
Junges Notarztteam	>	Altes Notarztteam

füllen. Er fühlt sich in seiner Rolle als Kämpfer gegen Krankheit und Tod als Verlierer [4, 5]. Mir war das ganz besonders deutlich bei den Fällen 11 und 12 (Tabelle 1). Beide Male starben junge Menschen durch Unfall oder aus völlig unklarer Ursache, und ich mußte es den Eltern an der Klinikpforte bzw. dem Ehemann und dem Sohn unterm Weihnachtsbaum mitteilen. Verschiedene Untersuchungen und Erfahrungen haben gezeigt, daß viele Ärzte auf den Tod mit Zorn und Aggression reagieren [1, 2]. Eine emotionale Betroffenheit habe ich in vielen Gesprächen mit Kollegen und Rettungssanitätern sowie bei eigenen Einsätzen erfahren. Es läßt sich zeigen, daß der Grad der emotionalen Betroffenheit des Notarztteams beim Tod eines Patienten von verschiedenen Faktoren abhängig ist (Tabelle 2).

Je nach den Umständen erlebt der Notarzt die Spannung zwischen den Erwartungen und dem eingetretenen Tod mehr oder weniger intensiv. In der Situation eines derartigen Mißerfolges hat er außerdem noch die Aufgabe, diese Niederlage den Angehörigen mitteilen zu müssen. Damit zerstört er die in ihn gesetzten Erwartungen zwangsläufig, was für den Arzt die Mitteilung des Todes zu einem Eingeständnis des eigenen Versagens werden lassen kann [6]. Meist drängt sich die Frage auf, ob alle Maßnahmen richtig und zweckmäßig waren und ob man nicht doch anders hätte handeln sollen, wodurch sich das Gefühl der Niederlage noch verstärkt. Der Umgang mit den Angehörigen wird so erheblich behindert und belastet.

Bei den Angehörigen

Sehen wir uns nun die Angehörigen an. In den erlebten Fällen war meist der Ehepartner anwesend. Ein anderer Familienangehöriger war entweder ebenfalls von Beginn an da oder wurde dazugerufen. Auf den plötzlichen Tod war – bis auf Fall 1 – niemand eingestellt. Allen gemeinsam war die eingangs genannte Erwartung der Hilfe an das Notarztteam, obwohl einige die Befürchtung beim Eintreffen äußerten: „Ich glaube, er ist tot!" In jedem Falle sollte der Arzt nach dem Entschluß, die Reanimation zu beenden, es den Angehörigen sagen, etwa mit den Worten: „Ich muß Ihnen leider sagen, daß wir Ihrem Mann nicht mehr helfen konnten. Er ist tot."

Die Reaktion der Angehörigen beginnt oft schon vor dieser Eröffnung, wenn man zu ihnen ins Zimmer tritt. Es sind meist nonverbale Äußerungen von Schreck und Entsetzen. Nach der Mitteilung brechen diese Reaktionen dann oft massiv heraus: Weinen, Schreien und Worte des Unverständnisses. Die Mitteilung des definitiven Todes ist der Beginn des längeren Trauerprozesses, der in der Literatur verschiedentlich untersucht wurde [2, 3, 6]. Unabhängig von unterschiedlichen Einteilungen ist die Frühphase meist mit dem Begriff des Schocks umschrieben [6]. In 7 Fällen war das die treffendste Charakterisierung der Situation (Fälle 2, 4, 5, 10, 11, 12, 14). Die an sterbenden Patienten von Kübler-Ross [2] gewonnene Phasenbeschreibung „Nichtwahrhabenwollen" für die Anfangsphase stellt auch für das Verhalten von Angehörigen eine treffende Charakterisierung dar. In 6 Fällen kamen Äußerungen wie „Ist er wirklich tot? Eben saß er doch noch hier!" oder „Gibt es nicht irgendein Medikament, das ihm helfen könnte?" oder „Könnte das kein Scheintod sein? Man liest doch immer wieder davon." oder „Und wenn Sie ihn jetzt noch ganz schnell ins Krankenhaus mitnehmen ...?" Nur in einem Falle wurde, abgesehen vom Ehemann, von den anwesenden Angehörigen dem Tod zugestimmt (Fall 1). Sie waren schon längere Zeit auf das Sterben der altersschwachen Patientin eingestellt.

In 3 Fällen wurden massive Vorwürfe geäußert. Einmal gegen die Menschen, die „ihn in den Tod getrieben haben" (Fall 6). Zum anderen gegen die Tote, die „keinen ärztlichen Rat befolgt hat" (Fall 8). In einem Falle wurden die Ärzte beschuldigt, den Mann nicht früh genug und ausreichend behandelt zu haben (Fall 13). Verschiedentlich tauchten auch Selbstvorwürfe auf, z. B. ob es nicht geholfen hätte, wenn man schon eher den Patienten zum Arzt gebracht hätte.

Die Versuchungen für den Notarzt

Mit diesen Reaktionen und Verhaltensweisen der Angehörigen muß der Notarzt zurechtkommen. Man gerät in Versuchung, die Angriffe oder die Zweifel am Tod als Vorwürfe gegen sich selbst zu verstehen und sich dagegen zu wehren. Man neigt dazu, zu beteuern, daß alles Mögliche getan wurde und daß kein anderer mehr hätte tun können. Man ist versucht, Diagnosen zu nennen und Todesursachen zu erklären, um den Angehörigen die Aussichtslosigkeit der versuchten Reanimation zu verdeutlichen, obwohl man in der Regel über die Todesursachen nur Vermutungen anstellen kann. Es ist verlockend, so wieder sein Image von Macht über Krankheit und Tod zu restaurieren.

Was kann der Notarzt tun?

Der Notarzt hat meist ausschließlich in der Phase des Schocks mit den Angehörigen zu tun. Ihm bleiben nur wenige Minuten, in denen sein Verhalten allerdings Weichen stellen kann. Was kann er in dieser Zeit tun?

Diagnosevermutungen, wie Herzinfarkt, Schlaganfall oder Magenblutung, kann man äußern, jedoch nur sehr zurückhaltend. Betroffenheit und Ratlosigkeit soll man nicht verbergen. Auf Fragen ist klar und knapp zu antworten, auch mit den Worten: „Das weiß ich nicht." Mehrfach habe ich auf den raschen, schmerzlosen und qualfreien Tod hingewiesen, um die Angehörigen zu trösten (Fälle 1, 4, 9, 10, 14). In einem Falle, in dem ich die Reanimation nach Bekanntwerden der Diagnose metastasierendes Ösophaguskarzinom abgebrochen hatte, wies ich sehr deutlich auf die Schwere der Grundkrankheit hin, um zu zeigen, welche Qualen dem Toten durch den raschen Tod erspart geblieben sind. Die Worte kamen aber nicht an, weil auch die Grundkrankheit geleugnet und verharmlost wurde (Fall 13).

Bis auf einen Einsatz (Fall 6), in dem wir aus der Situation heraus zu einem Kindernotfall gerufen wurden, blieb uns immer genug Zeit, bei den Angehörigen zu bleiben. Ich habe mich zu ihnen gestellt oder gesetzt, während mein Team den Leichnam von Infusionen, Tubus, Blutspuren und dgl. befreit, Geräte zusammengeräumt und Daten notiert hat. Ich habe mehrfach die Hand eines Angehörigen ergriffen oder ihm meinen Arm auf die Schulter gelegt. Meine Hand wurde auch spontan vom Angehörigen gefaßt, während wir nebeneinander saßen. Der Notarzt sollte den Angehörigen in das Zimmer begleiten, in dem der Tote liegt. 4mal haben wir weitere Angehörige oder Nachbarn benachrichtigt oder holen lassen, die sich dann um den Trauernden und die Aufgaben kümmern konnten, ehe wir wieder aufbrachen. Wir haben niemanden allein mit dem Leichnam zurückgelassen.

Dem Angehörigen muß die Möglichkeit gegeben werden, seinen Gefühlen Ausdruck zu verleihen. Er darf weinen, schreien oder schimpfen. Es wäre falsch, ihm das zu verbieten. „Nun reißen Sie sich aber mal zusammen!", das ist ein Satz, der nicht dahingehört. Auch so nichtssagende Tröstungen, wie „Kopf hoch, bald sieht alles wieder besser aus!", sind zu unterlassen. Reden von der Macht des Schicksals oder dem Willen Gottes als Erklärung des Todes sind ebenso falsch. Worte müssen sparsam und überlegt eingesetzt werden. Das gilt auch für die Kommunikation innerhalb des Notarztteams in Gegenwart der Angehörigen. Es ist zu bedenken, daß die oft übliche Sprache von Notarztteams gefühllos und verletzend wirken kann.

Die Unkenntnis der Todeszusammenhänge erfordert es gelegentlich, die Kriminalpolizei einzuschalten. Das muß man den Trauernden ebenfalls nahebringen als eine Routinemaßnahme. Wenn möglich sollte man bis zum Eintreffen der Polizei anwesend sein.

Es scheint wenig zu sein, was das Notarztteam nach erfolgloser Reanimation tun kann. Doch schon dabei ist es vielfach psychisch überfordert. Derartige Grenzsituationen sind aber Bestandteil der ärztlichen Tätigkeit [7]. Die Beschäftigung mit anthropologischen und ethischen Fragen sowie das Nachdenken über die Möglichkeiten und Grenzen ärztlichen Handelns gehören daher ebenso zu den Qualifikationsanforderungen an einen Notarzt wie die manuelle Geschicklichkeit und das medizinische Fachwissen. Ich muß nicht nur wissen, wie ich reanimiere [10], sondern auch wann und wozu. Wenn ich mein Tun und Lassen in einen transzendentalen Sinnzusammenhang eingeordnet sehe, wie verschieden der auch aussehen mag, fällt es mir leichter, mich dem Verzweifelten menschlich zuzuwenden [5]. Und was die Angehörigen in der Phase des Schocks brauchen, läßt sich mit dem Begriff Zuwendung gut beschreiben. Zuwendung ist eine Form menschlicher Solidarität, auch in den Situationen, in denen die Probleme nicht wirklich gelöst werden können, sondern die harte Realität bejaht werden muß [4, 8, 9]. Da ist das schweigende Reichen einer Hand oft mehr als viele Worte.

Literatur

1. Bowers MK, Jackson EN, Knight JA, Leshan L (1971) Wie können wir Sterbenden beistehen. Kaiser, Grünewald München Mainz
2. Kübler-Ross E (1972) Interviews mit Sterbenden, 3. Aufl. Kreuz, Stuttgart Berlin
3. Kübler-Ross E (1974) Was können wir noch tun? Antworten auf Fragen nach Sterben und Tod. Kreuz, Stuttgart Berlin
4. Piper H-C (1972) Die Unfähigkeit zu sterben. Wege zum Menschen 24:15–23
5. Rössler D (1977) Der Arzt zwischen Technik und Humanität. Religiöse und ethische Aspekte der Krise im Gesundheitswesen. Piper, München
6. Spiegel Y (1973) Der Prozeß des Trauerns. Analyse und Beratung. Textband und Anmerkungsband. Kaiser, München
7. Spiegel-Rösing I-S (1971) Leitbilder als Motivationskomplexe. In: Engelmeier M-P, Popkes B (Hrsg) Leitbilder des modernen Arztes. Thieme, Stuttgart S 15

8. Sporken P (1980) Zuwendung: Voraussetzung und Vollendung menschlicher Solidarität. Fortschr Med 98:1671–1672, 1688–1689
9. Sporken P (1982) Zuwendung als Voraussetzung für die Beziehung und die Kommunikation mit dem Kranken. In: Schara J (Hrsg) Humane Intensivtherapie, Perimed, Erlangen, S 157
10. Wollinsky KH, Schäffer J, Mehrkens HH, Dick W (1982) Reanimationsergebnisse – Präzisierung und Bewertung nach einem standardisierten Schema. Auswertung von 215 Reanimationsversuchen im Notarztdienst. Notfallmed 8:611–620

Das präoperative psychische Befinden. Zusammenhänge mit anästhesiologischen Parametern

W. Tolksdorf und J. Berlin

Seit mehr als 5 Jahren versucht unsere Arbeitsgruppe am Institut für Anästhesiologie und Reanimation am Klinikum Mannheim (Direktor Prof. Dr. Lutz) in enger Zusammenarbeit mit dem Zentralinstitut für Seelische Gesundheit in Mannheim (Direktor Prof. Dr. Häfner), Abteilung für Klinische Psychologie (Leiter Prof. Dr. Rey), präoperative Befindlichkeitsmerkmale des Patienten in Zusammenhang zu anästhesierelevanten Parametern des perioperativen Verlaufs zu bringen. In der Literatur existieren hinreichend Angaben über Komplikationen und Todesfälle aufgrund ausgeprägter Angst [2].

Zur wissenschaftlichen Bestimmung des präoperativen psychischen Befindens und seiner Zusammenhänge zu anamnestischen, biographischen und psychologischen Parametern wurde zunächst ein Fragebogen auf der Basis ausführlicher Interviews von Patienten vor der Operation konstruiert. Der Erhebungsbogen der subjektiven Befindlichkeit (ESB) enthält 35 Doppelitems, die Gegensatzpaare darstellen, mit 7 Bewertungseinheiten [1]. Auf der Basis der Ergebnisse bei 379 Patienten wurde eine Faktorenanalyse durchgeführt. Die Entscheidung fiel auf die 3faktorielle Lösung. Die Faktoren wurden wie folgt benannt:

1. Angst – keine Angst,
2. Depression – Hoffnung,
3. Asthenie – Sthenie.

Der ESB wurde bislang korreliert mit dem MMQ, dem STAI, der deutschen Fassung der R-S-Skala, der verbalen Angstangabe durch den Patienten, der Angsteinschätzung durch Untersucher und Anästhesist. Die Ergebnisse dieser Korrelationen lassen folgende Schlüsse zu:

- Patienten vor der Operation tendieren zur Angabe guter psychischer Befindlichkeitsmerkmale (Rechsverschiebung).
- Der Faktor Angst mißt Zustandsangst.
- Der Faktor Angst ist wesentlich mitbestimmt von Angstverarbeitungsstilen.
- Die Korrelationen zwischen Fremd- und Selbsteinschätzung sind gering (bis $r = 0,5$).
- Es bestehen Zusammenhänge zwischen der Angst und den Faktoren Depression und Asthenie.
- Der ESB-Score steht in Zusammenhang mit der Persönlichkeitsdimension Neurotizismus.

Zunächst wurde im Rahmen einer Feldstudie an 379 männlichen und weiblichen Patienten (16–80 Jahre) aller operativer Fächer mit Ausnahme der Fachbereiche Herzchirurgie, Neurochirurgie und Ophthalmologie versucht, Zusammenhänge zwischen den biographischen, anamnestischen Daten und dem präoperativen psychischen Befinden herzustellen.

Ein schlechtes psychisches Gesamtbefinden weisen folgende Gruppen auf:

- Frauen
- Patienten mit chronischen Erkrankungen in der Anamnese, schlechten Anästhesievorerfahrungen; bevorstehender kosmetisch verschlechternder Operation.

Ausgeprägte Angst besteht v. a. bei weiblichen Patienten, Patienten mittleren Lebensalters (33–49 Jahre), bei schlechter Anästhesievorerfahrung, Krebs oder Krebsverdacht, Mammaoperationen und Abdominal-/Retroperitonealeingriffen.

Ausgeprägte Depressionen kommen bei schlechten Anästhesievorerfahrungen vor.

Ausgeprägte Asthenie liegt v. a. bei weiblichen Patienten vor, bei Patienten mittleren Lebensalters (33–49 Jahre), bei chronischen Erkrankungen in der Anamnese, bei den Operationslokalisationen Mamma, Abdomen bzw. Retroperitoneum

Obgleich jedes dieser Ergebnisse interpretierbar ist, ist es aufgrund der vielen Einflußmöglichkeiten unterschiedlicher Variablen auf die einzelnen Ergebnisse nicht möglich, psychologische „Risikogruppen" zu definieren. Es muß jedoch beim Design weiterer Untersuchungen jeder dieser Faktoren als mögliche Einflußvariable berücksichtigt werden. Für die anästhesiologische Praxis kommt insbesondere der Variablen Anästhesieerfahrung große Bedeutung zu. Es existieren genügend Anästhesiemethoden, um dem Patienten alternative Anästhesieverfahren zu empfehlen.

Die Feldstudie wurde unter üblichen klinischen Bedingungen durchgeführt: Anästhesiologische Visite am Tag vor der Operation, Verordnung eines Schlafmittels und einer morgendlichen i.m.-Prämedikation (Analgetikum, Neuroleptikum, Anticholinergikum). Ergebnisse der Befragung der Patienten nach der Qualität des präoperativen Nachtschlafs und der morgendlichen Prämedikation:

1. Nachtschlaf: schlecht (32%), gut (59%). Kein Zusammenhang zu den Befindlichkeitsparametern
2. Morgendliche Prämedikation: Schlechte Beurteilung durch Patienten mit großer Angst (linear), ausgeprägter Depression und ausgeprägter Hoffnung (kurvilinear).

Aus diesen Ergebnissen ist zu folgern, daß das Problem des präoperativen Nachtschlafs bislang noch nicht hinreichend gelöst ist und unabhängig von präoperativen Befindlichkeitsmerkmalen zu sein scheint. Die morgendliche Prämedikation, bestehend aus Analgetikum, Neuroleptikum und Anticholinergikum, versagt insbesondere bei Zielgruppen. Die wissenschaftlichen Untersuchungen zur Prämedikation müssen Selbstbeurteilungsmethoden beinhalten.

In derselben Studie wurde die Häufigkeit der Applikation von Sedativa und Analgetika bis 48 h nach der Operation untersucht. Statistisch signifikant mehr Analgetika und Sedativa wurden von Patienten mit schlechtem psychischem Gesamtbefinden, großer verbaler Angstangabe und asthenischen Patienten verbraucht.

Dieses Ergebnis wurde bereits vielfach von anderen Untersuchern bestätigt. Die postoperative Schmerztherapie ist auch heute noch ein vielfach unzulänglich gelöstes Problem. Neben Analgetika sollten auch Psychopharmaka gezielt eingesetzt werden. Häufig jedoch begrenzen grenzwertige vitale Funktionen (Atmung und Kreislauf) eine auch an psychischen Gegebenheiten orientierte postoperative Schmerztherapie aufgrund der Nebenwirkungen dieser Pharmaka.

Von besonderem anästhesiologischem Interesse sind Zusammenhänge zwischen psychologischen und physiologischen Parametern. Zu erwarten sind unterschiedliche Aktivitäten des sympathischen Nervensystems (SN) und des Hypothalamus-Hypophysen-Nebennierenrinden-Systems (H-H-NNR-Systems).

Untersuchung von Blutdruck- und Herzfrequenzverhalten in der genannten Feldstudie zu verschiedenen Meßzeitpunkten:

Bei Aufnahme auf die Krankenstation keine Unterschiede, mit Ausnahme signifikant höherer Blutdruckwerte bei hoffnungsvollen Patienten im Vergleich zu depressiven (linearer Zusammenhang = l Z).

Präoperativ: Signifikant höhere Herzfrequenz bei Patienten mit schlechtem psychischem Befinden, hoher Angst und Asthenie (l Z). Im Vergleich zur Mittelgruppe Tachykardie bei depressiven und hoffnungsvollen Patienten (kurvilinearer Zusammenhang = kl Z).

Bei Intubation: Signifikant tachykarder bei schlechtem psychischem Befinden (l Z), Depression und Hoffnung (kl Z). Signifikant höherer Blutdruck bei hoher und niedriger verbaler Angstangabe (kl Z).

Intraoperativ: Signifikant tachykarder bei schlechtem psychischem Befinden und Asthenie (l Z), Depression und Hoffnung (kl Z).

Außerdem wurden noch folgende 4 Untersuchungen vorgenommen.

Untersuchung zum präoperativen Verhalten von Blutdruck, Herzfrequenz, Plasmakortisol freien Fettsäuren (FFS) bei 26 männlichen und weiblichen Patienten vor Cholezystektomien in Abhängigkeit von ESB-Ausprägungen bei üblicher Vorbereitung: Patienten mit schlechtem psychischen Gesamtbefinden sind tachykarder ($r = 0{,}48$; $p \leqslant 0{,}05$) und weisen höhere Kortisolkonzentrationen auf ($r = 0{,}40$; $p \leqslant 0{,}05$). Depressive Patienten sind am Tag vor der Operation bradykarder als hoffnungsvolle ($r = 0{,}42$; $p \leqslant 0{,}05$), am Operationstag sind sie tachykarder ($r = 0{,}41$; $p \leqslant 0{,}05$). Asthenische Patienten haben niedrigere FFS-Konzentrationen als sthenische ($r = 0{,}41$; $p \leqslant 0{,}05$).

Untersuchung bei 26 weiblichen Patientinnen vor abdominalen und vaginalen Uterusexstirpationen bei standardisierter, üblicher Prämedikation und Anästhesieverfahren (modifizierter NLA) zur Häufigkeit intraoperativer Kreislaufkomplikationen (hypertone, hypotone, brady- und tachykarde Krisen) in Abhängigkeit von ESB-Angaben: Tendenziell höhere Komplikationsrate bei depressiven und asthenischen Patientinnen ($r = 0{,}34$; $p = 0{,}9$ bzw. $r = +0{,}33$; $p = 0{,}99$).

Alle bislang dargestellten psychophysiologischen Ergebnisse zeigen, daß trotz üblicher Prämedikation zu erwartende physiologische Streßreaktionen befindlichkeitsabhängig auftreten. Deshalb wurden in 2 weiteren Untersuchungen die Patienten nicht prämediziert.

Untersuchung von 29 männlichen Patienten vor A.-femoralis-Bypass-Operationen. Untersuchte Parameter: Blutdruck, Puls, 24-h-EKG, Kortisol, FFS, ESB mit Faktoren.

Wesentliche Ergebnisse: Depressive Patienten weisen höhere Kortisolwerte auf, haben dann jedoch auch ansteigende Parameter des sympathischen Nervensystems. Hoffnungsvolle Patienten weisen erhöhte Kreislaufwerte auf, haben unmittelbar präoperativ jedoch auch einen Plasmakortisolanstieg. Asthenische Patienten haben geringere FFS-Anstiege als sthenische (s. o.). Asthenische und angstvolle Patienten haben signifikant mehr ventrikuläre Extrasystolen als sthenische und angstfreie. Das postoperative Kontroll-24-h-EKG bei 10 Patienten ergab ein vollständiges Verschwinden ventrikulärer Extrasystolen bei asthenischen Patienten.

Untersuchung von 61 Patienten (Männer und Freuen) vor kleineren orthopädischen Operationen in Spinalanästhesie zur Häufigkeit vagovasaler Synkopen (Kollaps) beim Anlegen der Anästhesie und der Nachfrage nach anxiolytischer Medikation (Diazepam).

Vagovasale Synkopen: Signifikant häufiger bei Patienten mit schlechtem psychischem Befinden und ausgeprägter noch bei Patienten mit gutem psychischem Befinden im Vergleich zur Mittelgruppe. Mit zunehmender Angstangabe sinkt die Häufigkeit eines Kollapses (Bradykardie und Hypotension) (kl Z). Nachfrage nach Anxiolytikum: Signifikant häufiger v. a. bei Patienten mit schlechtem, aber auch mit gutem psychischem Befinden. Je größer Angst und Asthenie, umso häufiger die Nachfrage (kl Z).

Schlußfolgerungen

Der ESB ist ein geeignetes Instrument zur Erfassung des präoperativen psychischen Befindens. Er enthält die in dieser Situation wohl wesentlichsten emotionalen Faktoren Angst, Depression und Asthenie.

Biographische und anamnestische Daten als distale und proximale Antezedenzien, physiologische Komponenten sowie anästhesierelevante proximale Konsequenzen (Prämedikationswirkung, postoperativer Medikamentenverbrauch) stehen in engem Zusammenhang zu den Angaben der Patienten auf dem ESB.

Von wissenschaftlich und praktisch größtem Interesse sind die psychophysiologischen Zusammenhänge. Negative Befindlichkeitsmerkmale gehen einher mit einer Aktivierung des H-H-NNR-Systems, aber auch unmittelbar postoperativ mit einer Aktivierung des SN. Positive Befindlichkeitsmerkmale gehen einher mit einer Aktivierung des SN, unmittelbar präoperativ steigt auch der Plasmakortisolspiegel an. Ausgeprägt sind diese Reaktionen beim Faktor Depression – Hoffnung festzustellen. Angst und Asthenie gehen einer mit einer Häufung ventrikulärer Extrasystolen. Angstvolle Patienten sind in der Regel tachykarder als angstfreie. Die Herzfrequenz sinkt jedoch bei angstfreien Patienten häufig erheblich ab, bei der Spinalanästhesie ist dies nicht selten Symptom einer vagovasalen Synkope. Das häufige Kollabieren angstfreier Patienten muß als Zusammenbruch der physiologischen Streßkomponente – Sympathikotonus – bei dieser Patientengruppe angesehen werden.

Die Resultate belegen nahezu durchgehend, daß die psychischen Extremgruppen, sowohl die negativen als auch die positiven, psychophysiologische Risikogruppen sind. Kurvilineare Untersuchungsansätze sind deshalb Voraussetzung für praxisrelevante Forschung.

Zur Überprüfung der Wirksamkeit therapeutischer Interventionen sollten folgende Parameter gemessen werden:

- Psychologische Befindlichkeitsparameter: z. B. ESB
- Physiologische Streßparameter: Blutdruck, Herzfrequenz, FFS, Plasmakortisol
- Komplikationen: Atmung, Kreislauf (Tachykardie, Bradykardie, Hypertension, Hypotension)

Literatur

1. Berlin J, Tolksdorf1W, Schmollinger U, Pfeiffer J, Rey ER ((1982) Die Wirkung des präoperativen psychischen Befindens auf den intra- und postoperativen Verlauf. Z Anaesth Intensivmed 23:9–14
2. Tolksdorf W (1982) Das präoperative psychische Befinden – Anästhesierelevante Zusammenhänge mit biographischen und anamnestischen Daten, sowie physiologischen Komponenten und Konsequenzen. Habilitationsschrift, Institut für Anästhesiologie, Mannheim, Fakultät für klinische Medizin der Universität Heidelberg

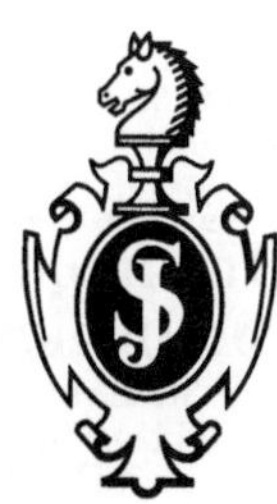

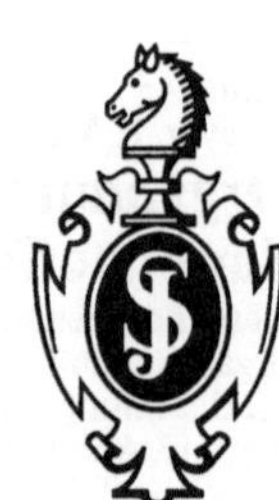